高职高专医药院校课程改革创新教材

供高职高专护理、助产、临床医学及其他医学相关专业使用

药 理 学

（第3版）

主 编 曹 红 邱模昌
副主编 常维纬
编 者 （按姓氏汉语拼音排序）
曹 红 山东医学高等专科学校（济南）
常维纬 广西医科大学护理学院
陈 诚 广西中医药大学高等职业技术学院
刘松鑫 攀枝花学院
马建慧 首都医科大学附属卫生学校
邱模昌 江西医学高等专科学校
王 蕊 扎兰屯职业学院
赵丽霞 山东医学高等专科学校（济南）

科 学 出 版 社
北 京

内 容 简 介

本教材为高职高专医药院校课程改革创新教材之一，系根据本套教材的编写指导思想和原则要求，结合本课程的教学目标、内容与要求编写而成。本教材采用“纸数融合”形式呈现。纸质教材分为理论和实验两大部分。理论部分包括总论和各论，总论部分重点介绍药理学的基本概念、基本理论和基础知识，各论部分重点介绍药物的药理作用、临床应用、不良反应及用药注意、制剂与用法等与临床用药密切相关的知识，根据需要穿插了“案例”“链接”“考点”“自测题”等模块。实践部分包括药物知识、处方知识、动物实验的基本知识和基本操作技术、药理学实验。书后附参考答案。配套教学课件、案例分析、测试题库等数字化资源。

本教材主要供高职高专护理、助产、临床医学及其他医学相关专业使用。

图书在版编目（CIP）数据

药理学 / 曹红，邱模昌主编. —3 版. —北京：科学出版社，2020.6
高职高专医药院校课程改革创新教材
ISBN 978-7-03-064918-8

Ⅰ. 药… Ⅱ. ①曹… ②邱… Ⅲ. 药理学-高等职业教育-教材 Ⅳ. R96

中国版本图书馆 CIP 数据核字（2020）第 067453 号

责任编辑：张映桥　丁彦斌 / 责任校对：杨　赛
责任印制：赵　博 / 封面设计：涿州锦晖

科学出版社 出版
北京东黄城根北街 16 号
邮政编码：100717
http：//www.sciencep.com
北京九州迅驰传媒文化有限公司 印刷
科学出版社发行　各地新华书店经销
*
2010 年 6 月第　一　版　开本：787×1092　1/16
2020 年 6 月第　三　版　印张：21
2024 年 1 月第二十六次印刷　字数：494 000

定价：65.00 元

（如有印装质量问题，我社负责调换）

前 言

Preface

党的二十大报告指出："人民健康是民族昌盛和国家强盛的重要标志。把保障人民健康放在优先发展的战略位置，完善人民健康促进政策。"贯彻落实党的二十大决策部署，积极推动健康事业发展，离不开人才队伍建设。党的二十大报告指出："培养造就大批德才兼备的高素质人才，是国家和民族长远发展大计。"教材是教学内容的重要载体，是教学的重要依据、培养人才的重要保障。本次教材修订旨在贯彻党的二十大报告精神和党的教育方针，落实立德树人根本任务，坚持为党育人、为国育才。

为进一步满足新形势下全国高职高专教育教学改革和发展需要，落实教育部最新《高等职业学校专业教学标准》，在科学出版社的组织下，本教材编写委员会根据护理、助产、临床医学等医药卫生类专业最新人才培养标准，对《药理学》（第2版）进行了修订。

在教材修订编写中，编者秉承"质量-传承-创新"的理念，遵循"三基""五性""三特定""理实并重、能力递进"的原则，遵循技术技能型人才的成长规律，遵循课程本身的基本规律，采用"纸数融合"的呈现形式，注重学生综合素质的培养，着力在内容上体现职业教育特色。同时，力求突出以下特色。

1. 对接标准，课证融通　根据国家新的职业标准和专业教学标准，以及护士执业资格考试大纲和内容，力求教材内容与标准精准对接，与考试有效衔接。

2. 整体优化，易教易学　纸质教材在保持主体框架的基础上，根据需要穿插了"案例""链接""考点""自测题"等模块，增加了教材的实用性、可读性和信息量，有助于提高学生运用知识分析问题、解决问题和主动获取知识的能力，有助于学生综合素质的培养。配套教学课件、案例分析、测试题库等数字化资源的呈现形式紧密服务于教学目的、教学内容和学生的认知水平、认知特点。

3. 联系实际，突出案例　增加实际案例内容，使教材内容更加贴近临床实际。通过引导学生对特定案例开展分析，将药物与具体患者的病情结合起来，为学生提供解决药物治疗问题的思路，培养学生独立解决问题的能力。

4. 紧跟进展，具先进性　依据现行《中华人民共和国药典》（2020年版）、《国家基本药物目录》（2018年版），参考《新编药物学》（2019年第18版）、中华医学会各专业委员会的最新标准治疗指南，紧跟医药行业的发展趋势和医药科学的发展前沿，紧密结合药理学研究和临床用药的最新进展，对教材主体内容进行了补充和丰富，力求保持教材的先进性。

本教材在编写过程中，得到了各编者所在院校的大力支持，参考引用了相关最新文献，在此一并表示诚挚的感谢。由于编者能力和学识有限，教材中可能有不妥和疏漏之处，恳请使用本教材的教师和同学给予批评指正，以便修订完善。

编　者

2023年8月

配套资源

欢迎登录“中科云教育”平台，**免费**数字化课程等你来！

本教材配有图片、视频、音频、动画、题库、PPT课件等数字化资源，持续更新，欢迎选用！

“中科云教育”平台数字化课程登录路径

电脑端

- 第一步：打开网址 http://www.coursegate.cn/short/KJFBT.action
- 第二步：注册、登录
- 第三步：点击上方导航栏“课程”，在右侧搜索栏搜索对应课程，开始学习

手机端

- 第一步：打开微信“扫一扫”，扫描下方二维码

中科云教育

- 第二步：注册、登录
- 第三步：用微信扫描上方二维码，进入课程，开始学习

PPT课件，请在数字化课程中各章节里下载！

目　录

Contents

第1章 总 论

第1节 绪 言

一、药理学的性质与任务

考点

药物、药理学、药动学、药效学的概念

药物（drug）是指能影响机体生理功能或生化过程，用于预防、治疗、诊断疾病或计划生育的化学物质。按其来源可分为天然药物（natural drug）、人工合成药物（synthetic drug）和基因工程药物（gene engineering drug）三类。

药理学（pharmacology）是研究药物与机体（包括病原体）之间相互作用及作用规律的科学。其研究内容主要包括：①药物效应动力学（pharmacodynamics，PD，简称药效学）：研究药物对机体的作用，包括药物的药理作用、作用机制、临床应用、不良反应等；②药物代谢动力学（pharmacokinetics，PK，简称药动学）：研究机体对药物的作用，包括药物的吸收、分布、生物转化（代谢）、排泄等动态过程及血药浓度随时间变化的动态规律。药理学的任务是：①阐明药物的作用及作用机制，为指导临床合理用药提供理论依据；②研究开发新药，发现药物新用途；③为其他生命科学的研究探索提供重要的科学依据和研究方法。

药理学是基础医学与临床医学及医学与药学之间的桥梁学科。它以生理学、生物化学、病理学、微生物学、免疫学、分子生物学等基础医学和药物化学、药剂学等药学的基本理论和技术为基础，与内科学、外科学等临床医学密切相关。

二、药理学发展简史

（一）传统本草学阶段

本草学阶段也称为药物学阶段，源自有文字史籍记载到18、19世纪交接，经历了数千年之久。

自远古时代起，人类为了生存，在寻找食物及与疾病作斗争的长期生活实践中，认识到某些天然物质可治疗疾病与伤痛，其中不少流传至今，如饮酒止痛、大黄导泻、麻黄止喘、柳树皮退热等，这是人类认识药物的开始。随着人类医药实践经验的积累和新的药物品种的不断发现，专门记载药物知识的书籍开始出现，古代的药物学著作称为本草学。公元1世纪前后我国成书的《神农本草经》是世界上最早的药物学专著，全书分为三卷，共收载药物365种，并按其作用和毒性进行了分类，其中不少药物沿用至今。公元659年唐代由政府正式颁布的《新修本草》，收载药物884种，是我国最早的一部药典，也是世界上第一部由政府颁布的药典。明代杰出的药物学家李时珍通过长期的医药实践，于1596年编著出了闻名于世的巨著《本草纲目》，全书共52卷，约190万字，收载药物1892种，插图1160帧，药方11 000余条，达到了本草学发展的辉煌阶段，是我国传统医学的经典著作，是现今研究中药的必读书籍，被译成英、日、法、朝、德、俄、拉丁等七种语言，成为世界性经典药物学文献，为世界医药发展做出了巨大贡献。

（二）近代药理学阶段

18 世纪，工业革命的兴起，促进和带动了自然科学的发展，而化学和实验生理学的迅速发展为药理学的发展奠定了基础。19 世纪初实验药理学的创立标志着近代药理学阶段的开始，从此药理学作为一门独立的学科建立起来。

化学的发展将药物从古老的、成分复杂的粗制剂提取得到化学纯品，实验生理学通过动物实验的方法对药物作用进行研究。1803 年德国药师 F.W.Sertürner 首先从阿片中提取出吗啡，通过对犬的实验证明其镇痛作用。1819 年法国 F.Magendi 从马钱子中提取出士的宁，并用青蛙进行实验，确定了士的宁的作用部位在脊髓。法国药师 Pelletier 和 Caventou 从金鸡纳树皮中提取得到奎宁，德国药师 Mein 从颠茄及洋金花中提取得到阿托品。从具有治疗作用的植物中提取分离得到有效成分是这一阶段药物研究的突出成就。这些研究工作为药理学的发展提供了可靠的实验方法。1847 年德国的 R. Buchheim（1820～1879）教授建立了第一个药理实验室，编写了第一本药理教科书，使药理学真正成为了一门独立的学科。他的学生 O. Schmiedeberg（1838～1921）继续发展了实验药理学，并开始研究药物对机体的作用和作用部位，创立了器官药理学。1878 年英国生理学家 J. N. Langley（1852～1925）根据阿托品与毛果芸香碱对猫唾液分泌的拮抗作用的实验研究，首先提出了受体的概念，并认为受体是大多数药物能够产生药效的关键所在，为药物作用的受体学说的建立奠定了基础。

（三）现代药理学阶段

现代药理学阶段大约从 20 世纪初开始。20 世纪 30～50 年代是新药发展的黄金时代，利用人工合成的化合物及改造天然有效成分的分子结构作为新的药物来源，发展新的、更有效的药物成为这个时期药物研究的突出特点。

1909 年德国的 P.Ehrlich 从大量有机砷化合物中筛选出治疗梅毒的有效药物砷凡纳明，开创了化学药物治疗传染病的新时代。1935 年 G. Domagk 发现磺胺类药物可治疗细菌感染，标志着有效抗菌时代的到来。1940 年英国 H. W.Flory 和 E.B.Chain 在 A. Fleming 研究的基础上，从青霉菌培养液中提取出青霉素，使化学治疗进入抗生素时代，促进了化学治疗学的发展。生物化学的快速发展，使得在体内活性物质的基础上开发研制了多种激素类药物和维生素，镇痛药、抗组胺药、抗精神失常药、抗高血压药等也是这一时期的研究成果。我国医药工作者也开展了卓有成效的研究工作，许多中药有效成分被提纯并投入临床应用，如抗疟药青蒿素、抗胆碱药山莨菪碱均取得了良好的治疗效果。

20 世纪中叶以来，随着自然科学技术的发展及生理学、生物化学、细胞生物学、分子生物学等相关学科的深入研究，新理论和新技术不断创新和应用，各学科相互渗透，药理学的发展更加迅速，对药物作用机制的研究逐渐从宏观向微观深入，从最初的系统、器官、细胞、亚细胞水平深入到分子和量子水平，受体及其亚型的克隆、通道蛋白的克隆等加深了对生命本质的认识及药物与生物大分子之间相互作用规律的认识；同时药理学出现了许多新的分支学科，如神经药理学、免疫药理学、遗传药理学、生化药理学、分子药理学、量子药理学、时辰药理学、临床药理学等，药理学已发展成为与多学科密切联系的综合性学科；新药研究进入了生物药物阶段，利用基因重组技术生产基因工程药物作为未来药物的重要来源，如已上市的重组链激酶、人胰岛素、人生长素、各种干扰素、白细胞介素等，随着研究的深入，基因工程药物将为人类最终治愈恶性肿瘤、病毒感染、自身免疫性疾病等奠定坚实的基础。

三、药理学的研究方法

药理学是一门实验性科学，按研究对象的不同可分为基础药理学方法和临床药理学方法。

（一）基础药理学方法

以动物为研究对象，包括实验药理学方法和实验治疗学方法。

1. 实验药理学方法 以健康动物为研究对象。①以清醒动物为研究对象进行整体实验，研究药物的药效学和药动学；②以麻醉动物为研究对象进行活体解剖，研究药物对器官或系统的影响；③进行离体实验或试管实验，研究药物对离体动物器官、组织、细胞、亚细胞或分子的影响。

2. 实验治疗学方法 预先以实验病理学方法对动物造成疾病，以病理模型动物为研究对象，观察药物的治疗作用、毒性反应和代谢情况。实验治疗学的方法既可在整体进行，也可用培养细菌、肿瘤细胞等各种方法在体外进行。许多药物如抗高血压药、抗感染药及抗肿瘤药等都可利用病理模型进行研究。

（二）临床药理学方法

以人为研究对象，可以是健康志愿者或患者，通过观察药物的临床疗效、不良反应、体内过程等，最后对药物做出临床评价。除整体实验研究外，还可采用正常人和患者的血液、骨髓等样本及手术切除的病理组织、器官，进行体外实验研究。

四、新药开发与研究

新药（new drug）指未曾在我国境内外上市销售的药品。

新药开发和研究是一个非常严格而复杂的过程。新药的来源主要包括：①分离、提取、改造动植物药有效成分；②定向合成新化合物；③内源性活性物质的模拟合成和改造；④对已知化合物进行结构修饰；⑤人工导向药物；⑥生物技术和基因重组。

新药研究过程大致可分为临床前研究、临床研究和上市后药物监察（post-marketing surveillance，PMS）三个阶段。

临床前研究主要由药物化学和药理学两部分内容组成，前者包括药物制备工艺路线、理化性质及质量控制标准等，后者包括以实验动物为研究对象的药效学、药动学及毒理学研究。此阶段工作的最后体现形式是完成全部申请临床试验所需的资料，因此临床前研究是从实验研究过渡到临床研究必不可少的阶段。

临床研究是以人体为对象，研究药物在人体内作用规律及人体与药物之间相互作用过程，研究目的是对新药在人体中的安全性及有效性进行评价，一般分为四期临床试验。Ⅰ期临床试验为初步的临床药理学及人体安全性评价试验，是新药人体试验的起始阶段，又称早期人体试验，包括药物耐受性试验与药动学及生物利用度的研究，受试对象为20～30例健康志愿者，目的是研究人体对于新药的耐受程度，并通过药动学研究，了解药物在人体内的吸收、分布、代谢和排泄的规律，为制订给药方案提供依据。Ⅱ期临床试验为治疗作用初步评价阶段，受试对象为新药的适应证患者，采用随机双盲对照临床试验，病例数不少于 100 对，目的是初步评价药物对目标适应证患者的治疗作用和安全性，也包括为Ⅲ期临床试验研究设计和给药剂量方案的确定提供依据。Ⅲ期临床试验为治疗作用确证阶段，为扩大的随机双盲临床试验，试验组病例数应不少于 300 例，目的是进一步验证药物对目标适应证患者的治疗作用和安全性，评价利益与风险关系，最终为药物注册申请的审查提供充分的依据。Ⅳ期临床试验为新药上市后应用研究阶段，是在新药投产后进行的，为上市后临床试验，目的是考察在广泛使用条件下的药物的疗效和不良反应，评价在普通或特殊人群中使用的利益与风险关系及改进给药剂量等。

上市后药物监察是指新药上市后在临床使用过程中出现的所有关于不良反应资料的搜集、分析和监督控制。此项工作与新药上市后Ⅳ期临床试验并不相同，但由于两者为上市后新药临床应用的调查研究，故所得结果可相互借鉴与参考。

第 2 节 药物效应动力学

药物效应动力学（pharmacodynamics，PD，简称药效学）是研究药物对机体的作用及作用机制的科学，是临床选用药物的主要理论依据。

一、药物作用

药物作用（drug action）是指药物与机体细胞间的初始作用。药理效应（pharmacological effect）是指药物作用所引起的机体功能或形态的变化。药物作用是动因，药理效应是结果，两者之间存在着因果关系。例如，去甲肾上腺素对血管的初始作用是激动 α 受体，由此引起的血管收缩、血压升高是药理效应。由于两者意义相近，故常相互通用；但当两者并用时，应体现先后顺序。

（一）药物的基本作用

考点 药物的兴奋作用、抑制作用

药物的基本作用是指药物引起机体器官原有功能水平的变化，包括兴奋作用（excitation action）和抑制作用（inhibition action）。

1. 兴奋作用 凡能使机体原有生理、生化功能增强的作用称为兴奋作用。例如，肾上腺素增强心肌收缩力、尼可刹米使呼吸加深加快等。

2. 抑制作用 凡能使机体原有生理、生化功能减弱的作用称为抑制作用。例如，地西泮镇静催眠、阿司匹林解热镇痛等。

药物的兴奋作用和抑制作用在一定条件下可相互转化，如中枢兴奋药过量可引起中枢神经系统过度兴奋而出现惊厥，长时间的惊厥又会转为衰竭性抑制，甚至死亡。同一药物对不同组织器官可产生相反的作用，如肾上腺素可兴奋心肌，而对支气管平滑肌则产生抑制作用。同一药物剂量不同可产生不同甚至相反的作用，如小剂量阿托品减慢心率，大剂量时则加快心率。

（二）药物作用的方式

1. 局部作用与吸收作用 局部作用（local action）是指药物吸收入血以前，在用药部位产生的作用，如碘酊对皮肤的消毒作用、口服抗酸药的中和胃酸作用。吸收作用（absorptive action）是指药物从给药部位吸收入血后，分布到机体各组织器官所产生的作用，也称全身作用（general action），如口服对乙酰氨基酚的解热镇痛作用、舌下含化硝酸甘油的抗心绞痛作用。

考点 药物的局部作用、吸收作用、选择作用

2. 直接作用和间接作用 直接作用（direct action）是指药物直接作用于组织器官所产生的作用，也称原发作用（primary action）；间接作用（indirect action）是指由药物直接作用所引起的其他作用，也称继发作用（secondary action）。例如，强心苷增强心肌收缩力的作用为直接作用，而由于其强心作用改善循环，所产生的利尿、消肿作用为间接作用。

3. 选择作用和普遍细胞作用 大多数药物在治疗剂量时只对某个或某些组织器官有明显作用，而对其他组织器官无作用或无明显作用，这种特性称为药物的选择作用（selective action），也称为药物作用的选择性（selectivity）。例如，治疗量的强心苷选择性地增强心肌收缩力，对骨骼肌、平滑肌却无影响。

药物选择性的高低决定药物效应的范围。选择性高的药物大多数药理活性较高，作用范围窄，应用时针对性强，不良反应较少；而选择性低的药物作用范围较广泛，应用时针对性不强，不良反应较多。药物作用的选择性是相对的，随着用药剂量的增大，药物的选择性降低，作用范围变得广泛，如强心苷中毒时产生视觉障碍等中枢神经系统毒性反应。

药物作用的选择性具有重要的意义，在理论上可作为药物分类的基础，在应用上可作为临床选药和拟定给药剂量的依据。

考点 药物的防治作用、不良反应（副作用、毒性反应、变态反应、特异质反应、后遗效应、继发反应、停药反应）

有些药物对接触的组织器官产生类似的作用，称为普遍细胞作用（universal cellular action），也称为药物作用的普遍性（universality）。此类药物大多对细胞原生质产生损伤性毒害，也称为“原生质毒”或“细胞原浆毒”，如消毒防腐药对病原微生物和机体组织细胞具有普遍作用，能使细菌蛋白质变性，也能使人体蛋白质变性。此类药物毒性较大，一般只能用于体表、器械、环境和污染物的消毒。

（三）药物作用的两重性

药物对机体既可呈现有利的防治作用，又会产生不利的不良反应，体现了药物作用的两重性，二者常同时存在。

1. 防治作用 凡符合用药目的，有利于防病治病的作用，称为防治作用。可分为预防作用（preventive action）和治疗作用（therapeutic action）。

（1）预防作用：指提前用药以防止疾病或症状发生的作用，如接种卡介苗预防结核病、应用维生素 D 预防佝偻病。

（2）治疗作用：指药物针对治疗疾病的需要所呈现的作用。根据治疗目的不同可分为：①对因治疗（etiological treatment）：用药目的在于消除原发致病因子，彻底治愈疾病，也称治本。例如，抗生素杀灭体内病原微生物。②对症治疗（symptomatic treatment）：用药目的在于改善疾病症状，也称治标。例如，高热时应用阿司匹林解热。对因治疗与对症治疗的重要性是相对的。一般情况下，对因治疗比对症治疗重要；但在某些情况下，对症治疗是必不可少甚至更为迫切的。例如，病因未明或暂时无法去除时，对症治疗是

必不可少的；对一些严重危及患者生命的症状如休克、哮喘、惊厥、心力衰竭、高热、剧痛等，对症治疗比对因治疗更为迫切。故应遵循“急则治其标、缓则治其本、标本兼治”的原则。③补充治疗（supplementary therapy）：用药目的在于补充体内营养物质或代谢物质的不足，又称替代治疗（replacement therapy）。例如，铁剂治疗缺铁性贫血。补充治疗不能消除病因，也不直接针对症状。

2. 不良反应 凡不符合用药目的并给患者带来不适甚至危害的反应，称为不良反应（adverse reaction，ADR）。少数较严重的不良反应是较难恢复的，称为药源性疾病（drug-induced disease），如庆大霉素引起神经性耳聋、肼屈嗪引起红斑性狼疮等。药物不良反应主要包括以下类型：

（1）副作用（side effect）：指药物在治疗剂量时与防治作用同时出现的、与用药目的无关的作用，又称副反应（side reaction）。产生的原因是药物的选择性低。其特点是：①一般较轻微、危害不大，给患者带来不适，是可恢复的功能性变化。②副作用与防治作用可随用药目的不同而相互转化。例如，阿托品具有松弛平滑肌和抑制腺体分泌的作用，当利用其解除平滑肌痉挛缓解胃肠绞痛时，其抑制腺体分泌引起的口干为副作用；若利用其抑制腺体分泌用作麻醉前给药时，其松弛平滑肌引起的腹气胀和尿潴留就成为副作用。③是药物固有的作用，难避免，但可预知并可设法纠正。例如，麻黄碱治疗支气管哮喘时可兴奋中枢而致失眠，同时服用镇静催眠药可纠正。

（2）毒性反应（toxic reaction）：指用药剂量过大、用药时间过长或机体对药物敏感性过高而产生的对机体有明显损害的反应。毒性反应一般比较严重，对患者危害较大，但可以预知，应该避免发生。用药剂量过大而立即发生的毒性反应称为急性毒性（acute toxicity），多损害神经、呼吸、循环系统功能，如巴比妥类药物过量可引起中枢神经系统的过度抑制。长期用药在体内蓄积而逐渐发生的毒性反应称为慢性毒性（chronic toxicity），常损害肝、肾、骨髓及内分泌等器官的功能，如长期大剂量使用对乙酰氨基酚可引起肝、肾毒性。因此，试图通过增加剂量或延长疗程以达到治疗目的，其有效性是有限度的，应同时考虑到毒性。此外，某些药物还可引起特殊毒性反应，即致突变（mutagenesis）、致畸（teratogenesis）、致癌（carcinogenesis），合称三致反应，属于慢性毒性。

链 接 20世纪重大药害事件

世界卫生组织（WHO）于20世纪70年代指出，全球死亡患者中有1/3并不是死于自然疾病本身，而是死于不合理用药，药害的严重性和普遍性逐渐公开于全世界人民面前。仅在1922到1979年，国外报道的重大药害事件就有20起左右，累计死亡万余人，伤残数万人，其中“沙利度胺事件”是最惨痛的药物性灾难。

1. 氨基比林致粒细胞缺乏症 1922～1934年，氨基比林作为一种新型解热镇痛药流行于欧美，许多患者用药后出现口腔炎、发热、咽喉痛等症状，检查结果为白细胞减少症，特别是粒细胞缺乏症，美国致死1981人，欧洲死亡200余人。

2. 二硝基酚、三苯乙醇致白内障 20世纪30年代初期，美国、欧洲部分国家、巴西等国的妇女使用二硝基酚减肥，到1937年白内障患者大量增加，发生率1%左右；20

世纪50年代后期美国很多人使用三苯乙醇降脂，引起患者皮肤干燥、脱发、男性乳房增大和阳痿、视力下降、白内障，其中白内障患者有1000余例。

3. 磺胺酏剂致肾衰竭 1937年某公司用工业溶剂二甘醇代替乙醇生产磺胺酏剂，用于治疗感染性疾病，2个月内有358人发生肾衰竭，其中107人死于尿毒症。

4. 孕激素致女婴外生殖器男性化 1939～1950年，美国发现600多例女婴外生殖器男性化，经调查后证实系母亲怀孕期间用孕激素保胎所致。黄体酮等孕激素是20世纪三四十年代治疗习惯性流产的常用药物。

5. 己烯雌酚致少女阴道腺癌 20世纪60～70年代，美国使用己烯雌酚治疗先兆流产，导致出生后的女婴在少女期发生阴道腺癌300余例，这种不良反应要在几年、十几年甚至二十年后在下一代身上才暴露出来。

6. 氯碘羟喹致亚急性脊髓视神经病 20世纪60年代末70年代初，日本使用氯碘羟喹治疗阿米巴病，使11 000余人发生了亚急性脊髓视神经病（SMON），患者出现双足麻木、刺痛、寒冷、无力、瘫痪、视力下降，严重者失明，死亡500人左右。

7. 沙利度胺（反应停）致“海豹肢畸形” 20世纪60年代初期，德国、加拿大、日本、英国、澳大利亚等17个国家发生了震惊世界的“沙利度胺事件”。孕妇因使用沙利度胺治疗妊娠呕吐导致12 000余名“海豹肢畸形”儿，新生儿上、下肢特别短小，甚至没有臂和腿，手和脚直接连在躯干上，形状酷似海豹，部分新生儿还伴有心脏和消化道畸形、多发性神经炎等。

（3）变态反应（allergic reaction）：指药物引起的异常免疫反应，也称过敏反应、超敏反应（hypersensitive reaction）。致敏物质可以是药物本身、药物的代谢产物或药物制剂中的杂质或辅料。其特点是：①常见于少数过敏体质患者。②是否发生与剂量无关，且不易预知。③反应性质与药物原有药理作用无关，用药理性拮抗药解救无效。④反应严重程度个体差异很大，从轻微的皮疹、发热至造血功能障碍、肝肾损害、哮喘、休克，甚至危及生命，如青霉素可引起过敏性休克；患者可能只出现一种症状，也可能多种症状同时出现。⑤结构相似的药物可有交叉过敏反应，如半合成青霉素与天然青霉素有交叉过敏反应。因此，对于易致敏的药物，用药前应详细询问患者用药过敏史，并做皮肤过敏试验，阳性反应者禁用，但需注意仍有少数假阳性或假阴性反应。

（4）特异质反应（idiosyncratic reaction）：少数特异体质（idiosyncrasy）患者对某些药物反应特别敏感，反应性质也可能与常人不同，但与药物固有药理作用基本一致。反应严重程度与剂量成正比，药理性拮抗药救治可能有效。这种反应是由于先天遗传异常所致的性质异常的药物反应，只在极少数患者中出现，通常是有害的，甚至是致命的。例如，葡萄糖-6-磷酸脱氢酶（glucose-6-phosphate dehydrogenase，G-6-PD）缺乏者，应用伯氨喹、磺胺类或维生素K时发生的溶血性贫血。

（5）后遗效应（residual effect）：指停药后血药浓度已降至阈浓度以下时残存的药理效应。例如，睡前服用巴比妥类催眠药，次晨仍有头昏、困倦、乏力等宿醉现象。

（6）继发反应（secondary reaction）：指药物的治疗作用所引起的不良后果，也称治疗矛盾。例如，长期应用广谱抗生素，体内敏感菌被抑制或杀灭，不敏感菌则乘机大量生长繁殖，导致菌群失调引起新的感染，称为二重感染（superinfection）。

（7）停药反应（withdrawal reaction）：指长期用药后突然停药，原有疾病症状迅速重现或加剧的现象，也称回跃反应（rebound reaction）或反跳现象（rebound phenomenon）。例如，长期应用β受体阻断药治疗高血压或心绞痛，突然停药会出现血压升高或心绞痛发作，需重新开始治疗，停药时应逐渐减量后停药。

二、药物剂量与效应的关系

考点
量反应、质反应、极量、治疗量、常用量、安全范围、效价、效能、半数有效量、半数致死量、治疗指数的概念

药物剂量与效应的关系（dose-effect relationship，简称量效关系）是指在一定剂量范围内，药物效应的强弱与其剂量大小或浓度高低的关系。通过量效关系的研究，可定量分析和阐明药物剂量与效应之间的规律，为临床合理用药提供依据。

（一）量效曲线

药物的量效关系可用量效曲线表示。量效曲线（dose-effect curve）是以药物的药理效应强度为纵坐标、以药物的剂量或浓度为横坐标作图所得的曲线。药理效应按性质可分为量反应和质反应。

1. 量反应量效曲线 药理效应的强弱呈连续增减的量变，可用具体的数量或最大效应的百分率表示者称为量反应（graded response），如血压、心率、尿量、血糖浓度等。例如，以药物剂量为横坐标、以效应强度为纵坐标作图，得到一条先陡后平的曲线[图 1-1（a）]；若将药物剂量转换为对数值作图，则得到典型的对称“S”形曲线[图 1-1（b）]。

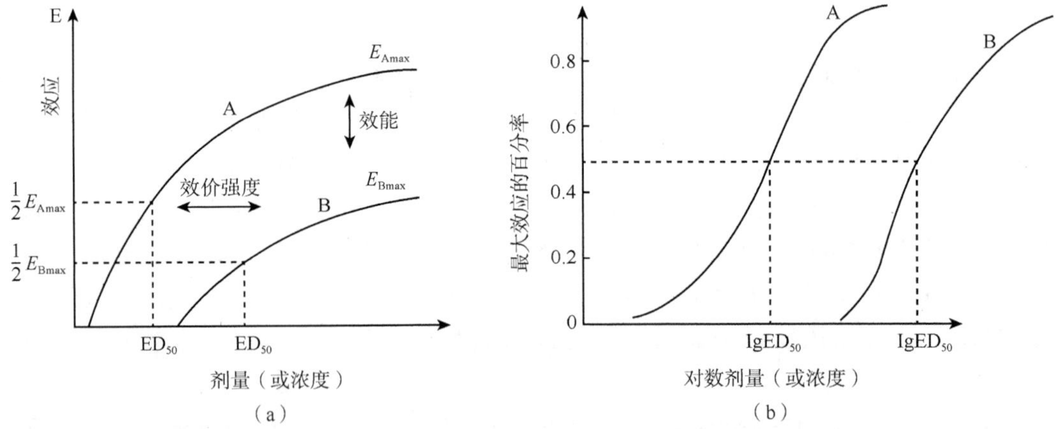

图 1-1 量反应量效曲线

2. 质反应量效曲线 药理效应的强弱不呈连续性量的变化，而表现为反应性质的变化，只能用全或无、阳性或阴性表示者称为质反应（quantal response），如存活与死亡、清醒与睡眠、惊厥与不惊厥等。例如，以阳性反应发生频数为纵坐标、对数剂量为横坐标作图，得到对称的钟形曲线（正态分布曲线）；当纵坐标为累加阳性发生频率时，其曲线也呈典型对称“S”形曲线（图 1-2）。

（二）量效曲线的应用

1. 划分剂量 量效曲线表明，药物剂量大小是决定药理效应强度的重要因素。按药理效应强度，剂量可分为以下几种（图 1-3）。

（1）无效量（ineffective dose）：药物剂量过小，在体内达不到有效浓度，不能引起药理效应的剂量。

（2）最小有效量（minimal effective dose）：剂量增大到开始出现药理效应时的最小剂量，也称阈剂量（threshold dose）。

（3）极量（maximal dose）：能引起最大效应而不至于中毒的剂量，又称最大治疗量。极量是《中华人民共和国药典》（简称《中国药典》）明确规定允许使用的最大剂量，即安全剂量的极限，超过极量有中毒的危险。临床用药除特殊需要时，一般不采用极量。

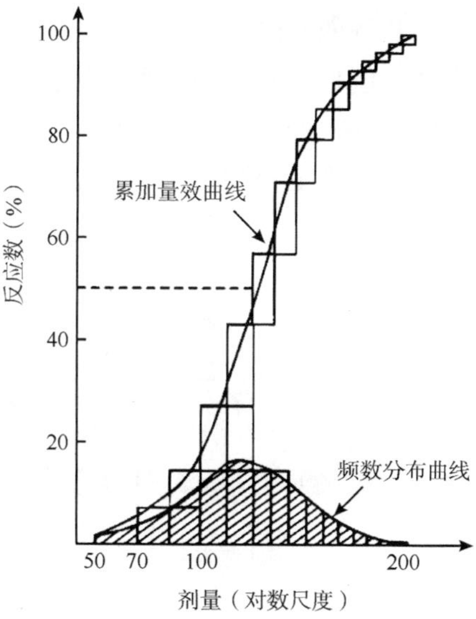

图 1-2 质反应量效曲线

（4）治疗量（therapeutic dose）和常用量（usual dose）：介于最小有效量与极量之间的剂量为治疗量，可对机体产生疗效又不引起毒性反应。临床上采用的比最小有效量大些、比极量小些的剂量为常用量，是药典明确规定的剂量。

（5）最小中毒量（minimal toxic dose）和中毒量（toxic dose）：药物引起毒性反应的最小剂量为最小中毒量。介于最小中毒量和最小致死量之间的剂量为中毒量。

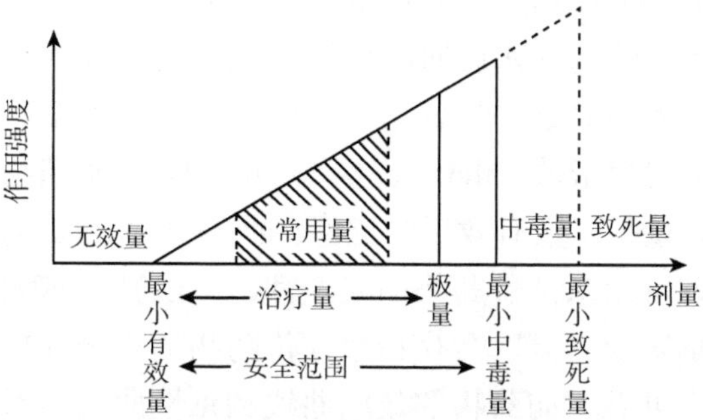

图 1-3 药物剂量与效应的关系

（6）安全范围（margin of safety）：药物最小有效量与最小中毒量之间的剂量范围。该范围越大，则用药越安全。

（7）最小致死量（minimal lethal dose）和致死量（lethal dose）：药物引起死亡的最小剂量为最小致死量，大于最小致死量的剂量为致死量。

2. 比较药物的效能和效价

（1）效能（efficacy）：指药物所能产生的最大效应（maximal effect，E_{max}）。在量反应中，随着药物剂量或浓度增加，效应相应增强达到极限，再增加剂量或浓度，效应不再继续增强，这一药理效应的极限称为最大效应。高效能药物所产生的效应是低效能药物无论多大剂量也无法产生的。例如，镇痛药吗啡是高效能镇痛药，用于剧痛；解热镇痛药吲哚美辛是低效能镇痛药，对钝痛有效，但对剧痛效果差。

（2）效价强度（potency）：简称为效价，指药物达到一定效应所需要的剂量。可用于作用性质相同的药物之间等效剂量的比较，其大小与等效剂量成反比。达到相同药理效应时所需药物剂量小者效价高，所需药物剂量大者效价低。例如，10mg 吗啡的镇痛作用与 100mg 哌替啶的镇痛作用相当，即吗啡的效价强度为哌替啶的 10 倍。

药物的效能与效价强度之间无相关性，二者反映药物的不同性质，具有不同的临床意义。例如，利尿药以每日排钠量为效应指标进行比较，呋塞米的效能大于氢氯噻嗪，而后者的效价强度大于前者（图 1-4）。在临床用药时，药物的效价强度与效能可作为选择药物和确定药物剂量的依据。

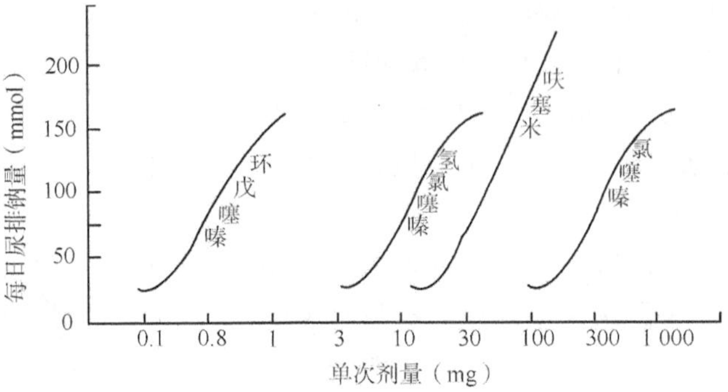

图 1-4 几种利尿药效能和效价强度比较

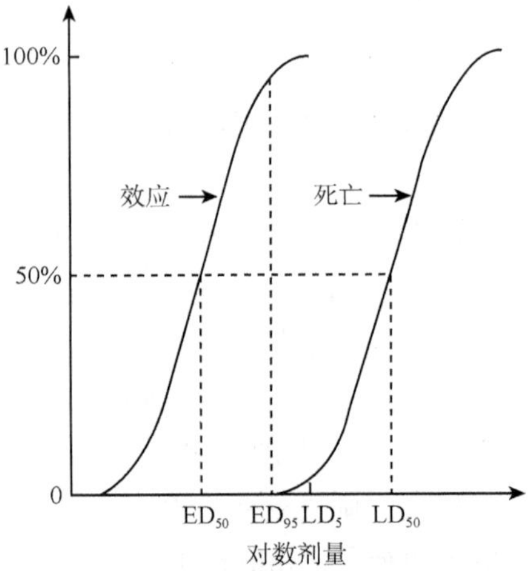

图 1-5 药物效应和毒性的量效曲线

3. 反映药物效应和毒性，评价药物安全性

（1）半数有效量（median effective dose，ED_{50}）：指能引起 50%阳性反应（质反应）或 50%最大效应（量反应）的药物剂量。ED_{50} 是反映药物的治疗效应的重要参数。

（2）半数致死量（median lethal dose，LD_{50}）：指能引起半数动物死亡的药物剂量。LD_{50} 是反映药物的毒性大小的重要参数。

（3）治疗指数（therapeutic index，TI）：指药物半数致死量与半数有效量的比值，即 $TI=LD_{50}/ED_{50}$。治疗指数可用来评价药物的安全性，一般其值越大则药物越安全。但以治疗指数评价药物的安全性，并不完全可靠，如药物的效应曲线和毒性曲线不平行（图 1-5）或有重叠时，还应参考 1%致死量（LD_1）与 99%有效量（ED_{99}）的比值或 5%致死量（LD_5）与 95%有效量（ED_{95}）之间的距离。

三、药物的作用机制

药物的作用机制（mechanism of drug action）是阐明药物如何与机体细胞结合而发挥作用的理论，是药效学研究的重要内容。其研究有助于理解药物的治疗作用和不良反应的本质，为临床合理用药和新药开发提供理论基础。

（一）药物作用机制的分类

1. 非特异性药物作用机制 非特异性药物作用机制主要与药物的理化性质有关，是药物分子通过与机体靶细胞成分间的初始理化反应，如酸碱中和、氧化还原、水解、络合、渗透压改变、离子交换等，引起细胞内外环境理化性质改变而产生药理效应。例如，抗酸药中和胃酸治疗消化性溃疡，甘露醇高渗溶液脱水以消除脑水肿。

2. 特异性药物作用机制 特异性药物作用机制主要与药物的化学结构有关，是通过药物分子自身结构的特异性与机体生物大分子的功能基团结合，引起一系列生物效应。

（1）参与或干扰细胞代谢过程：有些药物通过补充生命代谢物质，参与机体正常代谢过程以治疗相应缺乏症，如铁剂治疗缺铁性贫血，胰岛素治疗糖尿病。还有些药物化学结构与正常代谢物相似，干扰其代谢而发挥作用，如氟尿嘧啶与尿嘧啶结构相似，可掺入恶性肿瘤细胞 DNA 及 RNA 中干扰蛋白合成而发挥抗癌作用。

（2）影响体内活性物质：有些药物通过影响神经递质、激素、自体活性物质等体内活性物质而发挥作用，如麻黄碱可促进交感神经末梢释放去甲肾上腺素而产生拟肾上腺素作用，大剂量碘剂通过抑制甲状腺激素的分泌而发挥抗甲状腺作用，阿司匹林通过抑制前列腺素的合成而发挥解热作用。

（3）影响细胞膜离子通道：有些药物直接作用于离子通道，通过影响离子跨膜转运而发挥作用，如奎尼丁通过阻滞心肌细胞膜 Na^+通道治疗心律失常，硝苯地平通过阻滞血管平滑肌细胞膜 Ca^{2+}通道治疗高血压。

（4）对酶的影响：有些药物以酶为作用靶点，对酶产生激活、诱导、抑制或复活作用，如尿激酶激活血浆纤溶酶原，苯巴比妥诱导肝药酶，奥美拉唑抑制胃壁细胞 H^+-K^+-ATP 酶，氯解磷定复活胆碱酯酶。有些药物本身就是酶，如胃蛋白酶。

（5）影响免疫功能：免疫抑制药和免疫增强药通过影响机体免疫功能发挥作用，如环孢素通过选择性抑制 T 细胞的增殖与分化而发挥抗排异作用，白细胞介素-2 通过诱导 B 细胞、T 细胞的增殖与分化而增强免疫功能。

（6）作用于受体：许多药物通过与受体结合而发挥药理作用（详见药物作用的受体理论）。

（二）药物作用的受体理论

链 接 受体理论的历史

受体的概念是英国生理学家 John Newport Langley 和德国免疫学家 Paul Ehrlich 于 19 世纪末和 20 世纪初在实验室研究的基础上提出来的。1878 年 Langley 根据阿托品和毛果芸香碱对猫唾液分泌的拮抗作用，提出在神经末梢或腺细胞中可能存在一种能与药物结合的物质；1905 年他在观察烟碱与箭毒对骨骼肌的兴奋作用和抑制作用时，认为两药既不影响传导，也不是作用于骨骼肌细胞，而是作用于神经与效应器之间的某种物质，并将这种物质称为“接受物质”（receptive substance）。1908 年 Ehrlich 在他的论文讨论中提到“接受侧链”（receptive side-chain），与 Langley 所提出的概念不谋而合，并首先提出受体（receptor）概念，指出药物必须与受体进行可逆性或非可逆性结合，方可产生作用，提出受体的“锁-钥”模型。药物通过受体发挥作用的设想立即受到了学术界的重视，并提出了有关受体与药物相互作用的几种假说，如占领学说、速率学说、二态模型学说等。20 世纪 70 年代初受体的存在得到证实并被分离纯化，90 年代许多受体蛋白被克隆。近 20 年来，随着受体的分离纯化及分子克隆技术的发展，大量受体结构被阐明，不仅促进了药理作用机制的研究，推动了新药的研制，而且推动了生命科学和医学的发展。

考点
受体的概念及特性

1. 受体的概念

（1）受体（receptor）：是存在于细胞膜、细胞质或细胞核中的大分子物质，能识别并特异性地与神经递质、激素、自体活性物质及药物结合，产生特定的生物效应。

（2）配体（ligand）：是指能与受体特异性结合的物质。配体分为内源性配体和外源性配体，内源性配体包括神经递质、激素、自体活性物质等，外源性配体包括药物和毒物等。大部分受体均有其相应的内源性配体。

（3）受点（binding site）：配体与受体大分子中的一小部分结合，该部分称为受点或结合位点。

2. 受体的特性

（1）特异性（specificity）：受体对其配体具有高度特异性的识别能力，能和与其结构相适应的配体特异性结合，即特定的受体只能与特定的配体结合而产生特定的生物效应。

（2）敏感性（sensitivity）：受体只需与极低浓度的配体结合就能产生显著的效应。

（3）饱和性（saturability）：受体的数目是有限的，当配体达到某一浓度时，其最大结合值不再随配体浓度增加而增大，呈现最大效应。作用同一受体的配体之间存在着竞争性抑制现象。

（4）可逆性（reversibility）：受体与配体结合是可逆的，配体-受体复合物可以解离，且配体与受体结合可被其他特异性配体置换。

（5）多样性（multiple-variation）：同一种受体可广泛分布到不同的细胞而产生不同的效应。受体的多样性是受体亚型分类的基础。

（6）可调节性（regulation）：受体的数目、亲和力和效应力在生理、病理或药理等因素影响下可发生变化。

3. 药物与受体 药物与受体结合产生效应，必须具备两个条件：一是药物与受体结合的能力，即亲和力（affinity）；二是药物与受体结合后激动受体产生效应的能力，即内在活性（intrinsic activity），又称效应力。据此，可将作用于受体的药物分为以下三类。

（1）受体激动药（agonist）：指与受体既有较强的亲和力，又有较强内在活性的药物，也称受体兴奋药。激动药能与受体结合并激动受体而产生药理效应。例如，肾上腺素为α、β受体激动药，可激动β受体，使心脏兴奋。

考点
受体激动药、受体拮抗药、受体部分激动药的概念

（2）受体拮抗药（antagonist）：指与受体有较强的亲和力，但无内在活性的药物，也称受体阻断药。拮抗药能与受体结合但不激动受体，却能拮抗激动药的效应。例如，普萘洛尔为β受体拮抗药，能阻断肾上腺素与β受体的结合，从而拮抗肾上腺素的作用。拮抗药依其与受体结合是否可逆分为竞争性拮抗药和非竞争性拮抗药。

1）竞争性拮抗药（competitive antagonist）：与受体呈可逆性结合，与激动药竞争相同受体，拮抗激动药的作用，降低其亲和力，但不降低内在活性。通过增加激动药的剂量竞争受体结合，可使激动药与受体的结合恢复至原来的程度，量效曲线的最大效应恢复至原水平。随着拮抗药剂量增加，激动药的量效曲线平行右移，但最大效应不变[图1-6（a）]。

2）非竞争性拮抗药（non-competitive antagonist）：与受体的结合是相对不可逆的，结合牢固，可引起受体构型改变，影响激动药与同一受体结合，使其亲和力和内在活性

均降低。此时增加激动药的剂量也不能竞争到已改变构型的受体。随着拮抗药剂量增加，构型发生改变的受体相应增多，激动药的量效曲线右移，而且最大效应也逐渐降低[图 1-6（b）]。

（3）受体部分激动药（partial agonist）：指与受体有较强的亲和力，但内在活性较弱的药物。单独应用时，能激动受体，产生较弱的效应；若与激动药合用时，却因占据受体而拮抗激动药的部分效应[图 1-6（c）]。故部分激动药具有激动药和拮抗药的双重特性。例如，喷他佐辛为阿片受体部分激动药，单用时有较弱的镇痛效应，若与阿片受体激动药吗啡合用时，可拮抗吗啡镇痛效应的发挥。

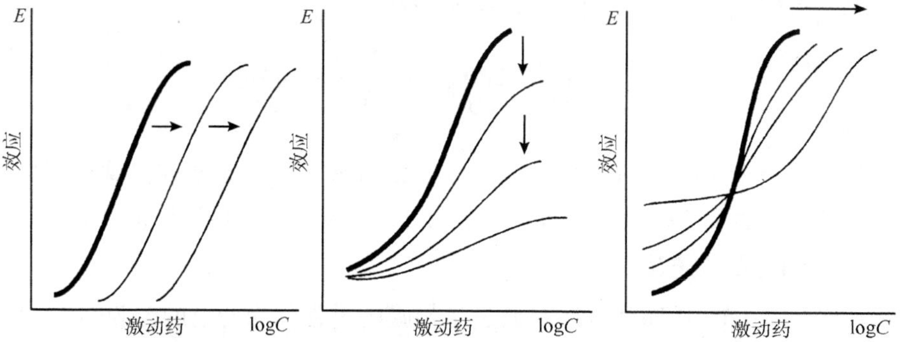

（a）竞争性拮抗药 （b）非竞争性拮抗药 （c）部分激动药

图 1-6 激动药与不同类型拮抗药及部分激动药合用时的量效曲线

注：各图中粗线表示单用激动药的量效曲线；箭头表示拮抗药或部分激动药剂量增加后激动药量效曲线移动的方向

链 接 受体大事记

1908 年 Paul Ehrlich 提出了受体的“锁-钥”模型；

1926 年对数量效曲线开始应用于药理学数据处理；

1937 年 Gaddum 发表竞争性拮抗剂的定量研究；

1947 年 Schild 发表 pA_2 应用于竞争性拮抗剂研究的论文，其数据描述被称为 Schild 作图；

1954 年 Ariens 提出激动剂“内在活性”的概念；

1956 年 Stephensen 提出“储备受体”的概念，对受体理论进行修正；

1966 年 Furchgott 提出“效能”概念，对受体理论再次进行修正，使受体理论趋于完善；

1996 年为了解释受体的别构调节现象，De Lean 等完善了受体的三体复合物模型。

4. 受体调节 受体虽是遗传获得的固有生物大分子，但并不是固定不变的，而是经常代谢转换处于动态平衡状态。受体的数目、亲和力和效应力在生理、病理或药理等因素的影响下所发生的变化，称为受体调节（receptor regulation）。受体调节是维持机体内环境稳定的重要因素，包括向上调节和向下调节两种类型。

考点 向上调节、向下调节的概念

（1）向上调节（up regulation）：长期应用受体拮抗药，可使受体的数目增多、亲和力增加或效应力增强称为向上调节。向上调节的受体对受体激动药特别敏感，药物效应增强，此现象称为受体增敏（receptor hypersensitization）。向上调节是长期应用某些药物突然停药时出现反跳现象的原因之一。例如，高血压患者长期应用 β 受体拮抗药普萘洛尔，可使 β 受体向上调节，若突然停药则对内源性去甲肾上腺素产生强烈反应，引起反跳性血压升高、心动过速或心肌梗死。

（2）向下调节（down regulation）：长期应用受体激动药，可使受体的数目减少、亲和力降低或效应力减弱，称为向下调节。向下调节的受体对再次使用受体激动药反应特别迟钝，药物效应减弱，此现象称为受体脱敏（receptor desensitization）。向下调节是长期应用某些药物后产生耐受性的原因之一。例如，支气管哮喘患者长期应用 β_2 受体激动药沙丁胺醇，可使 β_2 受体向下调节，产生耐受性。

第 3 节　药物代谢动力学

药物代谢动力学（pharmacokinetics，PK，简称药动学）是研究机体对药物的作用，即阐明药物的体内过程（吸收、分布、代谢和排泄）及血药浓度随时间变化规律的科学。

一、药物的跨膜转运

药物在吸收、分布、代谢和排泄时通过生物膜的过程称为药物的跨膜转运（drug transmembrane transport），包括被动转运和主动转运两种方式。

（一）被动转运

被动转运（passive transport）是指药物由高浓度一侧向低浓度一侧转运，转运时不消耗能量。被动转运包括简单扩散、滤过和易化扩散。

1. 简单扩散（simple diffusion）　又称脂溶扩散，指脂溶性药物溶于细胞膜的脂质而通过细胞膜的过程，是药物跨膜转运的主要方式。扩散速度除取决于膜的性质、面积及膜两侧的浓度梯度外，还与药物的理化性质有关。分子量小、脂溶性高、极性小的药物较易通过生物膜。多数药物呈弱酸性或弱碱性，在体液中有一定程度的解离，以解离型和非解离型存在。非解离型药物极性小、脂溶性高，易跨膜转运；解离型药物极性大、脂溶性低，不易跨膜转运。改变体液环境 pH 可影响药物的解离度，进而影响其跨膜转运。一般来说，弱酸性药物在酸性环境中不易解离，主要以非解离型存在，易跨膜转运；而在碱性环境中易解离，主要以解离型存在，不易跨膜转运。弱碱性药物则相反，在酸性环境中易解离，不易通过生物膜；在碱性环境中不易解离，易跨膜转运。

2. 滤过（filtration diffusion）　又称膜孔扩散或水溶扩散，指直径小于膜孔的水溶性小分子药物，借助膜两侧的流体静压和渗透压差被水携至低压侧的过程。细胞膜的膜孔较小，只有小分子药物可通过。毛细血管壁的膜孔较大，多数药物可通过。肾小球的膜孔更大，药物及其代谢产物均可通过肾小球滤过而被排泄。例如，乙醇、乳酸等水溶性物质可通过膜孔滤过。

3. 易化扩散（facilitated diffusion）　包括载体转运和离子通道转运。载体转运是指某些不溶于脂质而与机体生理代谢有关的物质如葡萄糖、氨基酸、核苷酸等借助细胞膜上的载体蛋白转运，具有高度特异性、饱和现象、竞争性抑制等特点。离子通道转运是

指一些离子如 Na^+、K^+、Ca^{2+}、Cl^- 等可通过细胞膜上特定的蛋白质通道转运。

（二）主动转运

主动转运（active transport）是指药物由低浓度一侧向高浓度一侧转运，转运时消耗能量。与易化扩散相似，主动转运也需要载体，故也具有高度特异性、饱和现象、竞争性抑制等特点。这类转运主要存在于神经元、肾小管和肝细胞内。例如，青霉素自肾小管的分泌属于主动转运。

二、药物的体内过程

药物的体内过程包括吸收、分布、代谢和排泄（图 1-7），其中药物在体内的吸收、分布和排泄过程称为药物的转运（transportation of drug），药物的代谢过程称为生物转化，药物的代谢和排泄过程合称为药物的消除（elimination of drug）。

考点 药物的体内过程及其影响因素，首关消除、肝药酶、药酶诱导剂、药酶抑制剂、肝肠循环的概念

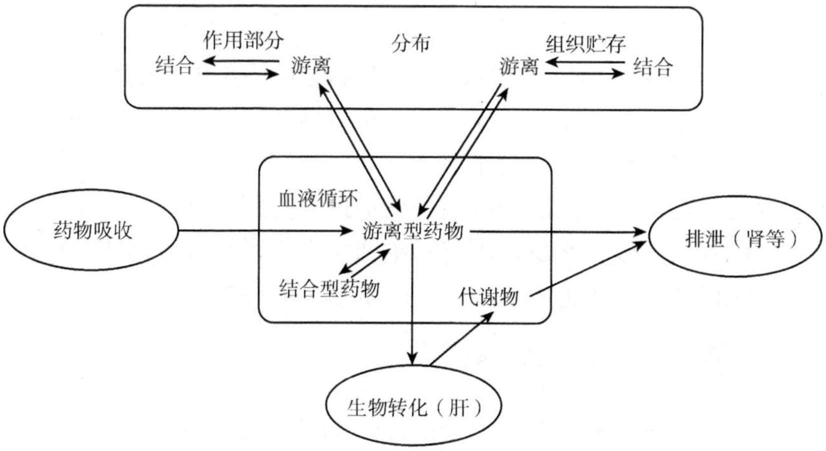

图 1-7 药物的体内过程

（一）药物的吸收

药物的吸收（absorption）是指药物从给药部位进入血液循环的过程。多数药物通过被动转运吸收，少数药物经主动转运吸收。药物吸收的速度和程度直接影响着药效出现的快慢和强弱。除血管内给药无吸收过程外，给药途径、药物的理化性质及吸收环境等因素均能影响药物的吸收。

1. 消化道给药

（1）口服给药：是最常用的给药途径。大多数药物以简单扩散的方式通过胃肠道黏膜吸收。胃液的 pH 为 0.9～1.5，有利于弱酸性药物的吸收，但由于胃黏膜的吸收面积小，排空迅速，所以药物在胃内吸收的药量较少。小肠吸收面积大，血流丰富，pH 为 4.8～8.2，弱酸性药物和弱碱性药物均易吸收，是主要吸收部位。

除上述胃肠液 pH、吸收面积、局部血流量等因素外，还有很多因素影响药物在胃肠道的吸收。①药物的理化性质：一般来说，药物的分子越小、脂溶性越高，越易吸收；解离度高、极性大的药物难吸收；水溶性和脂溶性均较差的药物难吸收。②药物的剂型：一般溶液剂比片剂及胶囊剂等固体剂型吸收快。③胃排空速度：加速胃排空可使药物进入小肠的速度加快，吸收加速；反之，吸收减慢。④胃肠内容物：过多可减慢药物的吸

收，有时与药物发生化学反应而影响吸收。

口服药物通过胃肠道黏膜吸收后，经门静脉进入肝脏，有些药物首次通过肠黏膜及肝脏时，部分被代谢灭活，使进入体循环的有效药量减少、药效降低，这种现象称为首关消除（first pass elimination）。首关消除率高的药物一般不宜口服，如硝酸甘油的首关消除率达90%，可采用舌下给药。

链接 首关消除率高的药物口服给药时注意事项

药物的首关消除率高时，机体可利用的有效药量减少，若要达到治疗浓度，必须加大用药剂量。但因剂量加大，代谢产物也会随之明显增多，可能出现代谢产物的毒性反应。因此，在决定应用首关消除率高的药物大剂量口服时，应先了解其代谢产物的毒性作用和消除过程。

（2）舌下给药：舌下黏膜血流丰富，药物被吸收可直接进入血液循环，故吸收迅速，且可避开首关消除，但吸收面积小，仅适用于脂溶性较高、用量较小的药物。例如，硝酸甘油可舌下给药控制心绞痛急性发作。

（3）直肠给药：药物经肛门灌肠或使用栓剂进入直肠或结肠，其中直肠下部给药可避开首关消除，但吸收量较口服少。因直肠给药耐受刺激性好，适用于刺激性强的药物如水合氯醛或不能口服药物的患者如小儿、严重呕吐或昏迷者。

链接 直肠给药深与浅，首关消除存与免

直肠给药时，若将栓剂塞入距肛门2～4cm，药物通过直肠下静脉、直肠中静脉和肛门静脉，经髂内静脉入下腔静脉回流入右心房，进入体循环，其间不经过肝脏，因此避免了首关消除；若栓剂塞入距肛门超过6cm，药物经直肠上静脉入门静脉，虽然直肠上静脉和直肠中静脉有广泛交通，但仍约有50%药物不能绕过肝脏，从而发生首关消除。

2. 注射给药 常用肌内注射、皮下注射、静脉注射和静脉滴注。除静脉注射和静脉滴注可使药物迅速而准确地进入体循环外，肌内注射及皮下注射的药物须通过毛细血管壁吸收。药物的吸收速度与注射部位的血流量和药物的剂型有关。肌肉组织的血流量明显多于皮下组织，故肌内注射较皮下注射吸收快。水溶液吸收迅速，油剂、混悬剂或植入片可在注射局部形成小型储库，吸收慢，作用持久。静脉给药无吸收过程，剂量准确，起效迅速。休克时周围循环衰竭，肌内注射和皮下注射吸收速度大大减慢，静脉给药可即刻显效。

3. 呼吸道给药 呼吸道给药主要由肺泡吸收，肺泡表面积大、肺泡壁非常薄且肺泡血流丰富，吸收极其迅速，适用于气体、挥发性液体和气雾剂。气道本身是平喘药的靶器官，气雾剂解除支气管痉挛为局部用药。

4. 皮肤、黏膜给药 皮肤角质层仅可使脂溶性高的药物通过，皮脂腺的分泌物覆盖在皮肤表面可阻止水溶性药物通过，故完整的皮肤吸收能力较差，只有脂溶性很高的药物可经皮肤吸收如硝酸甘油，外用药物主要发挥局部作用。黏膜的吸收能力远较皮肤强，

口腔黏膜、鼻黏膜、阴道黏膜均可吸收药物。

（二）药物的分布

药物的分布（distribution）是指药物随血液循环转运到各组织器官的过程。多数药物的分布过程属被动转运，少数药物为主动转运。多数药物在体内的分布是不均匀的，存在明显的选择性，其影响因素主要有：

1. 药物与血浆蛋白的结合 多数药物进入血液循环后能不同程度地与血浆蛋白呈可逆性结合，与血浆蛋白结合的药物称为结合型药物（bound drug），未与血浆蛋白结合的药物称为游离型药物（free drug）。结合型药物分子量大，不能跨膜转运，故暂时失去药理活性，不被代谢和排泄，成为药物在血液中的一种暂时储存形式；游离型药物分子量小，可跨膜转运，产生药理作用。当血浆中游离型药物的浓度随着其分布和消除降低时，结合型药物可释放出游离型药物，两者始终处于动态平衡状态，故血浆蛋白结合率高的药物起效慢，作用维持时间长，反之，血浆蛋白结合率低的药物起效快，作用维持时间短。血浆蛋白的数量和结合位点均有限，药物与血浆蛋白的结合具有饱和性，当血药浓度过高时，结合达到饱和，游离型药物浓度骤升，药效增强甚至出现毒性反应。药物与血浆蛋白的结合特异性低，如同时应用两种或两种以上与血浆蛋白结合率高的药物，则可能因竞争同一蛋白而发生置换现象，被置换出的游离型药物浓度增高，药效增强或毒性增大，故在联合用药时，应注意避免由此造成的毒性反应。例如，抗凝血药华法林及解热镇痛药保泰松的血浆蛋白结合率分别为99%与98%，若两药同时使用，前者被后者置换下降1%，则游离型的华法林明显增多，导致抗凝作用增强，甚至引起出血。

2. 药物的理化性质和体液的 pH 脂溶性药物和水溶性小分子药物通过毛细血管壁进入组织而分布，水溶性大分子药物则不易分布。生理情况下，细胞内液的pH约为7.0，细胞外液的pH约为7.4。弱酸性药物在细胞内液解离少，易跨膜转运进入细胞外液，故在细胞外液的浓度略高于细胞内液；弱碱性药物则相反。改变体液pH可改变药物的分布。提高血液pH，可使弱酸性药物向细胞外转运，弱碱性药物向细胞内转运；降低血液pH则相反。例如，抢救巴比妥类、水杨酸类等弱酸性药物中毒时，使用碳酸氢钠碱化血液和尿液，可促使药物由组织细胞向血液中转运并可加速药物自尿排出。

3. 药物与组织的亲和力 有些药物与某组织有特殊的亲和力，使药物在该组织浓度明显高于其他组织。例如，碘主要分布在甲状腺，钙沉积于骨骼，氯喹在肝中的浓度可达血浆的700倍。

4. 器官血流量 组织器官的血流量与药物分布的快慢有关。药物在血流量较多的肝、肾、心、肺和脑组织分布速度快，在血流量较少的肌肉、皮肤、脂肪和大多数内脏分布速度慢。脂肪组织的血流量虽少，但其面积大，与脂溶性药物的亲和力高，是脂溶性药物的巨大储库。例如，静脉注射脂溶性很高的硫喷妥钠，首先分布于血流丰富且富含类脂质的脑组织，呈现麻醉作用，脂肪组织的血流量虽少，但数量远多于脑组织，故硫喷妥钠可迅速自脑组织向脂肪组织转移，麻醉作用很快消失，形成药物在体内的再分布。

5. 特殊屏障 药物在血液与器官组织之间转运时所受到的阻碍称为屏障。机体某些组织对药物的通透有特殊的屏障作用。

（1）血脑屏障（blood-brain barrier）：指血浆与脑细胞或脑脊液之间可选择性阻止多种物质由血入脑的屏障。只有脂溶性较高、分子较小及少数水溶性药物可通过。婴幼儿血脑屏障发育不完善，中枢神经系统易受某些药物的影响。血脑屏障的通透性并非一成不变，脑膜炎症时其通透性增加，如青霉素不易透过正常人的血脑屏障，但脑膜炎时在脑脊液中可达到有效治疗浓度。

（2）胎盘屏障（placental barrier）：是胎盘绒毛与子宫血窦之间的屏障。其通透性与一般毛细血管无显著差别，几乎所有药物都能穿透胎盘屏障进入胎儿体内，故妊娠期用药应谨慎，以防造成胎儿中毒或畸形。

（三）药物的代谢

药物的代谢（metabolism）是指药物在体内发生的化学结构的变化，又称药物的生物转化（biotransformation）。代谢是药物在体内消除的重要途径。肝是药物代谢的主要器官，胃肠道、肾、肺、血浆、皮肤等也可代谢某些药物。极性小、脂溶性高的药物经过代谢生成极性大、脂溶性低的代谢物，有利于排泄。并非所有药物均需代谢，极性大、脂溶性低的药物如青霉素无需代谢便可直接排泄。

1. 药物代谢结果和意义 代谢可改变药物的药理活性或毒性。大多数药物是由有活性或活性高的药物代谢为无活性或活性低的代谢物，称为灭活（inactivation）；有些药物的代谢物仍有活性，如地西泮的代谢物去甲地西泮等仍有活性；少数药物由无活性或活性低的药物代谢为有活性或活性高的药物，称为活化（activation），如可的松需转化为氢化可的松后才有活性；大多数药物代谢后毒性减弱或消失；少数药物由无毒或毒性小的药物转化为毒性代谢物，如异烟肼的代谢物乙酰肼有较强的肝毒性。

2. 药物代谢方式和步骤 药物在体内的代谢有氧化、还原、水解、结合四种方式，分两步进行，即两个时相。第一步又称第Ⅰ相，第二步又称第Ⅱ相。Ⅰ相反应为氧化、还原或水解反应，在药物分子结构中引入或使之暴露出极性基团，生成极性增高的代谢物。这些代谢物多数是无活性的，但也有少数是有活性或毒性的。若Ⅰ相反应的代谢物具有足够的极性，则易被肾排泄。但许多Ⅰ相反应的代谢物并不迅速被排泄，而是进入Ⅱ相反应。Ⅱ相反应为结合反应，是原形药物或Ⅰ相反应代谢物的极性基团与体内的葡糖醛酸、乙酸、甘氨酸、硫酸等结合，结合物活性消失或减弱，极性和水溶性增加，易经肾排泄。大多数药物的代谢是经Ⅰ、Ⅱ相反应先后连续进行的。

3. 药物代谢酶 药物代谢必须在酶的催化下才能完成。体内药物代谢酶（drug metabolizing enzyme）根据存在部位分为微粒体酶系（microsomal enzymes）和非微粒体酶系（non-microsomal enzymes）两类。

（1）微粒体酶系：属于非特异性酶、非专一性酶，是指存在于肝细胞微粒体的混合功能氧化酶系，为促进药物生物转化的主要酶系统，简称肝药酶或药酶。其主要的氧化酶为细胞色素 P-450 酶系。其特点是：①选择性低，能催化许多药物的代谢；②个体差异大，受遗传、年龄、病理状态等多种因素的影响；③活性易受某些药物的影响，出现增强或减弱现象。

（2）非微粒体酶系：属于特异性酶、专一性酶，是存在于血浆、细胞质和线粒体中的多种酶系，如胆碱酯酶、单胺氧化酶、乙酰转移酶等。可对水溶性较大、脂溶性较小的药物及结构与体内正常代谢物类似的物质进行代谢。

4. 肝药酶的诱导与抑制 肝药酶的活性和含量是不稳定的，易受某些药物的影响。

（1）药酶诱导剂（enzyme inducer）：凡能使肝药酶的活性增强或合成加速的药物称为药酶诱导剂，如苯巴比妥、苯妥英钠、利福平、卡马西平等，可加速药物自身和其他药物的代谢，使药效减弱。例如，苯巴比妥的药酶诱导作用很强，连续用药能加速自身的代谢，也能加速合用的抗凝血药华法林的代谢，使药效减弱。药酶诱导作用可解释连续用药产生的耐受性、交叉耐受性、停药敏化、药物相互作用等。

链 接 药物的自身诱导

有些药物本身就是其诱导的药物代谢酶的底物，故在反复用药后，药物代谢酶活性增高，药物自身代谢也加快，称为自身诱导（autoinduction）。可发生自身诱导的药物包括苯巴比妥、苯妥英钠、保泰松等。自身诱导是药物产生耐受性的重要原因。

（2）药酶抑制剂（enzyme inhibitor）：凡能使肝药酶活性降低或合成减少的药物称为药酶抑制剂，如氯霉素、异烟肼、西咪替丁、奥美拉唑等，能减慢药物自身和其他药物的代谢，使药效增强。例如，氯霉素与苯妥英钠合用，可减慢苯妥英钠的代谢，使药效增强，甚至出现毒性反应。

（四）药物的排泄

药物的排泄（excretion）指药物以原形或代谢物排出体外的过程。肾是排泄的主要器官，胆道、胃肠道、肺、乳腺、唾液腺、汗腺、泪腺等也可排泄某些药物。

1. 肾排泄 药物及其代谢物经肾排泄，包括肾小球滤过、肾小管重吸收及肾小管分泌三种方式。

（1）肾小球滤过：由于肾小球毛细血管的膜孔较大，血流丰富，滤过压高，除了与血浆蛋白结合的药物外，游离型药物及其代谢物均可滤过。

（2）肾小管重吸收：经肾小球滤过进入肾小管的药物，可有不同程度的重吸收，主要通过简单扩散进行。脂溶性药物重吸收多，排泄慢；水溶性药物重吸收少，排泄快。尿量和尿液 pH 可影响药物重吸收。尿量增加可降低尿液中药物浓度，使药物的重吸收减少，排泄增加。弱酸性和弱碱性药物排泄的多少，与尿液 pH 相关。尿液呈酸性时，弱酸性药物解离少，重吸收多，排泄少；弱碱性药物解离多，重吸收少，排泄多。尿液呈碱性时则相反（表 1-1）。临床上可利用改变尿液 pH 的方法加速药物排泄，以解救药物中毒。例如，巴比妥类、水杨酸类等弱酸性药物中毒时，可碱化尿液以促进药物排泄。

表 1-1 尿液 pH 对药物排泄的影响

	弱酸性药物			弱碱性药物		
	解离度	重吸收量	排泄量	解离度	重吸收量	排泄量
酸性尿液	↓	↑	↓	↑	↓	↑
碱性尿液	↑	↓	↑	↓	↑	↓

（3）肾小管分泌：少数药物通过肾小管主动转运分泌。因载体转运系统选择性不高，若两种药物经同一载体转运时，可产生竞争性抑制。例如，丙磺舒与青霉素合用，丙磺舒可竞争性抑制青霉素的主动分泌，提高青霉素的血药浓度，延长作用时间。

2. 胆汁排泄 许多药物及其代谢物可经胆汁排泄进入肠道，随粪便排出。有些药物经胆汁排泄在肠内再次被吸收，形成肝肠循环（hepato-enteral circulation），使药物作用时间延长，如洋地黄毒苷、地高辛等。某些抗菌药物如红霉素、四环素经胆汁排泄，在胆道内浓度高，有利于胆道感染的治疗。

3. 乳汁排泄 有些药物以简单扩散的方式经乳汁排泄。乳汁呈弱酸性，且富含脂质，所以脂溶性高的药物和弱碱性药物如吗啡、阿托品等可自乳汁排出，故哺乳期妇女用药应慎重，以免对婴幼儿引起不良反应。

4. 其他 有些药物还可以经唾液、汗液、泪液等排出，挥发性药物可通过肺呼气排出。

三、血药浓度变化的时间过程和药动学的基本参数

考点
药峰浓度、达峰时间、药时曲线下面积、一级动力学消除、零级动力学消除、生物利用度、表观分布容积、血浆半衰期、清除率、稳态血药浓度的概念及意义

药物在体内吸收、分布、代谢和排泄过程中，始终伴随着血药浓度随时间变化而变化的动态过程，药动学参数能定量反映药物在体内的这种动态变化规律，是临床制订和调整给药方案的重要依据。

（一）血药浓度-时间曲线

血药浓度-时间曲线（drug concentration-time curve，简称药时曲线）是指在给药后不同时间采集血样并测定其药物浓度，以血药浓度为纵坐标，以时间为横坐标，所绘制的血药浓度随着时间变化的曲线，简称药时曲线或时量曲线（图 1-8）。当药物的吸收速度大于消除速度时曲线上升，故曲线的升段反映药物的吸收分布过程，吸收快的药物曲线上升快；给药后达到的最高血药浓度称为药峰浓度（peak concentration，C_{max}），其与药物剂量成正比，给药后达到最高血药浓度的时间称为达峰时间（peak time，T_{max}），此时药物的吸收速度等于消除速度；当药物的消除速度大于吸收速度时曲线下降，故曲线的降段反映药物的消除过程，消除快的药物曲线下降快。

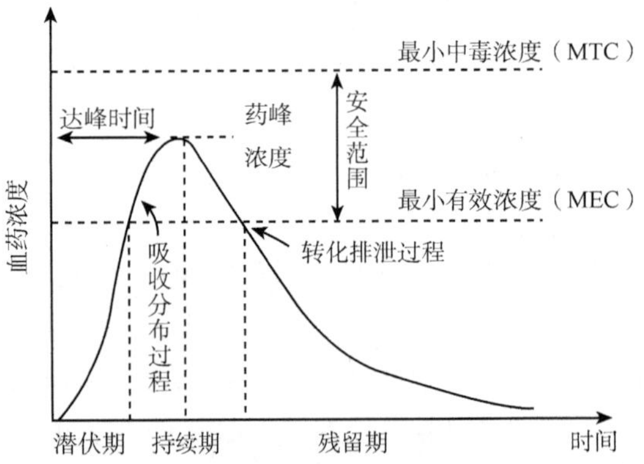

图 1-8 单次非静脉给药时的药时曲线

药时曲线可分为三期：潜伏期（latent period）、持续期（persistent period）和残留期（residual period）。潜伏期是指用药后到开始出现作用的时间，主要反映药物的吸收并到达作用部位的过程，静脉注射给药一般无潜伏期。持续期是指维持有效血药浓度的时间，其与药物的吸收及消除速度有关。残留期是指血药浓度已降至最小有效浓度以下，但尚未自体内完全消除的时间，其长短与药物的消除速度有关。

坐标轴和药时曲线围成的面积称为曲线下面积（area under the curve，AUC）。AUC

反映药物进入体循环的相对量，与吸收进入体循环的药量成正比。

（二）药物的消除与蓄积

1. 药物的消除 药物的消除（elimination）是指进入体内的药物经代谢和排泄，使体内药量逐渐减少的过程。药物消除过程中血药浓度的变化规律为：$dC/dt=-kC^n$，式中 C 为血药浓度，t 为时间，dC/dt 为消除速率，k 为消除速率常数，负号表示血药浓度随时间变化而降低，式中 $n=1$ 时为一级动力学消除（first-order kinetics elimination），$n=0$ 时为零级动力学消除（zero-order kinetics elimination）。

（1）一级动力学消除：指单位时间内体内药量以恒定比例消除，又称恒比消除。特点：①药物的消除速度与血药浓度成正比；②药时曲线下降部分在普通坐标图上为曲线，在半对数坐标图上呈直线，故又称为线性消除（linear elimination）（图 1-9）；③药物的消除半衰期（$t_{1/2}$）是恒定的，不随血药浓度的高低而变化；④当机体消除功能正常，且体内药量未超过机体最大消除能力时，药物按恒比消除，如绝大多数药物在治疗量时的消除。

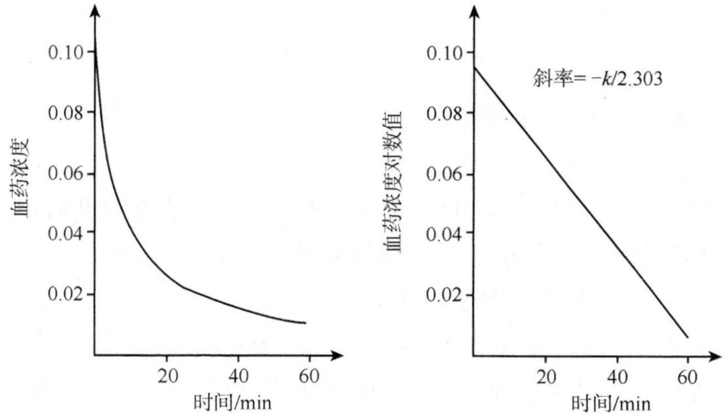

图 1-9 一级动力学消除的药时曲线

（2）零级动力学消除：指单位时间内体内药量以恒定数量消除，又称恒量消除。特点：①药物的消除速度与血药浓度无关；②药时曲线下降部分在普通坐标图上为直线，在半对数坐标图上呈曲线，故又称为非线性消除（nonlinear elimination）（图 1-10）；③药物的消除半衰期（$t_{1/2}$）是不恒定的，随血药浓度而变化；④当机体消除功能低下或用药剂量过大超过机体最大消除能力时，机体消除能力达饱和，药物按恒量消除，当血药浓度下降到最大消除能力以下时，可转化为恒比消除。

2. 药物的蓄积 反复多次给药时，药物进入机体的速度大于消除的速度，使体内药量逐渐增加或血药浓度逐渐升高，称为药物的蓄积（accumulation）。合理的药物蓄积可使药物达到有效治疗水平，药物的过分蓄积则会引起蓄积性中毒（cumulative poisoning）。因此，临床用药时应注意给药剂量、给药速度、给药间隔时间、疗程及肝、肾功能等。

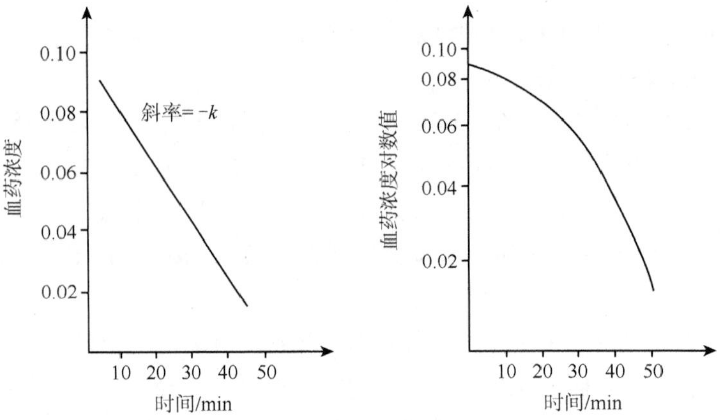

图 1-10　零级动力学消除的药时曲线

（三）药动学的基本参数

1. 生物利用度（bioavailability，F）　指药物吸收进入体循环的速度和程度。可用药物吸收进入体循环的药量占总给药量的百分率表示，计算公式为：

$$F（\%）=\frac{A}{D}\times 100\%$$

A 为进入体循环的药量，D 为实际给药量。

通常以 AUC 表示药物吸收的程度，以达到最高血药浓度（C_{max}）的达峰时间（T_{max}）表示药物吸收的速度。生物利用度可反映药物吸收程度和速度对药效的影响，同一药物的不同制剂 AUC 相等时，吸收快的血药浓度达峰时间短且峰值高。

生物利用度分为绝对生物利用度和相对生物利用度。

（1）绝对生物利用度：是以血管外给药（如口服）的 AUC 与静脉给药的 AUC 的比值表示。绝对生物利用度可用于评价同一药物不同给药途径的吸收程度。其计算公式为：

$$绝对生物利用度（\%）=\frac{口服制剂AUC}{静脉制剂AUC}\times 100\%$$

（2）相对生物利用度：是以同一血管外给药途径的某一药物制剂的 AUC 与相同的标准制剂的 AUC 的比值表示。相对生物利用度可用于评价药物剂型对吸收率的影响，可以反映不同厂家同一种制剂或同一厂家的不同批号制剂的吸收情况。其计算公式为：

$$相对生物利用度（\%）=\frac{供试制剂AUC}{标准制剂AUC}\times 100\%$$

生物利用度是评价药物制剂质量和生物等效性的重要指标，也是选择给药途径、指导临床合理用药的重要依据。

2. 表观分布容积（apparent volume of distribution，V_d）　指药物在体内分布达到动态平衡时，体内药物总量（A）按血药浓度（C）推算，在理论上应占有的体液容积。计算公式为：

$$V_d=\frac{A}{C}$$

V_d 的单位可用 L 或 L/kg 表示。

V_d 虽然为一理论容积，但可反映药物在体内分布的广泛程度或与组织中生物大分子结合的程度。①根据 V_d 可推测药物在体内的分布范围：如 V_d 为 5L，与血浆容量相近，则反映药物主要分布于血浆；V_d 为 10～20L，与细胞外液容量相近，则反映药物主要分布于细胞外液；V_d 为 40L，与细胞内、外液的总容量相近，则反映药物分布于全身体液；V_d 为 100L 以上，则反映药物集中分布于某一组织或器官。②根据 V_d 可推算体内药物总量、血药浓度、达到某血药浓度所需的药物剂量。③根据 V_d 可推测药物排泄速度：通常 V_d 小的药物排泄快，V_d 大的药物排泄慢。

3. 半衰期（half life time，$t_{1/2}$） 通常是指血浆半衰期，即血浆药物浓度下降一半所需要的时间。它反映了药物在体内的消除速度。绝大多数药物按恒比消除，其 $t_{1/2}$ 是恒定值，不因给药剂量和给药途径不同而变化，计算公式为：$t_{1/2}=0.693/k$，式中 k 为消除速率常数。肝肾功能不全时，绝大多数药物的 $t_{1/2}$ 延长，应减少给药剂量或延长给药间隔时间。其意义是：①药物分类的依据：根据 $t_{1/2}$ 的长短，可将药物分为长效类、中效类和短效类；②确定给药间隔时间的依据：$t_{1/2}$ 短则给药间隔时间短，$t_{1/2}$ 长则给药间隔时间长；③预测停药后药物基本消除的时间：属恒比消除的药物，停药后经 4～5 个 $t_{1/2}$，药物消除分别达到 94%和 97%，可认为药物已基本消除（表 1-2）；④预测连续给药达到稳态血药浓度的时间（坪值时间）：属恒比消除的药物，以恒定的间隔时间给予恒量的药物，经 4～5 个 $t_{1/2}$，血药浓度分别达到稳态血药浓度的 94%和 97%，可认为已达到稳态血药浓度，此时药物的吸收速度与消除速度达到平衡（表 1-2）。

表 1-2 恒比消除药物的消除与蓄积

半衰期	一次给药		连续恒速恒量给药	
	存留药量（%）	消除药量（%）	累积药量（%）	消除药量（%）
1	50.00	50.00	50.00	50.00
2	25.00	75.00	75.00	75.00
3	12.50	87.50	87.50	87.50
4	6.25	93.75	93.75	93.75
5	3.13	96.87	96.87	96.87
6	1.56	98.44	98.44	98.44

4. 清除率（clearance，CL） 指单位时间内从体内清除的药物表观分布容积数，即在单位时间内有多少容积血浆中的药物被清除。计算公式为：$CL=k\cdot V_d$。单位可用 ml/min 或 L/h 表示。

5. 稳态血药浓度（steady state concentration，C_{ss}） 临床药物治疗常需连续给药以维持有效血药浓度。按恒比消除的药物，在连续恒速或分次恒量给药的过程中，血药浓度逐渐增高，经 4～5 个 $t_{1/2}$，药物的吸收速度与消除速度基本相等，此时血药浓度维持在一个基本稳定的水平，称为稳态血药浓度，又称坪值（plateau）或坪浓度（plateau concentration），其波动的峰值为峰浓度（$C_{ss\text{-}max}$），谷值为谷浓度（$C_{ss\text{-}min}$），二者之间相对距离为波动幅度（图 1-11）。C_{ss} 的高低与单位时间内给药总量成正比，C_{ss} 峰值与谷值的波动幅度与每次用药量成正比。当病情危急需药物迅速起效时，可首次给负荷量

（loading dose），以后给维持量（maintenance dose）。通常，口服给药时负荷量为维持量的加倍量（首剂加倍），即可在 1 个 $t_{1/2}$ 达 C_{ss}；静脉滴注给药时将第一个 $t_{1/2}$ 内滴注量的 1.44 倍静脉注射，可立即达到并维持 C_{ss}。

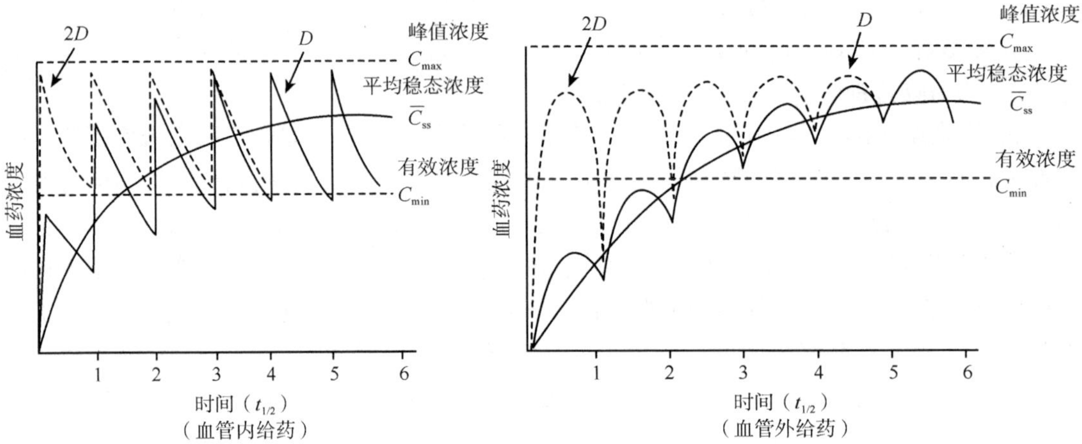

图 1-11 连续给药的药时曲线

D：每个 $t_{1/2}$ 的给药量；2*D*：首剂加倍量

第 4 节 影响药物作用的因素

药物对机体产生的药理作用和药理效应是药物与机体相互作用的综合结果，受多种因素的影响，临床用药时应全面掌握这些影响因素，做到用药个体化。

考点
药物的剂量、剂型、给药途径、给药时间和次数等对药物作用的影响，药物相互作用的概念、方式、结果

一、药物方面的因素

（一）药物的剂量

剂量（dose）是指用药的分量。剂量的大小决定血药浓度的高低，血药浓度的高低进而决定药理作用的强弱，故在一定范围内，药物的作用随剂量增加而增强。但超过一定范围，随剂量继续增加，血药浓度持续升高，则会引起毒性反应。因此，临床用药应注意药物剂量与作用的关系，严格掌握用药剂量。

（二）药物的剂型

药物的剂型可影响药物的体内过程。同一药物的不同剂型，吸收速度往往不同。口服时液体剂型比固体剂型吸收快，固体剂型吸收由快到慢的顺序为：颗粒剂＞胶囊剂＞片剂＞丸剂。肌内注射时吸收速度为：水溶液＞混悬剂＞油剂。即使同一药物的同一剂型，由于不同厂家、不同批号的制备工艺和辅料不同，也可影响药物的吸收。临床应用的缓释制剂（sustained-release preparations）和控释制剂（controlled-release preparations）可使药物缓慢释放，延缓吸收，较长时间维持有效血药浓度而产生稳定持久的疗效，并可减少给药次数。

（三）给药途径

给药途径可影响药物的吸收速度和程度，从而影响药物作用的快慢和强弱。不同给药途径药效出现快慢的顺序一般为：静脉注射＞吸入＞舌下给药＞肌内注射＞皮下注射

＞口服＞直肠给药＞皮肤给药。但也有例外，如地西泮口服起效比肌内注射快。给药途径有时会影响药物作用的性质，如硫酸镁口服有导泻和利胆作用，肌内注射有抗惊厥和降压作用，外用则有消肿止痛作用。

（四）给药时间和次数

给药时间可影响某些药物的疗效，应根据病情、药物特点和机体生物节律而定。一般来说，饭前服药吸收较好，起效较快；饭后服药吸收较差，起效较慢，但有刺激性的药物如水杨酸类，宜饭后服用，以减少对胃肠道的刺激；助消化药需在饭时或饭前片刻服；驱肠虫药宜空腹服；降糖药胰岛素应餐前给药；催眠药应睡前服；降压药应在清晨服。

给药次数应根据病情和药物在体内的消除速度而定。药物的 $t_{1/2}$ 是确定给药次数的重要依据，$t_{1/2}$ 短的药物，给药次数相应增加；$t_{1/2}$ 长的药物，给药次数相应减少。

（五）药物相互作用

药物相互作用（drug interaction）是指两种或两种以上药物同时或先后使用时，使原有的药物作用与效应发生变化。药物相互作用的结果可以是疗效增强或不良反应减少，也可以是疗效降低或不良反应增加。联合用药的目的是提高疗效、减少不良反应、防止或延缓耐受性或耐药性的产生，故联合用药时应注意药物相互作用。

药物相互作用包括药物在体外的相互作用和药物在体内的相互作用，后者又分为药动学方面的相互作用和药效学方面的相互作用。

1. 药物在体外的相互作用 指药物进入机体之前产生的相互作用。在配制药物特别是配制液体药物过程中，药物与药物、药物与辅料、药物与溶媒之间发生理化反应，可出现浑浊、沉淀、气体、变色等，使疗效减低或毒性增强的现象称为理化性配伍禁忌（physical and chemical incompatibility）。

在单糖及盐类输液剂中加入药物是临床常用的给药方法，但应注意配伍禁忌，注射剂之间配制前要认真查对配伍禁忌表。另外，血液、血浆、氨基酸等是特殊性质的输液剂，不允许加入其他药物。

2. 药物在体内的相互作用

（1）药物在药动学方面的相互作用：包括药物在吸收、分布、代谢、排泄过程中的相互作用，主要表现在影响药物在胃肠道吸收、对血浆蛋白的竞争性抑制、对肝药酶的诱导或抑制、影响肾小管重吸收或分泌等方面，使药物在作用部位的浓度改变，导致药物效应增强或减弱，作用时间延长或缩短。例如，抗酸药减少氨苄西林的吸收；苯妥英钠从血浆蛋白结合部位置换出华法林，使其抗凝作用增强，甚至引起出血；苯巴比妥加速泼尼松的代谢，使其疗效降低；碳酸氢钠减少阿司匹林在肾小管的重吸收，促进其排泄，从而解救其中毒。

（2）药物在药效学方面的相互作用：指药物因作用机制不同而影响药理效应，表现为协同作用（synergism）和拮抗作用（antagonism）。协同作用是指药物合用时产生的效应大于或等于单用效应的总和，如硝酸甘油与普萘洛尔合用抗心绞痛作用相加，磺胺甲噁唑与甲氧苄啶合用抗菌作用增强。拮抗作用是指两药合用时产生的效应小于它们各自的作用，如纳洛酮拮抗吗啡的作用，用于解救吗啡中毒。

二、机体方面的因素

（一）年龄

考点
患者的年龄、性别、遗传因素、病理状态、心理因素等对药物作用的影响，个体差异的概念

年龄不同对药物作用的反应不同。年龄对药物作用的影响主要体现在小儿和老年人，由于小儿和老年人的生理功能与成年人不同，对药物的敏感性及反应也不同。因此，应根据患者的年龄确定给药剂量。《中国药典》规定14岁以下使用儿童剂量，14～60岁使用成人剂量，60岁以上使用老年人剂量。

1. 小儿 小儿用药与成年人有很大差别。小儿正处于生长发育期，特别是婴幼儿，各种生理功能尚未发育完善，对药物的代谢、排泄能力差，对药物的反应一般比较敏感。例如，新生儿肝脏葡糖醛酸结合能力尚未发育完善，应用氯霉素易发生蓄积中毒，可引起灰婴综合征；新生儿肾功能尚未发育完善，应用氨基糖苷类易致蓄积中毒，甚至引起耳聋；两岁以下幼儿血脑屏障尚未发育完善，对中枢兴奋药与中枢抑制药都特别敏感，容易产生毒性反应如惊厥或呼吸抑制等，如应用吗啡较成年人更易引起呼吸抑制；小儿体液占体重比例较大，水盐代谢也较快，故对影响水盐代谢和酸碱平衡的药物特别敏感，如应用解热镇痛药易引起脱水，应用利尿药易致水盐代谢紊乱。因此小儿用药剂量应减少，通常根据年龄、体重或体表面积计算用药量。

（1）根据年龄折算：在《中国药典》中列出了老幼剂量折算表（表1-3）。

表1-3 老幼剂量折算表

年龄	剂量	年龄	剂量
出生～1个月	成人剂量的1/8～1/14	6～9岁	成人剂量的2/5～1/2
1～6个月	成人剂量的1/14～1/7	9～14岁	成人剂量的1/2～2/3
6个月～1岁	成人剂量的 1/7～1/5	14～18岁	成人剂量的2/3～全量
1～2岁	成人剂量的1/5～1/4	18～60岁	全量～成人剂量的3/4
2～4岁	成人剂量的1/4～1/3	60岁以上	成人剂量的3/4
4～6岁	成人剂量的1/3～2/5		

注：本表供参考，使用时可根据患者体质、病情及药物性质等多方面因素酌情决定

（2）根据体重计算：是儿科最常用的计算方法。

1）若已知小儿每公斤体重剂量，直接乘以小儿体重即可得每日或每次剂量，公式如下：

小儿剂量=药量/kg×小儿体重（kg）

2）若不知小儿每公斤体重剂量，可按成人剂量推算小儿剂量，公式如下：

小儿剂量=成人剂量×小儿体重（kg）/成人体重（50kg）

小儿体重在不能直接称量的情况下，可按年龄推算，公式如下：

1～6个月 体重（kg）=月龄（足月）×0.7+3

7～12个月 体重（kg）=（月龄−6）×0.5+6×0.7+3

1岁以上 体重（kg）=年龄（周岁）×2+8

此法较简便易行，但可能出现婴幼儿求得的剂量偏低，年长儿则偏高，应视情况调整。

（3）按体表面积计算：为较准确的计算方法，既适用于小儿，也适用于成人。某些特殊治疗药，如抗肿瘤药均应以体表面积计算。

1）若已知每平方米体表面积剂量，直接乘以小儿体表面积即可，公式如下：

$$小儿剂量=药量/m^2\times 小儿体表面积（m^2）$$

2）若不知每平方米体表面积剂量，可按成人剂量推算小儿剂量，公式如下：

$$小儿剂量=成人剂量\times 小儿体表面积（m^2）/成人体表面积（1.73m^2）$$

小儿体表面积计算公式如下：

$$体重\leqslant 30kg，小儿体表面积（m^2）=0.035\times 体重（kg）+0.1$$

$$体重>30kg，小儿体表面积（m^2）=[体重（kg）-30]\times 0.02+1.05$$

2. 老年人 老年人各器官功能随着年龄增长逐渐衰退，特别是肝、肾功能减退，对药物的代谢和排泄能力下降，对药物的耐受性也较差，用药剂量一般为成人剂量的3/4。老年人对中枢神经系统药、心血管系统药、胰岛素、利尿药等反应比较敏感，应用时要特别注意。

（二）性别

性别对药物反应无明显差异，但女性在特殊生理时期如月经、妊娠、分娩、哺乳等用药应注意。在月经期和妊娠期应用剧泻药、利尿药、抗凝血药可引起盆腔充血、月经过多、流产或早产，应禁用或慎用。除特别需要外，妊娠期一般不应使用药物，尤其在妊娠早期应禁用抗肿瘤药、性激素、苯妥英钠等可能致畸的药物。临产前禁用吗啡等可抑制胎儿呼吸的镇痛药。哺乳期用药应注意有些药物如氯霉素、异烟肼、口服降糖药等可进入乳汁对婴儿造成不良影响。

（三）遗传因素

遗传因素可影响药物的药动学和药效学，其中对药动学的影响主要表现在药物体内转化的异常，如肝内乙酰化转移酶可分为快乙酰化型和慢乙酰化型，不同患者在应用异烟肼、磺胺药、甲硫氧嘧啶等药物时，代谢速度会出现明显差异。遗传因素对药效学的影响主要表现在不影响血药浓度的前提下，使机体对药物的反应异常，是由受体部位异常、组织细胞代谢障碍等因素引起，如某些先天性缺乏高铁血红蛋白还原酶者，应用硝酸酯类、磺胺类等药物，可导致高铁血红蛋白血症。

遗传因素是影响药物反应个体差异的决定性因素。在年龄、体重、性别等基本条件相同的情况下，多数人对药物的反应是相似的，但也有少数人对药物的反应有所不同，这种因人而异的药物反应称为个体差异（individual variation）。个体差异可表现为量的差异，也可表现为质的差异。量的差异表现为高敏性和低敏性。少数人对某些药物特别敏感，应用较小剂量即可产生较强的作用，称为高敏性（hypersensitivity）；反之，少数人对某些药物敏感性低，需应用较大剂量方能出现应有的作用，称为低敏性（hyposensitivity）或耐受性（tolerance）。质的差异主要有变态反应和特异质反应。

（四）病理状态

病理状态既可改变药物的药动学，又可改变机体对药物的敏感性，从而影响药物效应。如某些慢性疾病引起的低蛋白血症，可使奎尼丁、地高辛、苯妥英钠等药物的血浆蛋白结合率降低，使游离型药物浓度增高，作用增强甚至引起毒性反应；肝、肾功能不全可使经肝转化的药物及经肾排泄的药物消除减慢，半衰期延长，必须适当调整剂量或给药间隔时间；阿司匹林只降低发热者的体温，对正常体温无影响；阿托品解救有机磷中毒的剂量远远超过缓解胃肠绞痛的剂量；磺酰脲类药物对胰岛功能完全丧失的糖尿病患者无降血糖作用。另外，应注意某些药物能诱发或加重潜在性疾病，如氢氯噻嗪加重糖尿病，长期大剂量应用糖皮质激素可诱发或加重溃疡等。

（五）心理因素

药物效应在一定程度上受患者的情绪、患者对药物的信赖程度和医护人员的语言、表情、态度、暗示、技术操作熟练程度及工作经验等因素影响。临床试验证明，由没有特殊药理活性成分的物质如乳糖、淀粉等制成的外形似药的安慰剂（placebo）对某些疾病如高血压、头痛、神经官能症等可获得30%～50%的疗效。安慰剂效应（placebo effect）主要由患者的心理因素引起，它来自患者对药物和医护人员的信赖。因此，医护人员在用药过程中，必须分析患者用药心理，运用掌握的药物知识，耐心细致地介绍药物的治疗效果、不良反应及用药注意事项，并用良好的态度和行为开展工作。

三、反复用药引起的机体反应性变化

考点
耐受性、耐药性、躯体依赖性、精神依赖性、麻醉药品、精神药品的概念

有些药物反复应用后，机体（包括病原体）对其反应可发生变化，主要表现为耐受性、耐药性和依赖性。

（一）耐受性和耐药性

耐受性（tolerance）是指连续用药后机体对药物反应性降低，须增加剂量才能达到原有的药效。一般停药后可恢复敏感性。例如，硝酸酯类药物连续用药数天即可产生耐受性，停药10日左右又可恢复其作用。在短期内连续用药数次立即产生耐受性者，称为快速耐受性（acute tolerance/tachyphylaxis），如麻黄碱等。机体对某药产生耐受性后，对另一药的敏感性也降低，称为交叉耐受性（cross tolerance）。耐药性（resistance）是指病原体或肿瘤细胞对药物的敏感性降低，也称抗药性。病原体对某种药物产生耐药性后，对其他药物也同样耐药，称为交叉耐药性（cross resistance）。

（二）依赖性

依赖性（dependence）是指长期用药后，患者对药物产生主观和客观上需要连续用药的现象，分为躯体依赖性（physical dependence）和精神依赖性（psychic dependence）。躯体依赖性也称生理依赖性（physiological dependence）或成瘾性（addiction），是指长期用药患者对药物产生了适应状态，中断用药可出现强烈的戒断症状（abstinent symptoms），表现为精神和躯体方面一系列特有的生理功能紊乱，如烦躁不安、流泪、出汗、疼痛、恶心、呕吐、惊厥等，甚至危及生命。连续使用易产生躯体依赖性的药品称为麻醉药品，如吗啡等。精神依赖性也称心理依赖性（psychological dependence）或习惯性，是指患者对药物产生了精神上的依赖，停药会造成主观上的不适感，渴望再次用药，但一般不出现戒断症状。易产生精神依赖性的药品称为精神药品，如地西泮等。绝大多数依赖性药物同时兼有躯体依赖性和精神依赖性。

自测题

一、名词解释

1. 药物 2. 药理学 3. 药效学 4. 药动学
5. 兴奋作用 6. 抑制作用 7. 局部作用
8. 吸收作用 9. 选择作用 10. 不良反应
11. 副作用 12. 毒性反应 13. 过敏反应
14. 特异质反应 15. 后遗效应 16. 继发反应
17. 停药反应 18. 量反应 19. 质反应 20. 极量
21. 治疗量 22. 常用量 23. 安全范围 24. 效能
25. 效价 26. 半数有效量 27. 半数致死量
28. 治疗指数 29. 受体激动药 30. 受体拮抗药
31. 受体部分激动药 32. 向上调节 33. 向下调节
34. 首关消除 35. 药酶诱导剂 36. 肝药酶
37. 药酶抑制剂 38. 肝肠循环 39. 一级动力学消除
40. 零级动力学消除 41. 生物利用度
42. 表观分布容积 43. 血浆半衰期 44. 清除率
45. 稳态血药浓度 46. 药物相互作用
47. 个体差异 48. 耐受性 49. 耐药性
50. 躯体依赖性 51. 精神依赖性 52. 麻醉药品
53. 精神药品

二、选择题

A_1型题

1. 用于预防、治疗、诊断疾病或计划生育的化学物质称为
   A. 药品 B. 药物 C. 制剂
   D. 生药 E. 化药
2. 药理学是研究
   A. 药物对机体的作用
   B. 机体对药物的影响
   C. 药物与机体之间相互作用及作用规律
   D. 药物的化学结构与作用的关系
   E. 药物的体内过程及规律
3. 药物的基本作用为
   A. 预防作用和治疗作用
   B. 局部作用和吸收作用
   C. 直接作用和间接作用
   D. 兴奋作用和抑制作用
   E. 选择作用和普遍细胞作用
4. 能使机体生理、生化功能增强的药物作用称为
   A. 预防作用 B. 治疗作用
   C. 兴奋作用 D. 抑制作用
   E. 选择作用
5. 关于药物作用的选择性的叙述，错误的是
   A. 大多数药物的作用有选择性
   B. 是相对的
   C. 是药物分类的基础
   D. 是临床选药的依据
   E. 与用药剂量大小无关
6. 药物作用的两重性是指
   A. 对因治疗和对症治疗
   B. 防治作用和不良反应
   C. 原发作用和继发作用
   D. 药物作用和药理效应
   E. 量效关系和构效关系
7. 药物出现副作用的剂量是
   A. 极量 B. 治疗量 C. 常用量
   D. 中毒量 E. 致死量
8. 药物产生副作用的原因是
   A. 用药剂量过大
   B. 用药时间过长
   C. 机体对药物的敏感性过高
   D. 药物的安全范围小
   E. 药物作用的选择性低
9. 关于药物副作用的叙述，错误的是
   A. 一般较轻微，危害不大
   B. 是可恢复的功能性变化
   C. 是药物固有的作用，难避免
   D. 难预知，难防治
   E. 副作用与防治作用可随用药目的不同而相互转化
10. 关于药物毒性反应的叙述，错误的是
    A. 一般较严重，危害较大
    B. 用药剂量过大或用药时间过长均可引起
    C. 可预知
    D. 分为急性毒性和慢性毒性
    E. 致突变、致畸和致癌属于急性毒性
11. 与药物的过敏反应有关的是
    A. 用药剂量大小 B. 药物毒性大小
    C. 用药时间长短 D. 年龄与性别
    E. 体质

12. 关于药物过敏反应的叙述，错误的是
A. 常见于少数过敏体质患者
B. 是否发生与剂量无关，且不易预知
C. 反应性质与药物原有药理作用有关
D. 反应严重程度个体差异很大
E. 结构相似的药物可有交叉过敏反应
13. 关于药物特异质反应的叙述，错误的是
A. 反应性质可能与常人不同
B. 反应性质与药物固有药理作用基本一致
C. 反应严重程度与剂量无关
D. 药理性拮抗药救治可能有效
E. 由于先天遗传异常所致
14. 服用巴比妥类催眠药出现的宿醉现象属于药物的
A. 副作用 B. 继发反应
C. 停药反应 D. 后遗效应
E. 特异反应
15. 属于药物继发反应的是
A. 阿托品用于解除胃肠痉挛时引起的口干、心悸
B. 长期大剂量使用对乙酰氨基酚引起的肾衰竭
C. 长期应用广谱抗生素引起的二重感染
D. 阿莫西林治疗呼吸道感染时引起的皮疹
E. 葡萄糖-6-磷酸脱氢酶缺乏者应用维生素 K 时发生的溶血性贫血
16. 药物的治疗量介于
A. 无效量与极量之间
B. 无效量与最小中毒量之间
C. 最小有效量与极量之间
D. 最小有效量与最小中毒量之间
E. 最小有效量与最小致死量之间
17. 药物的常用量是指
A. 大于无效量小于极量
B. 大于无效量小于最小中毒量
C. 大于最小有效量小于极量
D. 大于最小有效量小于最小中毒量
E. 大于最小有效量与小于最小致死量
18. 药物的治疗指数是
A. ED_{50}/LD_{50} B. LD_{50}/ED_{50}
C. ED_{95}/LD_5 D. LD_5/ED_{95}
E. ED_{99}/LD_1
19. 评价药物的安全性的指标是
A. LD_{50} B. ED_{50} C. LD_5
D. ED_{95} E. TI
20. 判断甲药较乙药安全的依据是
A. 甲药的 LD_{50}/ED_{50} 比乙药小
B. 甲药的 LD_{50}/ED_{50} 比乙药大
C. 甲药的 ED_{50}/LD_{50} 比乙药大
D. 甲药的 LD_{50}、ED_{50} 均比乙药大
E. 甲药的 LD_{50}、ED_{50} 均比乙药小
21. 受体激动药的特点是
A. 既有较强的亲和力，又有较强的内在活性
B. 只有较强的亲和力，仅有较弱的内在活性
C. 只有较强的亲和力，却无内在活性
D. 只有较强的内在活性，仅有较弱的亲和力
E. 只有较强的内在活性，却无亲和力
22. 受体阻断药的特点是
A. 既有亲和力，又有内在活性
B. 只有亲和力，却无内在活性
C. 只有内在活性，却无亲和力
D. 既无亲和力，又无内在活性
E. 亲和力强，内在活性弱
23. 药物跨膜转运的主要方式是
A. 主动转运 B. 滤过
C. 易化扩散 D. 载体转运
E. 简单扩散
24. 药物易简单扩散的情况是
A. 弱酸性药物在酸性环境中
B. 弱酸性药物在碱性环境中
C. 弱碱性药物在酸性环境中
D. 解离型药物在碱性环境中
E. 解离型药物在酸性环境中
25. 影响口服药物吸收的因素不包括
A. 药物的理化性质 B. 药物的剂型
C. 胃肠液 pH D. 胃肠内容物
E. 首关消除
26. 弱酸性药物在胃中
A. 不吸收 B. 少量吸收
C. 大量吸收 D. 全部吸收
E. 全部灭活
27. 药物发生首关消除的给药途径是
A. 口服给药 B. 气雾吸入
C. 舌下给药 D. 肌内注射
E. 皮肤给药
28. 硝酸甘油不宜口服给药的原因是

A. 胃肠刺激强 B. 被消化液破坏
C. 首关消除明显 D. 口服难吸收
E. 口服毒性大

29. 药物与血浆蛋白结合形成的结合型药物的特点，错误的是
A. 不能分布 B. 不能转运
C. 不被代谢 D. 不被排泄
E. 药理活性增强

30. 血浆蛋白结合率高的药物
A. 起效快，作用维持时间长
B. 起效慢，作用维持时间短
C. 起效快，作用维持时间短
D. 起效慢，作用维持时间长
E. 起效快，作用维持时间不变

31. 不属于药物生物转化方式的是
A. 氧化 B. 还原
C. 水解 D. 与血浆蛋白结合
E. 与葡糖醛酸结合

32. 体内药物代谢酶主要是
A. 溶酶体酶 B. 乙酰转移酶
C. 葡糖醛酸转移酶 D. 肝微粒体酶
E. 单胺氧化酶

33. 关于肝药酶特点，错误的是
A. 专一性高 B. 个体差异大
C. 活性和含量不稳定 D. 可被某些药物诱导
E. 可被某些药物抑制

34. 属于肝药酶诱导剂的是
A. 氯霉素 B. 异烟肼
C. 西咪替丁 D. 苯巴比妥
E. 奥美拉唑

35. 属于肝药酶抑制剂的是
A. 苯巴比妥 B. 苯妥英钠
C. 利福平 D. 西咪替丁
E. 卡马西平

36. 苯巴比妥减弱华法林药效的原因是
A. 妨碍其吸收 B. 与其竞争血浆蛋白
C. 促进其代谢 D. 促进其排泄
E. 拮抗其作用

37. 关于药酶抑制剂的叙述，正确的是
A. 能加速药物自身代谢
B. 能加速其他药物代谢
C. 能使其他药物药效减弱
D. 能使药酶活性降低或合成减少
E. 能致连续用药产生耐受性

38. 药物的肝肠循环可影响药物的
A. 药理活性 B. 起效快慢
C. 吸收程度 D. 作用持续时间
E. 分布范围

39. 药物排泄的主要途径是
A. 肾 B. 胆汁 C. 汗腺
D. 胃肠道 E. 肺

40. 弱酸性药物在碱性尿液中
A. 解离少，重吸收多，排泄少
B. 解离少，重吸收少，排泄多
C. 解离多，重吸收多，排泄少
D. 解离多，重吸收少，排泄多
E. 解离多，重吸收少，排泄少

41. 药物经代谢和排泄使体内药量逐渐减少的过程称为
A. 转运 B. 转化 C. 灭活
D. 消除 E. 解毒

42. 关于药物一级动力学消除的特点，错误的是
A. 单位时间内体内药量以恒定比例消除
B. 药物的消除速度与血药浓度成正比
C. 为线性消除
D. 消除半衰期与给药剂量成正比
E. 绝大多数药物在治疗量时为一级动力学消除

43. 表示药物吸收进入体循环的速度和程度的是
A. 药峰浓度 B. 达峰时间
C. 效价 D. 效能
E. 生物利用度

44. 药物的血浆半衰期是指
A. 药物在血浆中的浓度下降一半所需的时间
B. 药物与血浆蛋白的结合率下降一半所需的时间
C. 药物消除一半所需的时间
D. 药物排泄一半所需的时间
E. 药物效应减弱一半所需的时间

45. 恒比消除的药物血浆半衰期长短取决于
A. 给药剂量 B. 给药速度
C. 给药途径 D. 吸收速度
E. 消除速度

46. 恒比消除的药物一次给药后，约经几个血浆半衰期，可认为已基本消除
A. 1 B. 3 C. 5
D. 7 E. 9

47. 恒比消除的药物以恒定的间隔时间恒量给予，约经几个血浆半衰期，可认为已达到稳态血药浓度
A. 1～2 B. 2～3 C. 3～4
D. 4～5 E. 5～6
48. 采用首剂加倍给药，可在几个血浆半衰期达到坪值
A. 1 B. 2 C. 3
D. 4 E. 5
49. 出现作用最快的给药途径是
A. 吸入给药 B. 肌内注射
C. 舌下含化 D. 静脉注射
E. 直肠给药
50. 儿科最常用的小儿用药剂量的计算方法为
A. 按年龄折算 B. 按体重计算
C. 按身高计算 D. 按体表面积计算
E. 按成人剂量折算
51. 60 岁以上老人的用药剂量一般为成人剂量的
A. 2/5 B. 3/5 C. 1/2
D. 2/3 E. 3/4
52. 反复用药后机体对该药的敏感性降低，称为
A. 习惯性 B. 耐药性 C. 依赖性
D. 耐受性 E. 成瘾性
53. 反复用药后病原体对该药的敏感性降低，称为
A. 耐受性 B. 耐药性
C. 继发反应 D. 后遗效应
E. 抗菌后效应
54. 中断用药出现强烈的戒断症状是由于药物产生了
A. 特异质反应 B. 质反应
C. 精神依赖性 D. 心理依赖性性
E. 躯体依赖性

三、简答题

1. 如何认识药物作用的两重性？如何运用这些知识指导临床用药？
2. 如何运用药物的量效关系指导临床用药？
3. 简述药物的作用机制。
4. 简述影响药物分布的因素。
5. 简述药物血浆半衰期的意义。
6. 简述影响药物作用的因素。

（曹　红）

第 2 章

传出神经系统药物

传出神经属于周围神经系统，可将神经冲动自中枢传向周围效应器。传出神经末梢释放的主要递质为乙酰胆碱（ACh）和去甲肾上腺素（NA），能作用于相应组织器官上的受体，调节心脏、平滑肌、腺体及骨骼肌等效应器的生理功能。作用于传出神经系统的药物，是通过直接作用于受体或影响神经递质水平而发挥药理作用的。

第 1 节　传出神经系统药理概论

一、传出神经系统的分类与递质

（一）传出神经系统的解剖学分类

考点
传出神经按递质的分类

传出神经系统包括自主神经系统（autonomic nervous system）和运动神经系统（somatic motor nervous system）两大类（图 2-1）。

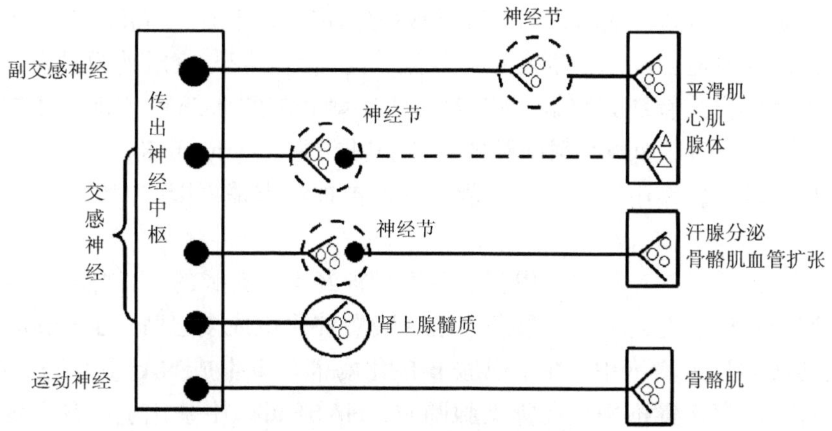

图 2-1　传出神经的分类与递质

注：—— 为胆碱能神经；- - - - 为去甲肾上腺素能神经

○ 为 ACh；△ 为 NA

1. **自主神经系统**　也称植物神经系统。主要支配心脏、血管、腺体、平滑肌和内脏器官的活动，自中枢发出后，经过神经节中的突触更换神经元，然后到达所支配的效应器，因此自主神经有节前纤维和节后纤维之分。自主神经根据形态结构和生理功能不同又分为交感神经和副交感神经两部分。

2. **运动神经系统**　主要支配骨骼肌的活动。运动神经自中枢发出后，中途不更换神经元，直接到达骨骼肌。

（二）传出神经系统按递质分类

神经末梢与效应器细胞或次一级神经元的连接结构，称为突触，由突触前膜、突触间隙和突触后膜组成。当神经冲动到达神经末梢时，突触前膜释放的能传递信息的化学物质，称为递质。递质通过突触间隙，作用于突出后膜上的受体产生效应，从而完成神经冲动的传递过程。传出神经释放的递质主要有乙酰胆碱（acetylcholine，ACh）和去甲肾上腺素（noradrenaline，NA 或 norepinephrine，NE）。

传出神经按其兴奋时所释放的递质不同，可为分两类（图 2-1）：

1. 胆碱能神经（cholinergic nerve） 凡神经末梢能释放乙酰胆碱的神经纤维称为胆碱能神经，包括：①交感神经和副交感神经的节前纤维；②副交感神经的节后纤维；③极少数交感神经节后纤维（支配汗腺分泌的神经和骨骼肌血管舒张的神经）；④运动神经。

2. 去甲肾上腺素能神经（noradrenergic nerve） 凡神经末梢能释放去甲肾上腺素的神经纤维称为去甲肾上腺素能神经，也称为肾上腺素能神经。绝大部分交感神经节后纤维属于此类神经。

此外，其他的神经递质有多巴胺、5-羟色胺、肽类等。

（三）传出神经递质的合成、贮存、释放及作用消失

1. 乙酰胆碱 在胆碱能神经末梢胞质中，胆碱和乙酰辅酶 A 在胆碱乙酰化酶的催化下合成 ACh，随即转运到囊泡内并与 ATP 和囊泡蛋白共同贮存于囊泡。当神经冲动到达神经末梢时，神经末梢去极化，激发 Ca^{2+}内流，促使囊泡膜与突触前膜融合，囊泡中的 ACh 以胞裂外排的方式释放到突触间隙。释放入突触间隙的 ACh 一方面与相应的受体结合产生效应，另一方面迅速被突触间隙的乙酰胆碱酯酶（acetylcholinesterase，AChE）水解形成乙酸和胆碱，使作用消失。部分胆碱又可被神经末梢再摄取，供合成 ACh 之用（图 2-2）。

2. 去甲肾上腺素 NA 是在去甲肾上腺素能神经末梢合成的。以酪氨酸为原料，在酪氨酸羟化酶的催化下生成多巴，再经多巴脱羧酶催化生成多巴胺（dopamine，DA），多巴胺经主动转运进入囊泡中，在多巴胺 β-羟化酶催化下生成 NA。NA 与 ATP 及嗜铬颗粒蛋白结合，储存于囊泡中。在肾上腺髓质，NA 还可以甲基化生成肾上腺素。当神经冲动到达神经末梢时，囊泡中的递质以胞裂外排的方式，释放到突触间隙，与相应的受体结合产生效应。突触间隙中 75%～90%的 NA 可被突触前膜再摄入神经末梢内，称为摄取-1。被摄取的 NA 大部分转入囊泡贮存，少量被胞质中的单胺氧化酶（monoamine oxidase，MAO）破坏。非神经组织如心肌、平滑肌等也能摄取 NA，被细胞内的儿茶酚氧位甲基转移酶（catechol-O-methyltransferase，COMT）和 MAO 所破坏，称为摄取-2。此外尚有小部分 NA 从突触间隙扩散到血液，被 MAO 和 COMT 降解（图 2-3）。

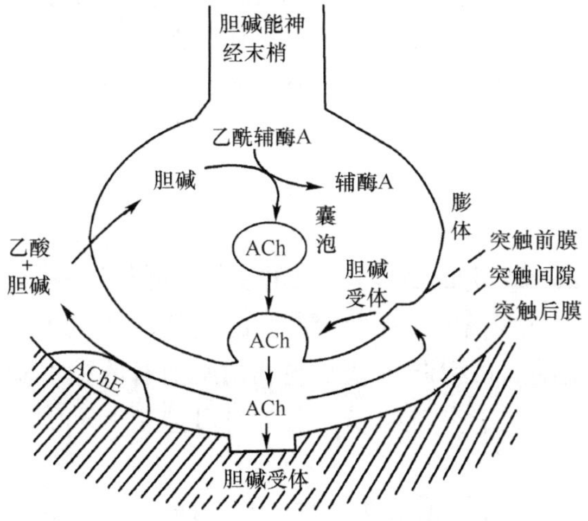

图 2-2 乙酰胆碱的合成、储存、释放和消除

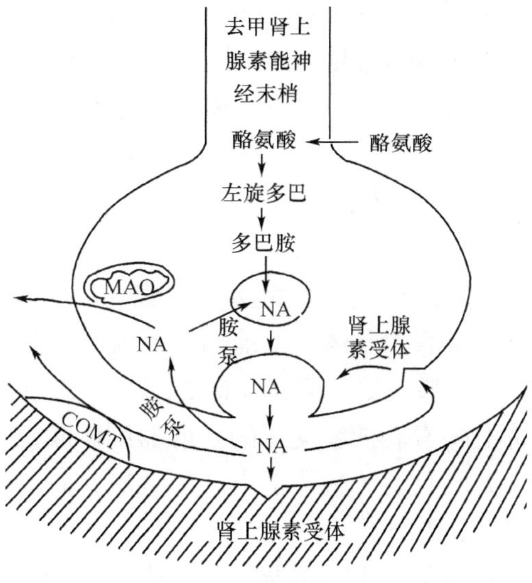

图 2-3 去甲肾上腺素的合成、储存、释放和消除

链 接 神经递质的发现

100 多年前人们曾推测，神经冲动到达神经末梢时，可能释放出某种化学物质，但缺乏实验依据。1921 年德国科学家奥托·洛维（Otto Loewi）通过两个离体蛙心实验，第一次证明了递质的存在。他发现，当刺激甲蛙心的迷走神经时，甲蛙心活动减弱，将甲蛙心灌注液注入另一个去迷走神经支配的乙蛙心时，乙蛙心的活动也减弱。实验说明甲蛙心迷走神经兴奋时释放了某种化学物质，使乙蛙心抑制。后来英国生物学家亨利·哈雷·戴尔（Henry Hallett Dale）证明这种物质就是乙酰胆碱。由于这一重大发现，Loewi 和 Dale 共同获得 1936 年诺贝尔生理学或医学奖。20 世纪 40 年代，瑞典生理学家乌鲁夫·冯·奥伊勒（Ulf von Euler）又证明了交感神经节后纤维释放的递质是去甲肾上腺素。

二、传出神经系统的受体与效应

递质与相应的受体结合激动后，呈现不同的生理效应，既能激动突触后膜受体完成信息的传递，又能激动突触前膜受体而调节递质的释放。传出神经系统的受体根据与其选择性结合的递质不同，主要分为胆碱受体（cholinoceptor）和肾上腺素受体（adrenoceptor）。

考点 传出神经受体的分类和效应

（一）胆碱受体及效应

能选择性与 ACh 结合的受体称胆碱受体。根据胆碱受体对拟胆碱药敏感性的不同可分为两类。

1. 毒蕈碱型胆碱受体（M 胆碱受体） 因对以毒蕈碱（muscarine）为代表的拟胆碱药较敏感而得名，简称 M 受体。目前发现 M 受体有 M_1、M_2、M_3、M_4 和 M_5 五个亚型。不同组织中存在着不同亚型。M 受体主要分布在副交感神经节后纤维所支配的效应器细胞膜上，如心脏、血管、支气管及胃肠平滑肌、瞳孔括约肌及腺体等处。激动时可引起心脏抑制、血管扩张、支气管及内脏平滑肌收缩、瞳孔缩小及腺体分泌增加等效应，称为 M 样作用；另外，激动突触前膜 M 受体则可抑制 ACh 的释放（负反馈调节）。

2. 烟碱型胆碱受体（N 胆碱受体） 因对烟碱（nicotine）较敏感而得名，简称 N 受体，又可分为 N_N 受体和 N_M 受体。N_N 受体位于神经节及肾上腺髓质细胞膜上，激动时引起神经节兴奋，使自主神经节后纤维释放 NA 和 ACh 增加及肾上腺髓质分泌肾上腺素增加，出现相应效应；N_M 受体位于骨骼肌细胞膜上，激动时表现为骨骼肌收缩（N 样作用）。

（二）肾上腺素受体及效应

肾上腺素受体是指能与 NA 或肾上腺素（adrenaline，AD）结合的受体，可分为两类。

1. α 肾上腺素受体（α 受体） α 受体可分为 α_1 和 α_2 两种亚型。α_1 受体主要位于去甲肾上腺素能神经支配的效应器细胞膜上，激动后可引起皮肤黏膜和内脏血管收缩、瞳孔开大肌收缩（瞳孔扩大）等效应；α_2 受体主要位于突触前膜，激动时可抑制 NA 的释放（α 型作用）。

2. β 肾上腺素受体（β 受体） β 受体可分为 β_1、β_2 和 β_3 三种亚型。β_1 受体主要分布于心脏和肾小球旁细胞，激动时可引起心脏兴奋、肾素分泌增加；β_2 受体主要分布于支气管、骨骼肌及冠状动脉血管平滑肌，激动时引起支气管平滑肌松弛、血管扩张、糖原分解等效应，β_2 受体还分布于去甲肾上腺素能神经末梢突触前膜，激动时可促进 NA 释放；β_3 受体主要分布于脂肪细胞，激动时引起脂肪分解（β 型作用）。

此外，在肾、肠系膜、心、脑等器官的血管平滑肌上还有多巴胺受体分布，兴奋时可以引起血管扩张。

三、传出神经系统的生理效应

机体多数器官都接受胆碱能神经和去甲肾上腺素能神经的双重支配。而在同一器官上，它们的效应又往往相互拮抗，但在中枢神经系统的调节下，它们的功能是对立统一的，共同维持所支配的效应器的正常活动。当两类神经同时兴奋时，主要表现为支配占优势神经的效应。例如，胃肠、膀胱等平滑肌和腺体以胆碱能神经支配占优势，心肌及血管平滑肌以去甲肾上腺素能神经占优势（表 2-1）。

表 2-1 传出神经系统的受体分布及其效应

效应器		去甲肾上腺素能神经兴奋		胆碱能神经兴奋	
		受体	效应	受体	效应
心脏	心肌	β_1	收缩力增强*	M	收缩力减弱
	传导系统	β_1	传导加快	M	传导减慢
	窦房结	β_1	心率加快	M	心率减慢
血管平滑肌	皮肤、黏膜	α	收缩*	—	—
	腹腔内脏	α_1；β_2	收缩*；舒张*	—	—
	冠状动脉	α；β_2	收缩；舒张*	—	—
	骨骼肌	α；β_2	收缩；舒张	M	舒张（交感神经）
	静脉	α；β_2	收缩；舒张	—	—

续表

效应器		去甲肾上腺素能神经兴奋		胆碱能神经兴奋	
		受体	效应	受体	效应
内脏平滑肌	气管、支气管	β_2	舒张	M	收缩*
	胃肠壁	α、β_2	舒张	M	收缩*
	膀胱逼尿肌	β_2	舒张	M	收缩*
	胃肠括约肌	α	收缩	M	舒张*
	胆囊与胆管	β_2	舒张	M	收缩*
眼	瞳孔开大肌	α_1	收缩（扩瞳）	—	—
	瞳孔括约肌	—	—	M	收缩*（缩瞳）
	睫状肌	β_2	舒张（远视）	M	收缩*（近视）
腺体	汗腺	α_1	分泌（手、脚心）	M	全身分泌*（交感神经）
	唾液腺	α_1	分泌	M	分泌
	胃肠及支气管	α_1、β_2	分泌减少	M	分泌增加*
代谢	肝脏	α_1、β_2	糖异生，糖原分解	—	—
	胰岛 B 细胞	α_2	胰岛素分泌减少	—	—
	骨骼肌	β_2	肌糖原分解	—	—
	脂肪分解	β_3	脂肪分解	—	—
其他	自主神经节	—	—	N_N	兴奋
	肾上腺髓质	—	—	N_N	分泌
	肾脏	β_1	肾素释放	—	—
	骨骼肌	β_2	收缩	N_M	收缩

注：标“ * ”者表示占优势

案例 2-1

患者，女，37 岁，自觉盗汗，心悸半年，另有面部潮红、腹泻、腹痛、腹胀等症状。测血压 100/70mmHg，心电图检查显示窦性心动过速。诊断为自主神经功能紊乱。

问题：患者这些症状与哪些受体相关？

四、传出神经系统药物的基本作用与分类

（一）传出神经系统药物的基本作用

1. 直接作用于受体　药物与受体结合后能激动受体，产生与递质相似的作用，称为受体激动药；如结合后不激动受体，并阻碍递质或激动药与受体结合，产生与递质相反的作用，称为受体阻断药或拮抗药。

2. 影响递质

（1）抑制递质的合成：直接抑制递质合成的药物较少，且无临床应用价值，仅作药理学研究的工具药。

（2）影响递质的释放：有些药物可通过促进递质的释放而发挥拟递质作用，如麻黄碱和间羟胺可促进 NA 的释放而发挥拟肾上腺素作用。

（3）影响递质的转化：抗胆碱酯酶药通过抑制胆碱酯酶而阻碍 ACh 水解，提高突触间隙 ACh 的浓度，产生拟胆碱作用。

（4）影响递质的储存：利血平通过抑制去甲肾上腺素能神经末梢内囊泡对 NA 的摄取，使囊泡内 NA 逐渐减少以至耗竭，从而发挥拮抗去甲肾上腺能神经的作用。

（二）传出神经系统药物的分类

传出神经系统药物可按其作用性质及对受体的选择性不同进行分类（表 2-2）。

表 2-2 传出神经系统药物的分类

拟似药	拮抗药
一、拟胆碱药	一、抗胆碱药
（一）胆碱受体激动药	（一）胆碱受体阻断药
1. M、N 受体激动药（卡巴胆碱）	1. M 受体阻断药（阿托品）
2. M 受体激动药（毛果芸香碱）	2. N 受体阻断药
3. N 受体激动药（烟碱）	（1）N_N受体阻断药（美加明）
（二）抗胆碱酯酶药（新斯的明）	（2）N_M受体阻断药（筒箭毒碱）
	（二）胆碱酯酶复活药（碘解磷定）
二、拟肾上腺素药	二、抗肾上腺素药
（一）α、β 受体激动药（肾上腺素）	（一）α 受体阻断药
（二）α 受体激动药	1. $α_1$、$α_2$受体阻断药
1. $α_1$、$α_2$受体激动药（去甲肾上腺素）	（1）短效类（酚妥拉明）
2. $α_1$受体激动药（去氧肾上腺素）	（2）长效类（酚苄明）
3. $α_2$受体激动药（可乐定）	2. $α_1$受体阻断药（哌唑嗪）
（三）β 受体激动药	3. $α_2$受体阻断药（育亨宾）
1. $β_1$、$β_2$受体激动药（异丙肾上腺素）	（二）β 受体阻断药
2. $β_1$受体激动药（多巴酚丁胺）	1. $β_1$、$β_2$受体阻断药（普萘洛尔）
3. $β_2$受体激动药（沙丁胺醇）	2. $β_1$受体阻断药（美托洛尔）
	（三）α、β 受体阻断药（拉贝洛尔）

第 2 节 拟 胆 碱 药

拟胆碱药是能够产生与乙酰胆碱相似作用的药物。根据作用方式的不同，可分为胆碱受体激动药（cholinoceptor agonists）和抗胆碱酯酶药（anticholinesterase agents）两类。

一、胆碱受体激动药

胆碱受体激动药通过与胆碱受体结合，直接激动胆碱受体产生拟胆碱作用。按对胆碱受体的选择性不同，胆碱受体激动药可分为三类，分别是 M、N 胆碱受体激动药，M 胆碱受体激动药和 N 胆碱受体激动药。

（一）M、N 胆碱受体激动药

乙 酰 胆 碱

乙酰胆碱化学性质不稳定，在水溶液中易水解，且在组织中被胆碱酯酶迅速水解破坏，作用短暂。全身用药作用广泛，不良反应多，无临床应用价值，主要用作药理实验的工具药。

【药理作用】 静脉注射小剂量 ACh 可激动 M 受体，稍大剂量时，还可激动 N 受体，产生下列效应：

1. M 样作用 产生与胆碱能神经节后纤维兴奋时相似的作用，即心率减慢、血管舒张、血压下降、支气管和胃肠道平滑肌兴奋、瞳孔括约肌和睫状肌收缩及腺体分泌增加等。

2. N 样作用 当稍大剂量的 ACh 激动 N_N 受体时，表现为肾上腺髓质释放肾上腺素、胃肠道和膀胱平滑肌收缩、腺体分泌增加、心脏兴奋、血管收缩、血压上升。此外，ACh 还能激动骨骼肌运动终板上的 N_M 受体而使骨骼肌收缩。过大剂量的 ACh 可使神经节从兴奋转入抑制。

卡巴胆碱（carbachol，氨甲酰胆碱）

卡巴胆碱能直接激动 M 和 N 受体，但不易被胆碱酯酶水解，作用持久；还能促进胆碱能神经末梢释放 ACh 而发挥间接作用。由于不良反应较多，且阿托品对它的拮抗效果较差，故目前主要用于局部滴眼治疗青光眼，眼部注射给药用于人工晶状体植入、白内障摘除、角膜移植等需要缩瞳的眼科手术。

（二）M 胆碱受体激动药

毛果芸香碱（pilocarpine，匹鲁卡品）

毛果芸香碱是从毛果芸香属植物中提取的生物碱，在水溶液中稳定，常用其硝酸盐，现已人工合成。

> **考点**
> 毛果芸香碱的药理作用、临床应用、不良反应及用药注意

【药理作用】 毛果芸香碱能选择性地激动 M 受体，对眼和腺体的作用最明显。

1. 眼 滴眼后易透过角膜进入眼房，产生缩瞳、降低眼压和调节痉挛作用（图 2-4）。用药数分钟即可见眼压下降，并可持续 4～8 小时，调节痉挛作用维持 2 小时。

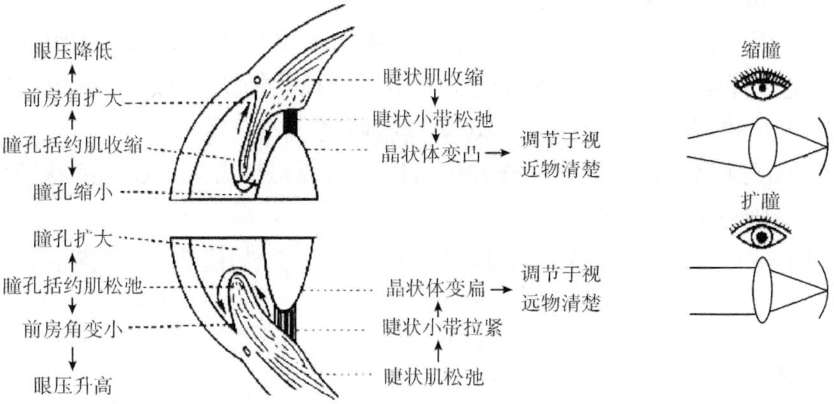

图 2-4　M 胆碱受体激动药（上）和 M 胆碱受体阻断药（下）对眼的作用

注：箭头表示房水流通及睫状肌收缩或松弛方向

（1）缩瞳：毛果芸香碱能激动瞳孔括约肌上 M 受体，使瞳孔括约肌向中心收缩，瞳孔缩小。

（2）降低眼压：房水由睫状体上皮细胞产生，经瞳孔进入前房到达前房角后流入巩

膜静脉窦，最终进入血液循环。毛果芸香碱可通过缩瞳作用，使虹膜向中心拉紧，虹膜根部变薄，前房角扩大，房水易于流入巩膜静脉窦而进入血液循环，使眼压下降。

（3）调节痉挛：毛果芸香碱能激动睫状肌上M受体，使睫状肌向瞳孔中心方向收缩，悬韧带松弛，晶状体变凸，屈光度增加，从而使远物成像于视网膜前方，故视远物模糊不清，视近物清楚，这种作用称为调节痉挛。

2. 腺体 较大剂量毛果芸香碱（10～15mg皮下注射）能激动腺体的M受体，使腺体分泌增加，以汗腺和唾液腺分泌增加最为明显。

【临床应用】

1. 青光眼 毛果芸香碱对闭角型青光眼疗效较好，用药后使瞳孔缩小，前房角扩大，房水易于回流，使眼压降低。对开角型青光眼的早期也有一定疗效。

2. 虹膜炎 与扩瞳药交替使用，使虹膜收缩和舒张交替进行，以防止虹膜与晶状体粘连。

3. 其他 可用于阿托品类药物中毒的解救；也可用于口腔干燥症，但唾液分泌增加的同时，汗液分泌也增加。

链接 青光眼

青光眼是一种发病迅速、危害性大的常见眼病。其特征是眼压异常升高而给眼球各组织和视觉功能带来损害，导致视神经萎缩，视野缩小，出现头痛、视力减退，严重者可致失明。青光眼可分为闭角型青光眼和开角型青光眼。闭角型青光眼是由于虹膜根部组织堵塞前房角，导致房水回流受阻致眼压升高。开角型青光眼主要是小梁网及巩膜静脉窦变性、硬化，阻碍了房水回流，引起眼压增高。

【不良反应及用药注意】

1. 局部应用不良反应较小，吸收后产生各种M受体激动症状，如腹痛、腹泻、多汗、流涎、支气管痉挛等，应立即停药，并给予阿托品拮抗。因此，滴眼后应压迫内眦的鼻泪管开口2～3分钟，避免药液经鼻黏膜吸收产生不良反应。

2. 可引起视远物不清，应事前告知患者以免造成恐惧心理；在此症状消失前，不要从事精细工作或视远方的工作。

3. 如用于防止虹膜炎所致粘连，应按时与扩瞳药交替用药；如长期滴眼，应定期进行眼科检查。

案例 2-2

患者，女，70岁，今日凌晨出现右眼剧烈胀痛，伴视力剧降，并有头晕、恶心、呕吐症状，看光源有光晕。查体右眼眼压48mmHg，瞳孔中度散大，对光反射迟钝。诊断为急性闭角型青光眼。

问题： 1. 闭角型青光眼可用什么药物治疗，原理是什么？

2. 滴眼时的注意事项是什么？

（三）N 胆碱受体激动药

N 胆碱受体激动药有烟碱（nicotine）、洛贝林（lobeline）等。烟碱可兴奋 N_N 和 N_M 受体，作用广泛复杂，无临床应用价值，仅具毒理学意义。洛贝林可激动主动脉体和颈动脉体化学感受器的 N_N 受体，反射性兴奋呼吸中枢（详见第 4 章第 7 节）。

胆碱受体激动药的主要药理学特征见表 2-3。

表 2-3　胆碱受体激动药的主要药理学特征

胆碱受体激动药	对 AChE 的敏感性	M 样作用				阿托品的拮抗作用	N 样作用
		心血管	胃肠道	膀胱	眼（局部）		
乙酰胆碱	+++	++	++	++	+	+++	++
卡巴胆碱	–	+	+++	+++	++	+	+++
醋甲胆碱（methacholine）	+	+++	++	++	+	+++	+
贝胆碱（bethanechol）	–	±	+++	+++	++	+++	–
毛果芸香碱	–	+	+++	+++	++	+++	–

二、抗胆碱酯酶药

抗胆碱酯酶药能与 AChE 比较牢固地结合，从而抑制 AChE 活性，使 ACh 水解减少，导致 ACh 在胆碱能神经末梢大量堆积，激动胆碱受体，产生拟胆碱作用。根据药物与 AChE 结合后水解速度的快慢，可分为易逆性抗胆碱酯酶药和难逆性抗胆碱酯酶药。

（一）易逆性抗胆碱酯酶药

新斯的明（neostigmine）

新斯的明为季铵类化合物，脂溶性低，口服吸收差，一般口服剂量为皮下注射量的 10 倍以上。不易通过血脑屏障，无明显的中枢作用。

考点
新斯的明的药理作用、临床应用、不良反应及用药注意

【药理作用】 新斯的明可与 AChE 结合，形成的复合物进一步裂解和水解的速度较慢，可暂时抑制 AChE 的活性，使胆碱能神经末梢的 ACh 水解减少，增强对胆碱受体的激动作用。

新斯的明对心血管、腺体、眼和支气管平滑肌作用较弱，对胃肠道和膀胱平滑肌有较强的兴奋作用，而对骨骼肌的兴奋作用最强。因为新斯的明还能直接激动骨骼肌运动终板上的 N_M 受体及促进运动神经末梢释放 ACh。

【临床应用】

1. **重症肌无力**　新斯的明兴奋骨骼肌作用强，皮下或肌内注射能迅速改善症状，除严重和紧急情况需注射给药外，一般多采用口服给药。

2. **手术后腹气胀和尿潴留**　新斯的明能兴奋胃肠平滑肌和膀胱逼尿肌，促进排气、排尿。

3. **阵发性室上性心动过速**　通过拟胆碱作用，减慢心率。

4. **非去极化型肌松药和氨基糖苷类抗生素中毒**　可解除筒箭毒碱和氨基糖苷类过量引起的肌肉松弛作用。

5. **阿托品类药物中毒**　对抗 M 受体阻断药中毒引起的外周症状。

链 接 重症肌无力

重症肌无力是乙酰胆碱受体抗体介导的一种神经肌肉接头处传递障碍的自身免疫性疾病，病变主要累及神经肌肉接头突触后膜上乙酰胆碱受体。临床表现为部分或全身骨骼肌容易疲劳，以眼睑下垂、复视为首发症状，继而累及面部表情、吞咽、行走等，呈现波动性肌无力，常具有活动后加重、休息后减轻和晨轻暮重等特点。若累及呼吸肌，可造成患者出现呼吸困难，或因继发性吸入性肺炎而死亡。

【不良反应及用药注意】

1. 治疗量时不良反应较少，过量可产生恶心、呕吐、腹痛、心动过缓及肌肉颤动等，严重者可致“胆碱能危象”，使骨骼肌由兴奋转入抑制而导致肌无力加重，并可引起呼吸肌麻痹。在治疗重症肌无力时要注意鉴别疾病与药物过量引起的肌无力症状，用药后肌无力现象应缓解改善，如给药后 1 小时左右出现肌无力症状，提示给药过量，应停用本药，并给予阿托品拮抗。
2. 用于解救筒箭毒碱中毒时，应先用或同用阿托品，以防心动过缓。
3. 用于解除手术后腹胀时，应在给药前先行肛管排气；治疗尿潴留时给药后 1 小时若不排尿，应改用其他措施如导尿。
4. 本品有口服与注射两种用法，二者剂量相差甚大，不可混淆或错用。
5. 新斯的明能减慢酯类局麻药、琥珀胆碱的代谢，增强其作用和毒性；氨基糖苷类抗生素等能抑制神经肌肉接头功能，减弱新斯的明作用。
6. 心动过缓、低血压、机械性肠梗阻、尿路梗死和支气管哮喘患者禁用。

其他易逆性抗胆碱酯酶药主要特点见表 2-4。

表 2-4 其他易逆性抗胆碱酯酶药的特点

药物	药理作用	临床应用	不良反应及用药注意
毒扁豆碱（physostigmine，依色林）	外周作用与新斯的明相似；中枢作用：小剂量兴奋，大剂量抑制，中毒时引起呼吸麻痹	治疗青光眼，对抗阿托品类药物中毒	恶心、呕吐、腹痛、腹泻、头痛、眼痛、视物模糊；滴眼时应压迫内眦的鼻泪管开口，避免药液吸收产生不良反应
吡斯的明（pyridostigmine）	作用与新斯的明相似而稍弱，维持时间长	重症肌无力，术后腹气胀和尿潴留	不良反应及用药注意同新斯的明
依酚氯铵（edrophonium chloride，滕喜龙）	作用快而短暂，对骨骼肌有较强的作用	重症肌无力鉴别诊断，非去极化型肌松药中毒解救	不良反应及用药注意同新斯的明
安贝氯铵（ambenonium chloride，酶抑宁）	作用较新斯的明强而持久	重症肌无力，尤其是不能耐受新斯的明或吡斯的明的患者	M 样副作用较新斯的明少
加兰他敏（galanthamine）	作用弱但维持时间较长，可透过血脑屏障	轻中度阿尔茨海默病，重症肌无力，脊髓灰质炎后遗症	中枢作用强，但外周 M 样副作用较新斯的明少

考点 有机磷酸酯类中毒的症状及解救

（二）难逆性抗胆碱酯酶药

本类药主要为有机磷酸酯类（organophosphates），主要用作农业和环境卫生杀虫剂，如敌百虫、乐果、马拉硫磷、敌敌畏、内吸磷（1059）等；有些则用作化学毒气，如沙林、塔崩、梭曼等。有机磷酸酯类脂溶性高，毒性强，可经胃肠道、呼吸道、皮肤和黏膜吸收引起中毒。在使用过程中应注意防护，以免中毒。

【中毒机制】 有机磷酸酯类进入体内，迅速与 AChE 牢固结合生成难以水解的磷酰化胆碱酯酶，使 AChE 失去水解 ACh 的能力，导致 ACh 在体内大量堆积，引起一系列中毒症状。若不及时抢救，磷酰化胆碱酯酶会迅速发生“老化”，即生成更稳定的单烷氧或单烷基磷酰化胆碱酯酶。此时应用胆碱酯酶复活药，则不能恢复酶的活性，必须等新生 AChE 形成，才能恢复水解 ACh 的能力，因此，抢救有机磷酸酯类中毒时，应尽早使用胆碱酯酶复活药。

【中毒表现】

1. 急性中毒 由于生产、使用不当，自服或误服有机磷酸酯类而出现全身中毒症状。轻度中毒以 M 样症状为主，中度中毒可同时表现 M 样和 N 样症状，重度中毒除 M 样和 N 样症状外，还出现中枢神经系统中毒症状（表 2-5）。

表 2-5　有机磷酸酯类急性中毒的表现

作用		中毒症状
M 样作用	睫状肌、瞳孔括约肌收缩	瞳孔缩小、视物模糊、眼痛
	腺体分泌增加	流涎、流泪、多汗、呼吸道腺体分泌增加
	呼吸道平滑肌收缩	支气管痉挛、呼吸困难、严重者肺水肿
	胃肠道平滑肌收缩	恶心、呕吐、腹痛、腹泻、大便失禁
	膀胱逼尿肌收缩，括约肌松弛	小便失禁
	心脏抑制	心动过缓
	血管扩张	血压下降
N 样作用	兴奋 N_N 受体	心动过速，血压升高
	兴奋 N_M 受体	肌肉震颤、抽搐，严重者肌无力，甚至麻痹
中枢神经系统	先兴奋后抑制	不安、失眠、谵妄、昏迷、循环衰竭、呼吸抑制甚至麻痹而死亡

2. 慢性中毒 常见于长期接触有机磷酸酯类的人员，主要表现为血中 AChE 活性持续明显下降。临床体征为神经衰弱症候群、腹胀、多汗，偶见肌束颤动及瞳孔缩小。应尽早脱离接触环境，以免病情加重。

【中毒防治】

1. 预防 在生产、使用有机磷酸酯类的过程中要加强管理和安全教育，注意劳动防护和避免环境污染，防止中毒。

2. 急性中毒的治疗

（1）清除毒物：发现中毒时，应立即把患者移出现场，去除污染衣物。对由皮肤吸收者，应用温水或肥皂水清洗皮肤。眼部污染，可用 2%碳酸氢钠溶液或生理盐水冲洗数分钟。经口服中毒者，用微温的 2%碳酸氢钠溶液或 1%盐水或 0.02%高锰酸钾反复洗胃，直至洗出液中不含农药味，然后给予硫酸镁导泻。敌百虫口服中毒时，不用碱性溶液洗胃，因其遇碱后转化为毒性更大的敌敌畏；对硫磷中毒禁用高锰酸钾洗胃，因可氧化成毒性更强的对氧磷。

（2）特异性解毒药治疗

1）使用M受体阻断药：首选阿托品，在清除毒物和对症支持治疗的同时还须应用阿托品缓解中毒症状。阿托品能解除有机磷酸酯类中毒的M样症状、部分中枢神经系统症状及神经节兴奋症状，改善呼吸，但对 N_M 受体无拮抗作用，故不能改善有机磷酸酯类中毒时所表现的肌肉震颤或抽搐症状，因此须与胆碱酯酶复活药合用。除阿托品外，其他M受体阻断药如山莨菪碱、东莨菪碱也有效。

由于体内ACh堆积，机体对阿托品耐受量增加，用药剂量不受药典极量限制，原则上是尽早、足量、反复用药，当达到阿托品化（指标是：瞳孔散大，颜面潮红，腺体分泌减少，轻度躁动不安）后再减量维持。

2）使用胆碱酯酶复活药：因阿托品不能使AChE复活，因此，对中度或重度中毒患者，必须合用胆碱酯酶复活药。当AChE复活后，机体恢复对阿托品的敏感性，易发生阿托品中毒，故两类药物合用时要减小阿托品的剂量。

（3）对症支持治疗：吸氧、补充液体、纠正电解质紊乱、抗休克、人工呼吸等。

【附】胆碱酯酶复活药

胆碱酯酶复活药（cholinesterase reactivator）是一类能使已被有机磷酸酯类抑制的AChE恢复活性的药物，既能解救单用阿托品不能控制的严重中毒病例，又能显著缩短一般中毒的病程。常用药物有氯解磷定、碘解磷定、双复磷等。

氯解磷定（pralidoxime chloride，PAM-Cl）

氯解磷定的水溶性好，水溶液较稳定，可肌内注射或静脉给药，作用较快，不良反应较少，是解救有机磷酸酯类中毒的首选药。

【药理作用】 氯解磷定进入体内后，迅速与磷酰化胆碱酯酶结合，形成无毒的磷酰化解磷定，由尿排出，同时使AChE游离出来，恢复其水解ACh的活性。此外，氯解磷定也能与体内游离的有机磷酸酯类直接结合，阻止了游离的毒物继续抑制AChE活性。

氯解磷定对骨骼肌的作用最为明显，能迅速控制肌束颤动；对中枢神经系统中毒症状也有一定的改善作用；对自主神经系统功能的恢复较差。

【临床应用】 氯解磷定对治疗内吸磷、马拉硫磷和对硫磷中毒疗效较好，对敌百虫、敌敌畏中毒疗效稍差，而对乐果中毒无效。可根据患者中毒情况反复给药，常采用缓慢静脉注射给药。

【不良反应及用药注意】

1. 治疗量时不良反应少，肌内注射局部疼痛但能忍受；静脉注射速度过快（>500mg/min）可出现复视、眩晕、头痛、乏力、视物模糊、恶心、呕吐、心率加快和动作不协调等症状。剂量过大（>8g/d）时，药物本身亦能抑制AChE，引起神经肌肉传导阻滞，加重中毒反应，严重者呈癫痫样发作、抽搐、呼吸抑制。

2. 给药途径以肌内注射和稀释（生理盐水）后静脉注射为宜，首次给药忌用静脉滴注。

3. 与阿托品合用，应减少阿托品剂量；维生素 B_1 能抑制肾小管对本品的排泄，延长 $t_{1/2}$；在碱性溶液中易水解生成氰化物，禁与碱性药物配伍。

碘解磷定（pralidoxime iodide，PAM-I）

碘解磷定为最早应用的 AChE 复活药。水溶性较低且不稳定，久置可释放出碘，常以结晶存放于安瓿内，用时溶解。

【药理作用和临床应用】 解毒机制与应用同氯解磷定，但药理作用较弱，1g 氯解磷定的作用相当于 1.53g 碘解磷定。

【不良反应及用药注意】 局部刺激性较强，仅限于静脉注射，注射时应注意药液勿漏至皮下，以避免引起局部剧痛及周围皮肤发麻。如出现口苦、咽痛及腮腺肿大等碘过敏症状，换用氯解磷定，碘过敏者禁用。其他同氯解磷定。

附：制剂与用法

药名	剂型	用法
氯卡巴胆碱	滴眼剂：0.5%、1.5%、3%	滴眼：一次 1～2 滴，一日 2～3 次
	注射剂：0.1mg/1ml	前房内注射：一次 0.2ml；皮下注射：一次 0.2～0.5mg
硝酸毛果芸香碱	滴眼剂：1%、2%	滴眼：每次 1～2 滴，每日 3～4 次
	片剂：2mg、4mg	口服：一次 4mg，一日 3 次
	注射剂：2mg/1ml	皮下注射：一次 2～10mg
溴化新斯的明	片剂：15mg	口服：一次 15mg，一日 3 次。极量：一次 30mg，一日 100mg
甲硫酸新斯的明	注射剂：0.5mg/1ml、1mg/2ml	皮下或肌内注射：一次 0.25～1mg，一日 1～3 次。极量：一次 1mg，一日 5mg
氯解磷定	注射剂：0.5g/2ml	轻度中毒：成人 0.5～0.75g，小儿 15～20mg/kg，肌内注射，必要时 1 小时后重复 1 次。中度中毒：肌内注射或稀释后静脉注射，成人首次 0.75～1.5g，小儿首次 20～30mg/kg，以后每 1 小时重复给药 0.5～1.0g，肌颤消失或 AChE 活性恢复至正常的 60%以上后酌情减量或停药。重度中毒：成人首次 1.5～2.5g，小儿首次 30mg/kg，分两处肌内注射或稀释后缓慢静脉注射，以后每 0.5～1 小时重复 1.0～1.5g，病情好转后适当减量
碘解磷定	注射剂：0.4g/10ml、0.5g/20ml	轻度中毒：成人 0.4～0.8g，小儿 15mg/kg，必要时 2～4 小时后重复 1 次。中度中毒：稀释后缓慢静脉注射，成人首次 0.8～1.6g，小儿首次 20～30mg/kg，以后每 1 小时重复给药 0.4～0.8g，肌颤消失或 AChE 活性恢复至正常的 60%以上后酌情减量或停药。重度中毒：成人首次 1.6～2.4g，小儿首次 30mg/kg，稀释后缓慢静脉注射，以后每小时重复 0.8～1.6g，病情好转后适当减量

第 3 节　胆碱受体阻断药

胆碱受体阻断药（cholinoceptor blocking drugs）又称抗胆碱药，能与胆碱受体结合，阻止 ACh 或胆碱受体激动药与胆碱受体结合，产生抗胆碱作用。按其对胆碱受体选择性的不同，可分为 M 胆碱受体阻断药和 N 胆碱受体阻断药。

一、M 胆碱受体阻断药

本类药物包括植物中提取的阿托品类生物碱和阿托品的合成代用品。

（一）阿托品类生物碱

阿托品（atropine）

考点
阿托品的药理作用、临床应用、不良反应及用药注意

阿托品是从颠茄、洋金花、莨菪等植物中提取的生物碱，现已人工合成，常用其硫酸盐。

口服在胃肠道吸收迅速，吸收后分布于全身各组织，1 小时后作用达峰，持续 3～4 小时，肌内注射 15 分钟作用达峰。可透过血脑屏障，也能通过胎盘进入胎儿体内。主要经肾排出，乳汁等其他分泌液中也有少量。眼科用药作用可维持数日，可能系房水循环消除较慢。

【药理作用】 阿托品阻断 M 受体，竞争性拮抗 ACh 及胆碱受体激动药对 M 受体的兴奋作用，大剂量时能扩张血管、兴奋中枢神经系统及阻断自主神经节 N_N 受体。阿托品作用广泛，不同器官 M 受体对阿托品敏感性不同，随着剂量的增加可出现下列作用：

1. 抑制腺体分泌 阿托品阻断腺体 M 受体，抑制腺体分泌，其中以唾液腺和汗腺最为敏感，应用小剂量（0.5mg）时可见口干和皮肤干燥。其次是抑制泪腺和呼吸道腺体，对胃腺的抑制作用弱，因胃酸分泌还受其他多种因素调节。大剂量时由于抑制汗腺分泌，可使患者体温升高。

2. 对眼的作用 与毛果芸香碱的作用相反（图 2-4），表现为：

（1）扩瞳：阻断瞳孔括约肌上的 M 受体，使瞳孔括约肌松弛，从而使去甲肾上腺素能神经支配的瞳孔开大肌收缩功能占优势，导致瞳孔扩大。

（2）升高眼压：瞳孔扩大后使虹膜退向边缘，前房角变窄，阻碍房水回流，导致眼压升高。

（3）调节麻痹：阻断睫状肌上的 M 受体，使睫状肌松弛，悬韧带拉紧，晶状体变扁平，屈光度降低，从而使近距离的物体成像于视网膜后，故视近物模糊，视远物清楚，这种作用称为调节麻痹。

3. 松弛内脏平滑肌 阻断内脏平滑肌上的 M 受体，松弛多种内脏平滑肌。对过度兴奋或痉挛状态的平滑肌松弛作用更为显著。对胃肠平滑肌松弛作用最突出，其次是膀胱逼尿肌，对胆道、输尿管和支气管的作用较弱，对子宫平滑肌作用更弱。

4. 兴奋心脏 治疗量阿托品（0.5mg）能阻断副交感神经节后纤维突触前膜上 M 受体，ACh 释放增多，使部分患者心率短暂减慢（减少 4～8 次/分）。较大剂量（1～2mg）可阻断心脏 M 受体，解除迷走神经对心脏的抑制作用，加快心率，加快心房和房室结传导。对迷走神经张力高的青壮年作用较明显。

5. 血管 治疗量的阿托品对血管与血压影响很小。大剂量（2～5mg）可扩张血管，解除小血管痉挛，尤其对痉挛状态的微血管扩张最明显，改善微循环，恢复重要器官的血液供应，迅速缓解组织缺氧状态。阿托品扩血管的作用可能与抑制汗腺分泌引起的代偿性散热反应有关，也可能是其直接扩血管作用所致。

6. 中枢神经系统 治疗量阿托品对中枢作用不明显。较大剂量（1～2mg）轻度兴奋延髓和大脑。5mg 时中枢兴奋明显加强，可出现烦躁不安、多语、谵妄、幻觉等反应，中毒剂量（10mg 以上）可出现定向障碍、运动失调和惊厥等，严重时可由兴奋转入抑制，导致昏迷和呼吸麻痹。

【临床应用】

1. 全身麻醉前给药 减少呼吸道腺体及唾液腺分泌，防止分泌物阻塞呼吸道及吸入性肺炎的发生。也可用于治疗严重盗汗和流涎症。

2. 眼科应用

（1）治疗虹膜睫状体炎：使虹膜括约肌和睫状肌松弛，有利于炎症消退，与缩瞳药交替使用，可防止虹膜和晶状体粘连。

（2）检查眼底：瞳孔扩大，利于观察眼底的周边部位。

（3）验光配镜：阿托品的调节麻痹作用使晶状体固定，可准确地测定晶状体的屈光度。但因其对眼作用维持时间过长，视力恢复较慢，除儿童验光仍用阿托品外，其他眼科用途已被作用时间较短的托吡卡胺等替代。

3. 缓解内脏绞痛 对胃肠绞痛疗效最好；其次是膀胱刺激症状如尿频、尿急等，利用其松弛膀胱逼尿肌作用可用于治疗遗尿症；对胆绞痛和肾绞痛疗效较差，需与哌替啶等镇痛药合用以增强疗效；对支气管解痉作用较弱，且由于抑制呼吸道腺体分泌，使痰液黏稠不易清除，故不宜作平喘药。

4. 缓慢型心律失常 用于治疗迷走神经过度兴奋所致的窦性心动过缓、房室传导阻滞。

5. 抗休克 主要用于治疗暴发性流脑、中毒性菌痢、中毒性肺炎等所致的感染中毒性休克。在补充血容量的基础上，用大剂量阿托品解除血管痉挛，改善微循环，但对伴有高热或心动过速的休克患者，改用山莨菪碱。

链 接 休克

休克是由多种病因引起的急性循环功能障碍，使组织血液灌流量严重不足，导致细胞损伤、重要器官功能代谢紊乱和结构损害的全身性病理过程。根据病因，把休克大致分为失血性休克、创伤性休克、感染性休克、心源性休克、过敏性休克和神经源性休克等。尽管休克的病因不同，但有效灌流量减少致微循环发生障碍，是多数休克发生的共同基础。其主要临床表现为血压下降，面色苍白，皮肤湿冷，脉搏细速，神志淡漠，甚至昏迷等。感染性休克是由于严重感染，细菌及其内毒素侵入人体后，影响全身微循环，使之相继由痉挛、扩张，发展至衰竭状态，表现出休克。

6. 解救有机磷酸酯类中毒 能迅速解除有机磷酸酯类中毒的 M 样症状、部分中枢症状和神经节兴奋（见本章第 2 节）。

【不良反应及用药注意】 阿托品作用广泛，不良反应较多。治疗量常见有口干、视物模糊、心悸、瞳孔扩大、便秘、排尿困难、皮肤干热等，停药后可逐渐消失。使用大剂量时，还可出现中枢神经系统兴奋症状，严重时可由兴奋转入抑制，出现昏迷和呼吸麻痹等症状。用药时应注意：

1. 用药前应审查医嘱，是否有禁忌证，心率高于 100 次/分、体温高于 38 摄氏度及眼压高的患者禁用。

2. 用药前应向患者说明可能引起的不良反应，以做好思想准备。用药期间可能有畏光和视物不清，烈日下外出宜戴墨镜，并避免驾驶、机械操作或高空作业；向患者介绍一些简便的防治措施，如口干可少量多次饮水或多用冷开水含漱，以解除口腔黏膜干燥感；多食含纤维的食物，减少便秘的发生。

3. 滴眼时应压住眼内眦，防止药液经鼻腔黏膜吸收产生不良反应。

4. 用药期间注意心率及体温的变化，大剂量应用时应严密观察中毒症状的出现。如出现呼吸加快、中枢兴奋等中毒症状应及时抢救，主要是对症处理，用镇静催眠药或抗惊厥药对抗中枢兴奋症状，同时用毛果芸香碱或毒扁豆碱对抗其外周作用，呼吸抑制可采用人工呼吸和吸氧。

5. 青光眼、前列腺增生和幽门梗阻者禁用。老年人及心动过速者慎用。

山莨菪碱（anisodamine）

考点 山莨菪碱的作用特点、临床应用

山莨菪碱是从茄科植物唐古特莨菪中提取的生物碱，为左旋体，称 654；常用人工合成品为消旋体，称 654-2。

山莨菪碱具有与阿托品相似的药理作用。其作用特点为：①对胃肠平滑肌、血管平滑肌的解痉作用选择性高，强度与阿托品相似或略低；②对眼和腺体的作用弱；③不易透过血脑屏障，中枢作用不明显。临床上替代阿托品用于感染性休克和内脏绞痛的治疗。禁忌证同阿托品。

案例 2-3

患者，女，61 岁，5 小时前因进食不洁食物出现上腹部持续绞痛，阵发性加重，伴恶心呕吐、腹泻，诊断为急性胃肠炎，给予补液、抗菌药等处理，并肌内注射山莨菪碱。

问题： 1. 为何使用山莨菪碱，作用机制是什么？

2. 其他的解痉药还有哪些？

东莨菪碱（scopolamine）

考点 东莨菪碱的作用特点、临床应用

东莨菪碱是从洋金花、颠茄或莨菪等植物中提取的生物碱。对中枢作用强且表现为抑制作用，随剂量增加依次为镇静、催眠、麻醉，但能兴奋呼吸中枢。与阿托品相比，抑制腺体分泌、扩瞳和调节麻痹作用强，而对心血管及内脏平滑肌作用较弱。临床替代阿托品用于麻醉前给药，也用于晕动病。对帕金森病也有一定疗效，可缓解流涎、震颤和肌肉强直，与其中枢抗胆碱作用有关。此外，由于东莨菪碱既能兴奋呼吸又能抑制大脑皮质，可用于重型流行性乙型脑炎呼吸衰竭（常伴有剧烈频繁的抽搐）的抢救。

（二）阿托品的合成代用品

为克服阿托品的药理作用广泛、不良反应较多的缺点，合成了选择性高、副作用少的阿托品代用品，主要有合成扩瞳药、合成解痉药和选择性 M 受体阻断药。

1. 合成扩瞳药 与阿托品相比，其扩瞳和调节麻痹作用强度降低、维持时间明显缩短，故对眼的副作用轻。适用于扩瞳检查眼底、治疗虹膜炎和成人验光配镜。常用药物对眼的作用比较见表 2-6。

表 2-6　几种扩瞳药对眼的作用比较

药物	浓度（%）	扩瞳作用		调节麻痹作用	
		高峰（min）	恢复（d）	高峰（h）	恢复（d）
阿托品	1.0	30～40	7～10	1～3	7～12
后马托品（homatropine）	1.0～2.0	40～60	1～2	0.5～1	1～2
托吡卡胺（tropicamide）	0.5～1.0	20～40	0.25	0.5	<0.25
环喷托酯（cyclopentolate）	0.5	30～50	1	1	0.25～1
尤卡托品（eucatropine）	2.0～5.0	30	1/12～1/4	无作用	

2. 合成解痉药　与阿托品相比，对内脏平滑肌 M 胆碱受体的选择性较高。根据化学结构及性质的不同，可分为两大类：

（1）季铵类解痉药：特点是①脂溶性低，口服吸收差；②不易透过血脑屏障，很少发生中枢作用；③胃肠解痉作用较强，较大剂量还能抑制胃液分泌；④中毒量可致神经肌肉阻断，引起呼吸麻痹。常用药物有溴丙胺太林（propantheline bromide，普鲁本辛）、格隆溴铵（glycopyrronium bromide）、溴甲后马托品（homatropine methylbromide）等，均可用于缓解内脏平滑肌痉挛和辅助治疗消化性溃疡。不良反应与阿托品相似，但较轻。禁忌证同阿托品。

（2）叔胺类解痉药：特点是①脂溶性高，口服易吸收；②易透过血脑屏障，有中枢作用。常用药物有双环维林（dicyclomine）、羟苄利明（oxyphencyclimine）、贝那替嗪（benactyzine，胃复康）等。

（三）选择性 M 受体阻断药

1. 选择性阻断中枢 M 受体的药物　拮抗黑质-纹状体通路 ACh 的作用，产生抗帕金森病作用，常用药有苯海索等（见第 4 章第 4 节）。

2. 选择性阻断胃壁细胞 M 受体的药物　抑制胃酸和胃蛋白酶的分泌，临床上常用于治疗消化性溃疡，常用药有哌仑西平等（见第 8 章第 2 节）。

3. 选择性阻断支气管平滑肌 M 受体的药物　松弛支气管平滑肌，临床上常用于支气管哮喘的治疗，常用药有异丙托溴铵等（见第 9 章第 3 节）。

4. 选择性阻断膀胱平滑肌 M 受体的药物　抑制膀胱节律性收缩，明显改善尿频、尿急和尿失禁症状。

二、N 胆碱受体阻断药

（一）N_N 胆碱受体阻断药

N_N 受体阻断药（N_N-cholinoceptor blocking drugs）又称神经节阻断药，对交感神经节和副交感神经节均有阻断作用。阻断交感神经节，使全身血管扩张，外周阻力下降，回心血量及心输出量减少，血压显著下降；阻断副交感神经节，出现便秘、尿潴留、瞳孔扩大和口干等。

本类药物过去曾用于治疗高血压，但由于不良反应多、降压作用过强过快，现已少用。目前只用于主动脉瘤手术时控制血压和抑制交感反射及麻醉时控制性降压。常用药物有美加明（mecamylamine，美卡拉明）和樟磺咪芬（trimethaphan camsylate）。

（二）N_M胆碱受体阻断药

考点
肌松药的分类和特点

N_M受体阻断药（N_M-cholinoceptor blocking drugs）也称为骨骼肌松弛药（简称肌松药），根据其作用方式和特点，分为去极化型肌松药和非去极化型肌松药两类。

1. 去极化型肌松药

琥珀胆碱（succinylcholine，司可林，scoline）

【药理作用】 本药与运动终板膜上的N_M受体结合，产生与ACh相似的激动N_M胆碱受体的作用。由于不易被突触间隙胆碱酯酶破坏，因此产生持久的除极化作用，使终板膜失去对ACh的反应性而致骨骼肌松弛。其作用特点为：①肌松作用快而短，用药后可出现短时的肌束颤动。静脉注射先出现短暂的肌束颤动，约1分钟出现肌松作用，由于很快被血浆中假性胆碱酯酶水解，肌松持续时间5～8分钟，宜采用静脉滴注延长作用时间。②肌松部位以颈部和四肢肌肉最为明显，逐渐波及面部、舌、咽喉和咀嚼肌，最后累及呼吸肌。③用量过大或静脉注射过快可引起呼吸肌麻痹而中毒，此时不能用新斯的明解救，因其可延长琥珀胆碱作用，加重毒性。④连续用药可产生快速耐受性。⑤治疗量对神经节无阻断作用。

【临床应用】 静脉注射用于气管内插管、气管镜、食管镜、胃镜等短时操作，静脉滴注适用于在较浅的麻醉下进行外科手术。

【不良反应及用药注意】

（1）血钾升高：骨骼肌去极化时，大量K^+从细胞内释放入血，引起高血钾，故有高血钾或血钾升高的疾病（如大面积烧伤、广泛性软组织损伤、偏瘫和脑血管意外等）禁用，以免产生高血钾性心搏骤停。

（2）术后肌痛：由于肌束颤动而致肌梭损伤，一般表现为肌肉酸痛感。给药后卧床休息者肌痛轻而少，应嘱咐患者卧床休息，必要时给予按摩。

（3）眼压升高：可引起眼外肌痉挛性收缩而致眼压升高。青光眼、视网膜脱离和白内障晶状体摘除术患者禁用。

（4）恶性高热：多见于本品与氟烷合用时，也多发生于儿童。

（5）呼吸肌麻痹：剂量过大、静脉滴注过快或有遗传性血浆假性胆碱酯酶缺乏者易引起呼吸肌麻痹，出现数秒钟的呼吸暂停。由于本品无拮抗药，故用药时应注意避免中毒，防止呼吸抑制延长。

（6）其他：①应在具备辅助呼吸条件下使用；②忌在患者清醒状态下给药；③严重肝功能不全、营养不良、晚期癌症、严重贫血、年老体弱、妊娠、严重电解质紊乱等患者慎用。

（7）药物相互作用：①与氨基糖苷类、吩噻嗪类、普鲁卡因胺、奎尼丁、多黏菌素B等合用，可延长神经肌肉阻滞作用；②抗胆碱酯酶药、普鲁卡因、环磷酰胺等能降低血浆假性胆碱酯酶活性而增强琥珀胆碱的作用；③在碱性溶液中易分解。

2. 非去极化型肌松药

筒箭毒碱（tubocurarine）

筒箭毒碱为季铵类化合物，极性大，口服吸收差，多采用静脉注射给药。

【药理作用】 能与运动终板膜上N_M受体结合，竞争性地阻断ACh与N_M受体结合，使骨骼肌松弛，故又称为竞争性肌松药。其作用特点为：①肌松作用起效慢（4～6分钟），维持时间长（20～40 分钟），肌松前无肌束颤动。②肌松顺序：眼部和面部肌肉最早，其次是颈部、躯干和四肢肌肉，继之肋间肌松弛，出现腹式呼吸，剂量加大可致膈肌麻痹。③抗胆碱酯酶药可拮抗其肌松作用，故过量中毒时可用新斯的明解救。④有不同程度的阻断神经节作用和促组胺释放作用，能降低血压，减慢心率，引起支气管痉挛和唾液分泌过多。⑤连续用药不产生快速耐受性。

【临床应用】 主要用作外科麻醉时的辅助用药。

【不良反应及用药注意】

（1）治疗量可出现神经节阻断及促进组胺释放所引起的症状，如皮肤潮红、血压降低、支气管痉挛等。

（2）安全范围较小，使用时密切观察患者血压、心率、呼吸。过量可引起呼吸肌麻痹，此时应及时进行人工呼吸并静脉注射新斯的明2～3mg解救。

（3）用药量因不同手术部位和个体差异相差较大，应严格掌握给药剂量。

（4）重症肌无力、支气管哮喘和严重休克患者禁用。10岁以下儿童不宜使用。

合 成 类

因筒箭毒碱来源有限且不良反应较多，现已少用。苄基异喹啉类和类固醇铵类是人工合成的较安全的非去极化型肌松药，由于蓄积性小，治疗量无神经节阻断作用和促进组胺释放作用，因此不良反应少，目前已基本取代了筒箭毒碱，用作手术维持肌肉松弛、气管插管等（表2-7）。

表2-7 非去极化型肌松药及其特点

药物	分类	肌松作用	起效时间（min）	持续时间（min）
筒箭毒碱	天然生物碱（环苄基异喹啉）	长效	4～6	20～40
米库氯铵（mivacurium chloride）	苄基异喹啉	短效	2～4	12～18
顺阿曲库铵（cisatracurium）	苄基异喹啉	中效	2～4	30～40
维库溴铵（vecuronium bromide）	类固醇铵类	中效	2～4	60～90
泮库溴铵（pancuronium bromide）	类固醇铵类	长效	4～6	120～180

附：制剂与用法

药名	剂型	用法
硫酸阿托品	片剂：0.3mg	口服：一次0.3～0.6mg，一日3次；极量：一次1mg，一日3mg。儿童0.01mg/kg，每4～6小时一次，极量：一次0.3mg
	注射剂：0.5mg/1ml、1mg/2ml、5mg/1ml	皮下、肌内或静脉注射：一次 0.3～0.5mg，一日 0.5～3mg，极量：一次2mg。用于有机磷酸酯类中毒，根据病情决定用量。
	滴眼剂：1%	滴眼：按需而定
氢溴酸山莨菪碱	片剂：5mg	口服：每次5～10mg，一日3次
	注射剂：10mg/1ml、20mg/1ml	静脉或肌内注射：每次5～10mg，一日1～2次，也可稀释后静脉滴注

续表

药名	剂型	用法
氢溴酸东莨菪碱	片剂：0.3mg	口服：一次 0.3～0.6mg，一日 2 次。极量：一次 0.6mg，一日 1.8mg
	注射剂：0.3mg/1ml、0.5mg/1ml	皮下注射：一次 0.2～0.5mg。极量：一次 0.5mg，一日 1.5mg
氯琥珀胆碱	注射剂：50mg/1ml、100mg/2ml	静脉注射：成人：1～2mg/kg，小儿：1.5～2mg/kg。极量：一次 250mg。静脉滴注：生理盐水或 5%葡萄糖稀释至 0.1%浓度
筒箭毒碱	注射剂：10mg/1ml	辅助麻醉：成人开始静脉注射 6～9mg；必要时再给予 3～4.5mg；如需延长肌松作用，可再给 3mg；一般情况下，可按 0.165mg/kg 计算。儿童用量为 0.045mg/kg，新生儿和早产儿则仅用 0.02～0.025mg/kg，继后的补充剂量为开始剂量的 20%
米库氯铵	注射剂：10mg/5ml、20mg/10ml	静脉注射：初始剂量为 0.15～0.2mg/kg，维持量 0.1mg/kg
顺阿曲库铵	注射剂：10mg/5ml、20mg/10ml、40mg/20ml	静脉注射：辅助麻醉：50μg/kg；气管插管：0.15～0.2mg/kg
维库溴铵	注射剂：4mg	用所附溶剂溶解后使用，静脉注射：常用量为 70～100μg/kg
泮库溴铵	注射剂：4mg/2ml	静脉注射，初始剂量为 40～100μg/kg，维持量 10～20μg/kg

第 4 节 肾上腺素受体激动药

肾上腺素受体激动药（adrenoceptor agonists）是一类能与肾上腺素受体结合并激动受体，产生与肾上腺素相似效应的药物，故又称拟肾上腺素药。本类药物多属胺类，作用也与兴奋交感神经的效应相似，故又称拟交感胺（sympathomimetic amines）。根据其化学结构，可分为两类，即儿茶酚胺类和非儿茶酚胺类。根据药物对肾上腺素受体的选择性不同，分为三类，即 α、β 受体激动药，α 受体激动药和 β 受体激动药（表 2-8）。

表 2-8 肾上腺素激动药分类及受体选择性

按药物对受体选择性分类	药名	按药物化学结构分类	作用方式	
			直接作用于受体	促递质释放
α、β 受体激动药	肾上腺素	儿茶酚胺类	α_1、α_2、β_1、β_2	–
	麻黄碱	非儿茶酚胺类	α_1、α_2、β_1、β_2	+
	多巴胺	儿茶酚胺类	α_1、β_1、D	+
α 受体激动药	去甲肾上腺素	儿茶酚胺类	α_1、α_2、β_1	–
	间羟胺	非儿茶酚胺类	α_1、α_2、β_1	+
	去氧肾上腺素	非儿茶酚胺类	α_1	+
β 受体激动药	异丙肾上腺素	儿茶酚胺类	β_1、β_2	–
	多巴酚丁胺	儿茶酚胺类	β_1	–

考点
肾上腺素的药理作用、临床应用、不良反应及用药注意

一、α、β 受体激动药

肾上腺素（adrenaline，AD）

肾上腺素是肾上腺髓质分泌的主要激素。药用可从家畜肾上腺提取或人工合成。

化学性质不稳定，遇光易分解，在碱性溶液中迅速氧化变色而失活，禁与碱性药物配伍使用。

口服易被碱性肠液和肝脏破坏，故口服无效；皮下注射因能收缩血管，故吸收缓慢，维持1小时左右；肌内注射可扩张骨骼肌血管，吸收迅速，维持10～30分钟；静脉注射立即生效，仅维持数分钟，但作用强烈，一般不作静脉给药。在体内很快被神经末梢摄取或被组织中的COMT和MAO破坏。

【药理作用】　激动α和β受体，产生较强的α型和β型作用。

1. 兴奋心脏　激动心脏 β_1 受体，产生强效的兴奋心脏作用，使心肌收缩力增强，心率加快，传导加速，心输出量增加。为起效快、作用强的心脏兴奋药。

2. 对血管、血压的影响

（1）血管：对血管的影响取决于各部位血管肾上腺素受体分布的类型和密度。①激动 α_1 受体，使皮肤、黏膜血管收缩；内脏血管以肾和肠系膜血管收缩明显，但对脑、肺血管收缩作用微弱，有时可因血压升高而被动扩张；对小动脉和毛细血管前括约肌收缩作用明显，静脉和大动脉收缩作用弱。②激动 β_2 受体，使骨骼肌血管扩张。③扩张冠状动脉，原因是激动 β_2 受体和心脏兴奋使心肌细胞释放扩血管的代谢产物腺苷增加。

（2）血压：对血压的影响与剂量有关。①皮下注射治疗量（0.5～1mg）或低浓度静脉滴注（每分钟滴入10μg）时，由于心脏兴奋，心输出量增加，收缩压升高；因骨骼肌血管（在全身血管中占相当大的比例）的舒张，抵消或超过了皮肤黏膜和内脏血管的收缩作用，故舒张压不变或略有下降（图2-5）。②较大剂量或快速滴注时，由于血管平滑肌的 α_1 受体兴奋占优势，收缩压和舒张压均升高。此外，AD尚能激动肾小球旁细胞的 β_1 受体，使肾素分泌增加，升高血压。③大剂量静脉注射AD的典型血压变化为双相反应，即给药后迅速出现明显的升压作用，而后出现微弱的降压反应（图2-6）。

3. 扩张支气管　激动支气管平滑肌上的 β_2 受体，使支气管平滑肌舒张，对痉挛的支气管平滑肌舒张最为明显；另外，还能抑制肥大细胞释放组胺等过敏性物质。激动 α_1 受体使支气管黏膜血管收缩，降低毛细血管通透性，减轻或消除支气管黏膜的充血和水肿。

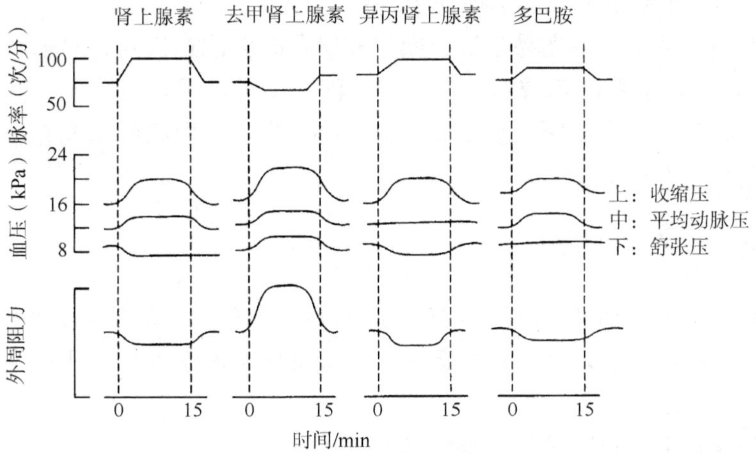

图2-5　静脉滴注拟肾上腺素药对心血管系统的影响（除多巴胺500μg/min外，其余均10μg/min）

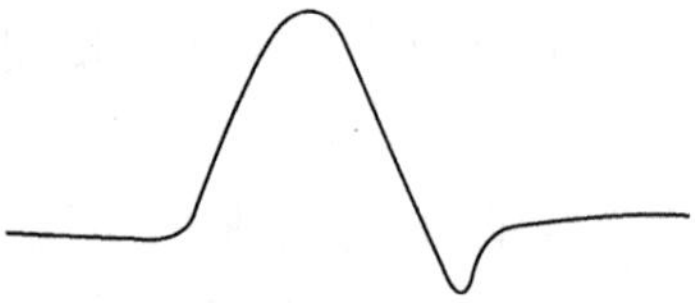

图 2-6 大剂量静脉注射肾上腺素引起的血压变化

4. 影响代谢 提高机体的代谢，治疗量使耗氧量升高 20%～30%；激动 β 受体和 α 受体，促进肝糖原分解和糖原异生，加速脂肪分解，使血糖和游离脂肪酸升高。

【临床应用】

1. 心搏骤停 用于溺水、麻醉和手术意外、药物中毒、传染病及心脏严重传导阻滞等所致的心搏骤停。常用 0.5～1mg 静脉注射或心室内注射，同时配合心脏按压、人工呼吸和纠正酸中毒等措施，以恢复窦性心律。对电击引起的心搏骤停，宜配合心脏除颤器或利多卡因进行抢救。

2. 过敏性休克 通过激动 α 受体和 β 受体，既可收缩血管，兴奋心脏，增加心输出量，使血压升高；又能扩张支气管，缓解呼吸困难，抑制过敏性物质释放，收缩支气管黏膜血管，从而迅速有效地缓解过敏性休克的临床症状。因此，AD 是抢救过敏休克的首选药物。

3. 支气管哮喘 由于作用快而强，维持时间短，不良反应多，仅用于控制支气管哮喘急性发作，禁用于心源性哮喘。

4. 局部应用

（1）与局麻药配伍：在局麻药中加入少量 AD（一般浓度为 1∶200 000～1∶500 000），可延缓局麻药的吸收，延长麻醉时间，并减少局麻药吸收中毒的发生。但在手指、足趾、耳郭、阴茎等末梢部位手术时，禁加 AD，以免引起局部组织缺血性坏死。

（2）局部止血：可将浸有 1∶20 000～1∶1000 盐酸肾上腺素的纱布或棉球用于鼻黏膜和牙龈，使血管收缩而止血。

【不良反应及用药注意】

1. 常见心悸、烦躁、头痛、血压升高、面色苍白、出汗等，停药后可自行消失。剂量过大、皮下注射误入血管或静脉注射过快，可引起血压骤升、搏动性头痛，有诱发脑出血的危险，也可导致心律失常，甚至心室颤动，故应严格控制注射剂量和注射速度。

2. 使用时严格控制给药途径，一般采用皮下或肌内注射；抢救心搏骤停可用心内注射；静脉注射时，必须用生理盐水稀释 10 倍。

3. 本品性质不稳定，遇光易分解，操作和保存时应注意避光，静脉滴注时最好使用避光输液器；如氧化呈粉红色或棕色或出现沉淀，不可再用。

4. 器质性心脏病、高血压、脑动脉硬化、心律失常、甲状腺功能亢进（甲亢）和糖尿病等患者禁用，老年人慎用。

案例 2-4

患者，女，35 岁，因急性肺炎入院。青霉素皮试阴性，给予青霉素静脉滴注治疗。在滴注过程中，患者自觉胸闷、手足麻木，继而出现面色苍白，四肢湿冷，脉搏细速，神志模糊。诊断为过敏性休克。

问题： 1. 在抢救该患者时应首选何药，为什么？

2. 用药过程中应该注意哪些事项？

多巴胺（dopamine，DA）

多巴胺是去甲肾上腺素生物合成的前体，药用的是人工合成品。口服无效，主要采用静脉滴注给药。在体内易被 COMT 及 MAO 灭活，作用时间短暂。不易透过血脑屏障，不产生中枢作用。

考点
多巴胺的药理作用、临床应用

【药理作用】 多巴胺能激动 α 受体、β 受体和外周多巴胺受体。

1. 兴奋心脏 激动心脏的 β_1 受体，并能促进去甲肾上腺素能神经末梢释放 NA，使心肌收缩力增强，心输出量增加。一般剂量对心率影响不大，较少引起心律失常。

2. 影响血管和血压 多巴胺可激动外周多巴胺受体，使脑、肾、肠系膜血管和冠状血管舒张；激动 α_1 受体，使皮肤、黏膜血管收缩，但作用较弱。小剂量以激动多巴胺受体为主，使收缩压升高而舒张压几无变化或略有升高（图 2-5）。大剂量以激动 α_1 受体为主，使收缩压和舒张压均升高。

3. 改善肾功能 小剂量多巴胺能激动肾血管多巴胺受体，使肾血管舒张，肾血流量和肾小球滤过率增加，并有排 Na^+利尿的作用。但大剂量时使肾血管明显收缩，肾血流量减少。

【临床应用】

1. 各种休克 用于治疗心源性休克、感染中毒性休克、失血性休克，尤其对伴有心肌收缩力减弱、尿量减少的休克疗效较好。

2. 急性肾衰竭 与利尿药合用治疗急性肾衰竭，可增加尿量，改善肾功能。

【不良反应及用药注意】

1. 一般较轻，偶见恶心、呕吐。如剂量过大或静脉滴注过快可出现心动过速、头痛、高血压、肾功能下降等，应注意观察患者的反应，及时减慢滴速或停药。

2. 仅可用于静脉滴注，需稀释后使用，可用的溶媒有 0.9%氯化钠溶液、5%葡萄糖溶液、复方氯化钠溶液、20%甘露醇溶液。使用时注意避光，并注意防止药液外溢。

3. 不可将任何药物加入本品输液瓶中混合滴注，特别是碱性药物或氧化性药物。

4. 用于治疗休克前必需补足血容量，并纠正酸中毒。

5. 高血压、动脉硬化、甲亢、心动过速和心室颤动患者禁用。

麻黄碱（ephedrine）

考点
麻黄碱的药理作用、临床应用

麻黄碱又称麻黄素，是从中药麻黄中提取的生物碱，现已人工合成。口服易吸收，皮下注射吸收快。在体内仅有少量被 MAO 代谢，大部分以原形经肾排泄。消除速度慢，作用时间较肾上腺素长。

【药理作用】 麻黄碱可直接激动 α 和 β 受体，也能促进去甲肾上腺素释放而间接发挥作用。与 AD 相比，具有以下特点：①性质稳定，口服有效；②兴奋心血管、扩张支气管和升高血压的作用起效缓慢且较弱而持久；③易透过血脑屏障，引起中枢兴奋，表现为精神兴奋、不安和失眠；④短时间内反复应用易产生快速耐受性。

【临床应用】

1. 预防支气管哮喘和治疗轻度支气管哮喘，对重症急性发作疗效较差。

2. 防治硬膜外麻醉或蛛网膜下腔麻醉时引起的低血压。

3. 消除鼻黏膜充血肿胀引起的鼻塞。

【不良反应及用药注意】

1. 可引起不安、失眠等，不宜睡前服用；晚间服用时可与镇静催眠药同用。

2. 剂量过大可引起心动过速、血压升高等。用于防治局麻药引起的低血压时，需监测血压和心率。

3. 可从乳汁分泌，哺乳期妇女不宜应用。

伪麻黄碱（pseudoephedrine）

伪麻黄碱是麻黄碱的光学异构物，作用与麻黄碱类似，但升压作用和中枢兴奋作用较弱，收缩黏膜血管作用明显，口服易吸收，主要用于消除鼻黏膜充血肿胀。

链 接 麻黄碱类药物的非法应用

由于麻黄碱和伪麻黄碱可用于防治哮喘和缓解感冒时的鼻塞、流涕和打喷嚏等鼻部不适，目前多种药物制剂中含有麻黄碱或伪麻黄碱成分。但二者可通过并不复杂的化学转化制成俗称“冰毒”的甲基苯丙胺。为了加强对含麻黄碱类药物制剂的监管，相关规定要求：

1. 将单位剂量麻黄碱类药物含量大于30mg（不含30mg）的含麻黄碱类复方制剂，列入处方药管理。医疗机构应当严格按照《处方管理办法》开具处方。药品零售企业必须凭执业医师开具的处方销售。

2. 药品零售企业销售含麻黄碱类复方制剂，应当查验购买者的身份证，并对其姓名和身份证号码予以登记。除处方药按处方剂量销售外，一次销售不得超过2个最小包装。

美芬丁胺（mephentermine）

美芬丁胺作用与麻黄碱相似，也有中枢兴奋作用。增强心肌收缩力，增加心输出量，略增加外周阻力，对心率影响不明显。主要用于腰麻时预防血压下降、心源性休克及其他低血压，还可用0.5%溶液滴鼻治疗鼻炎。

考点 去甲肾上腺素的药理作用、临床应用、不良反应及用药注意

二、α 受体激动药

（一）α_1、α_2 受体激动药

去甲肾上腺素（noradrenaline，NA）

去甲肾上腺素是去甲肾上腺素能神经末梢释放的主要递质，也有少量自肾上腺髓质分泌。药用者为人工合成品，化学性质不稳定，同肾上腺素。

口服无效，因易被碱性肠液和肝脏破坏。皮下或肌内注射因局部血管强烈收缩，吸收很少，且易引起局部组织缺血性坏死。临床常作静脉滴注给药。不易透过血脑屏障。在体内很快被去甲肾上腺素能神经末梢摄取或组织的COMT和MAO代谢而失活，故作用时间短暂。

【药理作用】 NA对 α_1 和 α_2 受体的激动作用强，对 β_1 受体激动作用较AD弱，对 β_2 受体几乎无作用。

1. 收缩血管 激动血管平滑肌上的 α_1 受体，使小动脉、小静脉强烈收缩，以皮肤黏膜血管收缩最明显，其次是肾、脑、肝、肠系膜血管，最后是骨骼肌血管。而冠状血管因心脏兴奋使心肌的代谢产物腺苷增加而舒张。

2. 兴奋心脏　激动心脏的 β_1 受体，使心肌收缩力增强，心率加快，心输出量增加，心肌耗氧增加。但在整体状态下，可因血压升高而反射性地使心率减慢。

3. 升高血压　小剂量静脉滴注，心输出量增加，收缩压升高，血管收缩不太强，舒张压升高不多，脉压增大（图 2-5）。较大剂量时由于全身血管强烈收缩，外周阻力明显增加，故收缩压、舒张压均明显升高，脉压变小。

【临床应用】

1. 抗休克　已不占重要地位，仅限于某些休克如神经源性休克早期、短期用小剂量静脉滴注，使血压维持在 90mmHg 左右，以保证心、脑、肾等重要器官供血。

2. 防治低血压　嗜铬细胞瘤切除术后或药物（如氯丙嗪、酚妥拉明）中毒引起的低血压。

3. 上消化道出血　将 1～3mg 适当稀释后口服，可使食管或胃黏膜血管收缩产生局部止血作用，用于食管静脉扩张破裂出血及胃出血等。

【不良反应及用药注意】

1. 局部组织缺血性坏死　静脉滴注时间过长、浓度过高或静脉滴注时漏出血管外，可因局部血管强烈收缩而引起组织缺血性坏死。因此，静脉滴注时药液勿外溢，严格控制滴速，静脉滴注时间不能过长，浓度不能过高；用药过程中注意观察注射部位，一旦药液外漏或注射部位皮肤苍白，应及时更换注射部位，进行局部热敷，并用普鲁卡因或酚妥拉明做局部浸润注射，使扩张血管，以防止局部组织坏死。

2. 急性肾衰竭　静脉滴注时间过长或用量过大，使肾血管强烈收缩，肾脏严重缺血，出现少尿、无尿甚至急性肾衰竭。故用药期间应监测尿量变化，每小时尿量至少应保持在 25ml 以上。

3. 本品为无色液体，一旦出现颜色则不宜使用。宜用 5%葡萄糖注射液稀释，一般不与其他药物混合滴注，也不得加入血液或血浆中，更不宜与碱性药物混合。

4. 高血压、动脉硬化、器质性心脏病、少尿、无尿等患者禁用。

间羟胺（metaraminol，阿拉明，aramine）

间羟胺为人工合成品，可直接激动 α_1、α_2 受体，对 β_1 受体激动作用弱，也可促进 NA 释放而间接发挥作用。与 NA 相比，具有以下的特点：①收缩血管、升高血压作用较 NA 弱、缓和而持久；②对心脏和肾血管作用弱，很少引起心律失常和少尿、无尿等；③既可静脉滴注、静脉注射，又可肌内注射。

临床上常作为 NA 的良好代用品，用于各种休克早期及手术时低血压。高血压患者慎用。

（二）α_1 受体激动药

去氧肾上腺素（phenylephrine，苯肾上腺素，neosynephrine）

去氧肾上腺素能选择性地直接激动 α_1 受体，作用较 NA 弱而持久，可收缩血管、升高血压，反射性地兴奋迷走神经使心率减慢。由于能明显减少肾血流量，现很少用于抗休克。主要用于防治脊椎麻醉和全身麻醉时的低血压和治疗阵发性室上性心动过速。

此外，还能激动瞳孔开大肌 α_1 受体而扩大瞳孔，扩瞳作用弱，起效快而维持时间短，但不升高眼压和调节麻痹，可用 2%～5%溶液滴眼检查眼底。

考点
去氧肾上腺素的药理作用、临床应用

高血压、动脉硬化、器质性心脏病患者禁用。

（三）α_2受体激动药

可乐定（clonidine）

可乐定通过激动中枢和交感神经突触前膜的α_2受体，降低交感神经张力，减少神经递质的释放，引起血压降低（见第6章第1节）。

三、β受体激动药

（一）β_1、β_2受体激动药

异丙肾上腺素（isoprenaline）

考点
异丙肾上腺素的药理作用、临床应用、不良反应及用药注意

异丙肾上腺素在肠道易被破坏，不宜口服，可采用静脉滴注、舌下含服或气雾吸入等。可被肝、肺等组织中的COMT代谢，而较少被MAO代谢，不被去甲肾上腺素能神经末梢摄取，故作用时间较AD略长。不易透过血脑屏障。

【药理作用】 异丙肾上腺素对β_1和β_2受体有很强的激动作用，对α受体几乎无作用。

1. **兴奋心脏** 激动心脏β_1受体，使心肌收缩力增强，心率加快，传导加速，心输出量增加。作用比AD强，但因对窦房结兴奋作用强，对异位起搏点的兴奋作用较弱，故较AD少引起心室颤动等心律失常。

2. **舒张血管** 激动β_2受体，使骨骼肌血管显著舒张，对冠状血管也有舒张作用，对肾和肠系膜血管舒张作用较弱。

3. **影响血压** 小剂量兴奋心脏，收缩压升高；骨骼肌血管舒张，舒张压下降，脉压增大（图2-5）。大剂量时，因血管明显扩张，回心血量减少，心输出量减少，收缩压和舒张压均降低。

4. **扩张支气管** 激动支气管平滑肌β_2受体，使支气管平滑肌舒张，作用稍强于AD。也能抑制组胺等过敏性物质的释放，但对支气管黏膜血管无收缩作用，故消除支气管黏膜充血水肿作用比AD弱。

5. **对代谢的影响** 与AD相比，升高血中游离脂肪酸作用相似，而升高血糖作用较弱。能促进糖原和脂肪的分解，增加组织的耗氧量。

【临床应用】

1. **支气管哮喘** 疗效快而强，气雾吸入或舌下含服用于控制支气管哮喘急性发作。

2. **房室传导阻滞** 舌下含服或静脉滴注用于治疗二、三度房室传导阻滞。

3. **心搏骤停** 适用于心室自身节律缓慢、高度房室传导阻滞或窦房结功能衰竭并发的心搏骤停。常与NA或间羟胺合用，作心内注射。

4. **休克** 在补足血容量的基础上，用于中心静脉压高、心输出量低的感染性休克。但不能明显改善组织微循环障碍，同时增加心肌耗氧和心率，现少用。

【不良反应及用药注意】 常见心悸、头痛、皮肤潮红等。过量易引起心律失常，诱发心肌梗死，严重时甚至导致室颤而猝死，尤其是支气管哮喘患者。长期反复应用易产生耐受性。因此，用药时应注意：

1. 本品起效快、作用强、持续时间长，可通过调整滴速，使心率保持在110次/分以

下为宜，以免引起室颤。

2. 对哮喘患者自用气雾剂及舌下含片者，应嘱咐患者按医嘱规定的用药次数及剂量，擅自增大剂量可致室颤及猝死。雾化喷入后立即漱口，以免对口腔及喉的刺激。如由舌下含服，应告知患者将药物放于舌下后任其自行溶化、吸收，不可吸吮，不要咽下唾液，否则可引起上腹部疼痛，待药物完全吸收后要漱口。

【禁忌证】 心绞痛、心肌梗死、心肌炎和甲状腺功能亢进者禁用。

（二）β_1受体激动药

多巴酚丁胺（dobutamine）

多巴酚丁胺能选择性地激动 β_1 受体，对心脏有强大的正性肌力作用，能增强心肌收缩力，增加心输出量，对心率影响不大。主要用于治疗心脏手术后低心输出量综合征或急性心肌梗死并发的心力衰竭。口服无效，一般采用静脉滴注给药，控制滴速时，一般比较安全。当滴速过快或浓度过高，可引起心率加快或房室传导加快，少数出现心悸，偶见心律失常。反复用药易产生快速耐受性。禁用于房颤、梗阻型肥厚型心肌病。

（三）β_2受体激动药

本类药物对 β_2 受体选择性高，激动 β_2 受体，使支气管扩张。口服有效，作用维持时间较长，是目前临床上治疗支气管哮喘的主要药物，常用药物有沙丁胺醇、克仑特罗、特布他林等（见第 9 章第 3 节）。

附：制剂与用法

药名	剂型	用法
盐酸肾上腺素	注射剂：1mg/1ml	皮下、肌内、心室内注射：一次 0.25～1mg；缓慢静脉注射：一次 0.1～0.5mg，用生理盐水稀释 10 倍后注入
盐酸多巴胺	注射剂：20mg/2ml	静脉滴注：开始时每分钟按 1～5μg/kg，10 分钟内以每分钟 1～4μg/kg 速度递增，以达到最大疗效
盐酸麻黄碱	片剂：15mg、30mg	口服：一次 15～30mg，一日 3 次。极量：一次 60mg，一日 150mg
	注射剂：30mg/1ml	皮下或肌内注射：一次 15～30mg，一日 3 次。极量：一次 60mg，一日 150mg
重酒石酸去甲肾上腺素	注射剂：2mg/1ml、10mg/2ml	用 5%葡萄糖注射液稀释后静脉滴注，开始 8～12μg/min，维持量 2～4μg/min。小儿开始以 0.02～0.1mg/（kg·min）速度滴注，可按需要调节滴速
重酒石酸间羟胺	注射剂：10mg/1ml、50mg/5ml	肌内、皮下注射：一次 2～10mg；静脉滴注：10～20mg 加入 5%葡萄糖注射液 100ml 中。极量：一次 100mg，0.2～0.4mg/min
盐酸去氧肾上腺素	注射剂：10mg/1ml	肌内注射，一次 2～5mg；静脉滴注，一次 10～20mg，稀释后缓慢滴注。极量：肌内注射，一次 10mg；静脉滴注，0.1mg/min
	滴眼剂：2%～5%	滴眼：一次 1 滴，一日 3 次
盐酸异丙肾上腺素	气雾剂：35mg，每揿含 0.175mg	喷雾吸入：一次 1～2 次，一日 2～4 次，重复使用间隔不少于 2 小时
	注射剂：1mg/2ml	静脉滴注：0.5～1mg 稀释于 5%葡萄糖注射液 200～300ml 中缓慢静脉滴注，0.5～2μg/min；心内注射：一次 0.5～1mg
	舌下含片：10mg	舌下含化：一次 10～15mg，一日 3 次。极量：一次 20mg，一日 60mg
盐酸多巴酚丁胺	注射剂：250mg/5ml	静脉滴注：250mg 加入 5%葡萄糖注射液 250～500ml 中稀释，2.5～10mg/（kg·min）

考点
肾上腺素受体阻断药的分类及代表药物

第 5 节　肾上腺素受体阻断药

肾上腺素受体阻断药（adrenoceptor blocking drugs）又称抗肾上腺素药，是一类能与肾上腺素受体结合，本身不激动或较少激动肾上腺素受体，却能阻断去甲肾上腺素能神经递质或肾上腺素受体激动药与受体结合，而产生拮抗效应的药物。按其对受体的选择性不同，可分为α受体阻断药，β受体阻断药和α、β受体阻断药三类。

一、α 受体阻断药

考点
肾上腺素升压作用的翻转

α 受体阻断药（α-adrenoceptor blocking drugs），又称α受体拮抗药。若预先使用α受体阻断药后，再使用 AD，α受体阻断药拮抗了 AD 的缩血管作用，而充分表现出舒张血管作用，使 AD 的升压作用转变为降压，这种现象称为“肾上腺素升压作用的翻转”（adrenaline reversal）。对于主要激动α受体的去甲肾上腺素，α受体阻断药只能取消或减弱其升压作用而无翻转作用。对于主要激动β受体的异丙肾上腺素的降压作用则无影响（图 2-7）。

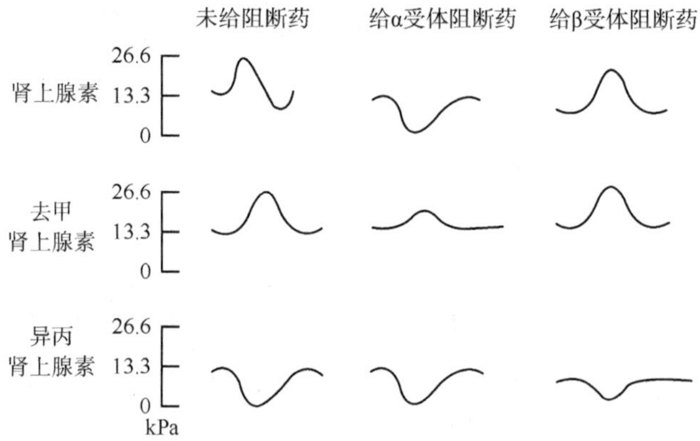

图 2-7　给肾上腺素受体阻断药前后，肾上腺素受体激动药对犬血压的影响

根据药物对α受体亚型（α_1 和 α_2 受体）的选择性不同，可分为三类：

非选择性α受体阻断药、选择性α1 受体阻断药、选择性α2 受体阻断药。

（一）非选择性 α 受体阻断药

酚妥拉明（phentolamine，立其丁，regitin）

考点
酚妥拉明的药理作用、临床应用、不良反应及用药注意

口服吸收差，生物利用度为注射给药的 20%。口服给药作用维持 3～6 小时，肌内注射维持时间仅 30～45 分钟。

【药理作用】

1. 舒张血管　能阻断血管平滑肌上的 α_1 受体，并可直接松弛血管平滑肌，使血管舒张，外周阻力降低，血压下降。

2. 兴奋心脏　由于血压下降可反射性地兴奋心脏，并阻断去甲肾上腺素能神经末梢突触前膜的 α_2 受体，促进 NA 释放，致使心率加快，心肌收缩力增强，心输出量增加。

3. 其他　拟胆碱作用及组胺样作用，可使胃肠平滑肌兴奋，胃酸分泌增加。

【临床应用】

1. 外周血管痉挛性疾病　如肢端动脉痉挛症（雷诺病）、血栓闭塞性脉管炎及冻伤后遗症。

2. 拮抗静脉滴注 NA 外漏引起的缩血管作用　酚妥拉明 5～10mg 溶于 10～20ml 生理盐水中作局部浸润注射。

3. 抗休克　本药能解除小血管痉挛，增加内脏组织血流灌注，降低肺循环阻力，降低心脏前、后负荷，还能增加心肌收缩力，增加心输出量。在补足血容量的基础上，适用于有明显血管痉挛、外周血管阻力高、心输出量低、尿少、并发肺水肿的感染性休克、心源性休克和神经源性休克。

4. 顽固性充血性心力衰竭和急性心肌梗死　可扩张血管，降低外周阻力和心脏的前、后负荷，心输出量增加，心肌耗氧量降低，缓解心力衰竭及肺水肿症状。

5. 嗜铬细胞瘤　用于此病的鉴别诊断和此病骤发的高血压危象及术前治疗。

6. 药物引起的高血压　用于肾上腺素等拟交感胺类药物过量所致的高血压，还可用于突然停用可乐定或应用 MAO 抑制药患者食用富含酪胺食物后出现的高血压。

7. 其他　口服或直接阴茎海绵体内注射，可用于治疗男性勃起功能障碍。

【不良反应及用药注意】

1. 可见腹痛、腹泻、恶心、呕吐等胃肠道症状，使胃酸分泌增加，诱发或加剧消化性溃疡。

2. 可引起直立性低血压，注射后注意让患者静卧 30 分钟，一旦发生直立性低血压，采用头低足高位，必要时给 NA，不可用 AD。

3. 静脉注射可引起心率加快，诱发或加重心绞痛，故静脉注射宜缓慢或采用静脉滴注，用药过程中要监测血压、脉搏变化，调整滴速及用量。

4. 低血压、严重动脉硬化、胃炎、消化性溃疡患者禁用，冠状动脉供血不足患者慎用。

案例　2-5

患者，男，40 岁，近日左足及左小腿时有疼痛、发凉、怕冷、麻木感，严重时肌肉抽搐，不能行走，休息后症状减轻或消失。诊断为左足及其下肢血栓闭塞性脉管炎。

问题： 1. 应选何药治疗该患者？为什么？
2. 用药过程中应该注意哪些事项？

酚苄明（phenoxybenzamine，苯苄胺）

酚苄明与酚妥拉明的药理作用相似，但与 α 受体结合牢固，不易解离，具有起效缓慢、作用强而持久的特点，一次给药，作用可维持 3～4 天。常采用口服和缓慢静脉注射给药，但口服吸收少。主要用于治疗外周血管痉挛性疾病（常在酚妥拉明无效时用）、嗜铬细胞瘤所致高血压、良性前列腺增生及抗休克（感染性休克）。主要不良反应有直立性低血压、心动过速、鼻塞、口干、嗜睡等，也可出现胃肠道刺激症状。冠心病和肾功能不全者慎用。

（二）选择性 α_1 受体阻断药

本类药物对 α_1 受体有较强的选择性阻断作用，能扩张血管，降低血压；对 α_2 受体阻断作用很弱，加快心率作用较弱。常用药物有哌唑嗪（prazosin）、多沙唑嗪（doxazosin）、特拉唑嗪（terazosin）等。主要用于高血压和顽固性心力衰竭的治疗（见第 6 章第 1 节）。

（三）选择性 α_2 受体阻断药

育亨宾（yohimbine）

育亨宾可选择性阻断中枢和外周部位的 α_2 受体，促进去甲肾上腺素能神经末梢释放NA，增加交感神经的张力，使心率加快，血压升高。但不良反应较多，目前主要用作科研工具药。

二、β 受体阻断药

考点
β 受体阻断药的分类、药理作用、临床应用、不良反应及用药注意

β 受体阻断药（β-blockers）能选择性与 β 受体结合，竞争性阻断去甲肾上腺素能神经递质或肾上腺素受体激动药与 β 受体结合而产生效应，又称 β 受体拮抗药。

根据药物对 β 受体亚型的选择性不同，可分为非选择性 β 受体阻断药，即对 β_1 和 β_2 受体都有阻断作用，无明显差别；选择性 β_1 受体阻断药，对 β_2 受体阻断作用很弱或几乎无作用。另外，部分药物具有内在拟交感活性，因此又可分为有内在拟交感活性及无内在拟交感活性两类。常用药物特点见表 2-9。

表 2-9 常用 β 受体阻断药分类及特点

药物和类别	内在拟交感活性	膜稳定作用	生物利用度（%）	$t_{1/2}$ 口服（h）	主要消除器官
非选择性 β 受体阻断药					
普萘洛尔（propranolol，心得安）	–	++	30	3～4	肝
阿普洛尔（alprenolol，心得舒）	++	+	20	2～5	肝
氧烯洛尔（oxprenolol，心得平）	++	+	40	2～3	肝
噻吗洛尔（timolol，噻吗心安）	–	–	75	4～5	肝
吲哚洛尔（pindolol，心得静）	++	+	85	3～4	肝、肾
纳多洛尔（nadolol，羟萘心安）	–	–	35	14～24	肾
选择性 β_1 受体阻断药					
美托洛尔（metoprolol，甲氧乙心安）	–	±	50	3～4	肝
阿替洛尔（atenolol，氨酰心安）	–	–	50	6～9	肾
醋丁洛尔（acebutolol，醋丁酰心安）	+	+	40	2～4	肝、肾
艾司洛尔（esmolol）	–	–	静脉给药	8 分钟	红细胞

本类药的吸收、首关消除等受药物脂溶性的影响，生物利用度个体差异较大，临床应用须注意剂量个体化。例如，普萘洛尔口服吸收快而完全，但首关消除率高，生物利用度较低。吲哚洛尔、阿替洛尔口服吸收差，但首关消除率较低，生物利用度较高。脂溶性高的药物主要在肝脏代谢，少数原形从尿中排泄，脂溶性低的药物则相反。应当注意，肝脏疾病或药酶被抑制时，脂溶性高的药物代谢减慢；肾功能不全时，脂溶性低的药物则可能产生蓄积作用。

【药理作理】 β 受体阻断药种类较多，其基本药理作用相似。

1. β 受体阻断作用

（1）抑制心脏、减少肾素分泌，使心肌收缩力减弱，心率和传导减慢，心输出量减少，心肌耗氧量下降，血压下降。

（2）收缩支气管平滑肌，使呼吸道阻力增加，可诱发或加重哮喘。

（3）抑制糖原和脂肪分解，抑制交感神经兴奋引起的脂肪分解，减弱 AD 的升高血糖作用，延缓使用降血糖药后血糖水平的恢复。

2. 膜稳定作用　某些β受体阻断药在高于临床有效血浓度 50～100 倍时可降低细胞膜对离子的通透性，临床应用意义不大。

3. 内在拟交感活性　某些β受体阻断药在阻断β受体的同时，还能产生较弱的β受体激动效应，称为内在拟交感活性（intrinsic sympathomimetic activity，ISA）。由于这种作用较弱，往往被β受体阻断作用所掩盖。具有 ISA 的β受体阻断药对心脏抑制作用和支气管收缩作用较不具 ISA 的药物弱，但对支气管哮喘患者仍应慎重使用。

4. 降低眼压　噻吗洛尔可阻断睫状体的β受体，减少 cAMP 生成，进而减少房水生成。

【临床应用】

1. 心律失常　对多种原因引起的室上性和室性心律失常均有效，尤其对于窦性心动过速的疗效较好。

2. 心绞痛和心肌梗死　对心绞痛疗效较好。早期和长期应用可降低心肌梗死的复发率和猝死率。

3. 高血压　使高血压患者血压下降，并使心率减慢，不易发生直立性低血压。

4. 充血性心力衰竭　在心肌状况严重恶化之前早期应用。改善心脏舒张功能，延缓儿茶酚胺对心脏的损害。

5. 其他　用于甲状腺功能亢进或甲状腺危象辅助治疗，噻吗洛尔局部滴眼可降低眼压，治疗青光眼。

链 接　普萘洛尔的其他用途

普萘洛尔常用于治疗心绞痛、心律失常、高血压、甲状腺功能亢进等，随着临床上进一步的研究，近年来发现许多新用途：①治疗偏头痛，偏头痛是一种发作性血管运动紊乱，普萘洛尔能防止动脉扩张，抑制肾上腺素释放，是预防偏头痛的首选药物，尤其适用于禁用麦角胺类药物并伴有严重高血压、心绞痛的偏头痛患者；②治疗焦虑症，普萘洛尔是治疗焦虑症的有效药物之一，可抑制心悸、心动过速和肌肉震颤等症状。另外普萘洛尔也可用于帕金森病、肝硬化上消化道出血、血管瘤的治疗。

【不良反应及用药注意】

1. 一般不良反应　常见恶心、呕吐、轻度腹泻等，停药后可消失，偶见过敏性皮疹、血小板减少。

2. 心血管反应

（1）严重不良反应为心脏抑制，因个体差异大，在用药初期会出现，尤其是静脉注射给药时；应按医嘱从小剂量开始用药，并且重点观察心率，不能低于 50 次/分。

（2）阻断血管平滑肌 β_2 受体可使外周血管收缩，导致四肢发冷、皮肤苍白或发绀，引起间歇性跛行、雷诺症等，严重者甚至引起脚趾溃烂和坏死。

3. 反跳现象 长期用药的患者不能突然停药，应在2周内逐渐减量，以免诱发心绞痛加剧、严重心律失常、血压骤升等，增加猝死危险性。

4. 诱发或加重哮喘 由于阻断 β_2 受体，支气管平滑肌收缩，增加呼吸道阻力，诱发支气管哮喘。用药期间密切观察患者有无过敏、缺氧、气喘等反应。具有内在拟交感活性的选择性 β_1 受体阻断药，一般较少发生，但使用时亦应慎重，因这类药物的选择性是相对的。

5. 其他

（1）本类药物多通过肝、肾消除，应定期检查肝、肾功能，并注意肝、肾功能的变化对药物作用的影响。

（2）对使用胰岛素的糖尿病患者，不能合用本类药物，因其能加强降血糖作用且可掩盖低血糖时的出汗、心率加快的症状，使低血糖不易及时察觉，造成严重后果。

（3）心功能不全、重度房室传导阻滞、窦性心动过缓和支气管哮喘等患者禁用，肝功能不全者慎用。

三、α、β 肾上腺素受体阻断药

本类药物对α和β受体均有阻断作用,但对β受体阻断作用比对α受体阻断作用强。

拉贝洛尔（labetalol，柳胺苄心定）

拉贝洛尔可阻断α和β受体，对β受体阻断作用比对α受体阻断作用强，阻断 β_1 受体和 β_2 受体的作用比普萘洛尔弱。并具有较弱的内在拟交感活性和膜稳定作用。具有降压作用出现较快，减慢心率较弱，扩张血管明显，增加肾血流量等特点。

口服用于治疗中度和重度高血压及心绞痛，静脉注射用于高血压危象、嗜铬细胞瘤患者控制性降压。主要不良反应是直立性低血压，采用分次给药可减少低血压的发生。心功能不全、支气管哮喘患者禁用。

卡维地洛（carvedilol）

卡维地洛是一个新型的同时具有α、β受体阻断作用的药物，无内在拟交感活性，高浓度时有钙拮抗作用，还具有抗氧化、抑制心肌细胞凋亡、抑制心肌重构等多种作用。整体α和β受体阻断作用的比率为1∶10，因此阻断α受体引起的不良反应明显减少。

卡维地洛用于治疗轻、中度高血压和充血性心力衰竭。作为第一个被正式批准用于治疗心力衰竭的β受体阻断药，可以明显改善症状，提高射血分数，提高生活质量，降低病死率。可使间歇性跛行和雷诺症状加重。

常用药物还有布新洛尔（bucindolol）、阿罗洛尔（arotinolol）及塞利洛尔（celiprolol）等。

附：制剂与用法

药名	剂型	用法
甲磺酸酚妥拉明	注射剂：5mg/1ml、10mg/1ml	肌内注射、静脉注射：一次5～10mg；静脉滴注：0.3mg/min
	片剂：40mg、50mg	口服：一次25～75mg，一日4次
	胶囊剂40mg	
盐酸妥拉唑啉	片剂：25mg	口服：一次25mg，一日3次
	注射剂：25mg/1ml	肌内注射：一次25mg

续表

药名	剂型	用法
盐酸酚苄明	片剂：5mg、10mg	口服：一次 10～20mg，一日 2 次
	注射剂：100mg/ml	静脉滴注：0.5～1mg/kg，以 5%葡萄糖液 250～500ml 稀释，2 小时滴完
盐酸普萘洛尔	片剂：10mg 缓释片：40mg、80mg 缓释胶囊：40mg	口服：治疗心绞痛及高血压，一次 5～10mg，一日 3 次，隔 4～5 日增加 10mg，直至每日 80～100mg 或至症状明显减轻或消失；治疗心律失常，一次 10～20mg，一日 3 次
	注射剂：5mg/5ml	静脉滴注：2.5～5mg，以 5%葡萄糖液 100ml 稀释，按需调整滴速
马来酸噻吗洛尔	滴眼剂：0.25%、0.5%	滴眼：一次 1 滴，一日 2 次
	片剂：5mg、10mg	口服：一次 5～10mg，一日 2～3 次
吲哚洛尔	片剂：5mg	口服：一次 5～10mg，一日 3 次
美托洛尔	片剂、缓释片：25mg、50mg、100mg、150mg 胶囊剂：25mg、50mg	口服：起始量一次 25～50mg，以后按需可增至一次 50～100mg，一日 2～3 次，最大量不超过一日 400mg
	注射剂：5mg/1ml	静脉注射：一次 5mg，隔 5 分钟重复，总量 10～15mg
拉贝洛尔	片剂：50mg、100mg、200mg	口服：一次 100mg，一日 2～3 次，可增至一次 200mg，一日 3～4 次
	注射剂：50mg/5ml、50mg/10ml	静脉注射：一次 100～200mg

自测题

一、选择题

A_1/A_2 型题

1. 下列哪种效应是通过激动 M 受体实现的
   A. 膀胱括约肌收缩　B. 骨骼肌收缩
   C. 瞳孔开大肌收缩　D. 汗腺分泌
   E. 睫状肌舒张
2. 胆碱能神经不包括
   A. 交感、副交感神经节前纤维
   B. 大部分交感神经节后纤维
   C. 副交感神经节后纤维
   D. 运动神经
   E. 支配汗腺的分泌神经
3. 能选择性地与毒蕈碱结合的受体称为
   A. M 受体　B. N 受体　C. α 受体
   D. β 受体　E. D 受体
4. 下列哪种效应不是通过激动 M 受体实现的
   A. 心率减慢　B. 胃肠道平滑肌收缩
   C. 胃肠道括约肌收缩　D. 膀胱括约肌松弛
   E. 瞳孔括约肌收缩
5. β_2 受体兴奋可引起
   A. 心脏兴奋　B. 支气管扩张
   C. 平滑肌收缩　D. 骨骼肌收缩
   E. 瞳孔扩大
6. 属于 M 样效应的是
   A. 心肌收缩力增强　B. 平滑肌收缩
   C. 冠状动脉扩张　D. 皮肤黏膜血管收缩
   E. 瞳孔扩大
7. 乙酰胆碱消除的主要方式是
   A. 被 COMT 破坏　B. 被胆碱酯酶水解
   C. 被 MAO 破坏　D. 被突触前膜摄取
   E. 被组织摄取
8. 某患者中毒后出现口吐白沫、大汗淋漓、大小便失禁，那么该患者被激动的受体可能是
   A. α 受体　B. β 受体　C. M 受体
   D. N_N 受体　E. N_M 受体
9. 治疗闭角型青光眼一般首选的药物是
   A. 新斯的明　B. 乙酰胆碱
   C. 毒扁豆碱　D. 毛果芸香碱
   E. 阿托品
10. 新斯的明对下列效应器兴奋作用最强的是

A. 骨骼肌 B. 腺体 C. 眼
D. 心血管 E. 支气管平滑肌

11. 毛果芸香碱对眼的作用是
A. 缩瞳，升高眼压，调节痉挛
B. 缩瞳，降低眼压，调节痉挛
C. 缩瞳，升高眼压，调节麻痹
D. 缩瞳，降低眼压，调节麻痹
E. 缩瞳，降低眼压，调节麻痹

12. 新斯的明在临床上主要用于
A. 高血压 B. 阿托品中毒
C. 青光眼 D. 机械性肠梗阻
E. 重症肌无力

13. 有机磷酸酯类中毒症状中，不属于 M 样症状的是
A. 瞳孔缩小 B. 流涎、流泪、流汗
C. 肌颤 D. 腹痛、腹泻
E. 小便失禁

14. 有机磷酸酯类的中毒机制是
A. 阻断 M 受体 B. 激动 α 受体
C. 破坏神经末梢 D. 抑制胆碱酯酶
E. 阻断 N 受体

15. 患有下列哪种疾病的患者不能使用新斯的明
A. 术后腹气胀 B. 重症肌无力
C. 支气管哮喘 D. 筒箭毒碱中毒
E. 术后尿潴留

16. 用毛果云香碱滴眼后，对视力的影响是
A. 视近物清楚、视远物模糊
B. 视远物清楚、视近物模糊
C. 视近物、远物都清楚
D. 视近物、远物都模糊
E. 因人而异

17. 有机磷中毒解救的特异性解毒药是
A. 新斯的明+毛果芸香碱
B. 阿托品+氯解磷定
C. 新斯的明+阿托品
D. 毛果芸香碱+氯解磷定
E. 新斯的明+氯解磷定

18. 患者，女，25 岁。因胃溃疡进行手术，术后出现肠胀气，应选用哪种药治疗
A. 新斯的明 B. 乙酰胆碱
C. 毒扁豆碱 D. 毛果芸香碱
E. 加兰他敏

19. 治疗胆绞痛宜选用
A. 阿托品 B. 阿托品+哌替啶
C. 哌替啶 D. 阿司匹林
E. 溴丙胺太林

20. 下列药物中，可用于抢救伴高热的感染性休克患者的是
A. 毛果芸香碱 B. 卡巴胆碱
C. 山莨菪碱 D. 后马托品
E. 阿托品

21. 阿托品最适于治疗的休克是
A. 失血性休克 B. 过敏性休克
C. 神经源性休克 D. 感染性休克
E. 心源性休克

22. 东莨菪碱的临床应用不包括
A. 麻醉前给药 B. 晕动病
C. 帕金森病 D. 过敏
E. 有机磷中毒

23. 作用短暂，常代替阿托品用于眼底检查的扩瞳药是
A. 东莨菪碱 B. 山莨菪碱
C. 托吡卡胺 D. 溴丙胺太林
E. 琥珀胆碱

24. 用于解救筒箭毒碱过量中毒的药物是
A. 东莨菪碱 B. 山莨菪碱
C. 毛果芸香碱 D. 毒扁豆碱
E. 新斯的明

25. 可用于治疗晕动病的抗胆碱药是
A. 东莨菪碱 B. 山莨菪碱
C. 毛果芸香碱 D. 毒扁豆碱
E. 新斯的明

26. 阿托品的临床应用不包括
A. 麻醉前给药 B. 青光眼
C. 窦性心动过缓 D. 胃肠绞痛
E. 有机磷酸酯类中毒

27. 患者，男，40 岁。因手术需要进行蛛网膜下腔麻醉，麻醉过程中出现心动过缓，应选用下述何药处理
A. 阿托品 B. 毛果芸香碱
C. 新斯的明 D. 山莨菪碱
E. 美卡拉明

28. 患者，7 岁，近来视力下降明显，需要验光配镜，宜选用下述哪种药物滴眼
A. 后马托品 B. 溴丙胺太林
C. 阿托品 D. 山莨菪碱

E. 毛果芸香碱

29. 具有明显舒张肾血管、增加肾血流量作用的药物是
A. 肾上腺素　B. 异丙肾上腺素
C. 麻黄碱　D. 多巴胺
E. 去甲肾上腺素

30. 防治硬膜外麻醉引起的低血压宜选用
A. 肾上腺素　B. 去甲肾上腺素
C. 麻黄碱　D. 多巴胺
E. 异丙肾上腺素

31. 去甲肾上腺素与肾上腺素的下列哪项作用不同
A. 正性肌力作用　B. 兴奋 β 受体
C. 兴奋 α 受体　D. 对心率的影响
E. 被 MAO 和 COMT 灭活

32. 可用于治疗房室传导阻滞的药物是
A. 肾上腺素　B. 去甲肾上腺素
C. 异丙肾上腺素　D. 间羟胺
E. 普萘洛尔

33. 异丙肾上腺素不具有肾上腺素的哪项作用
A. 松弛支气管平滑肌
B. 兴奋 β_2 受体
C. 抑制组胺等过敏介质释放
D. 兴奋心脏
E. 收缩支气管黏膜血管

34. 去甲肾上腺素静脉滴注时间过长引起的最严重的不良反应是
A. 血压过高　B. 头痛　C. 心悸
D. 急性肾衰竭　E. 突然停药引起血压下降

35. 既可直接激动 α、β 受体，又可促进去甲肾上腺素能神经末梢释放递质的药物是
A. 麻黄碱　B. 去甲肾上腺素
C. 肾上腺素　D. 异丙肾上腺素
E. 多巴酚丁胺

36. 心源性休克最适合选用的药物是
A. 多巴胺　B. 异丙肾上腺素
C. 麻黄碱　D. 肾上腺素
E. 去甲肾上腺素

37. 可用于检查眼底的拟肾上腺素药是
A. 麻黄碱　B. 去甲肾上腺素
C. 肾上腺素　D. 多巴胺
E. 去氧肾上腺素

38. 某精神分裂症患者，误服大量氯丙嗪，导致严重低血压，抢救时升血压应选用
A. 麻黄碱　B. 去甲肾上腺素
C. 肾上腺素　D. 多巴胺
E. 阿托品

39. 下列何药可用于治疗外周血管痉挛性疾病
A. 阿托品　B. 酚妥拉明
C. 普萘洛尔　D. 肾上腺素
E. 多巴胺

40. 下列何药可诱发或加重支气管哮喘
A. 肾上腺素　B. 酚苄明
C. 酚妥拉明　D. 普萘洛尔
E. 异丙肾上腺素

41. 酚妥拉明兴奋心脏的机制主要是
A. 激动 α_2 受体
B. 兴奋心脏的 β_1 受体
C. 阻断心脏的 β_1 受体
D. 直接兴奋心肌细胞
E. 阻断心脏的 M 受体

42. 酚妥拉明的临床应用不包括
A. 外周血管痉挛性疾病
B. 抗休克
C. 静脉滴注去甲肾上腺素外漏
D. 嗜铬细胞瘤诊断
E. 消化性溃疡

43. 对肾上腺素嗜铬细胞瘤的诊断性治疗可选用
A. 普萘洛尔　B. 酚妥拉明
C. 去甲肾上腺素　D. 肾上腺素
E. 去氧肾上腺素

44. 普萘洛尔可用于
A. 支气管哮喘　B. 房室传导阻滞
C. 心绞痛　D. 低血压
E. 间歇性跛行

45. 能够同时阻断 α 受体和 β 受体的药物是
A. 拉贝洛尔　B. 吲哚洛尔
C. 阿替洛尔　D. 普萘洛尔
E. 美托洛尔

二、简答题

1. 简述传出神经系统受体的分类及效应。
2. 传出神经系统药物可分为哪几类？
3. 简述毛果芸香碱的药理作用、临床应用及用药注意事项。
4. 简述新斯的明的药理作用和临床应用。
5. 简述有机磷中毒的症状和解救药物。

6. 试述阿托品的药理作用、临床应用、不良反应及禁忌证。
7. 比较阿托品、山莨菪碱和东莨菪碱的作用特点及临床应用。
8. 阿托品合成代用品与阿托品比较有何特点？
9. 试述胆碱受体阻断药的分类及代表药。
10. 肾上腺素常用于过敏性休克的原因是什么？
11. 试比较肾上腺素、去甲肾上腺素和异丙肾上腺素的药理作用、临床应用及不良反应。
12. 简述多巴胺的药理作用及临床应用。
13. 简述麻黄碱与肾上腺素作用特点的比较。
14. 应用 α 受体阻断药引起的低血压为何不用肾上腺素抢救？应选用何药为宜？为什么？
15. 简述酚妥拉明的药理作用和临床应用。
16. 简述β受体阻断的药理作用和临床应用。

（赵丽霞）

第3章
麻 醉 药

麻醉（anesthesia）是指机体或机体局部暂时失去对外界刺激反应性的一种状态或造成这种状态的方法，良好的麻醉效果是进行外科手术、某些诊断检查和治疗操作的必要条件。麻醉药（anesthetics）是指能产生麻醉作用的药物，分为全身麻醉药和局部麻醉药。

链 接　麻醉药和麻醉药品

麻醉药（anesthetic）和麻醉药品（narcotic）是两类完全不同的药物，要正确区分：

麻醉药是指能够暂时引起机体全身或局部感觉（特别是痛觉）暂时消失的药物，分为全身麻醉药和局部麻醉药，临床主要用于全身麻醉和局部麻醉，以便进行外科手术，前者如恩氟烷、异氟烷等，后者如普鲁卡因、利多卡因等。

麻醉药品是指连续使用易产生躯体依赖性，能成瘾的药品，如吗啡、哌替啶等，属于特殊管理药品，其生产、销售、使用必须按《中华人民共和国药品管理法》《麻醉药品和精神药品管理条例》严格管理。

第 1 节　局部麻醉药

局部麻醉药（local anesthetics）简称局麻药，是一类在用药局部可逆性地阻断神经冲动的产生和传导，在意识清醒的条件下使局部痛觉等感觉暂时消失的药物。局麻作用消失后，神经功能可完全恢复，同时对各类组织无损伤作用。根据化学结构可将局麻药分为酯类和酰胺类，酯类药物有普鲁卡因、丁卡因等，酰胺类药物有利多卡因、布比卡因、罗哌卡因等。

链 接　局部麻醉药的发展简史

南美洲印第安人自古以来就有咀嚼古柯树叶以消除疲劳的习惯。1855 年，德国化学家弗里德里希（G. Friedrich）首次从古柯叶中提取出有效成分，命名为 Erythroxylon。1859 年，奥地利化学家尼曼（Albert Neiman）提取出更高纯度的物质，命名为可卡因（Cocaine）。1880 年，有“现代外科学之父”之称的霍尔斯特德（William Steward Halsted）将可卡因制成局部麻醉剂。1884 年，奥地利著名心理学家弗洛伊德（Sigmund Freud）首先推荐可卡因用作局部麻醉剂，同年，维也纳眼科专家柯勒（Carl Koller）首先将其用于临床，用作眼科手术的表面麻醉，并在当年的海德堡眼科大会上发表了自己的成果，后广泛用于眼、鼻、喉等五官科手术中。但可卡因选择性差、毒性大、有成瘾性，因此使用受到限制。1904 年，德国化学家艾因霍恩（Alfred Einhorn）通过对可卡因的结构研究和改造，合成了更安全的普鲁卡因，1905 年应用于临床；1932 年合成丁卡因；1943 年合成利多卡因，1948年应用于临床，是目前应用最为广泛的局麻药；1963年布比卡因问世，其麻醉效力强，作用时间更长；1995年新型局麻药罗哌卡因问世。

考点
局部麻醉药的药理作用、临床应用、不良反应

【药理作用】 局麻药通过阻滞神经细胞膜电压门控制性 Na^+ 通道，抑制 Na^+ 内流，阻止动作电位产生，从而阻断神经冲动的产生和传导，产生局麻作用。局麻药的局麻效果受神经纤维的直径大小及有无髓鞘的影响。一般，细的无髓鞘神经纤维比粗的有髓鞘神经纤维对局麻药作用更敏感。对混合神经产生作用时，局麻顺序是：痛、温觉纤维＞触、压觉纤维＞中枢抑制性神经元＞中枢兴奋性神经元＞自主神经＞运动神经，即首先痛觉消失，继之依次为温觉、触觉、压觉消失，最后发生运动麻痹，恢复时则按相反的顺序进行。

【临床应用】

1. **表面麻醉**（topical anesthesia） 又称黏膜麻醉，将穿透力较强的局麻药直接滴、喷或涂于黏膜表面，使黏膜下神经末梢麻醉。适用于眼、鼻、口腔、咽喉、气管、食管和泌尿生殖道黏膜等部位的浅表手术或检查。常选用穿透力较强的丁卡因。

2. **浸润麻醉**（infiltration anesthesia） 将局麻药注入皮下或手术野附近组织，使局部神经末梢麻醉。适用于浅表小手术。因用药量较大，应选用毒性较小的普鲁卡因、利多卡因。

3. **传导麻醉**（conduction anesthesia） 又称神经阻滞麻醉，将局麻药注射于外周神经干附近，阻断神经冲动的传导，使该神经所分布的区域麻醉。适用于四肢、面部和口腔等手术。常选用普鲁卡因、利多卡因、布比卡因。

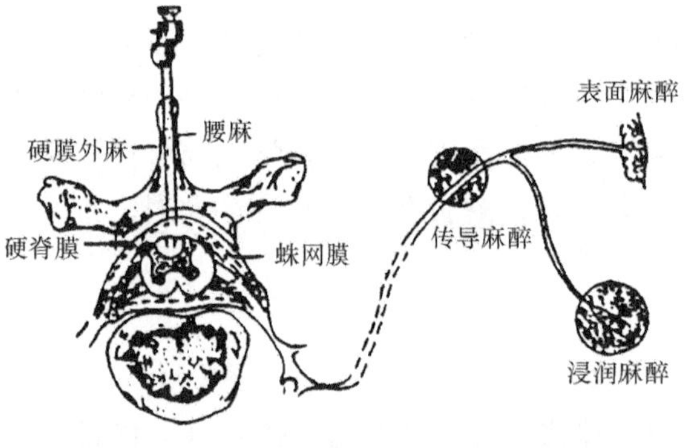

图 3-1 局部麻醉药的临床应用示意图

4. **蛛网膜下腔麻醉**（subarachnoid anesthesia） 又称腰麻或脊髓麻醉，将局麻药注入腰椎蛛网膜下腔，麻醉该部位的脊神经根，使该处发出的神经所分布的区域麻醉。适用于下腹部和下肢手术。可选用普鲁卡因、丁卡因、布比卡因。

5. **硬膜外麻醉**（epidural anesthesia） 将局麻药注入硬脊膜外腔，使通过硬脊膜外腔穿出椎间孔的神经根麻醉，使该处发出的神经所分布的区域麻醉。适用于颈部至下肢手术。可选用普鲁卡因、利多卡因、丁卡因、布比卡因。

腰麻和硬膜外麻醉时，由于交感神经被麻痹，可引起血管扩张、血压下降，可应用麻黄碱防治。

【不良反应及用药注意】

1. **毒性反应** 是局麻药的剂量过大、浓度过高或误将药物注入血管内引起的全身作用（吸收作用），主要表现为中枢神经系统和心血管系统的毒性。

（1）中枢神经系统毒性：表现为先兴奋后抑制。初期表现为头晕、烦躁不安、多言、焦虑、震颤，甚至发生神志错乱和阵挛性惊厥，是由于中枢抑制性神经元对局麻药比中

枢兴奋性神经元更敏感，首先被阻滞，中枢神经系统脱抑制所致。苯二氮䓬类药物对局麻药中毒性惊厥的治疗效果比巴比妥类更好，可静脉注射地西泮。中枢过度兴奋之后可转入抑制，此时中枢抑制性神经元和中枢兴奋性神经元同时被抑制，使中枢神经系统普遍抑制，引起昏迷和呼吸衰竭，可因呼吸衰竭而死亡，宜及时进行人工呼吸抢救。

（2）心血管系统毒性：局麻药能降低心肌细胞的兴奋性，减慢传导，延长不应期，减弱心肌收缩力，甚至引起心脏搏动停止。多数局麻药可扩张血管，引起血压下降，甚至休克。因此，注射用局麻药时，除指、趾端等肢体末端部位，一般应加入少量肾上腺素（1∶100 000～1∶200 000），以收缩局部血管而延缓局麻药的吸收，从而延长局麻作用时间和减少吸收中毒，并减少手术时的出血。

局麻药对心血管系统的作用常滞后于中枢神经系统的作用，局麻药中毒时呼吸抑制更明显，往往是心脏停搏之前已出现呼吸停止，故维持呼吸极其重要。

2. 过敏反应 较少见。可出现荨麻疹、血管神经性水肿、支气管哮喘、过敏性休克等。酯类比酰胺类过敏反应发生率高，对酯类过敏者，可选用酰胺类。

【常用局麻药】

普鲁卡因（procaine，奴佛卡因，novocaine）

普鲁卡因属于酯类局麻药，是最早合成的局麻药。毒性较小，是常用局麻药之一。水溶液性质不稳定，曝光、久贮或受热后逐渐变黄，药效降低，宜避光保存。亲脂性低，对黏膜的穿透力弱，一般不用作表面麻醉。临床上常用于浸润麻醉、传导麻醉、蛛网膜下腔麻醉和硬膜外麻醉。注射给药后1～3分钟起效，因有扩张血管作用而致吸收快，维持时间短，仅维持30～45分钟，加用肾上腺素后维持时间可延长20%。此外，普鲁卡因也可用于损伤部位的局部封闭。

考点 普鲁卡因的药理作用、临床应用、不良反应及用药注意

链 接 局部封闭

局部封闭是将局部麻醉药注入组织内，利用其局部麻醉作用减少局部病变对中枢的刺激并改善局部营养，从而促进疾病痊愈的一种治疗方法，适用于全身各部位的肌肉、韧带、筋膜、腱鞘、滑膜的急慢性损伤或退行性变化及骨关节病等。常用0.25%～0.5%普鲁卡因注射于病灶周围组织，麻醉局部的感觉神经末梢，阻断病理不良刺激向中枢传导，可缓解疼痛。此外，普鲁卡因扩张血管的作用可改善局部血液循环，增加局部组织营养，促进炎症和损伤部位的组织修复。局部封闭时也可根据治疗的需要注入相应的药物，以增加局部药物的浓度，达到治疗目的，如临床常用普鲁卡因和泼尼松龙局部封闭治疗肩周炎、急性关节损伤等。

普鲁卡因剂量过大或浓度过高或误将药物注入血管内可产生中枢神经系统和心血管系统的毒性反应，局部注射应缓慢，并注意有无回血。可引起过敏反应，故用药前应做皮肤过敏试验，皮试阴性者仍可发生过敏反应。

普鲁卡因经血浆假性胆碱酯酶水解为对氨苯甲酸（PABA）和二乙氨基乙醇，前者可减弱磺胺类药物的抗菌效力，后者可增加强心苷类药物的心脏毒性，故应避免合用。

利多卡因（lidocaine，赛罗卡因，xylocaine）

考点 利多卡因的作用特点、临床应用

利多卡因属于酰胺类局麻药。水溶液性质稳定，经高压蒸汽消毒不宜分解变质。是目前应用最多的局麻药。局部作用持续时间及毒性介于普鲁卡因和丁卡因之间。相同浓度下与普鲁卡因相比，具有穿透力强、起效快、作用强而持久、安全范围较大等特点，麻醉时间可持续1～2小时，同时无扩张血管作用且对组织几乎无刺激性，可用于各种局部麻醉，有全能麻醉药之称。进行蛛网膜下腔麻醉时由于扩散力强，麻醉平面难以控制，且比其他药物更易引起神经损害，故一般不用于蛛网膜下腔麻醉。对普鲁卡因过敏者可选用本药。本药还有抗心律失常作用，可用于室性心律失常的治疗（见第6章）。毒性大小与浓度有关，增加浓度可相应增加毒性反应。静脉给药仅应用于抗心律失常，注射时必须使用标明为供静脉用的制剂，并注意控制注射速度。

丁卡因（tetracaine，地卡因，dicaine）

考点 丁卡因的作用特点、临床应用

丁卡因属于酯类局麻药。水溶液稳定性差，久贮后呈微浑浊时不宜应用。作用迅速，1～3分钟起效，维持2～3小时。局麻作用强度及毒性均比普鲁卡因强约10倍。脂溶性高，黏膜穿透力强，最常用作表面麻醉，也可用于传导麻醉、蛛网膜下腔麻醉及硬膜外麻醉。因毒性大且吸收迅速，一般不用于浸润麻醉。

布比卡因（bupivacaine，麻卡因，marcaine）

考点 布比卡因的作用特点、临床应用

布比卡因属于酰胺类局麻药。水溶液性质稳定，能耐蒸汽加热消毒。是目前常用局麻药中作用维持时间较长的药物，可达5～10小时。局麻作用较利多卡因强4～5倍。可用于浸润麻醉、传导麻醉、蛛网膜下腔麻醉和硬膜外麻醉。黏膜穿透力较弱，不适用于表面麻醉。与等效利多卡因相比，可产生严重的心脏毒性，并难以治疗，特别在酸中毒、低氧血症时尤为严重。

左布比卡因（levobupivacaine）

左布比卡因为新型长效局麻药。作为布比卡因的异构体，相对毒性较低，在临床需要较大剂量局麻药及局麻药持续应用时，其优越性显得尤为重要。

罗哌卡因（ropivacaine）

考点 罗哌卡因的作用特点、临床应用

罗哌卡因化学结构似布比卡因，其阻断痛觉的作用较强而对运动的作用较弱、作用时间较短，使患者能够尽早离床活动并缩短住院时间，对心肌的毒性较布比卡因小，有明显的收缩血管作用，使用时无须加入肾上腺素。适用于硬膜外、臂丛阻滞和局部浸润麻醉。对子宫和胎盘血流几乎无影响，故适用于产科手术麻醉。

利多卡因与布比卡因广泛应用于临床，左布比卡因和罗哌卡因作为新型长效局麻药，具有毒性低、时效长、有良好耐受性等特性，使其成为目前麻醉用药的重要选择，也是布比卡因较为理想的替代药物。

案例 3-1

患者，男，76岁，身高165cm，体重45kg，拟于全身麻醉下行右膝关节置换术。入室后建立静脉通道，常规监测生命体征，BP139/80mmHg，HR67次/分，R16次/分，$SpO_2$97%；静脉注射舒芬太尼5μg，神经刺激仪引导下行右侧股神经阻滞，缓慢注射0.33%盐酸罗哌卡因20ml，在给药的同时与患者沟通，当注射即将结束时，患者应答不甚切题、

稍显烦躁、双手舞动，继而突然坐起、胡言乱语、四肢抽搐。

问题： 1. 如何解释患者出现的症状？如何处理？

2. 如何进行用药指导？

常用局麻药的特点比较见表 3-1。

表 3-1　常用局麻药的特点比较

药名	相对局麻强度	相对毒性大小	作用持续时间（h）	一次极量（g）	穿透力	临床应用
普鲁卡因	1	1	0.5～0.75	1	弱	浸润麻醉、传导麻醉、腰麻、硬膜外麻醉
利多卡因	2	2	1～2	0.5	强	表面麻醉、浸润麻醉、传导麻醉、硬膜外麻醉
丁卡因	10	10	2～3	0.1	强	表面麻醉、传导麻醉、腰麻、硬膜外麻醉
布比卡因	10	6.5	5～10	0.15	弱	浸润麻醉、传导麻醉、腰麻、硬膜外麻醉

第 2 节　全身麻醉药

全身麻醉药（general anesthetics）简称全麻药，是一类能抑制中枢神经系统，可逆性地引起暂时性意识、感觉和反射消失及骨骼肌松弛的药物。全身麻醉药分为吸入麻醉药和静脉麻醉药。

链 接　全身麻醉药的发展简史

1771 年，杰出的英国化学家普利斯特列（Joseph Priestley）发现了氧气，次年发现了氧化亚氮。1794 年，英国牛津大学贝道斯（Thomas Beddoes）建立了著名的气体治疗研究所，其学生化学家戴维（Humphrey Davy）于 1798 年开始研究氧化亚氮的化学和药理，并根据其兴奋性而称之为笑气，1800 年发表其研究成果，建议将氧化亚氮用于手术。1844 年 12 月 10 日，美国牙科医生韦尔斯（Horace Wells）在氧化亚氮麻醉下成功拔除一颗臼齿，成为第一个将氧化亚氮应用于临床的人。

乙醚于 1540 年由 Valerius Cordus 首先制成。1842 年 3 月 30 日，美国朗格（Crawford Williamson Long）首次应用乙醚麻醉为一名颈部肿瘤患者实施手术。1846 年 9 月 30 日，美国摩尔顿（William Thomas Green Morton）在乙醚麻醉下成功地为一名患者拔除了一颗牙齿，1846 年 10 月 16 日在马萨诸塞州总医院演示乙醚麻醉切除下颌肿瘤获得成功，标志着现代麻醉学的开端。

氯仿于 1831 年研制成功。1847 年，Holmes Coote 首先将氯仿应用于临床麻醉，同年英国产科医生辛普森（James Simpson）首次将氯仿用于无痛分娩。

20 世纪 50 年代以后陆续研制出氟代类强效吸入全麻药。1951 年 Sukling 首先制成氟烷，1956 年 Johnstone 首先将氟烷应用于临床。自 1963 年以来，安氟烷、异氟烷、七氟烷、地氟烷相继制成并应用于临床。

吸入麻醉药在过去的 100 多年历史中发展迅速，现已拥有五大类，即气体、烃类及烯类、醚类、氯代烷类、氟代醚类，达百余种之多。

一、吸入麻醉药

吸入麻醉药（inhalational anesthetics）均为脂溶性高的挥发性液体或气体，经呼吸道吸入给药，易经肺泡吸收入血，由于脑组织血流量大且类脂质含量丰富，故药物能迅速分布到脑组织，达到一定的浓度时，即产生全麻作用。当停止给药后，药物大部分以原形从肺呼出，少量经肝代谢。

链 接 吸入麻醉分期与诱导麻醉

中枢神经系统不同部位对吸入麻醉药的敏感性不同，给药剂量与麻醉深度有明显的量效关系并有相应特征性表现，为了掌控临床麻醉深度和避免过度麻醉的危险，常以麻醉分期最明显的乙醚麻醉为代表，将麻醉深度分为四期：

第一期（镇痛期）是指从麻醉给药开始到患者意识完全消失，出现镇痛及健忘的麻醉状态。第二期（兴奋期）是指从意识和感觉消失到第三期即外科麻醉期开始，患者表现为兴奋躁动、呼吸不规则、血压不稳定。第一、二期合称为麻醉诱导期，诱导期内容易出现喉头痉挛、心搏骤停等麻醉意外，不宜做任何手术或外科检查。第三期（外科麻醉期）患者恢复安静，呼吸和血压平稳为本期开始的标志，可分为四级，一般手术都在第三级进行，在临近第四级时出现呼吸明显抑制、发绀、血压下降，表明麻醉深度涉及延髓生命中枢，应立即停药或减量。第四期（延髓麻醉期）患者呼吸停止、血压剧降。如出现延髓麻醉状态，必须立即停药，进行人工呼吸、心脏按压，争分夺秒全力进行复苏。

现在临床常用诱导麻醉避开可产生麻醉意外的第一、二期，迅速进入外科麻醉期，故麻醉分期尤其是麻醉第三、四期的表现仍有重要意义，可衡量麻醉深度，防止麻醉过深而发生意外。

麻醉乙醚（anesthetic ether）

麻醉乙醚为无色透明易挥发液体，有特异臭味，易燃易爆，易氧化生成过氧化物及乙醛，使毒性增加。乙醚麻醉分期明显，镇痛、肌松作用强，对呼吸、循环抑制轻，对心、肝、肾毒性小。但麻醉诱导期和苏醒期均较长，易发生麻醉意外；其特异臭味可刺激气道黏液分泌，易引起吸入性肺炎；加之易燃易爆，现代手术室已少用。但其使用简便，在野战、救灾等情况下仍有重要价值。

氟烷（halothane）

氟烷为无色澄明液体，不燃不爆，无异味，但化学性质不稳定，遇光热易降解。麻醉作用快而强，诱导期短且苏醒快。但镇痛、肌松作用较弱；能扩张脑血管，升高颅内压；能增加心肌对儿茶酚胺的敏感性，诱发心律失常等。可致子宫平滑肌松弛而诱发产后出血，禁用于难产或剖宫产患者。反复应用偶致肝炎或肝坏死，现已被更安全的药物如七氟烷等替代。

恩氟烷（enflurane）和异氟烷（isoflurane）

恩氟烷和异氟烷是较常用的吸入麻醉药，两者为同分异构体，为无色挥发性液体，性质稳定。优点：①麻醉作用强，诱导平稳、迅速、舒适，诱导期短，苏醒快；②肌松作用良好；③对心血管系统的抑制作用弱，不增加心肌对儿茶酚胺的敏感性；④肝代谢率低，故肝毒性小。缺点：①麻醉深度极易发生变化，需使用专用带刻度的蒸发器以控制药物输出；②恩氟烷麻醉过深，尤其伴有过度通气时可引起强直性肌痉挛；③异氟烷有乙醚样气味，吸入时有轻度刺激性，可引起咳嗽，甚至喉痉挛；④常规剂量下可致呼吸抑制、低血压及心律失常；⑤复苏期有寒战、恶心、呕吐。适用于全麻诱导和维持，也适用于剖宫产。颅内压增高者慎用，对本品和其他卤化麻醉药过敏者禁用。

七氟烷（sevoflurane）

七氟烷结构与异氟烷相似，与异氟烷相比，麻醉诱导迅速、平稳，复苏快，麻醉深度较易调节；有镇痛和肌松作用；对呼吸、循环系统功能抑制轻。广泛用于成人和儿科患者的院内手术及门诊手术的全麻诱导和维持。主要不良反应为恶心、呕吐、血压下降、心律失常，并可引起重症恶性高热，禁用于已知或怀疑有恶性高热遗传史的患者。可松弛子宫平滑肌，慎用于剖宫产。

地氟烷（desflurane）

地氟烷结构与异氟烷相似，麻醉效价强度低于前述同类药物。麻醉诱导期极短而患者苏醒快。缺点是因麻醉诱导期浓度过大，刺激呼吸道引起咳嗽、呼吸停顿及喉头痉挛。适于成人及儿童的麻醉维持。

氧化亚氮（nitrous oxide，笑气）

氧化亚氮是最早的麻醉药，为无色无臭、味甜、无刺激性的液态气体，性质稳定，不燃不爆。诱导期短，苏醒迅速，镇痛作用强。无肌松作用。对呼吸和肝、肾无不良影响，但对心肌略有抑制作用。因麻醉效能很低，需与其他麻醉药配伍方可达满意的麻醉效果，主要用于全麻诱导或与其他全麻药配伍使用。

二、静脉麻醉药

静脉麻醉药（intravenous anesthetics）通过静脉注射或静脉滴注给药。与吸入麻醉药相比，其优点是产生全麻作用快，无诱导期，患者迅速进入麻醉状态，对呼吸道无刺激性，麻醉方法简便易行；缺点是消除慢，不易掌握麻醉深度，安全性低。

硫喷妥钠（thiopental sodium）

硫喷妥钠为超短效巴比妥类药物。其水溶液在室温下不稳定，应现用现配；碱性较强，对组织有强烈刺激性，静脉注射勿漏出血管外。脂溶性高，静脉注射后几秒钟即可进入脑组织，麻醉作用迅速，无兴奋期。但由于在体内迅速重新分布，由脑组织转移到肌肉和脂肪等组织，故作用维持时间短，仅10分钟左右。镇痛效果差，肌松作用不完全。临床主要用于诱导麻醉、基础麻醉和脓肿的切开引流及骨折、脱臼的闭合复位等短时手术。对呼吸中枢抑制作用明显，尤其是新生儿和婴幼儿，应禁用。易诱发喉头及支气管痉挛，故支气管哮喘者禁用。大剂量可引起严重低血压，一旦发生，应立即注射肾上腺素或麻黄碱。

氯胺酮（ketamine）

氯胺酮麻醉作用迅速短暂，静脉注射30～60秒起效，维持5～10分钟。可选择性阻断痛觉冲动向丘脑和新皮层的传导，同时又兴奋脑干及边缘系统，引起暂时性痛觉消失及记忆缺失，意识模糊但并未完全消失，常有梦幻、肌张力增高、心率加快、血压升高，这种意识和感觉暂时分离的状态称为分离麻醉（dissociative anesthesia）。对体表镇痛作用明显，内脏镇痛作用差，但诱导迅速。对呼吸抑制轻微，对心血管系统兴奋作用明显。使脑血流量增加，颅内压升高。苏醒慢，需 2～3 小时以上。恢复期可出现谵妄、幻觉、躁动、噩梦等精神症状。可单独用于麻醉诱导和不需肌松的浅表短时小手术，如烧伤清创、切痂等，也可与其他全麻药合用于长时间手术。

丙泊酚（propofol）

丙泊酚对中枢神经有抑制作用，产生良好的镇静、催眠效应，起效快，作用时间短，苏醒迅速，无蓄积作用。静脉注射后 40 秒内即可进入睡眠状态，维持约 8 分钟。镇痛作用微弱。能抑制咽喉反射，有利于气管插管。能降低颅内压和眼压，减少脑耗氧及脑血流量。对呼吸和循环有抑制作用。恢复期可出现恶心、呕吐、头痛。可用于门诊短小手术的辅助用药，也可作为全麻诱导和维持及镇静催眠辅助用药。使用前摇匀，不得使用串联有终端过滤器的输液装置输送药物，一次使用后的药物不得留作下次重用。3 岁以内儿童慎用。孕妇及哺乳期妇女不宜使用，但在终止妊娠时可以使用。

依托咪酯（etomidate）

依托咪酯为强效超短效非巴比妥类催眠药。静脉注射后约 20 秒即产生麻醉，停药后 3～5 分钟苏醒。无明显镇痛、肌松作用。可用于诱导麻醉，常需加用镇痛药、肌松药。对心脏功能影响小，尤其适用于冠心病、瓣膜病和其他心脏功能差的患者。主要缺点是恢复期恶心、呕吐发生率高达 50%，并可抑制肾上腺皮质激素合成。

三、复合麻醉

目前各种全麻药单用都不够理想，为了克服其不足，常采用复合麻醉（表 3-2）。复合麻醉是指同时或先后应用两种或两种以上的麻醉药或其他辅助药物，以达到满意的手术条件。常用的复合麻醉方法有以下几种。

1. 麻醉前给药 指患者进入手术室前应用的药物。例如，手术前夜常用镇静催眠药如苯巴比妥或地西泮，消除患者的紧张情绪，手术前再用地西泮使患者短暂记忆缺失；术前注射阿托品或东莨菪碱防止呼吸道分泌物所致吸入性肺炎，并防止反射性心律失常；术前注射阿片类镇痛药可在较浅麻醉分期获得满意的镇痛效果，从而增强麻醉效果。

2. 基础麻醉 进入手术室前给予适量的全麻药或大剂量催眠药，使患者处于浅麻醉或深睡眠状态，称为基础麻醉。在此基础上进行麻醉，可使麻醉平稳且用药量减少。常用于小儿及精神过度紧张的患者。

3. 诱导麻醉 先应用诱导期短的硫喷妥钠或氧化亚氮等全麻药，使患者迅速进入外科麻醉期，称为诱导麻醉，之后再用其他药物维持麻醉。此法可避免诱导期的不良反应。

4. 合用肌松药 根据手术对肌肉松弛的要求，在麻醉时合用肌松药阿曲库铵或琥珀胆碱等。

5. 低温麻醉 在物理降温的基础上合用氯丙嗪使体温下降至较低水平（28～30℃），降低心、脑等生命器官的耗氧量，提高组织对缺氧及阻断血流情况下的耐受力，称为低温麻醉。适用于脑手术或心血管手术。

6. 控制性降压 加用短效血管扩张药硝普钠或钙通道阻滞药，使血压适度适时下降，同时抬高手术部位，以减少出血。常用于止血较困难的颅脑手术。

7. 神经安定镇痛术 常用氟哌利多与芬太尼按 50∶1 制成的合剂做静脉注射，使患者意识朦胧，痛觉消失，自主动作停止，适用于外科小手术；如同时加用氧化亚氮和肌松药则可达满意的外科麻醉，称为神经安定麻醉。

表 3-2 复合麻醉用药

用药目的	常用药物	用药目的	常用药物
镇静、解除精神紧张	巴比妥类、苯二氮䓬类	骨骼肌松弛	琥珀胆碱、筒箭毒碱类
短暂性记忆缺失	苯二氮䓬类、氯胺酮、东莨菪碱	抑制迷走神经反射	阿托品类
基础麻醉	巴比妥类、水合氯醛	降温	氯丙嗪
诱导麻醉	硫喷妥钠、氧化亚氮	安定、止吐	氟哌利多
镇痛	阿片类	控制性降压	硝普钠、钙通道阻滞药

案例 3-2

患者，女，63 岁，体重 50kg，诊断为左乳癌，拟在全麻下行左乳癌改良根治术。术前 30 分钟肌内注射阿托品 0.5mg。入室后建立静脉通道，依次静脉注射芬太尼 0.2mg、阿曲库铵 75mg、丙泊酚 100mg，诱导麻醉。接麻醉机吸入 1%～2%异氟烷，瑞芬太尼、丙泊酚静脉滴注，阿曲库铵间断静脉注射，维持麻醉。

问题： 1. 麻醉前为何肌内注射阿托品？

2. 请分析诱导麻醉和维持麻醉中所用药物的作用。

自测题

一、选择题

A_1 型题

1. 局麻药的局麻作用机制是
   A. 阻滞 Na^+内流 B. 阻滞 K^+外流
   C. 阻滞 Cl^-内流 D. 阻滞 Ca^{2+}内流
   E. 促进 K^+外流
2. 为延长局麻药的局麻作用时间，宜采用的措施是
   A. 增加局麻药的用量
   B. 加大局麻药的浓度
   C. 局麻药中加入少量去甲肾上腺素
   D. 局麻药中加入少量肾上腺素
   E. 调节局麻药的 pH 至弱酸性
3. 蛛网膜下腔麻醉前注射麻黄碱的意义是
   A. 预防呼吸抑制 B. 预防发生心律失常
   C. 预防血压下降 D. 减少局麻药吸收
   E. 延长局麻药作用时间
4. 局麻药过量中毒发生惊厥，宜选用的对抗药是
   A. 硫酸镁 B. 异戊巴比妥
   C. 水合氯醛 D. 苯巴比妥
   E. 地西泮
5. 普鲁卡因不宜用于
   A. 表面麻醉 B. 浸润麻醉
   C. 传导麻醉 D. 蛛网膜下腔麻醉
   E. 硬膜外麻醉
6. 丁卡因不能做浸润麻醉主要是因为
   A. 麻醉效力强 B. 黏膜穿透力强
   C. 作用迅速 D. 作用持久
   E. 毒性大
7. 需做皮试的是
   A. 普鲁卡因 B. 利多卡因
   C. 丁卡因 D. 布比卡因
   E. 罗哌卡因
8. 可用于抗心律失常的是
   A. 普鲁卡因 B. 利多卡因
   C. 丁卡因 D. 布比卡因

E. 罗哌卡因

9. 关于恩氟烷优点的叙述，错误的是
A. 麻醉诱导期短，苏醒快
B. 麻醉深度易于控制
C. 肌松作用良好
D. 对心血管系统的抑制作用弱
E. 肝毒性小

10. 常用于静脉麻醉的巴比妥类药物是
A. 苯巴比妥　B. 戊巴比妥
C. 异戊巴比妥　D. 司可巴比妥
E. 硫喷妥钠

11. 具有分离麻醉作用的是
A. 麻醉乙醚　B. 七氟烷
C. 氯胺酮　D. 丙泊酚
E. 依托咪酯

12. 为了减少全麻时刺激呼吸道腺体分泌，常选用
A. 肾上腺素　B. 去甲肾上腺素
C. 阿托品　D. 山莨菪碱
E. 多巴胺

13. 神经安定镇痛术常用
A. 氟哌啶醇+吗啡　B. 氟哌利多+吗啡
C. 氟哌啶醇+芬太尼　D. 氟哌利多+芬太尼
E. 五氟利多+芬太尼

二、简答题

1. 比较常用局麻药的作用特点和临床应用。
2. 局麻药中加入少量肾上腺素的目的是什么？
3. 局麻药的不良反应有哪些？
4. 常用的复合麻醉方法有哪几种？复合麻醉时常用的药物有哪些？各自的用药目的是什么？

附：制剂与用法

药名	剂型	用法
盐酸普鲁卡因	注射剂：40mg/2ml、100mg/10ml、50mg/20ml 粉针剂：150mg	浸润麻醉用 0.25%～0.5%溶液，传导麻醉、腰麻及硬膜外麻醉均可用 1%～2%溶液。一次极量 1000mg。腰麻不宜超过 150mg
盐酸利多卡因	注射剂：100mg/5ml、400mg/20ml	浸润麻醉用 0.25%～0.5%溶液，表面麻醉、传导麻醉、硬膜外麻醉均可用 1%～2%溶液。一次极量 500mg。腰麻不宜超过 100mg
盐酸丁卡因	注射剂：50mg/5ml	表面麻醉用 0.25%～1%溶液，传导麻醉、腰麻及硬膜外麻醉可用 0.2%溶液。一次极量 100mg。腰麻不宜超过 16mg
盐酸布比卡因	注射剂：12.5mg/5ml、25mg/5ml、37.5mg/5ml	浸润麻醉用 0.25%溶液，传导麻醉用 0.25%～0.5%溶液，硬膜外麻醉用 0.5%～0.75%溶液。极量：一次 150mg，400mg/d
麻醉乙醚	100ml、250ml	用量按手术需要及麻醉方式而定
氟烷	20ml、50ml	用量按需而定
恩氟烷	100ml、150ml、250ml	用量按需而定
异氟烷	100ml、250ml	用量按需而定
七氟烷	100ml、120ml，250ml	用量按需而定
地氟烷	240ml	用量按需而定
氧化亚氮	钢瓶装，液化气体	用量按需而定
硫喷妥钠	粉针剂：0.5g	配成 2.5%或 5%溶液缓慢静脉注射，一次极量 1g，静脉滴注一日极量 2g
盐酸氯胺酮	注射剂：0.1g/2ml、0.1g/10ml、0.2g/20ml	静脉注射用于诱导麻醉，一次 1～2mg/kg，维持用量每次 0.5mg/kg
丙泊酚	注射剂：0.1g/10ml、0.1g/20ml、1g/50ml	静脉注射用于诱导麻醉，40mg/10s，直至产生麻醉；维持麻醉通常保持在 4～12mg/（kg·h）
依托咪酯	注射剂：20mg/10ml	静脉注射用于诱导麻醉，一次 0.3mg/kg
神经安定镇痛合剂	注射剂：2ml、5ml（每 1ml 含氟哌利多 2.5mg、芬太尼 0.05mg）	0.1ml/kg，静脉注射或肌内注射

（曹　红）

第4章
中枢神经系统药

第1节 镇静催眠药

镇静催眠药（sedative-hypnotics）是一类抑制中枢神经系统功能而起镇静催眠作用的药物。该类药物对中枢神经系统的抑制作用程度随剂量增加而加深，小剂量时引起安静或嗜睡的镇静作用，较大剂量时引起类似生理性睡眠的催眠作用。

常用的镇静催眠药分为四类：苯二氮䓬类、巴比妥类、新型非苯二氮䓬类及其他镇静催眠药，其中苯二氮䓬类最常用。

链 接 睡眠时相与镇静催眠药

正常的生理性睡眠可分为非快动眼睡眠（NREMS）和快动眼睡眠（REMS）两种时相，在REMS时相中会出现眼球快速运动，并经常做梦。镇静催眠药可缩短REMS睡眠时相，长期用药可导致依赖性，突然停药也会出现反跳现象（此时REMS时间延长，梦魇增多，迫使患者继续用药，终至依赖）和戒断症状（失眠、震颤、激动、焦虑等）。与巴比妥类相比，苯二氮䓬类药物对REMS的影响较小，停药后出现反跳性REMS睡眠延长和戒断症状发生较迟、较轻。

考点 镇静催眠药的分类及代表药物

一、苯二氮䓬类

苯二氮䓬类（benzodiazepines，BZ）的基本化学结构为1，4-苯并二氮䓬。目前在临床应用的有20余种。根据各个药物（及其活性代谢物）的消除半衰期的长短，分为长效、中效、短效三类。①长效类：地西泮（diazepam，安定）等；②中效类：劳拉西泮（lorazepam）、阿普唑仑（alprazolam）等；③短效类：三唑仑（triazolam）等。本类药物的基本药理作用相似，但各有侧重，体内过程也有差异。地西泮为苯二氮䓬类的代表药，也是本类药物中应用最广的药物。

考点 苯二氮䓬类药物的药理作用、临床应用、不良反应及用药注意

苯二氮䓬类药物口服吸收迅速而完全，0.5～1.5 小时血药浓度达峰，其中三唑仑吸收最快，氯氮䓬和奥沙西泮吸收较慢；肌内注射吸收缓慢而不规则。临床上急需发挥疗效时应静脉注射给药。地西泮脂溶性高，易透过血脑屏障和胎盘屏障，与血浆蛋白结合率高达95%以上。地西泮在肝脏代谢，主要活性代谢产物为去甲地西泮、替马西泮、奥沙西泮，最后形成葡糖醛酸结合物经肾排出。

【药理作用和临床应用】

1. 抗焦虑 小剂量产生抗焦虑的作用。焦虑是多种精神失常的常见症状，患者多有恐惧、紧张、忧虑、失眠并伴有心悸、出汗、震颤等症状。本类药物作用快而确实，能显著改善患者的焦虑症状，对各种原因引起的焦虑均有显著疗效。临床作为治疗焦虑症及各种原因引起的焦虑状态的首选药。一般用药后1周即可见效，4～6周疗效显著。

2. 镇静催眠 中等剂量产生镇静催眠作用。可明显缩短入睡时间、显著延长睡眠持续时间、减少觉醒次数，催眠作用近似于生理睡眠。其优点是：①治疗指数高，安全范围大，对呼吸、循环抑制轻，过量也不引起全身麻醉；②对快动眼睡眠（REMS）时相影响较小，因而相对巴比妥类药物而言，停药后出现反跳性快动眼睡眠延长较轻，停药后出现多梦的情况也较少；③后遗效应较轻；④无肝药酶诱导作用，耐受性轻；⑤依赖性、戒断症状较轻。临床上作为治疗失眠的首选药，入睡困难者一般选用短、中效类药物，早醒者选用中、长效类药物。

3. 抗惊厥、抗癫痫 较大剂量产生抗惊厥、抗癫痫作用。能抑制惊厥或癫痫病灶的异常放电向周围皮层和皮层下扩散，终止或减轻惊厥及癫痫的发作。其中地西泮、三唑仑的作用尤为明显，临床用于辅助治疗破伤风、子痫、小儿高热惊厥及药物中毒性惊厥。地西泮静脉注射是治疗癫痫持续状态的首选药，对于其他类型的癫痫发作则以氯硝西泮和硝西泮疗效较好。

4. 中枢性肌肉松弛 本类药物具有较强的中枢性肌肉松弛作用。可明显缓解动物的去大脑僵直，也可缓解人类大脑损伤所致的肌肉僵直，但不影响机体正常活动。临床上用于缓解中枢或局部病变引起的肌张力增强或肌肉痉挛，如脑血管意外脊髓损伤或腰肌劳损等。

5. 其他 较大剂量可致暂时性记忆缺失。可用于麻醉前给药，其镇静作用可减轻患者对手术的恐惧情绪，并减少麻醉药用量，增强麻醉药的安全性，使患者对术中的不良刺激在术后不复记忆。临床上也常用于心脏电击复律或内镜检查前用药，多用地西泮静脉注射。

目前认为，苯二氮䓬类的中枢作用主要与药物加强中枢抑制性神经递质γ-氨基丁酸（GABA）功能有关，还可能与药物作用于不同部位的$GABA_A$受体密切相关。

药物作用于大脑皮质、边缘系统、中脑、脑干和脊髓，与$GABA_A$受体复合物上的苯二氮䓬受体结合并激动该受体，促进GABA与$GABA_A$受体结合，使Cl^-通道开放频率增加，Cl^-内流增多，导致细胞膜超极化，呈现中枢抑制作用。

【不良反应及用药注意】

1. 中枢神经系统反应 治疗量连续应用最常见的不良反应是嗜睡、头晕、乏力和记忆力下降，长效类尤易发生。大剂量偶见共济失调、口齿不清、精神错乱、意识障碍。严重时可引起昏迷、呼吸抑制。因可影响技巧动作和驾驶安全，故应告知患者在用药期间不宜驾驶车辆、从事高空作业或进行机械操作等，以免发生意外。

2. 呼吸和循环抑制 静脉注射速度过快或剂量过大可引起呼吸和循环功能的抑制，甚至导致呼吸和心跳停止，故静脉注射速度宜缓慢。地西泮成人不超过5mg/min，小儿则不超过0.08mg/min；成人一次量勿超过10mg，24小时总剂量不超过40mg。静脉注射后应监测患者的脉搏、血压、呼吸。

3. 耐受性和依赖性 本类药物虽无明显的肝药酶诱导作用，但长期应用仍可产生耐受性，一般在连续用药4周即可产生，需增加剂量。久用可发生依赖性，一般在连续用药4～12个月即可产生，停药时可出现反跳现象和戒断症状，多在停药后2～3天发生，如失眠、焦虑、兴奋、心动过速、呕吐、出汗及震颤等，甚至惊厥。与巴比妥类相比，戒断症状发生较轻、较迟。故用药时应从小剂量开始，尽可能应用能控制症状的最低剂量；宜短期或间断用药；停药时应逐渐减少剂量，不可突然停药。

4. 急性中毒 本类药物毒性较小，安全范围较大，很少因为用药剂量过大而引起死亡。若出现急性过量中毒可导致昏迷、呼吸及循环抑制，除采用洗胃和对症治疗措施以外，还可用氟马西尼（flumazenil，安易醒）进行抢救。氟马西尼是苯二氮䓬类结合位点的拮抗药，能有效地改善急性中毒所致的呼吸和循环功能的抑制，主要用于苯二氮䓬类药物过量中毒的诊断和解救及逆转其中枢抑制作用，但对巴比妥类和其他中枢抑制药引起的中毒无效。

5. 其他 ①本类药物与其他中枢抑制药、乙醇合用时，中枢抑制作用增强，可加重嗜睡、昏睡、呼吸抑制、昏迷，严重者可致死。②孕妇、哺乳期妇女、新生儿禁用；老人、小儿、肝、肾和呼吸功能不全、青光眼、重症肌无力者慎用。③地西泮注射液应单独给药，不宜与其他药物混合；地西泮几乎不溶于水，故静脉注射或肌内注射时其注射液不宜稀释；地西泮注射液刺激性强，静脉注射时易引起静脉炎，故应在静脉注射后即刻用少量0.9%氯化钠注射液冲洗静脉；除用于癫痫持续状态时，原则上不应作连续静脉滴注；地西泮注射液中含苯甲醇，禁止用于儿童肌内注射。

案例 4-1

患者，男，60岁，长期失眠，多年来依靠服用地西泮解决睡眠障碍，剂量由几年前的每日1片增加到现在的每日4片。近段时间，由于未能及时到医院取药，导致失眠、兴奋烦躁不安。

问题： 1. 如何解释用药剂量的不断增加？

2. 如何解释突然断药后出现的症状？

常用苯二氮䓬类药物的分类、作用特点及临床应用见表4-1。

表4-1 常用苯二氮䓬类药物的分类、作用特点及临床应用比较

类别	药物	作用特点及临床应用
长效类	地西泮（diazepam）	用于焦虑、镇静催眠，还可用于抗癫痫和抗惊厥。静脉注射为治疗癫痫持续状态的首选药，对破伤风轻度阵发性惊厥也有效，还可用于全麻的诱导和麻醉前给药
	氟西泮（flurazepam）	用于治疗各种失眠，如入睡困难、夜间多梦、早醒。对反复发作的失眠或睡眠障碍及需睡眠休息的急慢性疾病均有效
中效类	硝西泮（nitrazepam）	用于治疗失眠症与抗惊厥，与抗癫痫药合用治疗癫痫
	氯硝西泮（clonazepam）	抗惊厥作用比地西泮和硝西泮强5倍，作用迅速。用于控制各型癫痫，尤适用于失神性发作、婴儿痉挛症、肌阵挛性发作、运动不能性发作及Lennox-Gastaut综合征
	劳拉西泮（lorazepam）	用于焦虑障碍的治疗或用于缓解焦虑症状及与抑郁症状相关的焦虑的短期治疗
	奥沙西泮（oxazepam）	用于短期缓解焦虑、紧张，激动，也可用于催眠，焦虑伴有精神抑郁的辅助用药，并能缓解急性酒精戒断症状。肌松作用较其他苯二氮䓬药物为强
	阿普唑仑（alprazolam）	用于焦虑、紧张、激动，也可用于催眠或焦虑的辅助用药，也可作为抗惊恐药，并能缓解急性酒精戒断症状。对有精神抑郁的患者应慎用
	艾司唑仑（estazolam）	用于抗焦虑、失眠。也用于紧张、恐惧及抗癫痫和抗惊厥
短效类	三唑仑（triazolam）	用于治疗各型失眠症，尤其适用于入睡困难、觉醒频繁和（或）早醒等睡眠障碍
	咪达唑仑（midazolam）	用于睡眠障碍，失眠，特别适用于入睡困难者、手术或诊断性操作前用药

二、巴比妥类

考点
巴比妥类药物的药理作用、临床应用、不良反应及用药注意

巴比妥类（barbiturates）是巴比妥酸的衍生物，根据作用维持时间的长短分为长效、中效、短效和超短效四类（表 4-2）。

表 4-2 巴比妥类药物的分类、特点和临床应用

类别	药物	脂溶性	显效时间（h）	作用维持时间（h）	$t_{1/2}$（h）	消除方式	主要临床应用
长效	苯巴比妥（phenobarbital）	低	0.5～1	6～8	24～140	30%原形经肾排泄，部分肝代谢	焦虑、失眠、癫痫及运动障碍
中效	异戊巴比妥（amobarbital）	稍高	0.25～0.5	3～6	8～42	肝代谢	催眠、镇静、抗惊厥、麻醉前给药
短效	司可巴比妥（secobarbital）	较高	0.25	2～3	20～28	肝代谢	催眠、抗惊厥
超短效	硫喷妥钠（thiopental）	高	静脉注射、立即	0.25	3～8	肝代谢	静脉麻醉

【药理作用和临床应用】 巴比妥类对中枢神经系统有普遍性抑制作用，随着剂量增加，中枢抑制作用由弱到强，依次表现为镇静、催眠、抗惊厥、麻醉作用，苯巴比妥还有抗癫痫的作用；较大剂量时可明显抑制心血管系统；剂量过大可引起呼吸中枢麻痹而致死。由于安全性较差，易发生依赖性，其应用日渐减少，目前在临床上主要用于抗惊厥、抗癫痫和麻醉。

1. 镇静催眠 小剂量巴比妥类药物具有镇静作用，可缓解焦虑、烦躁不安的状态，中等剂量具有催眠作用。但本类药物可改变正常睡眠模式，缩短 REMS 时相，久用停药后可导致多梦，造成睡眠障碍，其安全性远不及苯二氮䓬类，因此巴比妥类目前较少用于镇静催眠的治疗。

2. 抗惊厥抗癫痫 巴比妥类有较强的抗惊厥作用，临床用于治疗小儿高热、破伤风、子痫、脑膜炎、脑炎及中枢兴奋药引起的惊厥。苯巴比妥具有特异的抗癫痫作用，也应用于癫痫大发作及癫痫持续状态的治疗。

3. 麻醉及麻醉前给药 硫喷妥钠静脉注射时能产生短暂的麻醉作用，作为静脉麻醉药用于诱导麻醉、基础麻醉。长效及中效巴比妥类可作为麻醉前给药，以消除患者手术前的紧张情绪。

【不良反应及用药注意】

1. 后遗效应 服用催眠剂量的巴比妥类后，次晨可出现头晕、眩晕、困倦、思睡、精神不振、精细运动不协调，也称为“宿醉现象”。驾驶员、从事高空作业者、精密仪器操作者服用时应警惕。

2. 耐受性和依赖性 短期内反复服用时易产生耐受性，需加大剂量才能维持原来的疗效。长期连续用药后可产生精神依赖性和躯体依赖性，迫使患者继续服药，最终导致成瘾。成瘾后骤停，易发生戒断症状，表现为失眠、激动、焦虑，甚至惊厥。

3. 呼吸抑制　呼吸深度抑制是巴比妥类药物中毒致死的主要原因。与用药剂量成正比，若静脉注射速度过快，治疗量也可引起呼吸抑制，故注射速度不宜超过 60mg/min。催眠剂量的巴比妥类对正常人呼吸影响不明显，但对已有呼吸功能不全者则可产生显著影响。有严重呼吸系统疾病的患者，用药期间应密切观察呼吸频率和节律，注意有无缺氧的表现。

4. 急性中毒　大剂量服用（5～10 倍催眠剂量）或静脉注射过快，则可能引起急性中毒，表现为昏迷、呼吸深度抑制、血压下降、体温降低、反射消失、休克及肾衰竭等，呼吸衰竭是致死的主要原因。解救原则：①支持疗法，维持呼吸和循环功能（保持呼吸道通畅吸氧，必要时行人工呼吸，甚至气管切开，同时可给予呼吸兴奋药和升压药）；②促进药物排泄，通过洗胃（生理盐水或 1：2000 高锰酸钾溶液）、导泻（10～15g 硫酸钠，忌用硫酸镁）、碱化尿液（静脉滴注碳酸氢钠或乳酸钠）、利尿（利尿药或脱水药）、血液透析等加速药物排出。

5. 超敏反应　偶见皮肤反应，多见者为各种皮疹，严重者可出现剥脱性皮炎和多形红斑（或 Stevens-Johnson 综合征）。

6. 其他　与其他中枢抑制药、乙醇等合用时，中枢抑制作用增强；严重肺功能不全、肝硬化、血卟啉病史、贫血、哮喘史、未控制的糖尿病、过敏者禁用。

三、新型非苯二氮䓬类镇静催眠药

本类药物于 20 世纪 80 年代开始应用于失眠的临床治疗，主要包括唑吡坦、佐匹克隆、扎来普隆等。它们对于 $GABA_A$ 上的 α 亚基更具选择性，主要发挥催眠作用。

唑吡坦（zolpidem）

唑吡坦属于咪唑吡啶类药物，选择性地激动 $GABA_A$ 受体上的 BZ_1 受点调节 Cl^- 通道，仅用于镇静和催眠。起效快，血药浓度达峰时间为 0.5～3 小时，对正常睡眠时相干扰少。用于治疗偶发性、暂时性或慢性失眠。后遗效应、耐受性和依赖性轻微。中毒时可用氟马西尼解救。15 岁以下儿童、孕妇和哺乳期妇女禁用。服药期间禁止饮酒。

佐匹克隆（zopiclone）

佐匹克隆是第三代镇静催眠药物的代表，激动 GABA 受体。催眠作用较苯二氮䓬类强，且作用迅速，用于治疗各种原因引起的失眠，是苯二氮䓬类良好的替代品。还具有抗焦虑、抗惊厥和中枢性肌肉松弛作用。成瘾性较小，无耐受性。短期用药停药后反跳性失眠有可能发生，但比较罕见。服药期间禁止饮酒。

最新药物右佐匹克隆是佐匹克隆的右旋异构体，药效是母体的 2 倍，但毒性更小。

扎来普隆（zaleplon）

扎来普隆具有镇静催眠、抗焦虑、抗惊厥和肌肉松弛作用，具有良好的耐受性，并且长期使用几乎没有依赖性。适用于入睡困难的失眠症的短期治疗。成瘾性比佐匹克隆、唑吡坦都小。

四、其他镇静催眠药

水合氯醛（chloral hydrate）

水合氯醛口服易吸收，具有镇静、催眠、抗惊厥作用。适用于入睡困难的患者。作为催眠药，短期应用有效，连续服用超过 2 周则无效。麻醉前、手术前和睡眠脑电图检查前用药，可镇静和解除焦虑，使相应的处理过程比较安全和平稳。用于癫痫持续状态的治疗，也可用于小儿高热、破伤风及子痫引起的惊厥。对胃有刺激性，需稀释后口服。过量可损害心、肝和肾等脏器。久用可产生耐受性和依赖性。胃溃疡及严重心、肝和肾病患者禁用。

链 接 失眠的治疗指南

根据《中国成人失眠诊断与治疗指南（2017 版）》，失眠是最为常见的睡眠问题之一。流行病学研究显示，中国有 45.4%的被调查者在过去 1 个月中曾经历过不同程度的失眠。失眠治疗的总体目标是：①改善睡眠质量和（或）增加有效睡眠时间；②恢复日间社会功能，提高生活质量；③防止短期失眠转化成慢性失眠；④减少与失眠相关的躯体疾病或与精神疾病共病的风险；⑤尽可能避免包括药物在内的各种干预方式带来的负面效应。

附：制剂与用法

药名	剂型	用法
地西泮	片剂：2.5mg、5mg	抗焦虑、镇静，口服：2.5～5mg，一日 3 次。催眠，5～10mg，睡前服
	注射剂：10mg/2ml	癫痫持续状态，每次 5～20mg 缓慢静脉注射，间隔 10～15 分钟给药 1 次，最大量可至 30mg，注射速度以每分钟不超过 5mg 为宜。必要时在 2～4 小时内重复上述方案。亦可静脉滴注，至发作停止。心脏电复律，每 2～3 分钟静脉注射 5mg，直至出现嗜睡、语言含糊或入睡
氟西泮	胶囊剂：15mg、30mg	催眠，15～30mg，睡前服。年老体弱者开始一次 15mg，然后酌情加量。15 岁以下儿童不宜使用
硝西泮	片剂：5mg	催眠，5～10mg，睡前服。抗癫痫，口服：5mg，一日 3 次，可酌情增加
氯硝西泮	片剂：0.5mg、2mg	抗癫痫，口服：初始量一日 0.75～1mg，分 2～3 次服用，以后逐渐增加；维持量一日 4～8mg，分 2～3 次服用。极量：一日 20mg
劳拉西泮	片剂：0.5mg、1mg、2mg	抗焦虑，一日 2～6mg，分 2～4 次服用。催眠，2～4mg，睡前服
奥沙西泮	片剂：15mg、30mg	抗焦虑，口服：10～30mg，一日 3 次。催眠，15～30mg，睡前服
阿普唑仑	片剂：0.4mg	抗焦虑，口服：0.4mg，一日 3 次。催眠，0.4～0.8mg，睡前服。抗抑郁，口服：0.8mg，一日 3 次
艾司唑仑	片剂：1mg、2mg	镇静、抗焦虑，口服：1～2mg，一日 3 次。催眠，2～4mg，睡前服。抗癫痫，口服：2～4mg，一日 3 次。麻醉前给药，2～4mg，手术前 1 小时服
三唑仑	片剂：0.125mg、0.25mg	催眠，0.25～0.5mg，睡前服
咪达唑仑	片剂：15mg	催眠，15mg，睡前服
苯巴比妥	片剂：10mg、15mg、30mg、100mg	镇静，口服：15～30mg，一日 3 次。催眠，60～100mg，睡前服。抗癫痫，大发作从小剂量开始，口服：15～30mg，一日 3 次，最大剂量 60mg，一日 3 次
苯巴比妥钠	注射剂：0.05g、0.1g、0.2g	抗惊厥，0.1～0.2g，肌内注射。癫痫持续状态，0.1～0.2g，缓慢静脉注射。麻醉前给药，0.1～0.2g，术前 0.5～1 小时肌内注射
异戊巴比妥	片剂：0.1g	催眠，0.1～0.2g，睡前服
司可巴比妥	胶囊剂：0.1g	催眠，0.1～0.2g，睡前服。麻醉前给药，口服：0.2～0.3g

续表

药名	剂型	用法
硫喷妥钠	注射剂：0.5g、1g	临用前配成 1.25%～2.5%溶液，缓慢静脉注射，至患者入睡。极量：1g
唑吡坦	片剂：10mg	催眠：成人，5～10mg，睡前服；老年人，开始每次 5mg，睡前服
佐匹克隆	片剂：7.5mg	催眠：成人，7.5mg，睡前服；老年人，开始每次 3.75mg，睡前服
扎来普隆	片剂、胶囊剂：5mg	催眠：成人，10mg，睡前服；老年人，开始每次 5mg，睡前服。连续服用不超过 10 日
水合氯醛	溶液剂：10%	催眠，5～10ml，以多量水稀释，睡前服。抗惊厥，10～20ml，稀释 1～2 倍，灌肠

第 2 节 抗 癫 痫 药

癫痫（epilepsy）是一种反复发作的神经系统疾病，其发作特征为脑组织局部病灶的神经元兴奋性过高，产生异常高频放电，并向周围组织扩散，导致大脑功能短暂失调的综合征。主要临床表现为突然发作，短暂运动、感觉、意识及精神异常，反复发作，发作时伴有异常脑电图。其发作具有突发性、短暂性和反复性三个特点。

目前，癫痫的治疗仍以药物对症治疗为主，抗癫痫药（antiepileptic drugs）是通过抑制病灶区神经元的异常放电或遏制异常放电向正常脑组织扩散，控制癫痫发作的药物。常用的药物有苯妥英钠、卡马西平、苯巴比妥、丙戊酸钠、乙琥胺等传统抗癫痫药，也有拉莫三嗪、托吡酯、奥卡西平等新型抗癫痫药。抗癫痫药能够减少或防止癫痫发作，但不能根治。

考点 各类型癫痫治疗的首选药物

链 接 癫痫的主要临床类型

癫痫的主要临床类型按其发作类型可分为全身性发作和局限性发作两种类型。

全身性发作：①全身性强直-阵挛性发作（大发作），表现为突然意识丧失，全身肌肉强直痉挛，继而转为阵挛性抽搐，口吐白沫，持续数分钟后，患者清醒或进入沉睡状态，醒后对发作的过程毫无记忆。②失神性发作（小发作），多见于儿童，表现为短暂意识丧失，活动突然停止，持续时间少于 30 秒。③癫痫持续状态，通常指强直-阵挛性发作反复持续，呈持续状态，即反复抽搐、持续昏迷，常可危及生命。④肌阵挛性发作，依年龄可分为婴儿痉挛性发作、小儿肌阵挛性发作和青春期肌阵挛性发作，表现为肌肉阵挛性抽搐，持续数秒。

局限性发作：①单纯性局限性发作，表现为局部肢体运动或感觉异常，持续 20～60 秒。②复合性局限性发作（精神运动性发作），表现为意识障碍、精神异常和自动症，如唇抽动、摇头等，持续 0.5～2 分钟。

临床上以强直-阵挛性发作最为常见，部分患者可同时存在两种类型的混合型发作。

考点 苯妥英钠的药理作用、临床应用、不良反应及用药注意

苯妥英钠（phenytoin sodium，大仑丁）

苯妥英钠是 1938 年开始使用的抗癫痫药。口服吸收缓慢而不规则，个体差异大，3～12 小时血药浓度达峰值，连续服用 6～10 天才能达到有效血药浓度。本药呈强碱性（pH

为 10.4），刺激性大，故不宜作肌内注射或皮下注射。血浆蛋白结合率约为 90%，全身分布广，脂溶性高，易进入脑组织。主要经肝代谢而失活，以原形由尿排出者不足 5%，尿液可呈现粉红、红、红棕色。因治疗量时血药浓度的个体差异大，血药浓度＞10μg/ml 时可控制癫痫发作，＞20μg/ml 时则开始出现毒性反应，故应在血药浓度监测下给药，临床用药应注意剂量个体化。

【药理作用和临床应用】

1. 抗癫痫 苯妥英钠对强直-阵挛性发作和单纯性局限性发作有较好疗效，常为首选药物；静脉注射可用于癫痫持续状态；对复合性局限性发作也有较好疗效；但对失神性发作无效，有时甚至使病情恶化，故禁用。

2. 抗外周神经痛 可用于治疗三叉神经痛、舌咽神经痛和坐骨神经痛等中枢疼痛综合征。其中对三叉神经痛疗效较好，一般服药后 1～2 天见效，疼痛减轻，发作次数减少，直至完全消失。

3. 抗心律失常 主要用于治疗室性心律失常，对强心苷中毒所致室性期前收缩疗效较好。

【不良反应及用药注意】

1. 局部刺激 因呈强碱性，局部刺激性大，故不宜肌内注射；口服可刺激胃肠引起食欲减退、恶心、呕吐、腹痛等，饭后服用可减轻；静脉注射可引起静脉炎，应选较粗大的血管注射，并防止药液外漏，以免局部组织坏死，静脉注射完毕后应立即注入生理盐水冲洗。

2. 牙龈增生 长期应用可引起牙龈增生，发生率约 20%，多见于儿童和青少年，与部分药物经唾液排出刺激胶原组织增生有关。注意口腔卫生，经常按摩牙龈可减轻。一般在开始治疗后 6 个月出现，停药 3～6 个月后可自行消退。

3. 神经系统反应 神经系统反应与剂量相关，常见眩晕、头痛，严重时可引起眼球震颤、共济失调、语言不清和意识模糊，调整剂量或停药可消失。其中眼球震颤是中毒时最早和最客观的体征，严重者出现小脑萎缩。血药浓度大于 40μg/ml 可致精神错乱；50μg/ml 以上出现昏睡、昏迷。用药期间应监测血药浓度，严格控制剂量。

4. 血液系统反应 常见巨幼细胞贫血，宜用亚叶酸钙防治。

5. 骨骼系统反应 小儿长期服用可加速维生素 D 代谢造成软骨病或骨质异常，用药期间应定期检查血钙。

6. 超敏反应 可引起过敏反应，常见皮疹伴高热，罕见严重皮肤反应，如剥脱性皮炎、多形糜烂性红斑、系统性红斑狼疮和致死性肝坏死、淋巴系统霍奇金病等。用药期间应定期检查血常规和肝功能，一旦出现症状立即停药并采取相应措施。

7. 其他 ①孕妇服用偶致畸胎；②偶见男性乳房增大、女性多毛症、淋巴结肿大等；③可抑制抗利尿激素和胰岛素分泌使血糖升高，有致癌的报道；④静脉注射过快可致心脏抑制、血压下降甚至心搏骤停，故应缓慢静脉注射，不超过 50mg/min，注意监测心电图和血压，禁用于窦性心动过缓、二度和三度房室传导阻滞、阿-斯综合征；⑤久服骤停可使癫痫发作加剧，甚至诱发癫痫持续状态，更换其他药物时，须交叉用药一段时间。

案例 4-2

患者，女，19 岁，患有癫痫全身强直-阵挛性发作，长期服用苯妥英钠治疗。患者想加快疾病的康复，几日前擅自加大了苯妥英钠的用药剂量。现出现走路不稳、眩晕等症状。

问题： 1. 给予苯妥英钠治疗是否正确？为什么？

2. 如何解释患者出现的症状?如何处理?

卡马西平（carbamazepine，酰胺咪嗪）

考点 卡马西平的药理作用、临床应用、不良反应及用药注意

卡马西平最初用于治疗三叉神经痛，20 世纪 70 年代开始用于治疗癫痫。

【药理作用和临床应用】

1. **抗癫痫** 本药是治疗强直-阵挛性发作和单纯性局限性发作的首选药之一，同时对复合性局限性发作最有效，为首选药；对癫痫并发的精神症状亦有效果；但对失神性发作和肌阵挛性发作疗效差或无效。

2. **抗外周神经痛** 可治疗三叉神经痛和舌咽神经痛发作，亦用作三叉神经痛缓解后的长期预防性用药。治疗神经痛的疗效优于苯妥英钠。

3. **抗躁狂抗抑郁** 对躁狂症、抑郁症的预防和治疗作用明显，尚能减轻或消除精神分裂症的躁狂、妄想症状，对锂盐无效的躁狂抑郁症也有效。

4. **促进抗利尿激素的分泌** 可用于尿崩症的治疗。

【不良反应及用药注意】较常见的不良反应是中枢神经系统反应，表现为视物模糊、复视、眼球震颤、恶心呕吐、共济失调、手指震颤等，亦可能出现因刺激抗利尿激素分泌引起水潴留和低钠血症。1 周左右逐渐消退，不需中断治疗。偶见骨髓抑制、肝损害等严重不良反应，应立即停药。

建议饭后立即服药，可适当减轻胃肠道反应；一般性疼痛不需用卡马西平；癫痫患者突然停药可能导致惊厥或癫痫持续状态；心、肝、肾功能不全、房室传导阻滞、血液系统功能严重异常、孕妇及哺乳期妇女禁用。

苯巴比妥（phenobarbital，鲁米那）

苯巴比妥是巴比妥类中最有效的一种抗癫痫药物。对强直-阵挛性发作及癫痫持续状态疗效好，对单纯性局限性发作和复合性局限性发作也有效，但对失神性发作和婴儿痉挛疗效差。因起效快、疗效好、毒性小、价廉而广泛用于临床，但因对中枢抑制作用明显，均不作为首选药。

丙戊酸钠（sodium valproate）

丙戊酸钠为广谱抗癫痫药，对各种类型的癫痫都有一定疗效。对强直-阵挛性发作的疗效不及苯妥英钠和苯巴比妥，但对后两药无效者仍有效；对失神性发作的疗效优于乙琥胺，但因其肝毒性，不作首选药。本药是强直-阵挛性发作合并失神性发作的首选药，对其他药物未能控制的顽固性癫痫可能奏效。

常见的不良反应有恶心、呕吐等一过性消化系统症状，故饭后服用为宜；也可出现震颤、嗜睡等中枢神经系统症状。有致畸作用，孕妇禁用。

苯二氮䓬类（benzodiazepines）

苯二氮䓬类中用于抗癫痫的药物有地西泮、硝西泮、氯硝西泮和劳拉西泮等。

地西泮静脉注射是治疗癫痫持续状态的首选药，特点是显效快、疗效好、安全性高。但剂量过大、静脉注射过快时可引起呼吸抑制，宜缓慢注射（1mg/ min）。在癫痫持续状态的急性期，地西泮与劳拉西泮联用作用持续时间更长，至肌痉挛消失，然后用苯妥英钠静脉注射维持疗效。

硝西泮对失神性发作、肌阵挛性发作和婴儿痉挛等有较好疗效。

氯硝西泮抗癫痫谱较广，对各种类型的癫痫均有效，尤其对失神性发作、肌阵挛性发作和婴儿痉挛疗效佳，静脉注射可用于癫痫持续状态。氯硝西泮不宜与丙戊酸钠同时服用，因可诱发失神性发作持续状态。

乙琥胺（ethosuximide）

乙琥胺对失神性发作的疗效虽不及氯硝西泮，但副作用及耐受性较少，仍作为首选药。对其他类型癫痫无效。

常见的不良反应是胃肠道反应，如食欲减退、呃逆、恶心或呕吐、胃部不适等。长期用药应定期检查血常规。有贫血、肝功能损害和严重肾功能不全时，用药应慎重。

扑米酮（primidone，去氧苯巴比妥）

扑米酮对部分单纯性局限性发作及强直-阵挛性发作的疗效优于苯巴比妥，对复合性局限性发作的疗效不如卡马西平和苯妥英钠，对失神性发作无效。目前仅用于其他药物无效的患者。

患者不能耐受或服用过量可产生视力改变、复视、眼球震颤、共济失调、认知迟钝、情感障碍、精神错乱、呼吸短促或障碍。用药期间应注意检查血常规，严重肝、肾功能不全者禁用。

拉莫三嗪（lamotrigine）

拉莫三嗪为苯三嗪类衍生物，是新型抗癫痫药。口服吸收快且完全，可作为成人局限性发作的辅助治疗药。单独使用可治疗全身性发作，疗效类似卡马西平，对失神性发作亦有效。多与其他抗癫痫药合用于难治性癫痫。常见不良反应为胃肠道反应及中枢神经系统反应，严重肝、肾功能不全者及妊娠期妇女慎用。

托吡酯（topiramate）

托吡酯为磺酸基取代的单糖衍生物，是 1995 年上市的新型广谱抗癫痫药。口服易吸收，主要用于局限性发作和强直-阵挛性发作，尤其可作为难治性癫痫的辅助治疗药物。常见不良反应为中枢神经系统症状。有致畸报道，妊娠期妇女慎用。

奥卡西平（oxcarbazepine）

奥卡西平从 1999 年开始用于临床，药效与卡马西平相似或稍强。在临床上主要用于对卡马西平有过敏反应者，可作为卡马西平的替代药物应用。对强直-阵挛性发作和复合性局限性发作的效果较好，适用于成年人和 5 岁及 5 岁以上儿童。最常见的不良反应是嗜睡、头痛、头晕、复视、恶心、呕吐和疲劳。

抗癫痫药的临床应用原则

原发性癫痫需要长期用药治疗，顽固性癫痫可用外科手术并配合抗癫痫药治疗，继发性癫痫应去除病因并配合抗癫痫药治疗。1 年内偶发 1～2 次者，一般不必用药。在开始治疗前应充分向患者本人或其监护人解释长期治疗的意义及潜在风险，以获得其对治疗方案的认同，并保持良好的依从性。药物治疗方案应个体化，用药原则如下：

1. 根据癫痫发作类型合理选药

（1）强直-阵挛性发作：首选苯妥英钠，也常选用丙戊酸钠、卡马西平、苯巴比妥、扑米酮。

（2）失神性发作：首选乙琥胺，也可用氯硝西泮或丙戊酸钠。

（3）复合性局限性发作：首选卡马西平，也可选用苯妥英钠、苯巴比妥、丙戊酸钠、扑米酮。

（4）单纯性局限性发作：首选苯妥英钠，也可选用卡马西平、苯巴比妥。

（5）肌阵挛性发作：首选糖皮质激素，也可选用氯硝西泮或丙戊酸钠。

（6）婴儿痉挛症：可选用氯硝西泮。

（7）癫痫持续状态：首选地西泮缓慢静脉注射，也可用苯巴比妥肌内注射或苯妥英钠缓慢静脉注射。

（8）混合型癫痫：宜联合用药或选用广谱抗癫痫药。

2. 治疗方案个体化

（1）剂量方面：抗癫痫药有效剂量个体差异较大，应从小剂量开始，逐渐增加剂量，以控制发作且不引起严重不良反应为宜。

（2）用法方面：对单纯型癫痫最好选用一种有效药物，如疗效不佳可联合用药或换用他药。若需两种或三种药物合用，应适当调整剂量，同时注意药物相互作用。换药时应采取过渡方式，即在原药基础上加用其他药，待后者生效后再逐步撤掉原药，否则可加剧发作甚至诱发癫痫持续状态。

3. 长期用药　用药时间一般应持续至完全无发作达 3～4 年之久，然后逐渐减量停药，大发作减量过程至少 1 年，小发作 6 个月，有些病例需终身服药。治疗过程中切勿随意更换药物或突然停药，否则可诱发或加剧癫痫发作。

4. 用药期间定期做神经系统、血常规、肝肾功能检查，以便及时发现毒性反应，有条件者监测血药浓度。

附：制剂与用法

药名	剂型	用法
苯妥英钠	片剂：100mg	口服：50～100mg，一日 2～3 次。极量：一次 0.3g，一日 0.5g。体重在 30kg 以下的小儿按 5mg/（kg·d）给药，分 2～3 次服用，一日不宜超过 250mg
	注射剂：100mg/2ml	癫痫持续状态，150～250mg，加 5%葡萄糖溶液 20～40ml，在 6～10 分钟内缓慢静脉注射，每分钟不超过 50mg，必要时 30 分钟后再注射 100～150mg
卡马西平	片剂：100mg	口服：开始 100mg，一日 2 次。以后逐渐增至一日 600～900mg，分 3 次服
丙戊酸钠	片剂：100mg	口服：成人 200～400mg，一日 2～3 次；儿童 20～30mg/（kg·d），分 2～3 次服
乙琥胺	胶囊剂：0.25g	口服：开始量，3～6 岁的儿童 250mg，一日 1 次；6 岁以上的儿童及成人 250mg，一日 2 次。以后可酌情渐增剂量，3～6 岁的儿童，一日 1g；6 岁以上的儿童及成人，一日 1.5g。一般每 4～7 日增加 250mg

续表

药名	剂型	用法
扑米酮	片剂：0.25g	口服：开始 0.05g，一日 3 次，逐渐增至 0.25g，一日 3 次。极量：一日 1.5g，分 2～3 次服
拉莫三嗪	片剂：25mg、50mg	口服：开始 25mg，一日 1 次，每 2 周倍增剂量 1 次，直至最佳剂量。最佳维持剂量一般为每日 100～200mg，分 1～2 次服
托吡酯	片剂：25mg、100mg	口服：开始 50mg，一日 1 次。1 周后，每周可增加 50～100mg，分 2 次服，逐渐加量至合适剂量维持，常用量为每日 100～200mg，分 2 次服
奥卡西平	片剂：150mg、300mg	口服：开始每日 300mg，分 2～3 次服，以后可逐渐增量至每日 900～3000mg

第 3 节　抗精神失常药

精神失常是由多种原因导致的精神活动障碍的一类疾病，包括精神分裂症、躁狂症、抑郁症和焦虑症等。治疗这些疾病的药物统称为抗精神失常药。根据临床用途可分为抗精神分裂症药、抗躁狂症药、抗抑郁症药和抗焦虑症药。常用的抗焦虑症药的代表药物苯二氮䓬类已在镇静催眠药章节进行了介绍。

一、抗精神分裂症药

精神分裂症（schizophrenia）是一组以思维、情感、行为之间不协调，精神活动与现实脱离为主要特征的最常见的一类精神疾病。抗精神分裂症药又称为神经安定药，主要用于治疗精神分裂症，对其他精神疾病的躁狂症状也有效。本类药物可以分为两个大类：经典抗精神分裂症药和非典型抗精神分裂症药。经典抗精神分裂症药根据其化学结构的不同，分为吩噻嗪类、硫杂蒽类、丁酰苯类及其他类等四类，其中大多数药物对控制兴奋、躁动，消除幻觉、妄想等精神分裂症的阳性症状效果好，对抑郁、情感淡漠、主动性缺乏、行为退缩等阴性症状效果较差甚至无效。

考点 抗精神分裂症药的分类及代表药物

链 接　抗精神分裂症药与中枢多巴胺通路

抗精神分裂症药的作用可能与脑内 4 条多巴胺通路有关：①黑质-纹状体通路，是锥体外系运动功能的高级中枢，减弱该通路多巴胺神经功能可导致帕金森病，反之则出现多动症；②中脑-边缘通路，主要调控情绪反应，功能亢进导致Ⅰ型精神分裂症阳性症状；③中脑-皮质通路，主要参与感觉、认知、思想、理解和推理能力的调控，功能亢进也可导致Ⅰ型精神分裂症阳性症状；④结节-漏斗通路，主要调控垂体激素的分泌。氯丙嗪对 4 条通路中的多巴胺受体的阻断作用没有选择性。

考点 氯丙嗪的药理作用、临床应用、不良反应及用药注意

（一）经典抗精神分裂症药

1. 吩噻嗪类

氯丙嗪（chlorpromazine，冬眠灵）

氯丙嗪是应用最广泛的抗精神分裂症药物。口服吸收慢且不规则，不同个体口服相同剂量后血药浓度可差 10 倍以上，个体差异大，故给药剂量应个体化。主要经肝代谢，

经肾排泄。因脂溶性高，易蓄积于脂肪组织，停药后数周至半年，尿中仍可检出其代谢产物，故维持疗效时间长。

【药理作用】 氯丙嗪选择性较低，对多种受体有阻断作用，如多巴胺（DA）受体、α受体、M受体等，故药理作用广泛而复杂，不良反应也较多。

（1）对中枢神经系统的作用

1）抗精神分裂症：氯丙嗪主要是通过拮抗中脑-边缘通路和中脑-皮质通路的 D_2 样受体而发挥抗精神分裂症作用。氯丙嗪对中枢神经系统有较强的抑制作用，也称神经安定作用。正常人口服治疗量氯丙嗪后可表现安静、活动减少、感情淡漠、注意力下降、对周围事物不感兴趣，在安静环境中易诱导入睡，也容易被唤醒，醒后神志清楚，随后又易入睡。精神分裂症患者服用后，能迅速控制兴奋、躁动症状，大剂量继续用药（6周至6个月）后可消除幻觉、妄想等症状，缓解思维和情感障碍，使理智恢复，情绪安定，生活自理；但对抑郁无效，甚至加剧。氯丙嗪的安定、镇静作用有耐受性，抗精神分裂症作用无耐受性。

2）镇吐：氯丙嗪有强大的镇吐作用，小剂量即可阻断延髓催吐化学感受区的 D_2 受体，大剂量能直接抑制呕吐中枢。但对前庭刺激引起的呕吐无效。氯丙嗪对顽固性呃逆也有作用，其机制是抑制呃逆的中枢调节部位。

3）影响体温调节：氯丙嗪对下丘脑体温调节中枢有很强的抑制作用，使体温调节功能失灵，体温随环境温度的变化而变化，环境温度越低其降温作用越显著。在低温环境中不仅能使发热者体温降低，而且还能使正常人体温降低；若在高温条件下，则可使体温升高。

（2）对自主神经系统的作用

1）α受体阻断作用：氯丙嗪可阻断外周血管上的α受体，能使肾上腺素的升压作用翻转；还能抑制血管运动中枢、直接舒张血管平滑肌，使血管舒张，血压下降，但连续应用可产生耐受性，且有较多副作用，故不作降压药使用。

2）M受体阻断作用：氯丙嗪有较弱的M受体阻断作用，可引起口干、便秘、视物模糊等。

（3）对内分泌系统的影响：氯丙嗪可阻断结节-漏斗通路的 D_2 受体，从而使催乳素分泌增加，引起乳房肿大、泌乳；使卵泡刺激素和黄体生成素分泌减少，引起排卵延迟；使促肾上腺皮质激素（ACTH）分泌减少；使生长激素（GH）分泌减少，可试用于治疗巨人症。

【临床应用】

（1）精神分裂症：氯丙嗪对兴奋躁动、幻觉妄想、思维障碍及行为紊乱等阳性症状有较好的疗效。用于精神分裂症、躁狂症或其他精神病性障碍。对阴性症状效果不显著。对急性患者疗效显著，但无根治作用，须长期用药，甚至终身治疗。对慢性患者疗效较差。

（2）止吐和顽固性呃逆：氯丙嗪可用于止呕，包括各种原因所致的呕吐或顽固性呃逆。对尿毒症、恶性肿瘤及某些药物（吗啡、四环素、洋地黄等）引起的呕吐有显著的镇吐作用，对妊娠呕吐也有效，但对晕动病呕吐无效。

（3）人工冬眠和低温麻醉：配合物理降温，氯丙嗪可使体温降至正常以下。氯丙嗪与其他中枢抑制药如异丙嗪、哌替啶等组成人工冬眠合剂，可使患者进入深睡的“冬眠”状态，从而降低机体基础代谢，提高组织对缺氧的耐受力，降低机体对伤害性刺激的反应性，有利于机体度过缺氧缺能的危险期，这种状态称为“人工冬眠”，用于严重创伤、感染性休克、甲状腺危象、中枢性高热、高热惊厥等的辅助治疗。氯丙嗪还可用于低温麻醉。

【不良反应及用药注意】

（1）一般不良反应：①氯丙嗪抑制中枢，可致嗜睡、淡漠、无力等。②氯丙嗪阻断M受体，引起视物模糊、口干、无汗、便秘、眼压升高等，青光眼患者禁用。③氯丙嗪阻断α受体，可引起鼻塞、血压下降、直立性低血压及反射性心悸等。④局部注射有刺激性，不宜皮下注射，宜深部肌内注射，静脉注射可引起血栓性静脉炎，应以生理盐水或葡萄糖注射液稀释后缓慢注射。为防止直立性低血压，注射给药后立即卧床休息2小时左右，然后缓慢起立。

（2）锥体外系反应：是长期大量应用氯丙嗪最常见的不良反应，表现为以下四种情况。

1）帕金森综合征：表现为肌张力增高、面容呆板（面具脸）、动作迟缓、肌肉震颤、流涎等，一般在用药后数周或数月发生，女性比男性更常见。

2）急性肌张力障碍：由于舌、面、颈及背部肌肉痉挛，患者出现强迫性张口、伸舌、斜颈、眼上翻、头后仰、呼吸运动障碍及吞咽困难，多出现在用药后的第1～5日，男性和青少年常见。

3）静坐不能：患者坐立不安、反复徘徊，一般较帕金森综合征出现早，在治疗1～2周后最为常见。

以上三种症状是由于氯丙嗪阻断了黑质-纹状体通路的D_2受体，纹状体中的多巴胺能神经功能减弱、胆碱能神经功能相对增强所致，一般减量或停药后即消失，也可用中枢抗胆碱药缓解。

4）迟发性运动障碍（TD）：长期服用氯丙嗪后，部分患者还可出现一种特殊而持久的运动障碍，主要表现为吸吮、舐舌、咀嚼等“口-舌-颊三联征”，也可表现为广泛性舞蹈样手足徐动症。其原因可能是由于氯丙嗪长期阻断DA受体，DA受体敏感性增加或反馈性促进突触前膜DA释放增加所致。若早期发现、及时停药，部分患者可恢复，但仍有部分患者停药后仍持久存在甚至恶化。此症状难以治疗，用抗胆碱药反使之加重，抗DA药可使之减轻。约有20%的患者服用氯丙嗪后出现迟发性运动障碍，病程长的可高达40%。

（3）精神异常：氯丙嗪本身可引起精神异常，如意识障碍、兴奋、躁动、妄想、萎靡、淡漠、消极、抑郁等，应与原有疾病相鉴别，一旦发生应立即减量或停药。

（4）惊厥与癫痫：少数患者用药过程中出现局部或全身抽搐，脑电有癫痫样放电，有惊厥或癫痫史者更易发生，应慎用，必要时加用抗癫痫药。

（5）过敏反应：常见皮疹、接触性皮炎。少数患者出现肝损伤、黄疸，也可出现急性粒细胞减少、溶血性贫血、再生障碍性贫血等，应立即停药。

（6）心血管和内分泌系统反应：年老伴有动脉硬化、高血压的患者易发生直立性低血压、持续性低血压休克。长期用药还会导致内分泌系统紊乱，如乳腺增大、泌乳、月经停止、抑制儿童生长等。性功能障碍（阳痿、闭经）的出现可能会使得患者不合作。

（7）急性中毒：一次吞服大量（1～2g）氯丙嗪后，可发生急性中毒，表现为昏睡、血压下降至休克水平、心律失常、心电图异常等，应立即对症治疗，升压可用去甲肾上腺素，禁用肾上腺素解救。

（8）其他：①有癫痫及惊厥史、昏迷、抑郁症、青光眼、严重肝功能损害、乳腺增生症和乳腺癌患者禁用，冠心病（易诱发猝死）、患有心血管疾病的老年患者、尿毒症患者慎用；②可增强其他中枢抑制药（如乙醇、镇静催眠药、抗组胺药、镇痛药等）的作用，联合使用应注意调整剂量；与吗啡、哌替啶等合用时要注意呼吸抑制和血压降低；能抑制多巴胺受体激动药、左旋多巴的作用；某些肝药酶诱导剂如苯妥英钠、卡马西平等可加速氯丙嗪的代谢，应注意适当调整剂量。

案例 4-3

患者，女，22岁，由于父母工作非常忙碌，家庭教育缺失，当出现成绩不佳时，往往遭到父母的严厉指责甚至打骂。长此以往，心情非常糟糕，逐渐出现幻觉、迫害妄想、喜怒无常等现象，入院后诊断为精神分裂症，给予氯丙嗪注射治疗。有一次注射给药后，由于急于离开医院，从床上下来穿鞋时，突然晕倒。

问题： 1. 患者为何出现突然晕倒的现象？
2. 氯丙嗪用药的注意事项有哪些？

其他吩噻嗪类药物有奋乃静（perphenazine）、氟奋乃静（fluphenazine）、三氟拉嗪（trifluoperazine）等，具有抗精神分裂症作用强、镇静作用弱、锥体外系反应明显等特点。其中奋乃静镇静和控制兴奋躁动作用不如氯丙嗪，但对慢性精神分裂症的疗效则优于氯丙嗪；氟奋乃静和三氟拉嗪有兴奋和激活作用，对行为退缩、情感淡漠等症状有较好疗效。常用药物特点见表4-3。

表4-3 常用抗精神分裂症药作用比较

药物	抗精神分裂症剂量（mg/d）	镇静	降压	锥体外系反应
氯丙嗪	25～300	+++	+++（肌内注射），++（口服）	++
奋乃静	8～32	++	+	+++
氟奋乃静	2～20	+	++	+++
三氟拉嗪	5～20	+	+	+++
硫利达嗪	150～300	+++	++	+
氟哌啶醇	10～80	+	++	+++
氯氮平	12.5～300	++	+++	–
利培酮	1～8	+	++	+
奥氮平	5～20	++	+	–

注：+++，强；++，中等；+，弱；–，几乎没有

2. 硫杂蒽类

氯普噻吨（chlorprothixene，氯丙硫蒽）

氯普噻吨为硫杂蒽类代表药，其作用特点为：①抗精神分裂症、抗幻觉和妄想作用比氯丙嗪弱；②镇静作用强；③α 受体、M 受体阻断作用弱；④兼有抗抑郁和抗焦虑作用。适用于伴有焦虑或抑郁的精神分裂症，也可用于焦虑性神经官能症、更年期抑郁症等。不良反应与氯丙嗪相似但较轻，锥体外系反应也较少。

氟哌噻吨（flupenthixol，三氟噻吨）

氟哌噻吨抗精神分裂症作用与氯丙嗪相似，镇静作用弱，有特殊的激动效应，故禁用于躁狂症患者。低剂量有一定的抗抑郁焦虑作用，也用于治疗抑郁症或伴焦虑的抑郁症。锥体外系反应常见。偶有猝死报道。

3. 丁酰苯类

氟哌啶醇（haloperidol）

氟哌啶醇用于急、慢性各型精神分裂症、躁狂症、抽动秽语综合征。控制兴奋躁动、敌对情绪和攻击行为的效果较好。因心血管系统不良反应较轻，也可用于脑器质性精神障碍和老年性精神障碍。锥体外系反应发生率高、程度严重，以急性肌张力障碍和静坐不能多见。对肝功能影响小。

氟哌利多（droperidol，氟哌啶）

氟哌利多作用与氟哌啶醇相似，但作用更快、更强、更短，用于精神分裂症和躁狂症兴奋状态。常与强效镇痛剂芬太尼合用，产生精神恍惚、活动减少、痛觉消失但不进入睡眠状态的一种特殊麻醉状态，称为“神经安定镇痛术”，用于大面积烧伤换药，各种内镜检查。

4. 其他类

五氟利多（penfluridol）

五氟利多属二苯基丁酰哌啶类，为口服长效抗精神分裂症药，一次用药疗效可维持 1 周，每周口服一次即可，其长效的原因可能与储存于脂肪组织缓慢释出有关。对幻觉、妄想、孤僻、淡漠、退缩等症状有效。适用于急、慢性各型精神分裂症，尤其便于长期服药维持治疗，防止复发。不良反应主要为锥体外系反应。

舒必利（sulpiride，止呕灵）

舒必利能选择性阻断中脑-边缘系统 D_2 受体。对淡漠、退缩、木僵、抑郁、幻觉和妄想症状的效果较好，适用于精神分裂症单纯型、偏执型、紧张型及慢性精神分裂症的孤僻、退缩、淡漠症状。对抑郁症状有一定疗效。也有一定的止呕作用。常见的不良反应有失眠、早醒、头痛、烦躁、乏力、食欲不振等。

（二）非典型抗精神分裂症药

非典型抗精神分裂症药又称为非经典抗精神分裂症药，与经典的抗精神分裂症药相比有两大优势：第一，耐受性好，依从性好，很少发生包括锥体外系反应和高催乳素血症等不良反应；第二，在改善精神分裂症的阴性症状方面比经典抗精神分裂症药更强。所以，本类药物被推荐为首发精神分裂症患者的“一线治疗药”。

利培酮（risperidone）

利培酮是第二代非典型抗精神分裂症药，对 5-HT 受体和 D_2 受体均有阻断作用，但对前者的阻断作用显著强于后者。其作用特点为：①对精神分裂症的阳性症状和阴性症状均有效，适于治疗首发急性患者和慢性患者；②对精神分裂症患者的认知功能障碍和继发性抑郁也具有治疗作用；③具有有效剂量小、用药方便、见效快、锥体外系反应轻、抗胆碱及镇静作用弱、治疗依从性好等优点，已成为治疗精神分裂症的一线药物。

考点 利培酮的作用特点、临床应用

氯氮平（clozapine，氯扎平）

氯氮平属二苯二氮䓬类，为新型抗精神分裂症药。起效迅速，多在 1 周内见效。不仅对精神分裂症阳性症状有效，对阴性症状也有一定效果。适用于急性与慢性精神分裂症的各个亚型，对幻觉妄想型、青春型效果好。也可以减轻与精神分裂症有关的情感症状，如抑郁、负罪感、焦虑。对一些用传统抗精神病药治疗无效或疗效不佳的患者，改用本药可能有效。也用于治疗躁狂症或其他精神病性障碍的兴奋躁动和幻觉妄想。不良反应为粒细胞减少，严重者可致粒细胞缺乏。几乎无锥体外系反应。

考点 氯氮平的作用特点、临床应用

其他非典型抗精神分裂症药还有奥氮平（olanzapine）、喹硫平（quetiapine）、齐拉西酮（ziprasidone）、阿立哌唑（aripiprazole）等。

链 接　精神分裂症患者的用药指导

1. 遵医嘱服药（避免断药、增药、减药）　正确掌握治疗疗程和用药剂量，不能随意擅自停药、增减用药。很多患者症状控制出院后，往往会自行服药一段时间就擅自停药，也有家属擅自同意患者停药，甚至还有家属反对患者继续服药，其结果是导致疾病复发。精神分裂症患者发病时往往没有自知力，一旦停药便不肯再重新服用，且病情越重越不肯服药，而精神分裂症多发作一次，其治疗后缓解不彻底、残留症状的可能性就大一点。

2. 药物管理（避免藏药）　药物一定要交由他人保管，不能交给发作期间或无自知力的患者，须按时按量给患者服药，看着患者服下后方可离去。应警惕患者将药藏于手指缝、舌下、两颊等处，还应警惕患者将每次药量藏起来集中一次服下，以免发生意外。

3. 注意药物不良反应（避免拒药）　有些患者因为服药后出现不良反应而不愿服药，需要向患者及家属解释。服药后仅有较轻微的不良反应，不需治疗处理。如果出现较重的不良反应，就必须在医生的指导下减少服药剂量，经药物治疗后会好转。因此在恢复期和维持治疗期间，应定期复查，以便医生根据病情调整药物，同时也提高了患者服药的依从性。

二、抗躁狂症药

躁狂症是以情绪高涨、烦躁不安、活动过度和思维、言语不能自制为典型特征的精神失常。其发病机制可能是脑内 5-羟色胺缺乏和去甲肾上腺素能神经功能增强。抗躁狂症药通过抑制去甲肾上腺素能神经功能并提高中枢 5-羟色胺的含量发挥作用。氯丙嗪、

氟奋乃静、氟哌啶醇等抗精神分裂症药和卡马西平、丙戊酸钠等抗癫痫药均可用于躁狂症的治疗，目前临床最常用的是碳酸锂。

碳酸锂（lithium carbonate）

考点
碳酸锂的药理作用、临床应用、不良反应及用药注意

碳酸锂是治疗躁狂发作的首选药物，总有效率约70%。口服吸收快而完全，2～4小时血药浓度达峰，但不易透过血脑屏障，显效较慢；可通过胎盘屏障，也可从乳汁分泌，主要以原形经肾排出。

【药理作用】 治疗量的碳酸锂对正常人的精神行为无明显影响，但对躁狂症患者有显著疗效。碳酸锂主要通过Li^+发挥作用，其机制可能与抑制脑内NA和DA的释放，促进其再摄取，增加其灭活有关。

【临床应用】

1. 躁狂症 首选用于治疗躁狂症，既可用于躁狂的急性发作，也可用于缓解期的维持治疗，特别是对急性躁狂和轻度躁狂疗效显著，有时对抑郁症也有效，故有心境稳定药或情绪稳定药之称。

2. 躁狂抑郁症 碳酸锂还可用于治疗躁狂抑郁症，对躁狂和抑郁交替发作的双相情感性精神障碍有很好的治疗和预防复发作用，对预防抑郁复发也有相当的疗效。

3. 难治性抑郁症 抗抑郁药与碳酸锂合用治疗难治性抑郁症是目前公认的较好的办法。

4. 精神分裂症 碳酸锂对精神分裂症的兴奋躁动症状也有效。

【不良反应及用药注意】

1. 一般不良反应 用药初期有恶心、呕吐、腹泻、头晕、疲乏、乏力、肢体震颤、口干、多尿等，常在继续治疗1～2周内逐渐减轻或消失。

2. 抗甲状腺作用 可引起甲状腺功能低下或甲状腺肿大，尤其是长期服药者，为可逆性，停药后即恢复。可口服小剂量甲状腺素片。

3. 毒性反应 锂盐安全范围较窄，中毒主要表现为中枢神经系统功能紊乱，如精神紊乱、肌张力增高、深反射亢进、共济失调、明显震颤、癫痫发作、意识障碍、昏迷甚至死亡。一旦出现应立即停药并采取对症处理和支持疗法。静脉滴注生理盐水减少锂重吸收、静脉滴注碳酸氢钠加速锂的排泄，不宜使用排钠利尿药，必要时可进行血液透析，用药期间可进行血药浓度监测。

三、抗抑郁症药

抑郁症是常见的精神障碍之一，以情绪低落、言语减少、自责自罪为主要特征，严重者可有自杀行为。目前认为该病是由于脑内5-HT缺乏，并伴有去甲肾上腺素不足所致。抗抑郁症药主要通过增加脑内5-HT的含量并纠正去甲肾上腺素不足而发挥作用，用于抑郁症或抑郁状态的治疗。目前临床使用的抗抑郁症药包括三环类抗抑郁症药、去甲肾上腺素再摄取抑制药、5-羟色胺再摄取抑制药和其他抗抑郁症药。

丙米嗪（imipramine，米帕明）

丙米嗪为三环类抗抑郁药的代表药物。口服易吸收，2～8小时血药浓度达峰，个体差异大，分布广，以肝、肾、心、脑组织浓度高。肝代谢，肾排泄。$t_{1/2}$为10～20小时。

【药理作用】

1. 中枢神经系统 正常人服用后出现困倦、嗜睡、头晕、注意力不集中、思维能力下降等以镇静为主的症状，而抑郁症患者连续服用后情绪提高、精神振奋、思维敏捷，呈现显著的抗抑郁作用，但起效慢，需连续用药 2～3 周才见效，故不可作为应急药物使用。

2. 自主神经系统 治疗量有明显的 M 受体阻断作用，引起视物模糊、口干、便秘、尿潴留等阿托品样作用。

3. 心血管系统 治疗量可降低血压，致心律失常，其中心动过速较常见，对心肌有奎尼丁样直接抑制作用，故心血管病患者慎用。

【临床应用】 主要用于各种原因引起的抑郁症，对内源性、更年期抑郁症疗效较好，对反应性抑郁症疗效次之，对精神分裂症的抑郁状态疗效较差。因具有振奋作用，适用于迟钝型抑郁，但不宜用于激越型抑郁或焦虑性抑郁。也可用于小儿遗尿症。

【不良反应及用药注意】 治疗初期可能出现失眠与抗胆碱能反应，如口干、心动过速、视物模糊、排尿困难、便秘或麻痹性肠梗阻等。大剂量可发生心脏传导阻滞、心律失常、焦虑等。其他有多汗、无力、眩晕、震颤、皮疹、直立性低血压等。偶见癫痫发作、骨髓抑制、中毒性肝损害。

严重心脏病、青光眼、排尿困难、支气管哮喘、癫痫、甲状腺功能亢进、谵妄、粒细胞减少、肝功能损害者禁用。对三环类药物过敏者禁用。

丙米嗪不得与单胺氧化酶抑制药合用，应在停用单胺氧化酶抑制药后 14 日，才能使用本品。用药期间应定期检查血常规、肝肾功能。患者有转向躁狂倾向时应立即停药。用药期间不宜驾驶车辆、操作机械或高空作业。

考点
丙米嗪的药理作用、临床应用、不良反应及用药注意

阿米替林（amitriptyline）

阿米替林是临床上常用的三环类抗抑郁药，其抗抑郁作用与丙米嗪相似，但镇静及抗胆碱作用比丙米嗪强，对伴有焦虑的抑郁症患者疗效优于丙米嗪。不良反应与丙米嗪相似。用于治疗各种抑郁症，因镇静作用较强，主要用于治疗焦虑性或激动性抑郁症。

马普替林（maprotiline）

马普替林属于去甲肾上腺素再摄取抑制药，其药理作用与三环类相似，可选择性抑制 NA 的再摄取。口服吸收好，3～4 日起效。镇静作用强，抗胆碱作用弱，疗效与丙米嗪、阿米替林相似，但不良反应少。为广谱抗抑郁药，尤其适用于老年抑郁症。

氟西汀（fluoxetine，百忧解）

氟西汀是选择性 5-羟色胺再摄取抑制药的代表药物，用药后使 5-HT 增多，发挥较好的抗抑郁作用。适用于各种抑郁症，尤其适用于老年抑郁症，还可用于强迫症、恐惧症及抑郁症焦虑症状的治疗。

5-羟色胺再摄取抑制药中的氟西汀、帕罗西汀、舍曲林、西酞普兰和氟伏沙明等 5 种药物，俗称“五朵金花”，因对 5-HT 选择性高，对其他递质作用小，尤其是心血管和胆碱能反应小，依从性好，在世界各国均被作为抗抑郁药的首选。

附：制剂与用法

药名	剂型	用法
盐酸氯丙嗪	片剂：5mg、12.5mg、25mg、50mg	口服：治疗精神分裂症宜从小剂量开始，轻症一般一日 300mg，中度一日 450～500mg，重症一日 600～800mg，症状减轻后逐渐减至维持量一日 50～100mg
	注射剂：25mg/1ml、50mg/2ml	对急性兴奋躁动或拒绝口服药者，25～100mg，深部肌内注射或静脉注射，静脉注射时用 25%或 50%葡萄糖溶液 20ml 稀释。亦可静脉滴注，一般不超过 1 次 50mg。极量：一次 100mg，一日 400mg
复方氯丙嗪注射液	2ml（含氯丙嗪和异丙嗪各 25mg）、5ml（含氯丙嗪和异丙嗪各 50mg）	2ml，深部肌内注射
冬眠合剂		氯丙嗪和异丙嗪各 50mg、哌替啶 100mg 加入 5%葡萄糖注射液 250ml，静脉滴注。临用前配制
奋乃静	片剂：2mg、4mg	口服：治疗精神分裂症开始 2～4mg，一日 3 次，逐渐增至 10～20mg，一日 3 次
	注射剂：5mg/1ml、5mg/2ml	肌内注射：5～10mg，隔 6 小时 1 次或酌情调整
盐酸氟奋乃静	片剂：2mg、5mg	口服：2mg，一日 1～2 次，逐渐增加剂量，可达一日 20mg
氟奋乃静癸酸酯	注射剂：25mg/1ml、50mg/2ml	深部肌内注射：开始 12.5mg，以后每 2 周肌内注射 25mg
盐酸三氟拉嗪	片剂：5mg	口服：5～10mg，一日 3 次，必要时可递增至一日 45mg
硫利达嗪	片剂：50mg	口服：开始 25～100mg，一日 3 次，逐渐递增至 100～200mg，一日 3 次，最多可达一日 800mg
氯氮平	片剂：25mg、50mg	口服：开始 25mg，一日 1～2 次，然后每日增加 25～50mg，如耐受性好，在开始治疗的两周末增至一日 300～450mg，分 2～3 次服
氯普噻吨	片剂：12.5mg、15mg、25mg、50mg	口服：一日 75～200mg，分 2～3 次服，必要时可用至一日 400～600mg
	注射剂：10mg/1ml、30mg/1ml	对兴奋躁动、不合作者，一日 90～150mg，肌内注射，分次给予
氟哌噻吨	片剂：5mg	口服：开始 5mg，一日 1 次，必要时可增至一日 40mg，维持量 5～20mg，一日 1 次
氟哌啶醇	片剂：2mg、4mg	口服：开始 2～4mg，一日 2～3 次，逐渐增至 8～12mg，一日 2～3 次，一般一日 20～30mg
	注射剂：5mg/1ml	肌内注射：5～10mg，一日 2～3 次。静脉注射：10～30mg。以 25%葡萄糖注射液稀释后在 1～2min 内缓慢注入，每 8 小时 1 次
氟哌利多	注射剂：5mg/2ml、10mg/2ml	治疗精神分裂症，一日 10～30mg，分 1～2 次肌内注射。神经安定镇痛术，每 5mg 加芬太尼 0.1mg，在 2～3 分钟内缓慢静脉注射，5～6 分钟内如未达一级麻醉状态，可追加半倍至一倍剂量。麻醉前给药，手术前半小时肌内注射 2.5～5mg
五氟利多	片剂：5mg、20mg	口服：10～40mg，一周 1 次，可递增至一周 80～120mg
舒必利	片剂：10mg、50mg、100mg、200mg	口服：开始一日 300～600mg，可缓慢增至一日 600～1200mg
	注射剂：50mg/2ml、100m/2ml	肌内注射：一日 200～600mg，分 2 次注射。静脉滴注：一日 300～600mg，稀释后缓慢滴注，滴注时间不少于 4 小时

续表

药名	剂型	用法
利培酮	片剂：1mg、2mg	口服：宜从小剂量开始，初始剂量 0.5～1mg，一日 2 次，逐渐增量，通常治疗剂量为一日 2～6mg
奥氮平	片剂：5mg、10mg	口服：一日 10～15mg，可根据患者情况调整剂量为一日 5～20mg
碳酸锂	片剂：0.125g、0.25g、0.5g 缓释片：0.3mg 胶囊剂：0.25g、0.5g	口服：从小剂量开始，一日 0.5g，3～5 日内递增至治疗量，一日 1.5～2g，症状控制后维持量一日 0.5～1g，分 3～4 次服用
丙米嗪	片剂：12.5mg、25mg、50mg	口服：25～50mg，一日 3 次，渐增至一日 200～300mg，维持量一日 75～150mg。年老体弱者自 12.5mg 开始，逐渐增量
阿米替林	片剂：10mg、25mg	口服：25mg，一日 2～4 次，渐增至 150～300mg，维持量 50～150mg。老年人或青少年一日 50mg，分次或睡前 1 次服
马普替林	片剂：25mg	口服：25mg，每日 1～3 次；或 25～75mg，每日 1 次。每日用药量不宜超过 150mg
氟西汀	胶囊剂、片剂：20mg	口服：20～40mg 晨服，一日 1 次
帕罗西汀	片剂：20mg	口服：20～60mg 晨服，一日 1 次。老年人不宜超过每日 40mg
舍曲林	片剂：50mg	口服：50～200mg，一日 1 次
西酞普兰	片剂：20mg	口服：20～40mg，一日 1 次
氟伏沙明	片剂：50mg	口服：开始 50mg，一日 1 次。有效剂量 100～300mg，一日 1 次

第 4 节 抗中枢神经系统退行性疾病药

中枢神经系统退行性疾病是指一组由慢性进行性中枢神经组织退行性变性而产生的疾病的总称，主要包括帕金森病、阿尔茨海默病、亨廷顿病、肌萎缩侧索硬化症等。本组疾病的共同特征是神经细胞发生退行性病理学改变，但其确切的病因和发病机制尚不清楚。

帕金森病和阿尔茨海默病主要发生于中老年人，从严重影响人类健康和生活质量的角度而言，本组疾病仅次于心血管疾病和癌症，排在第三位。目前，除帕金森病患者可以通过合理用药延长其寿命和提高生活质量外，其余退行性疾病的治疗效果尚难令人满意。

一、抗帕金森病药

帕金森病（Parkinson disease，PD）又称震颤麻痹，是一种慢性进行性锥体外系功能障碍的中枢神经系统退行性疾病。由英国人 James Parkinson 于 1817 年首次描述而得名。典型症状为静止震颤、肌肉强直、运动迟缓、共济失调等。病变部位主要在黑质-纹状体多巴胺能神经通路。黑质中多巴胺能神经元对脊髓前角运动神经元起抑制作用，纹状体中的胆碱能神经元起兴奋作用。正常情况下，这两类神经元的功能处于平衡状态，共同调节运动功能。帕金森病患者是由于黑质-纹状体通路多巴胺能神经功能减弱，导致胆碱能神经功能相对占优势，从而出现肌张力增高的症状。

考点 抗帕金森病药的分类及代表药物

抗帕金森病药是指能够增强中枢多巴胺能神经功能或降低中枢胆碱能神经功能的药

物，分为中枢拟多巴胺药和中枢抗胆碱药两类。

（一）拟多巴胺类药

1. 多巴胺前体药

左旋多巴（levodopa，L-dopa）

考点 左旋多巴的药理作用、临床应用、不良反应及用药注意

左旋多巴是酪氨酸的羟化物，是体内合成去甲肾上腺素、多巴胺等的前体物质。口服在小肠经主动转运迅速吸收，大部分在肝及胃肠黏膜等外周组织被多巴脱羧酶脱羧，转变为多巴胺，仅约 1%的左旋多巴能进入中枢神经系统，在脑内经多巴脱羧酶脱羧转化而成的多巴胺可发挥抗帕金森病作用。在外周脱羧形成的多巴胺则引起恶心、呕吐等不良反应。

【药理作用和临床应用】

（1）抗帕金森病：左旋多巴是多巴胺的前体，通过血脑屏障后，补充纹状体中多巴胺的不足，发挥抗帕金森病的治疗作用。其特点为：①显效较慢，需服用 2～3 周才显效，1～6 个月以上才获最大疗效。②疗效与疗程有关，疗程超过 3 个月，50%的患者获得较好疗效；疗程 1 年以上，疗效达 75%；应用 2～3 年后疗效渐减，3～5 年后疗效已不显著，最终丧失疗效。③疗效与黑质-纹状体的病损程度相关，对轻症及年轻患者疗效较好，对重症及老年患者疗效较差。④对改善肌肉僵直及运动困难的疗效较好，缓解震颤疗效较差。⑤对抗精神分裂症药引起的帕金森综合征无效，因多巴胺受体已被抗精神分裂症药所阻断。

（2）治疗肝性脑病：左旋多巴在脑内可转化为去甲肾上腺素而使肝性脑病患者苏醒，但仅暂时改善脑功能，不能改善肝功能。

【不良反应及用药注意】 左旋多巴的不良反应大多是由生成的多巴胺所引起的。

（1）早期用药不良反应

1）胃肠道反应：治疗初期约 80%的患者出现食欲减退、恶心、呕吐等，这是由于多巴胺刺激胃肠道和延髓催吐化学感受区（CTZ）所致。宜饭后服用，以减少胃肠道反应。数周后能耐受，与外周多巴脱羧酶抑制剂同服可明显减少该不良反应，多巴胺受体阻断药多潘立酮也可有效消除恶心、呕吐等症状。长期用药时少数患者可引起消化道溃疡、出血、甚至穿孔。

2）心血管反应：治疗初期约 30%的患者出现轻度直立性低血压，一般多在增加剂量的过程中出现。用药期间要加强对患者的护理，注意防止直立性低血压的发生。因多巴胺可激动 β 受体，部分患者还可发生心动过速或室性期前收缩，必要时可用 β 受体阻断药治疗。

（2）长期用药不良反应

1）运动过多症：用药 2 年以上，有 90%的患者可发生异常动作舞蹈症，可见异常不随意运动和面部肌群异常运动，如口-舌-颊抽搐、咬牙、摇头、张口、伸舌、皱眉、晃臂、头颈扭动等。也可累及肢体或躯体肌群引起摇摆运动，偶见喘息样呼吸或过度呼吸。

2）症状波动：用药 3～5 年后，有 40%～80%的患者出现症状快速波动，重者出现“开-关反应”。“开”时活动正常或几乎正常，“关”时突然出现严重的 PD 症状。

3）精神障碍：可见失眠、幻觉、妄想、焦虑、狂躁及严重抑郁等，一日出现应减量或停药，并使用具有选择性阻断中脑-边缘系统多巴胺受体的药物氯氮平，缓解该不良反应。

（3）严重精神疾病、严重心律失常、心力衰竭、青光眼、消化性溃疡和有惊厥史者禁用。高血压、心律失常、糖尿病、支气管哮喘、肺气肿、肝肾功能障碍和尿潴留者慎用。有骨质疏松的老年人，用本药治疗有效者，应缓慢恢复正常的活动，以减少引起骨折的危险。用药期间需注意检查血常规、肝肾功能及心电图。

（4）维生素 B_6 作为多巴脱羧酶的辅酶，可增强外周多巴脱羧酶的活性，使左旋多巴的疗效降低，外周不良反应增强，故禁与维生素 B_6 合用。

2. 左旋多巴增效药

（1）外周多巴脱羧酶抑制药

卡比多巴（carbidopa，α-甲基多巴肼）

卡比多巴是较强的外周多巴脱羧酶抑制剂。不易透过血脑屏障，需与左旋多巴合用才能发挥抗帕金森病作用。其作用是抑制外周多巴脱羧酶的活性，减少多巴胺在外周组织的生成，减轻其外周不良反应，使进入中枢的左旋多巴增多，提高脑内多巴胺的浓度，增强左旋多巴的疗效，所以是左旋多巴的重要辅助药。卡比多巴单用无效，临床上通常将卡比多巴与左旋多巴按 1：10 或 1：4 的剂量配伍制成复方制剂，如卡左双多巴控释片。

苄丝肼（benserazide）

苄丝肼作用和应用与卡比多巴相似，与左旋多巴按 1：4 的剂量配伍制成复方制剂，如多巴丝肼片，可用于治疗帕金森病、症状性帕金森综合征（脑炎后、动脉硬化性或中毒性，但不包括药物引起的帕金森综合征）。

（2）选择性单胺氧化酶 B 抑制药

司来吉兰（selegiline）

司来吉兰为选择性极高的单胺氧化酶 B（MAO-B）抑制剂。能迅速通过血脑屏障，抑制纹状体内多巴胺的降解，发挥抗帕金森病作用。单用治疗早期帕金森病，或与左旋多巴及外周多巴脱羧酶抑制剂合用，合用后特别适用于治疗运动波动，如大剂量左旋多巴治疗引起的波动现象。本药代谢产物为苯丙胺类，有兴奋作用，易致失眠，应避免晚间服用。

（3）儿茶酚氧位甲基转移酶抑制药：左旋多巴有两条代谢途径，一是经多巴脱羧酶转化为多巴胺，二是经儿茶酚氧位甲基转移酶（COMT）转化为 3-*O*-甲基多巴，后者与左旋多巴竞争转运载体而干扰左旋多巴的吸收和通过血脑屏障进入脑。COMT 抑制药既可减少左旋多巴的降解，又可减少 3-*O*-甲基多巴对其转运入脑的竞争性抑制作用，提高左旋多巴的生物利用度和在纹状体中的浓度。

恩他卡朋（entacapone）

恩他卡朋为儿茶酚氧位甲基转移酶抑制药，与左旋多巴同时服用，能增加其血药浓度和稳定性，使纹状体 DA 受体获得相对连续的多巴胺刺激，能显著减少运动并发症。可作为标准药物左旋多巴/苄丝肼或左旋多巴/卡比多巴的辅助用药，用于治疗以上药物不能控制的帕金森病及剂末现象（症状波动）。现已有恩他卡朋、左旋多巴和卡比多巴的复方制剂在国内上市。

3. 多巴胺受体激动药

溴隐亭（bromocriptine）

溴隐亭一般剂量可激动黑质-纹状体通路的多巴胺受体，产生抗帕金森病作用，疗效与左旋多巴近似，对重症患者也有效，起效快，维持时间长。与左旋多巴合用治疗帕金森病取得较好疗效，能减少症状波动。小剂量可选择性激动垂体多巴胺受体，抑制催乳素和生长激素分泌，用于治疗催乳素分泌过多引起的闭经和溢乳、肢端肥大症、泌乳素瘤及男性高泌乳素血症。不良反应与左旋多巴相似。此外，治疗早期可引起高血压，应从低剂量开始，逐渐增加和调整剂量，需数周或数月。

二氢麦角隐亭（dihydroergocryptine）

二氢麦角隐亭是麦角类多巴胺受体激动剂，适用于帕金森病、头痛和偏头痛、高泌乳素血症的基础治疗。并改善由于神经功能退化、改变而造成的老年性痴呆和脑血管痴呆的各种综合症状。对本品过敏者、妊娠妇女和儿童禁用。

吡贝地尔（piribedil）

吡贝地尔可激动黑质-纹状体通路的多巴胺受体。对震颤、肌肉僵直及运动困难均有改善作用，尤其对震颤效果好，可单用或与左旋多巴合用。

普拉克索（pramipexole）

普拉克索是新型非麦角类多巴胺受体激动剂，对 D_2、D_3、D_4 受体均有激动作用。可单独或与左旋多巴联用，治疗特发性帕金森病的体征和症状。例如，在疾病后期左旋多巴的疗效逐渐减弱或者出现变化和波动时，可使用本药进行治疗。

同类药物还有罗匹尼罗（ropinirole）、罗替戈汀（rotigotine），为新型多巴胺受体激动药。相对溴隐亭而言，患者耐受性好，用药剂量可很快增加，1 周内即可达到治疗浓度，胃肠道反应较小。作用时间相对较长，与左旋多巴相比，更不易引起“开-关”现象和不自主异常运动。临床上越来越多地作为帕金森病的早期治疗药物。

4. 促多巴胺释放药

金刚烷胺（amantadine）

金刚烷胺可通过多种方式增强多巴胺的功能：促进纹状体多巴胺释放、抑制多巴胺再摄取、直接激动多巴胺受体、较弱的中枢抗胆碱作用。单用本药时疗效优于中枢性抗胆碱药，但不及左旋多巴。特点是起效快，维持时间短，用药数天即可获最大疗效，但连用 6～8 周后疗效逐渐减弱，与左旋多巴合用有协同作用。长期用药可见下肢皮肤出现网状青斑，可能是儿茶酚胺释放引起外周血管收缩所致。也可致失眠、精神不安和运动失调，偶致惊厥，精神分裂症、癫痫患者、孕妇等禁用。金刚烷胺也用于防治 A 型流感病毒所引起的呼吸道感染。

考点
苯海索的药理作用、临床应用

（二）中枢性抗胆碱药

苯海索（benzhexol，安坦）

苯海索是人工合成的中枢性胆碱受体阻断药，疗效不如左旋多巴。通过拮抗胆碱受体而减弱黑质-纹状体通路中的 ACh 的作用，产生抗帕金森病作用。外周抗胆碱作用较弱，仅为阿托品的 1/10～1/3。抗帕金森病的特点为：①对早期轻症患者疗效好；②对震颤疗效好，对流涎、肌肉僵直和运动迟缓疗效较差；③对抗精神分裂症药引起的帕金森综合征有效；④合用左旋多巴可增强疗效。主要用于早期轻症患者、不能耐受左旋多巴或多巴胺受体激动药的患者、抗精神分裂症药引起的帕金森综合征。不良反应与阿托品相似但较轻，常见口干、视物模糊、尿潴留、便秘等，长期应用可出现嗜睡、抑郁、记忆力下降、幻觉、意识混浊。闭角型青光眼、前列腺增生者禁用。

案例　4-4

患者，男，75 岁，双手出现不自主的抖动、走路迟缓、上肢僵直、步态不稳，确诊为帕金森病。服用复方卡比多巴片治疗几个月后，步态不稳的症状有改善，但改善双手震颤的效果较差，医生后加用了苯海索，但出现了急性尿潴留。

问题： 1. 应用复方卡比多巴片和苯海索治疗帕金森病是否合理？

2. 加用苯海索后，患者为何出现了尿潴留？

二、抗阿尔茨海默病药

阿尔茨海默病（Alzheimer disease，AD）又称为原发性痴呆症，是一种与年龄高度相关的、以进行性认知障碍和记忆力损害为主的中枢神经系统退行性疾病。表现为记忆力、抽象思维、判断力等一般智力的丧失，但视力和运动能力正常。其发病率在 65 岁人群中为 5%，而在 95 岁人群中则高达 90%，病程为 3～20 年，确诊后平均存活时间为 10 年左右。

目前，阿尔茨海默病尚无十分有效的治疗方法。临床采用的两种治疗策略是增加中枢胆碱能神经功能和拮抗谷氨酸能神经功能，其中胆碱酯酶（AChE）抑制药和 *N*-甲基-*D*-天冬氨酸（NMDA）受体拮抗药效果相对较好，能有效缓解认知功能下降的症状，但不能从根本上消除病因。

（一）胆碱酯酶抑制药

多奈哌齐（donepezil）

多奈哌齐是第二代可逆性中枢 AChE 抑制药。口服吸收良好，进食和服药时间对药物吸收皆无明显影响，$t_{1/2}$ 为 70 小时，故每日用药 1 次即可。本药通过抑制 AChE 而增加中枢 ACh 的含量，能显著改善轻中度阿尔茨海默病患者的认知能力和其他临床症状。在临床上用于改善患者的认知功能，延缓病情发展。用于轻度、中度甚至重度阿尔茨海默病症状的治疗。具有剂量小、毒性低和价格相对较低等优点。最常见的不良反应有腹泻、肌肉痉挛、乏力、恶心、呕吐和失眠。

考点 多奈哌齐的药理作用、临床应用、不良反应

加兰他敏（galantamine）

加兰他敏属于第二代 AChE 抑制药，对神经元中的 AChE 有高度选择性。适用于良性记忆障碍，提高患者指向记忆、联想学习、图像回忆、无意义图形再认及人像回忆等能力。对痴呆患者和脑器质性病变引起的记忆障碍亦有改善作用。用药后 6～8 周治疗效果开始明显，本药可能会成为治疗阿尔茨海默病的首选药物。不良反应为恶心、呕吐、腹泻等胃肠道反应，治疗一段时间后即消失。

（二）NMDA受体非竞争性拮抗药

美金刚（memantine）

美金刚是使用依赖性的NMDA受体非竞争性拮抗药，能显著改善中重度阿尔茨海默病患者的动作能力、认知障碍和社会行为，与AChE抑制药同时使用效果更好。不良反应主要有头晕、头痛、便秘、嗜睡和高血压等。

附：制剂与用法

药名	剂型	用法
左旋多巴	片剂：50mg、100mg、250mg	抗帕金森病，口服：开始一日0.25～0.5g，分2～3次服，以后每隔2～4日递增0.125～0.5g，通常维持量为一日3～5g，分3～4次饭后服，最大用量不超过一日8g。如与卡比多巴合用，左旋多巴一日0.6g，最多不超过一日2g。治疗肝性脑病，0.3～0.4g加入5%葡萄糖溶液500ml中静脉滴注，一日1次，待完全清醒后减量至0.2g，继续1～2日后停药；或5g加入生理盐水100ml中鼻饲或灌肠
卡比多巴-左旋多巴（复方卡比多巴片）	片剂：62.5mg（含卡比多巴12.5mg、左旋多巴50mg）、110mg（含卡比多巴10mg、左旋多巴100mg）、125mg（含卡比多巴25mg、左旋多巴100mg）、275mg（含卡比多巴25mg、左旋多巴250mg）	口服：应从小剂量开始，一日3次，一日不超过750mg
多巴丝肼（复方苄丝肼胶囊）	胶囊剂：125mg（含苄丝肼25mg、左旋多巴100mg）、250mg（含苄丝肼50mg、左旋多巴200mg）	口服：开始125mg，一日3次，一日不超过750mg
盐酸司来吉兰	片剂：5mg	口服：开始5mg，清晨1次顿服。需要时增加至一日2次，早饭和午饭时服，一日不超过10mg
恩他卡朋	片剂：200mg	口服：200mg，一日3～4次
甲磺酸溴隐亭	片剂：2.5mg	抗帕金森病，口服：1.25mg，一日2次，后每2～4周增加2.5mg，一日10～25mg。肢端肥大症，口服：开始一日2.5mg，经7～14日后据临床反应可逐渐增至一日10～20mg，分4次与食物同服。溢乳或闭经，口服：开始0.125mg，一日2～3次，可逐渐增至0.25mg，一日2～3次，连续治疗至泌乳停止，月经恢复
二氢麦角隐亭	片剂：5mg、20mg	口服：开始5mg，一日2次；维持剂量每次20mg，一日3次
吡贝地尔	缓释片：50mg	饭后服。单独使用：开始一日50mg，每周增加50mg，维持量一日150～250mg，分2～3次服；与左旋多巴合用：维持量一日50～150mg，分1～3次服
普拉克索	片剂：0.125mg、0.25mg、0.5mg、1mg、1.5mg	口服：开始0.375mg，一日3次，逐渐加量，7周内达推荐剂量一日4.5mg，分3次服
罗匹尼罗	片剂：0.25mg、1mg、2mg、5mg	口服：开始0.25mg，一日3次，后每周加倍，维持量为一日3～9mg，分3次服
盐酸金刚烷胺	片剂：100mg	口服：100mg，早晚各1次，最大剂量一日400mg
盐酸苯海索	片剂：2mg	口服：开始一日1～2mg，逐步递增至一日5～10mg，分3次服，不超过一日20mg

续表

药名	剂型	用法
多奈哌齐	片剂：5mg、10mg	口服：开始 5mg，一日 1 次，睡前服；服用 1 个月后可增至 10mg，一日 1 次，睡前服。最大剂量一日 10mg
加兰他敏	片剂：8mg	口服：开始 4mg，一日 2 次；4 周后可酌情加量至 8mg，一日 2 次；维持剂量 4～12mg，一日 2 次。最大剂量一日 24mg
美金刚	片剂：10mg	口服：开始 5mg，一日 1 次；缓慢加量至维持剂量 10mg，一日 2 次。最大剂量一日 20mg

第 5 节　镇　痛　药

疼痛是多种疾病的常见症状，也是机体的一种保护性反应。剧烈疼痛不仅给患者带来痛苦和不愉快的情绪反应，还可引起机体生理功能紊乱，甚至休克，因此适当应用镇痛药是十分必要的。但疼痛的性质与部位是诊断疾病的重要依据，故在未明确诊断之前应慎用镇痛药，以免掩盖病情，贻误诊断。

镇痛药是作用于中枢神经系统，在不影响意识和其他感觉的情况下，选择性地消除或缓解疼痛的药物。镇痛时往往伴有镇静作用，但不影响意识和其他感觉。大多数镇痛药镇痛作用强大，但反复应用易产生耐受性和依赖性，故又称麻醉性镇痛药或成瘾性镇痛药，属麻醉药品管理范畴，其生产、运输、销售和使用必须严格遵守国家《麻醉药品与精神药品管理条例》。

目前临床常用的镇痛药根据药理作用机制分为三类：①阿片受体激动药；②阿片受体部分激动药；③其他镇痛药。

一、阿片受体激动药

（一）阿片生物碱类

考点　镇痛药的分类及代表药物

阿片（opium）又称鸦片，是罂粟科植物罂粟未成熟蒴果浆汁的干燥物，含吗啡、可待因、罂粟碱等 20 多种生物碱。其中，吗啡、可待因具有临床药用价值。

吗啡（morphine）

考点　吗啡的药理作用、临床应用、不良反应及用药注意

吗啡是阿片中的主要生物碱，含量最高，约占 10%。口服易吸收，但首关消除明显，故常采用注射给药。其脂溶性较低，仅有少量通过血脑屏障，但足以发挥中枢性药理作用。可通过胎盘进入胎儿体内。主要在肝内代谢，经肾排泄，少量经乳汁排泄。

【药理作用】

1. 中枢神经系统

（1）镇痛、镇静：吗啡具有强大的镇痛作用，对各种疼痛均有效，其中对慢性持续性钝痛的镇痛效力强于急性间断性锐痛。一次给药，镇痛作用持续 4～5 小时，主要与其激动脊髓胶质区、丘脑内侧、脑室及导水管周围灰质的阿片受体有关。吗啡还有明显的镇静作用，可消除由疼痛引起的焦虑、紧张、恐惧等不良情绪反应，提高患者对疼痛的耐受力。在安静环境易于入睡，也易被唤醒。随着疼痛的缓解和情绪稳定，患者用药后易产生欣快感，是造成强迫用药的重要原因。

（2）镇咳：吗啡可抑制咳嗽中枢，产生强大的镇咳作用，对多种原因引起的咳嗽均有效，但易成瘾，临床常用可待因代替。

（3）抑制呼吸：治疗量即可抑制呼吸中枢，降低呼吸中枢对 CO_2 的敏感性，使呼吸频率减慢、潮气量降低；剂量增大时抑制作用增强。急性中毒时呼吸频率可减慢至每分钟 3～4 次，严重者可引起呼吸停止而死亡。与麻醉药、镇静催眠药、乙醇等合用，可加重其呼吸抑制。

（4）其他：①缩瞳作用，吗啡可与中脑盖前核阿片受体结合，兴奋动眼神经，使瞳孔缩小。中毒剂量时可使瞳孔极度缩小呈针尖样，为吗啡中毒的明显特征。②催吐作用，吗啡兴奋延髓催吐化学感受区（CTZ），引起恶心呕吐。

2. 心血管系统 治疗量的吗啡对心率及心律均无明显影响，可扩张血管，引起直立性低血压，是由于吗啡促进组胺释放、降低中枢交感张力所致。吗啡抑制呼吸使体内 CO_2 蓄积，导致脑血管扩张，颅内压增高。

3. 平滑肌

（1）胆道平滑肌：治疗量的吗啡可引起胆道奥狄括约肌痉挛性收缩，使胆汁排出受阻，胆囊内压明显升高，导致上腹部不适甚至胆绞痛，阿托品可部分缓解。

（2）胃肠道平滑肌：吗啡可提高胃肠道平滑肌及括约肌张力、减弱推进性蠕动致胃排空延迟、肠内容物通过延缓，使水分吸收增加，并能抑制消化液分泌，加之中枢抑制后便意迟钝，可致便秘，也可止泻。

（3）其他平滑肌：吗啡提高输尿管平滑肌及膀胱括约肌张力，引起排尿困难、尿潴留；治疗量吗啡对支气管平滑肌兴奋作用不明显，大剂量时收缩支气管平滑肌，诱发或加重哮喘；吗啡能降低子宫张力、收缩频率和收缩幅度，使产程延长。

4. 免疫系统 吗啡对免疫系统有抑制作用，包括抑制淋巴细胞增殖、减少细胞因子分泌、减弱自然杀伤细胞的细胞毒作用；也可抑制人类免疫缺陷病毒（HIV）蛋白诱导的免疫反应，这可能是吗啡吸食者易感染 HIV 病毒的主要原因。

【临床应用】

1. 镇痛 吗啡对各种疼痛均有效，但因易成瘾。①一般仅用于其他镇痛药无效的急性锐痛，如严重创伤、烧伤、烫伤、战伤、手术等引起的剧痛和晚期癌症疼痛。②对内脏绞痛如胆绞痛、肾绞痛应合用解痉药阿托品。③对心肌梗死引起的剧痛，若血压正常，可用吗啡镇痛，同时因吗啡的镇静和扩血管作用可减轻患者的恐惧情绪和心脏负荷。

2. 心源性哮喘 急性左心衰竭突发肺水肿所致的呼吸困难称为心源性哮喘，除应用强心苷、氨茶碱及吸氧外，静脉注射吗啡效果显著。其作用机制是：①降低呼吸中枢对 CO_2 的敏感性，减弱过度的反射性呼吸兴奋，缓解急促浅表的呼吸；②扩张外周血管，减轻心脏前、后负荷，有利于消除肺水肿；③镇静作用有利于消除患者焦虑、恐惧情绪，减少耗氧量。但伴有昏迷、休克、严重肺部疾患或痰液过多者禁用。

3. 腹泻 可用于急、慢性消耗性腹泻以减轻症状。常用阿片酊或复方樟脑酊。如伴有细菌感染，应同时应用抗菌药。

案例 4-5

患者，男，40岁，因交通事故造成腿部粉碎性骨折，剧痛难忍。术后服用氨酚待因片（含对乙酰氨基酚0.3g、磷酸可待因15mg），每3小时1次镇痛，效果不佳，患者仍诉疼痛难忍。改为皮下注射吗啡，疼痛缓解。

问题： 1. 患者术后服用氨酚待因片镇痛为何效果不佳？

2. 改用吗啡后疼痛为何缓解？

3. 应用吗啡过程中应注意哪些问题？

【不良反应及用药注意】

1. 副作用 治疗量吗啡可引起恶心、呕吐、便秘、眩晕、嗜睡、胆绞痛、呼吸抑制、排尿困难等。用药期间，应注意观察患者生命体征，每4～6小时嘱患者排尿1次，必要时压迫膀胱进行助尿或导尿。如患者出现腹胀、便秘，应鼓励患者多食粗粮、高纤维食物，多饮水，适量给予缓泻剂。

2. 耐受性和依赖性 反复应用易产生耐受性和依赖性。连续用药2～3周即可产生耐受性。剂量越大，给药间隔时间越短，耐受性发生越快越强，且与其他阿片类药物有交叉耐受性。连续用药1～2周即可产生依赖性，患者产生病态嗜好而成瘾，此时一旦停药即出现戒断症状，表现为呕吐、腹泻、肌肉疼痛、烦躁不安、失眠、流泪、流涕、出汗、震颤，甚至虚脱、意识丧失等。成瘾者为获得欣快感、避免戒断症状带来的痛苦，常不择手段获取吗啡，有明显强迫性觅药行为，对社会危害极大，故对吗啡等依赖性药物应按国家颁布的相关法律法规要求严格管理，限制使用。一般连续用药不得超过1周。

3. 急性中毒 吗啡过量可致急性中毒，表现为昏迷、呼吸深度抑制（3～4次/分）、瞳孔极度缩小（针尖样），常伴发绀、少尿、体温下降、血压降低甚至休克，其致死的主要原因为呼吸麻痹。抢救措施为吸氧、人工呼吸、静脉注射阿片受体阻断药纳洛酮，还可用呼吸中枢兴奋药尼可刹米等。故给药后应加强监护：①第一个15分钟应每3～5分钟观察一次，以后每5～10分钟观察一次，继续观察1小时。主要观察呼吸深度、意识状态、心率变化和瞳孔大小，如呼吸＜6次/分、有发绀症状，应给予辅助呼吸；如心率＞110次/分，应注意是否有心力衰竭，如瞳孔缩小且呼吸＜12次/分，则提示中毒；如瞳孔由小而散大，则有窒息和生命危险。②静脉注射给药时应以适量注射用水或生理盐水稀释后缓慢注射，静脉注射过快可抑制呼吸。

4. 其他 诊断未明的急性腹痛、支气管哮喘和肺心病患者禁用；禁用于分娩止痛和哺乳期妇女止痛；颅脑损伤致颅内压增高的患者、肝功能严重减退的患者、新生儿及婴儿禁用。全麻药、镇静催眠药、抗组胺药、吩噻嗪类、三环类抗抑郁药可加重本品的呼吸抑制。

可待因（codeine，甲基吗啡）

可待因在阿片中含量较低，约占0.5%。口服易吸收，镇痛作用为吗啡的1/12～1/10，可用于中等程度疼痛。镇咳作用为吗啡的1/4，持续时间与吗啡相似，临床用于剧烈干咳，特别适合伴有中等程度疼痛者。无明显的镇静作用，欣快感及成瘾性也较吗啡轻，无明显便秘、尿潴留、直立性低血压等副作用。

（二）人工合成类

吗啡镇痛作用虽强，但依赖性及呼吸抑制等不良反应较严重，一定程度上限制了其应用。目前临床多用比吗啡依赖性轻的人工合成代用品。

哌替啶（pethidine，杜冷丁）

考点 哌替啶的药理作用、临床应用、不良反应及用药注意

哌替啶口服易吸收，皮下注射或肌内注射吸收更迅速。可通过血脑屏障和胎盘屏障，主要在肝脏代谢，部分转化为具有中枢兴奋作用的去甲哌替啶，故大量反复用药可引起肌肉震颤、抽搐甚至惊厥。主要经肾排泄，少量经乳汁排泄。

【药理作用】

1. 中枢神经系统 ①哌替啶可激动中枢阿片受体产生镇痛、镇静作用，镇痛强度约为吗啡的 1/10，注射后 10 分钟奏效，持续时间为 2～4 小时，患者可出现欣快感；②与吗啡在等效镇痛剂量（哌替啶 100mg 相当于吗啡 10mg）时，呼吸抑制程度相同，但持续时间较短；③无明显镇咳和缩瞳作用，用药后易致眩晕、恶心、呕吐；④依赖性较吗啡轻，发生较慢。

2. 心血管系统 治疗量能扩张血管，引起直立性低血压；也可使脑血管扩张，致颅内压增高。

3. 平滑肌 ①哌替啶对胃肠平滑肌的作用与吗啡相似，但较吗啡弱，持续时间短，不引起便秘，也无止泻作用；②兴奋胆道括约肌，升高胆道内压力，但比吗啡作用弱；③治疗量对支气管平滑肌无影响，大剂量则引起收缩；④不对抗缩宫素对子宫的兴奋作用，不延缓产程。

【临床应用】

1. 镇痛 哌替啶镇痛虽较吗啡弱，但依赖性较吗啡轻且产生较慢，可替代吗啡用于各种剧痛，如创伤性疼痛、手术后疼痛等。对内脏绞痛仍须合用解痉药阿托品。新生儿对哌替啶的呼吸抑制作用极为敏感，故临产前 2～4 小时内不宜使用。也不宜用于慢性钝痛。

2. 心源性哮喘 哌替啶可代替吗啡作为心源性哮喘的辅助治疗，且效果良好。其机制与吗啡相同。

3. 麻醉前用药 哌替啶的镇静作用可消除患者术前紧张、恐惧情绪，也可减少麻醉药用量。

4. 人工冬眠 哌替啶常与氯丙嗪、异丙嗪合用组成冬眠合剂，用于人工冬眠疗法。但对老人、婴幼儿及呼吸功能不良者，冬眠合剂中不宜加哌替啶，以免抑制呼吸。

【不良反应及用药注意】 治疗量可致头晕、出汗、口干、恶心、呕吐、心悸、直立性低血压等。剂量过大可抑制呼吸。偶致震颤、肌肉痉挛、反射亢进甚至惊厥，中毒时可用纳洛酮对抗，或配合巴比妥类药物对抗惊厥。耐受性和依赖性较吗啡弱，久用易产生耐受性和依赖性。禁忌证同吗啡。

考点 芬太尼的作用特点、临床应用及同类药物

芬太尼（fentanyl）

芬太尼为强效、短效镇痛药，镇痛作用强度为吗啡的 100 倍。作用快而短，肌内注射 5 分钟起效，维持 1～2 小时；静脉注射 1 分钟起效，5 分钟达峰，维持 10 分钟。主要用于镇痛、麻醉辅助用药和静脉复合麻醉，或与氟哌利多合用产生神经阻滞镇痛，适

用于外科小手术。此外芬太尼透皮贴剂镇痛效果稳定，可使得血药浓度维持 72 小时，使用方便，适用于中至重度癌痛的患者。不良反应有眩晕、恶心、呕吐及胆道括约肌痉挛；大剂量可引起肌肉僵直，纳洛酮能对抗之；静脉注射过快易抑制呼吸；依赖性较轻。禁用于支气管哮喘、重症肌无力、颅脑外伤或脑肿瘤引起昏迷的患者及 2 岁以下小儿。

舒芬太尼（sufentanil）和阿芬太尼（alfentanil）均为芬太尼的类似物，前者镇痛作用强于芬太尼，是吗啡的 1000 倍，后者弱于芬太尼。两药起效快，作用时间短，尤以阿芬太尼突出，故称为超短效镇痛药。对心血管系统影响小，常用于心血管手术麻醉。阿芬太尼由于其药动学特点，很少蓄积，故短时间手术可分次静脉注射，长时间手术可持续静脉滴注。

瑞芬太尼（remifentanil）为新型芬太尼衍生物，镇痛作用为吗啡的 100～200 倍。注射后起效快，能被体内的酯酶快速水解，作用时间短，为短效镇痛药。瑞芬太尼与芬太尼的镇痛作用相似，重复和持续输注无体内蓄积，主要用于全麻诱导及静脉全身麻醉，也可用于术后镇痛和分娩镇痛。

美沙酮（methadone，美散痛）

美沙酮镇痛作用强度与吗啡相似，但持续时间较长，镇静、抑制呼吸、缩瞳、引起便秘及升高胆内压等作用均较吗啡弱。口服与注射效果相似，耐受性和依赖性发生较慢，戒断症状较轻且易于治疗。适用于创伤、手术、晚期癌症等所致的剧痛。也可作为阿片、吗啡及海洛因成瘾者的戒断药。

考点 美沙酮的作用特点、临床应用

阿法罗定（alphaprodine，安那度）

阿法罗定镇痛作用快、维持时间短，皮下注射 5 分钟起效，维持 2 小时；静脉注射 1～2 分钟起效，维持 0.5～1 小时。镇痛强度弱于哌替啶。呼吸抑制、依赖性较轻。主要用于短时镇痛，如小手术及手术后的止痛，也可与阿托品合用于胃肠道、泌尿道等平滑肌痉挛性疼痛。

二、阿片受体部分激动药

喷他佐辛（pentazocine，镇痛新）

喷他佐辛镇痛作用强度为吗啡的 1/3；呼吸抑制作用为吗啡的 1/2，呼吸抑制程度并不随剂量增加而加重，故相对较安全；兴奋胃肠平滑肌作用比吗啡弱；对心血管系统的作用与吗啡不同，大剂量可加快心率、升高血压，与其提高血浆中儿茶酚胺浓度有关，因能增加心脏负荷，故不适于心肌梗死时的疼痛。因依赖性小，戒断症状轻，在药政管理上已列入非麻醉药品。适用于各种慢性疼痛，对剧痛的止痛效果不及吗啡。

考点 喷他佐辛的作用特点、临床应用

常见不良反应为嗜睡、眩晕、出汗、恶心、呕吐；大剂量引起呼吸抑制、血压升高、心动过速等；剂量过大可引起焦虑、噩梦、幻觉、思维障碍等精神症状。

布托啡诺（butorphanol）

布托啡诺肌内注射吸收迅速而完全，作用可持续 4～6 小时。镇痛作用强度和呼吸抑制作用为吗啡的 3.5～7 倍，但呼吸抑制程度不随剂量增加而加重；兴奋胃肠平滑肌作用比吗啡弱。用于治疗各种癌性疼痛、手术后疼痛。对急性疼痛的止痛效果好于慢性疼痛。也可作麻醉前给药。可有乏力、出汗、嗜睡、头痛、眩晕、精神错乱等不良反应，久用

可产生依赖性。

三、其他镇痛药

罗通定（rotundine，颅通定）

考点
罗通定的药理作用、临床应用

罗通定为防己科植物华千金藤中提取的主要生物碱，为非麻醉性镇痛药，现已可人工合成。

镇痛作用较哌替啶弱，但较解热镇痛药强，其机制与激动阿片受体及减少前列腺素合成无关。对慢性持续性钝痛、内脏痛效果较好，对创伤、手术后疼痛、晚期癌症的止痛效果较差。临床适用于胃肠、肝胆系统疾病引起的钝痛、一般性头痛、脑震荡后头痛，也可用于痛经及分娩止痛；因有镇静催眠作用，尤其适用于因疼痛而失眠的患者。久用无耐受性和依赖性是其优点。偶见恶心、眩晕、乏力、锥体外系不良反应。大剂量可抑制呼吸。

布桂嗪（bucinnazine，强痛定）

布桂嗪口服易吸收，30 分钟起效，皮下注射 10 分钟起效，维持 3～6 小时。镇痛作用强度为吗啡的 1/3，有轻度镇静、镇咳作用，不抑制呼吸。临床用于偏头痛、三叉神经痛、关节痛、痛经、外伤性疼痛及晚期癌症疼痛等。偶有恶心、头晕、困倦等，停药可消失。连续应用可产生耐受性和依赖性。

曲马多（tramadol）

曲马多为非阿片类中枢性镇痛药。镇痛作用强度为吗啡的 1/3，镇咳效力为可待因的 1/2。治疗剂量不抑制呼吸，不产生便秘，也不影响心血管功能。临床上用于中度至重度疼痛，如手术、创伤、分娩和晚期癌症痛等。不良反应较轻，可见眩晕、恶心、呕吐、口干、疲劳等。长期应用可产生耐受性和依赖性。

【附】阿片受体阻断药

纳洛酮（naloxone）

纳洛酮为阿片受体完全阻断药，能阻断吗啡的所有作用，而本身无明显药理活性。正常人注射 12mg 无任何症状，注射 24mg 仅有轻度困倦；但对吗啡中毒者，注射小剂量（0.4～0.8mg）即能迅速翻转吗啡的效应，可解除呼吸抑制、瞳孔缩小、颅内压升高、平滑肌痉挛等；对吗啡依赖者，可迅速诱发戒断症状。

临床用于解除阿片类药物复合麻醉术后所致的呼吸抑制，并催醒患者；解救阿片类药物过量；也用于急性酒精中毒。临床急救多采用注射给药。因 $t_{1/2}$ 仅为 0.5～1 小时，需多次给药维持疗效。

纳曲酮（naltrexone）

纳曲酮作用与纳洛酮相似，拮抗吗啡的强度为纳洛酮的 2 倍，作用持续时间长达 24 小时。目前本品仅有口服制剂，可阻断外源性阿片类物质的药理作用，作为阿片类依赖者脱毒后预防复吸的辅助药物。

链接 癌症三级止痛阶梯疗法指导原则

第一阶梯疗法：适用于轻度疼痛患者（指疼痛可以忍受，能正常生活，睡眠基本不受干扰），选用非甾体抗炎药，如阿司匹林、对乙酰氨基酚、布洛芬等解热镇痛抗炎药。

第二阶梯疗法：适用于中度疼痛患者（指疼痛为持续性，睡眠受到干扰，食欲有所减退），选用弱阿片类镇痛药，如可待因、曲马多等。

第三阶梯疗法：适用于重度疼痛患者（指疼痛使生活、睡眠受到严重干扰），选用强阿片类镇痛药，如吗啡、芬太尼、美沙酮等。

执行三阶梯疗法时，应同时遵循“口服用药、按时用药、按阶梯给药、用药剂量个体化”的原则。

附：制剂与用法

药名	剂型	用法
盐酸吗啡	片剂：5mg、10mg	口服：一次 5～15mg。极量：一次 30mg，一日 100mg
	注射剂：5mg/0.5ml、10mg/1ml	皮下注射：一次 5～15mg；静脉注射：一次 5～10mg。极量，皮下注射：一次 20mg，一日 60mg
	控释片、缓释片：10mg、30mg、60mg	宜从每 12 小时服用 10～20mg 开始，视镇痛效果逐渐调整剂量，以达到在 12 小时内缓解疼痛的目的
阿片酊	含吗啡 1%，乙醇 3%	口服：0.3～1ml，一日 3 次。极量：一次 2ml，一日 6ml
复方樟脑酊	100ml 含阿片酊 5ml	口服：2～5ml，一日 3 次
磷酸可待因	片剂：15mg	口服：15～30mg，一日 3 次。极量：一次 100mg，一日 250mg
盐酸哌替啶	注射剂：50mg/1ml、100mg/2ml	肌内注射：50～100mg。极量：一次 150mg，一日 600mg
芬太尼	注射剂：0.1mg/2ml	皮下注射或肌内注射：0.05～0.1mg
	透皮贴剂：12μg/h、25μg/h	在躯干或上臂未受刺激及未受照射的平整皮肤表面贴用：12μg/h 或 25μg/h。可以持续贴用 72 小时。在更换贴剂时，应更换粘贴部位。几日后才可在相同的部位重复贴用
舒芬太尼	注射剂：50μg/1ml、100μg/2ml、250μg/5ml	静脉注射：以枸橼酸舒芬太尼为主的全身麻醉中，舒芬太尼用药总量可为 8～30μg/kg
瑞芬太尼	粉针剂：1mg、2mg、5mg	溶解后静脉给药：定量稀释成 25μg/ml、50μg/ml 或 250μg/ml 的溶液，麻醉诱导，成人按每公斤体重 0.5-1μg 的输注速率持续静脉滴注
盐酸美沙酮	片剂：2.5mg	口服：5～10mg，一日 2～3 次
	注射剂：5mg/1ml	肌内注射：一次 5～10mg
盐酸阿法罗定	注射剂：10mg/1ml、20mg/1ml、40mg/1ml	皮下注射，一次 10～20mg，一日 20～40mg；静脉注射，一次 20mg。极量：一次 30mg，一日 60mg
盐酸喷他佐辛	片剂：25mg、50mg	口服：一次 50mg
乳酸喷他佐辛	注射剂：30mg/1ml	皮下注射或肌内注射：一次 30mg
酒石酸布托啡诺	注射剂：1mg/1ml、2mg/ 1ml	肌内注射：1～4mg，必要时 4～6 小时后可重复给药：静脉注射：一次 0.5～2mg
盐酸罗通定	片剂：30mg	口服：一次 60～120mg，一日 1～4 次
硫酸罗通定	注射剂：60mg/2ml	肌内注射：一次 60～90mg
布桂嗪	片剂：30mg	口服：一次 60mg，一日 3～4 次
	注射剂：50mg/1ml	皮下注射：一次 50mg

续表

药名	剂型	用法
盐酸曲马多	胶囊剂：50mg	口服：一次不超过 100mg，一日不超过 400mg，连续用药不超过 48 小时，累计用量不超过 800mg
	注射剂：50mg/2ml、100mg/2ml	肌内注射、皮下注射或静脉注射：50～100mg，一日不超过 400mg
盐酸纳洛酮	注射剂：0.4mg/1ml	肌内注射或静脉注射：一次 0.4～0.8mg。极量：一日 40mg
纳曲酮	片剂：50mg	戒毒，开始口服 25mg，观察 1 小时，如无戒断症状，再服 25mg。次日起，50mg，一日 1 次，连续服用至少 6 个月。治疗乙醇成瘾，一日 50mg，连服 2 周

第 6 节　解热镇痛抗炎药

考点
解热镇痛抗炎药的基本药理作用及作用机制

一、解热镇痛抗炎药的基本药理作用

解热镇痛抗炎药（antipyretic-analgesic and anti-inflammatory drugs）是一类具有解热、镇痛作用，其中大多数还有抗炎、抗风湿作用的药物。因其化学结构及作用机制与甾体抗炎药糖皮质激素不同，故又称为非甾体抗炎药（non-steroidal anti-inflammatory drugs，NSAIDs）。本类药物共同的作用机制是抑制体内环氧酶（cycloxygenase，COX，前列腺素合成酶）活性，减少组织前列腺素（prostaglandin，PG）的生物合成，多数药物具有下列共同作用。

1. 解热作用　本类药物降低各种原因引起的发热者的体温，而对正常体温几乎无影响，这有别于氯丙嗪对体温的影响。

各种外热原（如病原体及其毒素、组织损伤、抗原抗体复合物等）刺激中性粒细胞释放内热原，内热原作用于下丘脑体温调节中枢，刺激该处环氧酶，增加前列腺素合成和释放，使体温调定点上调，这时产热增加、散热减少，从而引起发热。解热镇痛抗炎药的解热作用是通过抑制下丘脑 COX 的活性，减少 PG 的合成，使上调的体温调定点恢复到正常水平，通过散热增加而降低发热者体温。

发热是机体的一种防御反应，不同的热型又是诊断疾病的依据，一般的发热不必急于使用解热药，而应着重病因治疗。但若体温过高或持久发热会消耗体力，同时引起头痛、失眠、谵妄、昏迷甚至引起惊厥而危及生命，应及时使用解热药。小儿体温达 38℃以上时，应使用解热药，以防惊厥。对年老体弱患者应严格掌握剂量，以免用量过大致出汗过多、体温骤降，引起虚脱。

2. 镇痛作用　本类药物具有中等程度的镇痛作用，镇痛强度不及镇痛药，对各种严重创伤性剧痛及内脏平滑肌绞痛无效。对慢性钝痛如头痛、牙痛、肌肉痛、关节痛、神经痛、痛经等均有良好镇痛效果。久用无耐受性、依赖性和欣快感，故临床广泛应用。一般以小量多次为宜，大剂量只延长止痛作用时间，并不增加止痛作用强度，而不良反应可随剂量加大而相应增多。

组织损伤或炎症时，局部产生和释放某些致痛致炎物质，如缓激肽、组胺、5-HT、

PG 等，这些介质作用于痛觉感受器引起疼痛。其中 PG 不仅本身有致痛作用，还能显著提高痛觉感受器对缓激肽等致痛物质的敏感性，即增敏其他致痛物质的致痛作用。解热镇痛抗炎药的镇痛作用部位主要在外周，通过抑制炎症局部组织 COX 的活性，减少 PG 的合成，对慢性钝痛产生良好镇痛作用。

3. 抗炎、抗风湿作用 本类药物除苯胺类外都具有抗炎抗风湿作用，能减轻炎症的红、肿、热、痛等症状，可用于治疗风湿性关节炎和类风湿关节炎。

PG 是参与炎症反应的重要活性物质，它不仅能扩张血管、增加血管通透性，引起局部充血、水肿和疼痛，还能增敏缓激肽等其他致炎物质的致炎作用。解热镇痛抗炎药能抑制炎症局部组织 COX 的活性，减少 PG 的合成，从而发挥抗炎、抗风湿作用，能有效地缓解炎症引起的临床症状。但无病因治疗作用，也不能阻止病程发展及并发症的发生。

考点 解热镇痛抗炎药的分类及代表药物

二、非选择性环氧酶抑制药

（一）水杨酸类

阿司匹林（aspirin，乙酰水杨酸）

考点 阿司匹林的药理作用、临床应用、不良反应及用药注意

阿司匹林口服吸收迅速，小部分在胃、大部分在小肠吸收，水杨酸盐血浆蛋白结合率为 80%～90%，游离型迅速分布至全身组织，并可进入脑脊液、关节腔、胎盘及乳汁中。水杨酸盐主要经肝代谢、肾排泄，碱化尿液可促进排泄。

【药理作用和临床应用】

1. 解热、镇痛、抗炎抗风湿 阿司匹林有较强的解热镇痛作用，用于感冒发热及头痛、牙痛、肌肉痛、关节痛、神经痛和月经痛等慢性钝痛；较大剂量有较强的抗炎抗风湿作用，治疗急性风湿热疗效迅速可靠，可使患者 24～48 小时内退热、关节红肿及疼痛减轻、血沉减慢、主观感觉好转，具有诊断和治疗双重意义。对类风湿关节炎也有明显疗效，可迅速缓解疼痛，使关节炎症消退，减轻关节损伤。目前仍是急性风湿热、风湿性关节炎及类风湿关节炎的首选药。抗风湿疗效与剂量呈正相关，因此最好用至最大耐受量，但同时应注意防止中毒。一般成人每日 3～5g，分 4 次于饭后服用。

2. 影响血栓形成 小剂量阿司匹林可选择性抑制血小板 COX，使血栓素 A_2（TXA_2）的生成减少，从而抑制血小板聚集，防止血栓形成。较大剂量阿司匹林也能抑制血管内膜 COX，使前列环素（PGI_2）合成减少，而 PGI_2 是 TXA_2 的生理性对抗剂，它的合成减少可促进血栓形成。因此，临床常采用小剂量阿司匹林用于防止血栓形成，用于缺血性心脏病、脑缺血病等，如用于稳定型、不稳定型心绞痛和进展性心肌梗死，能降低病死率及再梗死率，对一过性脑缺血可防止血栓形成。临床采用的小剂量一般为每日 50～100mg，每日 1 次。

【不良反应及用药注意】

1. 胃肠道反应 胃肠道反应是阿司匹林最常见的不良反应。口服可直接刺激胃黏膜，常引起上腹不适、恶心、呕吐。血药浓度高则刺激 CTZ 而引起恶心、呕吐。长期大剂量服用，可致不同程度的胃黏膜损伤，引起胃溃疡及无痛性胃出血或原有溃疡者症状加重，与抑制胃黏膜 COX-1、减少 PG 合成有关，因内源性 PG 对胃黏膜有保护作用。采用餐后服药、肠溶片或同服抗酸药可减轻或避免上述反应；合用胃黏膜保护药可减少

溃疡的发生率。消化性溃疡患者禁用。与糖皮质激素合用更易诱发消化性溃疡，故勿与糖皮质激素长期或大剂量同时服用。

2. 凝血障碍 小剂量可抑制血小板聚集，延长出血时间。大剂量或长期服用还可抑制凝血酶原形成，引起凝血障碍，可用维生素 K 防治。严重肝损害、血小板减少症、低凝血酶原血症、维生素 K 缺乏、血友病、孕妇、产妇禁用。术前 1 周停用阿司匹林。长期应用应定期检查血常规及大便潜血。用药过程中应注意观察患者，如出现皮肤瘀斑、齿龈出血、月经量多、尿血或柏油样便等出血症状，应及时停药处理。

3. 超敏反应 少数患者可出现皮疹、血管神经性水肿、过敏性休克。某些患者可诱发支气管哮喘，称为“阿司匹林哮喘”，它不是以抗原-抗体反应为基础的超敏反应，而是由于阿司匹林抑制 COX 使 PG 合成受阻，花生四烯酸通过脂氧酶途径生成的白三烯及其他脂氧酶代谢产物增多，内源性支气管收缩物质占优势所致。用肾上腺素治疗无效，糖皮质激素治疗有效。哮喘、鼻息肉、慢性荨麻疹患者禁用。

4. 水杨酸反应 剂量过大（＞5g/d）可致头痛、眩晕、恶心、呕吐、耳鸣、视力和听力减退，称为水杨酸反应，是水杨酸类中毒的表现，严重者可出现酸碱平衡失调、过度呼吸、高热、脱水、精神错乱、昏迷，甚至危及生命。严重中毒者应立即停药，静脉滴注碳酸氢钠以碱化血液和尿液，加速水杨酸盐自尿排泄。

5. 瑞夷综合征（Reye’s syndrome） 儿童患病毒感染性疾病如水痘、麻疹、流感、流行性腮腺炎等使用阿司匹林退热时，偶可引起急性肝脂肪变性-脑病综合征（瑞夷综合征），以肝衰竭合并脑病为突出表现，虽少见，但预后恶劣，可致死。故病毒性感染患儿不宜用阿司匹林，可给予对乙酰氨基酚。

案例 4-6

患者，男，65 岁，多年前确诊为冠状动脉粥样硬化性心脏病伴有高血脂、高血压和高尿酸，3 年前体检结果提示有血栓高发倾向，医生建议其在原有用药的基础上加服阿司匹林肠溶片以预防血栓形成。但是患者服用一段时间后因药物的不良反应，未能按医嘱坚持用药，1 个月前突发脑血栓，出院后脑血栓后遗症导致其生活无法自理。

问题： 1. 选用阿司匹林肠溶片预防血栓应该选择什么剂量范围？

2. 患者服用阿司匹林后可能出现什么不良反应？

（二）苯胺类

对乙酰氨基酚（acetaminophen，扑热息痛）

考点
对乙酰氨基酚的作用特点、临床应用、不良反应及用药注意

对乙酰氨基酚口服吸收快而完全，0.5～1 小时血药浓度达峰，$t_{1/2}$ 为 2～4 小时。大部分在肝内与葡糖醛酸、硫酸结合后经肾排泄。长期或大剂量用药，可产生引起肝细胞、肾小管细胞坏死的毒性代谢物。

抑制中枢 PG 合成的作用强度与阿司匹林相似，但抑制外周 PG 合成的作用很弱，故解热 作用较强而持久，镇痛作用较弱，无抗炎抗风湿作用。临床用于解热镇痛及对阿司匹林过敏或不能耐受的患者。

治疗剂量短期使用不良反应少，对胃肠刺激小，偶见皮疹、药热等。长期使用或过

量中毒（成人 10～15g）可致严重肝、肾损害，尤其肾功能低下者可出现肾绞痛、急性或慢性肾衰竭。

（三）吡唑酮类

保泰松（phenylbutazone）

保泰松抗炎抗风湿作用较强，解热镇痛作用较弱，临床主要用于风湿性及类风湿关节炎、强直性脊椎炎，在疾病的急性期疗效较好。由于不良反应多而重，现已少用。

不良反应主要有胃肠道反应、水钠潴留、超敏反应；偶可引起甲状腺肿大和黏液性水肿；大剂量可引起肝、肾损害。故宜饭后服，服药期间应限制食盐摄入量并定期检查血常规。禁用于溃疡病、高血压、心功能不全及肝、肾功能不良者。

（四）其他有机酸类

吲哚美辛（indomethacin，消炎痛）

吲哚美辛口服吸收迅速而完全，3 小时血药浓度达峰。血浆蛋白结合率为 90%。主要经肝代谢，代谢物经尿或随胆汁由粪便排泄。

考点 吲哚美辛的作用特点、临床应用、不良反应及用药注意

【药理作用和临床应用】 为最强的 PG 合成酶抑制药之一，抗炎抗风湿作用比阿司匹林强 10～40 倍，解热镇痛作用与阿司匹林相似。但不良反应多，故仅用于其他药物不能耐受或疗效差的患者，如急性风湿性及类风湿关节炎、关节强直性脊椎炎、骨关节炎、癌性发热及其他难以控制的发热。

【不良反应及用药注意】 治疗剂量时不良反应发生率高达 30%～50%，约 20%的患者必须停药。

1. 胃肠道反应 可见食欲减退、恶心、腹痛、腹泻、上消化道溃疡，偶有穿孔、出血，还可引起急性胰腺炎。溃疡病禁用。

2. 中枢神经系统反应 20%～50%患者有前额头痛、头晕，偶有精神失常。精神失常、癫痫、帕金森病患者禁用。

3. 造血系统反应 可引起粒细胞减少、血小板减少、再生障碍性贫血等。

4. 超敏反应 常见皮疹，严重者可引起哮喘，哮喘患者禁用。与阿司匹林有交叉超敏反应，“阿司匹林哮喘”者禁用。

布洛芬（ibuprofen）

布洛芬口服吸收迅速而完全，1～2 小时血药浓度达峰，吸收量较少受食物和药物的影响。血浆蛋白结合率高达 99%，可缓慢进入滑膜腔并保持高浓度。主要经肝代谢、肾排泄。

考点 布洛芬的作用特点、临床应用、不良反应

抑制 PG 合成酶的作用强度与阿司匹林相似，故具有较强的解热、镇痛、抗炎抗风湿作用，主要用于风湿性及类风湿关节炎，也可用于解热镇痛。其特点是胃肠道反应较轻，患者长期服用本药的耐受性明显优于阿司匹林和吲哚美辛，但长期服用仍应注意消化性溃疡和出血的发生。偶见眩晕、视物模糊、头痛，如出现视力障碍应立即停药。

双氯芬酸（diclofenac）

双氯芬酸为强效镇痛抗炎药。解热、镇痛、抗炎抗风湿作用强于吲哚美辛、萘普生等。主要用于风湿性及类风湿关节炎、骨关节炎、手术及创伤后疼痛等。不良反应除与

阿司匹林相同外，偶见肝功能异常、白细胞减少。

吡罗昔康（piroxicam，炎痛喜康）

吡罗昔康为速效、强效、长效镇痛抗炎药。其抑制 PG 合成酶的效力等同于吲哚美辛，主要用于风湿性及类风湿关节炎，疗效与吲哚美辛相当。其主要特点是作用维持时间长，一日服药一次即产生满意疗效；用药剂量小，不良反应相对较少。偶见水肿、胃部不适、腹泻、头晕、中性粒细胞减少等，停药后一般可自行消失。剂量过大或长期服用可致消化性溃疡、出血，与阿司匹林有交叉超敏反应。

美洛昔康（meloxicam）

美洛昔康对 COX-2 的选择性抑制作用比 COX-1 高 10 倍。临床应用与吡罗昔康相同，每日一次给药。小剂量时胃肠道不良反应少，剂量过大或长期服用可致消化道出血和溃疡。

三、选择性环氧酶-2 抑制药

塞来昔布（celecoxib）

塞来昔布具有解热、镇痛、抗炎作用，其抑制 COX-2 的作用较 COX-1 强 375 倍，是选择性 COX-2 抑制药。治疗剂量对 COX-1 无明显影响，也不影响 TXA_2 的合成，但可抑制 PGI_2 的合成。主要用于风湿性及类风湿关节炎、骨关节炎，也可用于牙痛、手术后疼痛、痛经。胃肠道反应、出血和溃疡的发生率均较其他非选择性 NSAIDs 低，但仍有可能引起水肿、多尿、肾损害。有血栓形成倾向的患者慎用，磺胺类过敏者禁用。

尼美舒利（nimesulide）

尼美舒利是一种新型非甾体抗炎药，具有解热镇痛抗炎作用，对 COX-2 的选择性抑制作用较强，因而其抗炎作用强而不良反应较小。常用于骨关节炎、腰腿痛、类风湿关节炎、牙痛、痛经。

罗非昔布（refecoxib）

罗非昔布对 COX-2 有高度的选择性抑制作用，具有解热镇痛抗炎作用，不抑制血小板聚集。主要用于骨关节炎。胃肠道反应较轻，其他不良反应与非选择性 NSAIDs 类似。

链 接 解热镇痛药的复方制剂

临床上常将一些解热镇痛药与其他药物配伍，如与巴比妥类、咖啡因、抗组胺药组成复方制剂，以提高疗效和减少不良反应。常用的有复方氨酚葡锌片、小儿氨酚黄那敏颗粒、氨酚伪麻美芬片Ⅱ/氨麻苯美片等。应用复方制剂时应严格阅读其具体成分和配伍，慎重使用，并避免重复给药。

【附】抗痛风药

痛风是体内嘌呤代谢紊乱所引起的一种代谢性疾病，以高尿酸血症为特征。尿酸盐在关节、肾及结缔组织中析出结晶。急性发作时尿酸盐微结晶沉积于关节引起局部炎症反应，如未及时治疗则可发展为慢性痛风性关节炎或肾病变。常用药物有抑制尿酸生成药别嘌醇、促进尿酸排泄药丙磺舒、抑制痛风炎症药秋水仙碱。

别嘌醇（allopurinol，别嘌呤醇）

别嘌醇口服易吸收。可抑制尿酸的生成，降低血中尿酸浓度，用于原发性和继发性高尿酸血症，尤其是尿酸生成过多而引起的高尿酸血症；反复发作或慢性痛风者；痛风石；尿酸性肾结石和（或）尿酸性肾病；有肾功能不全的高尿酸血症。不良反应少，偶见皮疹、胃肠道反应、粒细胞减少、氨基转移酶升高等，用药期间应定期检查肝功能及血常规。

考点 别嘌醇的药理作用、临床应用、不良反应

丙磺舒（probenecid，羧苯磺胺）

丙磺舒口服吸收完全，因脂溶性高，易被肾小管重吸收，从而竞争性抑制肾小管对尿酸的重吸收，增加尿酸排泄。因没有镇痛及抗炎作用，不适用于急性痛风。为避免大量尿酸排出时在泌尿道沉积形成结石，开始用药宜加服碳酸氢钠并大量饮水，以促进尿酸排泄。少数患者可有胃肠反应、皮疹、发热等。

秋水仙碱（colchicine）

秋水仙碱对急性痛风性关节炎有选择性抗炎作用，可迅速解除急性痛风发作症状，用药后数小时关节红、肿、热、痛等症状即消退。不良反应较多，常见胃肠道反应，可有骨髓抑制、肾损害。慢性痛风者禁用。

考点 秋水仙碱的药理作用、临床应用、不良反应

附：制剂与用法

药名	剂型	用法
阿司匹林	片剂：0.05g、0.1g、0.3g、0.5g 肠溶片：0.025g、0.05g、0.3g、0.5g	口服：解热镇痛，0.3～0.6g，一日3次，需要时可4小时1次。抗风湿，0.6～1g，一日3～4g，症状控制后逐渐减量。预防血栓、心肌梗死，25～50mg，一日1次
对乙酰氨基酚	片剂：0.3g、0.5g	口服：0.3～0.6g，一日2～3次，一日量不宜超过2g，疗程不宜超过10日
保泰松	片（胶囊）剂：0.1g	口服：0.1～0.2g，一日3次，饭后服。症状改善后递减至维持量一日0.1～0.2g
吲哚美辛	肠溶片（胶囊）剂：25mg	口服：25mg，一日2～3次。以后每周可递增25mg，至一日100～150mg
布洛芬	片剂：0.1g、0.2g	口服：抗风湿，0.4～0.8g，一日3～4次；止痛，0.2～0.4g，4～6小时1次。最大量一日2.4g
双氯芬酸	肠溶片剂：25mg 注射剂：50mg/2ml	口服：25mg，一日3次 深部肌内注射：50mg，一日1次
吡罗昔康	片（胶囊）剂：10mg、20mg 注射剂：10mg/1ml、20mg/2ml	口服：20mg，一日1次 肌内注射：10～20mg，一日1次
美洛昔康	片剂：7.5mg、15mg	口服：类风湿关节炎，15mg，一日1次，根据治疗后反应，可减至一日7.5mg；骨关节炎，7.5mg，一日1次，若需要，可增至一日15mg
塞来昔布	片剂：100mg	口服：关节炎，0.2g，一日1次，必要时可增至一日2次；止痛，0.4g，一日1次，疗程不超过7日
尼美舒利	片剂：500mg、100mg	口服：100mg，一日2次。儿童常用剂量为5mg/（kg·d），分2～3次服
罗非昔布	片剂：12.5mg、5mg	口服：12.5mg，一日1次。需要时，可25mg，一日1次

第7节　中枢兴奋药

考点
中枢兴奋药的分类及代表药物

中枢兴奋药是一类能兴奋不同中枢部位的药物。根据其对作用部位的选择性不同可分为三类：①主要兴奋大脑皮质的药物，如咖啡因、哌甲酯等；②主要兴奋延髓呼吸中枢的药物，又称呼吸兴奋药，如尼可刹米、洛贝林等；③大脑功能恢复药，如吡拉西坦等。

一、大脑皮质兴奋药

咖啡因（caffeine）

考点
咖啡因的药理作用、临床应用、不良反应及用药注意

咖啡因是从咖啡豆和茶叶中提取的一种生物碱，现已人工合成。

【药理作用和临床应用】

1. 中枢神经系统　咖啡因兴奋中枢神经系统的作用与剂量有关。小剂量（50～200mg）即能兴奋大脑皮质，使人精神振奋、疲劳减轻、睡意消失、工作效率提高；较大剂量（250～500mg）可直接兴奋延髓呼吸中枢及血管运动中枢，使呼吸加深加快、血压升高，在中枢处于抑制时更为明显；过量则可引起中枢神经系统广泛兴奋甚至惊厥。临床主要用于解救急性感染中毒及中枢抑制药中毒引起的昏睡、呼吸循环衰竭。

2. 收缩脑血管　能收缩脑血管，可减少脑血管搏动。可与解热镇痛药配伍治疗一般性头痛，也与麦角胺配伍制成麦角胺咖啡因片，治疗偏头痛。

3. 其他　具有较弱的舒张胆管和支气管平滑肌、刺激胃酸和胃蛋白酶分泌及利尿等作用。

【不良反应及用药注意】　不良反应少而轻，较大剂量可致激动、不安、失眠、心悸、头痛、恶心、呕吐等；中毒时可致惊厥；久用可产生耐受性。婴幼儿高热时易发生惊厥，故不宜选用含咖啡因的复方解热镇痛药。

哌甲酯（methylphenidate，利他林）

哌甲酯能改善精神活动，中枢兴奋作用温和，解除轻度中枢抑制及疲乏感。较大剂量也兴奋呼吸中枢，过量可引起惊厥。临床用于注意缺陷多动障碍（儿童多动综合征、轻度脑功能失调）、发作性睡病，以及巴比妥类、水合氯醛等中枢抑制药过量引起的昏迷。

治疗量不良反应较少，偶见失眠、恶心、厌食、心悸等；大剂量可引起血压升高、眩晕、头痛等；久用可产生耐受性。禁用于青光眼、激动性抑郁、过度兴奋者、对本品过敏者。因抑制儿童生长发育，6岁以下儿童禁用。

二、呼吸中枢兴奋药

尼可刹米（nikethamide，可拉明）

考点
尼可刹米的药理作用、临床应用

尼可刹米一方面可直接兴奋延髓呼吸中枢，另一方面也可刺激颈动脉体和主动脉体化学感受器而反射性兴奋呼吸中枢，提高呼吸中枢对CO_2的敏感性，使呼吸加深加快。当呼吸中枢处于抑制状态时，其兴奋作用更明显。临床用于中枢性呼吸抑制，对肺心病及吗啡中毒引起的呼吸抑制效果较好，对巴比妥类药物中毒引起的呼吸抑制效果较差。

该药作用温和，安全范围较大，但作用短暂，静脉注射仅维持5～10分钟，故需间歇多次给药。过量可致血压升高、心动过速、呕吐、肌震颤，甚至惊厥。禁用于抽搐及惊厥患者。

洛贝林（lobeline，山梗菜碱）

洛贝林是从山梗菜中提取的生物碱，现已人工合成。通过选择性刺激颈动脉体和主动脉体化学感受器而反射性兴奋呼吸中枢，使呼吸加深加快。作用快、弱、短。安全范围大，不易引起惊厥。临床主要用于各种原因引起的中枢性呼吸抑制，如新生儿窒息及一氧化碳、阿片中毒等。

考点
洛贝林的药理作用、临床应用

不良反应有恶心、呕吐、呛咳、头痛、心悸等。较大剂量能引起心动过速、房室传导阻滞。本品遇光、遇热易分解变色失效，故应避光、避热保存。

案例 4-7

患者，男，60 岁，独自居住，冬天常在室内以炭火取暖。一日邻居发现他家房门紧闭，呼叫后无人应答，由于担心老人出事，强行入室，发现老人昏迷、意识模糊、呼吸微弱。入院后医生诊断为一氧化碳中毒，采取高压氧舱治疗，同时给予洛贝林兴奋呼吸中枢，甘露醇预防脑水肿，并配合能量支持等措施。

问题：洛贝林的用药依据是什么？

二甲弗林（dimefline，回苏灵）

二甲弗林可直接兴奋呼吸中枢，作用比尼可刹米强 100 倍，迅速、短暂。临床常用于麻醉、催眠药物所引起的呼吸抑制及各种疾病引起的中枢性呼吸衰竭，以及手术、外伤等引起的虚脱和休克。苏醒率可达 90%～95%，对肺性脑病有较好的苏醒作用。

安全范围小，过量易致抽搐和惊厥，小儿尤易发生。有惊厥病史者、肝肾功能不全者、吗啡中毒者禁用。静脉注射需稀释后缓慢注射。

多沙普仑（doxapram）

多沙普仑小剂量通过刺激颈动脉体和主动脉体化学感受器而反射性兴奋呼吸中枢，较大剂量直接兴奋呼吸中枢。作用强于尼可刹米，安全范围较大。用于解救麻醉药、中枢抑制药引起的呼吸抑制。静脉注射后立即生效，维持 5～12 分钟。过量可致心律失常、惊厥。

贝美格（bemegride，美解眠）

贝美格可直接兴奋呼吸中枢。作用快、强、短。主要用于巴比妥类药物中毒的解救。安全范围小，剂量过大或静脉注射过快易引起惊厥。

三、大脑功能恢复药

吡拉西坦（piracetam，脑复康）

吡拉西坦能促进脑细胞代谢，促进脑组织对葡萄糖、氨基酸、磷脂的利用和蛋白质的合成；降低脑血管阻力，增加脑血流量；增加线粒体内 ATP 的合成。因此，对缺氧脑细胞有保护作用，促进脑细胞信息传递，改善学习记忆和回忆能力。临床用于阿尔茨海默病、脑动脉硬化、脑血管意外、脑外伤后遗症、慢性乙醇中毒及 CO 中毒等所致的记忆、思维障碍，也可用于儿童智力低下。

甲氯芬酯（meclofenoxate，氯酯醒）

甲氯芬酯主要兴奋大脑皮质，增加葡萄糖的利用，调节脑细胞代谢，使抑制状态的中枢神经功能恢复。临床用于颅脑外伤后昏迷、脑动脉硬化及中毒所致意识障碍、阿尔茨海默病、儿童精神迟钝、新生儿缺氧、小儿遗尿症等。因作用缓慢，需反复用药。

胞磷胆碱（citicoline，尼可灵）

胞磷胆碱能增加脑血流量，改善脑细胞代谢，促进大脑功能恢复和苏醒。主要用于急性脑外伤和脑手术后所致意识障碍。在颅内出血急性期不宜大剂量应用。

附：制剂与用法

药名	剂型	用法
苯甲酸钠咖啡因（安钠咖）	注射剂：0.25g/1ml、0.5g/2ml	皮下注射或肌内注射：0.25～0.5g。极量：一次 0.75g，一日 3g
盐酸哌甲酯	片剂：10mg	口服：10mg，一日 2～3 次
	注射剂：20mg	肌内注射或静脉注射：10～20mg，一日 1～3 次，临用时配制
尼可刹米	注射剂：0.25g/1ml、0..375g/1.5ml、0.5g/2ml	皮下注射、肌内注射或静脉注射：0.25～0.5g。极量：1.25g
盐酸洛贝林	注射剂：3mg/1ml、10mg/1ml	皮下注射或肌内注射：成人一次 3～10mg。极量：一次 20mg，一日 50mg；小儿一次 1～3mg。静脉注射：成人一次 3mg。极量：一次 6mg，一日 20mg；小儿一次 0.3～3mg。必要时每隔 30 分钟可重复 1 次。新生儿窒息：3mg 直接脐静脉注射
盐酸二甲弗林	片剂：8mg	口服：8～16mg，一日 2～3 次
	注射剂：8mg/2ml	8mg，肌内注射或静脉注射；8～16mg，用注射用氯化钠溶液或葡萄糖溶液稀释后静脉滴注
盐酸多沙普仑	注射剂：20mg/1ml、100m/5ml	0.5～1mg/kg，静脉注射或稀释至 1mg/ml 静脉滴注，总量不宜超过 300mg/h
贝美格	注射剂：50mg/10ml	50mg，用 5%葡萄糖溶液稀释后静脉滴注；也可每 3～5 分钟静脉注射 50mg，至病情改善或出现中毒症状为止
吡拉西坦	片剂：0.4g	口服：0.8～1.2g，一日 2～3 次，4～8 周为 1 个疗程
	注射剂：8g/20ml	静脉注射：4～6g，一日 2 次，7～14 天为 1 个疗程
盐酸甲氯芬酯	胶囊剂：0.1g	口服：成人：0.1～0.3g，一日 3 次。小儿：0.1g，一日 3 次
	注射剂：0.1g、0.25g	成人：0.25g，一日 1～3 次。小儿：0.06～0.1g，临用前加注射用水适量使之溶解，肌内注射或静脉滴注，一日 2 次
胞磷胆碱	注射剂：0.25g/2ml	0.25～0.5g 加入 5%～10%葡萄糖溶液 500ml 静脉滴注，一日 1 次，5～10 天为 1 个疗程。0.1～0.2g 加入 25%葡萄糖溶液 20ml 中静脉注射，一日 1～2 次。一日 0.1～0.3g，分 1～2 次肌内注射

自测题

一、选择题

A_1 型题

1. 癫痫持续状态的首选药物是
   A. 苯巴比妥肌内注射
   B. 苯妥英钠肌内注射
   C. 地西泮静脉注射
   D. 戊巴比妥钠静脉注射
   E. 水合氯醛灌肠

2. 地西泮禁用于
A. 焦虑症　B. 麻醉前给药
C. 小儿高热惊厥　D. 重症肌无力
E. 心脏电击复律前用药
3. 在苯二氮䓬类镇静催眠药中，催眠、抗焦虑作用强于地西泮的药物是
A. 苯巴比妥　B. 奥沙西泮
C. 三唑仑　D. 艾司唑仑
E. 硝西泮
4. 以下主要用作静脉麻醉的药物是
A. 苯巴比妥　B. 戊巴比妥
C. 异戊巴比妥　D. 司可巴比妥
E. 硫喷妥钠
5. 巴比妥类中毒致死的主要原因是
A. 心搏骤停　B. 血压骤降
C. 循环衰竭　D. 肾衰竭
E. 呼吸中枢麻痹
6. 苯巴比妥急性中毒时，可加速其在尿中排泄的药物是
A. 葡萄糖　B. 地西泮
C. 碳酸氢钠　D. 阿司匹林
E. 硫酸镁
7. 苯巴比妥不宜用于
A. 抗惊厥　B. 抗癫痫　C. 镇静
D. 诱导麻醉　E. 麻醉前给药
8. 可缩短快速动眼睡眠时相的是
A. 地西泮　B. 苯巴比妥
C. 水合氯醛　D. 艾司唑仑
E. 丁螺环酮
9. 关于地西泮的作用，叙述错误的是
A. 抗焦虑　B. 抗抑郁
C. 抗惊厥　D. 抗癫痫
E. 镇静催眠
10. 解救苯二氮䓬类药物急性中毒的特效拮抗药是
A. 肾上腺素　B. 酚妥拉明
C. 阿托品　D. 氯解磷定
E. 氟马西尼
11. 癫痫强直-阵挛性发作可首选
A. 苯巴比妥　B. 乙琥胺
C. 苯妥英钠　D. 地西泮
E. 丙戊酸钠
12. 关于苯妥英钠的不良反应，错误的是
A. 胃肠道刺激　B. 牙龈增生
C. 眼球震颤　D. 心动过速
E. 巨幼细胞贫血
13. 长期应用苯妥英钠最常见的不良反应是
A. 血小板减少　B. 淋巴结肿大
C. 牙龈增生　D. 共济失调
E. 精神错乱
14. 卡马西平的临床应用不包括
A. 快速型心律失常
B. 癫痫强直-阵挛性发作
C. 锂盐无效的躁狂抑郁症
D. 外周神经痛
E. 癫痫复合性局限性发作
15. 仅对失神性发作疗效好而对其他类型癫痫无效的是
A. 丙戊酸钠　B. 乙琥胺
C. 硝西泮　D. 三唑仑
E. 氯硝西泮
16. 关于抗癫痫药的临床应用原则，错误的是
A. 根据癫痫发作类型合理选择药物
B. 应从小剂量开始，逐渐增加剂量
C. 疗效不佳时应立即停药，并换用其他药物
D. 长期用药
E. 用药期间定期做神经系统、血常规、肝肾功能检查
17. 苯妥英钠急性中毒主要表现为
A. 癫痫发作　B. 神经系统反应
C. 血液系统反应　D. 骨骼系统反应
E. 消化系统反应
18. 癫痫强直-阵挛性发作合并失神性发作的首选药是
A. 苯妥英钠　B. 奥卡西平
C. 丙戊酸钠　D. 乙琥胺
E. 扑米酮
19. 应用苯妥英钠时，叙述错误的是
A. 宜饭后服用
B. 不宜作肌内注射，可稀释后静脉注射
C. 应注意剂量个体化
D. 经常按摩齿龈
E. 尿液呈现红色时应立即停药
20. 关于氯丙嗪的降温作用表述，错误的是
A. 降低发热者的体温
B. 降低正常人的体温
C. 降温作用与环境温度无关

D. 抑制体温调节中枢

E. 使体温调节功能失灵

21. 对抗氯丙嗪引起的直立性低血压应选用

A. 酚妥拉明　B. 肾上腺素

C. 异丙肾上腺素　D. 去甲肾上腺素

E. 麻黄碱

22. 氯丙嗪治疗效果最好的是

A. 焦虑症　B. 躁狂症　C. 抑郁症

D. 强迫症　E. 精神分裂症

23. 长期大剂量应用氯丙嗪引起的主要不良反应是

A. 中枢抑制　B. 直立性低血压

C. 锥体外系反应　D. 肝功能预害

E. 粒细胞减少

24. 治疗躁狂症的首选药是

A. 氯丙嗪　B. 奥氮平　C. 碳酸锂

D. 卡马西平　E. 丙戊酸钠

25. 几乎无锥体外系反应的是

A. 氟奋乃静　B. 五氟利多

C. 氟哌噻吨　D. 氟哌啶醇

E. 氯氮平

26. 氯丙嗪能翻转肾上腺素的升压作用是由于阻断

A. α 受体　B. N 受体　C. M 受体

D. β 受体　E. DA 受体

27. 长期大剂量应用氯丙嗪引起锥体外系反应是因为氯丙嗪阻断

A. 黑质-纹状体通路 DA 受体

B. 中脑-皮层通路 DA 受体

C. 中脑-边缘系统通路

D. 结节-漏斗通路 DA 受体

E. 延髓催吐化学感受区 DA 受体

28. 氯丙嗪不能用于

A. 低温麻醉　B. 人工冬眠疗法

C. 顽固性呃逆　D. 躁狂症

E. 晕动病呕吐

29. 氯丙嗪引起的锥体外系反应不包括

A. 帕金森综合征　B. 急性肌张力障碍

C. 惊厥与癫痫　D. 迟发性运动障碍

E. 静坐不能

30. 丙米嗪主要用于治疗

A. 精神分裂症　B. 焦虑症

C. 抑郁症　D. 躁狂症

E. 躁狂抑郁症

31. 氯丙嗪不宜

A. 静脉注射　B. 静脉滴注

C. 口服　D. 皮下注射

E. 肌内注射

32. 氯丙嗪影响体温调节的机制是

A. 抑制体温调节中枢

B. 抑制内热源释放

C. 阻断 M 受体

D. 抑制前列腺素合成

E. 阻断 α 受体

33. 碳酸锂的临床应用不包括

A. 难治性抑郁症　B. 躁狂症

C. 焦虑症　D. 躁狂抑郁症

E. 精神分裂症

34. 氯丙嗪不具有的作用是

A. 降温　B. 麻醉　C. 镇静

D. 镇吐　E. 降压

35. 帕金森病的主要病变部位是

A. 中脑-皮质多巴胺能神经通路

B. 小脑-脑干多巴胺能神经通路

C. 丘脑下部-垂体多巴胺能神经通路

D. 黑质-纹状体多巴胺能神经通路

E. 中脑-边缘多巴胺能神经通路

36. 以下属于抗阿尔茨海默病药的是

A. 苯海索　B. 吡贝地尔

C. 溴隐亭　D. 多奈哌齐

E. 金刚烷胺

37. 关于卡比多巴的叙述，错误的是

A. 与左旋多巴合用可减轻左旋多巴的外周不良反应

B. 为较强的外周多巴脱羧酶抑制剂

C. 单独应用有较强的抗帕金森病作用

D. 不易透过血脑屏障

E. 与左旋多巴合用可增强左旋多巴的疗效

38. 属于外周多巴脱羧酶抑制剂的是

A. 左旋多巴　B. 苯海索

C. 卡比多巴　D. 金刚烷胺

E. 溴隐亭

39. 左旋多巴用药初期最常见的不良反应是

A. 精神障碍　B. 运动障碍

C. 心血管反应　D. 神经系统反应

E. 胃肠道反应

40. 可用于治疗肝性脑病的是

A. 金刚烷胺　　B. 左旋多巴
C. 恩他卡朋　　D. 吡贝地尔
E. 普拉克索

41. 左旋多巴的不良反应不包括
A. 不自主异常运动　　B. 剂末现象
C. 开关现象　　D. 直立性低血压
E. 帕金森综合征

42. 关于苯海索的叙述，错误的是
A. 青光眼和前列腺增生患者禁用
B. 可阻断中枢胆碱受体
C. 外周抗胆碱作用较阿托品弱
D. 对抗精神分裂症药所致的帕金森综合征无效
E. 抗震颤疗效好，改善僵直及动作迟缓较差

43. 使左旋多巴抗帕金森病的疗效提高、不良反应减少的是
A. 氯丙嗪　　B. 维生素　　C. 苄丝肼
D. 利血平　　E. 丙米嗪

44. 溴隐亭属于
A. 多巴胺受体激动药
B. 多巴胺前体药
C. 多巴脱羧酶抑制药
D. 促多巴胺释放药　　E. 胆碱受体阻断药

45. 吗啡中毒最主要的特征是
A. 循环障碍　　B. 中枢兴奋
C. 恶心呕吐　　D. 血压降低
E. 瞳孔缩小

46. 哌替啶作为吗啡代用品用于各种剧痛是因为
A. 不引起直立性低血压
B. 镇痛作用比吗啡强
C. 作用时间比吗啡长
D. 便秘的副作用轻微
E. 依赖性比吗啡弱

47. 慢性钝痛不宜选用吗啡长期治疗的主要原因是
A. 易引起直立性低血压
B. 疗效差
C. 致便秘
D. 抑制呼吸
E. 易产生依赖性

48. 吗啡镇痛作用机制是
A. 抑制外周前列腺素合成酶
B. 阻断中枢阿片受体
C. 抑制痛觉中枢
D. 激活外周前列腺素合成酶
E. 激动中枢阿片受体

49. 吗啡急性中毒的症状不包括
A. 剧烈腹泻　　B. 针尖样瞳孔
C. 血压下降　　D. 呼吸深度抑制
E. 昏迷

50. 关于吗啡镇痛作用的表述，错误的是
A. 对急性间断性锐痛的镇痛效力显著
B. 镇痛作用强大
C. 镇痛的同时不影响意识
D. 镇痛的同时可出现欣快感
E. 对慢性持续性钝痛的镇痛效力较差

51. 吗啡不宜用于
A. 外伤剧痛　　B. 手术后疼痛
C. 分娩止痛　　D. 恶性肿瘤疼痛
E. 心肌梗死疼痛

52. 以下药物镇痛作用最强的是
A. 可待因　　B. 吗啡　　C. 曲马多
D. 哌替啶　　E. 芬太尼

53. 吗啡中毒致死的主要原因是
A. 昏迷　　B. 呼吸麻痹
C. 心律失常　　D. 血压下降
E. 肾衰竭

54. 吗啡中毒的特效解救药是
A. 美沙酮　　B. 可待因　　C. 纳洛酮
D. 纳布啡　　E. 二氢埃托啡

55. 用于吗啡或海洛因成瘾者脱毒治疗的是
A. 美沙酮　　B. 芬太尼　　C. 哌替啶
D. 纳曲酮　　E. 阿司匹林

56. 利用吗啡抑制呼吸的作用，可用于治疗
A. 内源性哮喘　　B. 外源性哮喘
C. 支气管哮喘　　D. 心源性哮喘
E. 肺心病

57. 小儿感冒发热，首选的退热药物是
A. 阿司匹林　　B. 吲哚美辛
C. 保泰松　　D. 对乙酰氨基酚
E. 地西泮

58. 以下不属于阿司匹林的适应证的是
A. 头痛　　B. 胃肠绞痛
C. 牙痛　　D. 痛经
E. 关节痛

59. 阿司匹林的不良反应不包括
A. 水杨酸反应　　B. 胃肠道反应

C. 凝血障碍 D. 类风湿关节炎
E. 超敏反应

60. 治疗阿司匹林引起的水杨酸反应，最有效的措施是静脉滴注
A. 碳酸氢钠 B. 生理盐水
C. 葡萄糖溶液 D. 甘露醇
E. 呋塞米

61. 可引起瑞夷综合征的是
A. 塞来昔布 B. 尼美舒利
C. 吲哚美辛 D. 阿司匹林
E. 对乙酰氨基酚

62. 解热镇痛药的解热作用机制是
A. 抑制外周前列腺素的合成
B. 促进外周前列腺素的合成
C. 直接抑制体温调节中枢
D. 抑制下丘脑前列腺素的合成
E. 促进下丘脑前列腺素的合成

63. 阿司匹林禁用于
A. 心肌梗死 B. 病毒感染患儿发热
C. 风湿性关节炎 D. 不稳定型心绞痛
E. 脑血栓

64. 关于对乙酰氨基酚的叙述，错误的是
A. 长期应用可产生依赖性
B. 长期大剂量使用可致严重肝、肾损害
C. 解热镇痛作用较强
D. 无抗炎抗风湿作用
E. 胃肠刺激较轻

65. 阿司匹林预防血栓时应采用
A. 大剂量长疗程 B. 小剂量长疗程
C. 大剂量突击治疗 D. 大剂量短疗程
E. 小剂量短疗程

66. 以下无抗炎抗风湿作用的药物是
A. 对乙酰氨基酚 B. 阿司匹林
C. 吲哚美辛 D. 布洛芬
E. 尼美舒利

67. 以下属于大脑皮质兴奋药的是
A. 咖啡因 B. 吡拉西坦
C. 尼可刹米 D. 洛贝林
E. 阿托品

68. 治疗新生儿窒息的首选药是
A. 咖啡因 B. 哌甲酯 C. 洛贝林
D. 尼可刹米 E. 吗啡

69. 对吗啡中毒所致呼吸衰竭疗效较好的是
A. 尼可刹米 B. 二甲弗林 C. 三唑仑
D. 洛贝林 E. 阿普唑仑

70. 尼可刹米主要用于
A. 呼吸肌麻痹所致呼吸抑制
B. 支气管哮喘所致呼吸困难
C. 低血压状态
D. 中枢性呼吸抑制
E. 惊厥后出现的呼吸抑制

71. 与麦角胺配伍组成复方制剂治疗偏头痛的是
A. 尼可刹米 B. 咖啡因 C. 哌甲酯
D. 洛贝林 E. 贝美格

二、简答题

1. 试述苯二氮䓬类药物的药理作用、临床应用、不良反应及用药注意。
2. 简述巴比妥类药物的药理作用、临床应用、急性中毒表现及抢救措施。
3. 试述苯妥英钠的药理作用、临床应用、不良反应及用药注意事项。
4. 氯丙嗪的临床应用有哪些?
5. 抗抑郁药分哪几类？代表药物是什么？主要作用是什么？
6. 简述左旋多巴抗帕金森病的临床应用、不良反应及用药注意。
7. 分析左旋多巴宜与卡比多巴合用，而不宜与维生素 B_6 合用的原因。
8. 试比较吗啡和哌替啶的药理作用、临床应用、不良反应及用药注意。
9. 吗啡和哌替啶为什么能用于心源性哮喘而禁用于支气管哮喘?
10. 简述阿司匹林的药理作用、临床应用、不良反应及用药注意。
11. 比较解热镇痛抗炎药和氯丙嗪对体温的影响及临床应用方面的不同之处。
12. 比较解热镇痛抗炎药和镇痛药的镇痛作用及临床应用方面的不同之处。
13. 简述咖啡因的药理作用和临床应用。

（陈 诚）

第5章

利尿药及脱水药

第1节 利 尿 药

利尿药（diuretics）是一类直接作用于肾脏，增加电解质及水分排出，使尿量增多的药物。临床上主要用于治疗心、肾、肝脏疾病引起的水肿，也用于高血压、慢性心功能不全等非水肿性疾病的治疗。

一、利尿药的作用部位及利尿机制

尿液的生成过程包括肾小球滤过、肾小管和集合管的重吸收及分泌。利尿药通过作用于肾脏的不同部位而产生利尿作用（图5-1）。

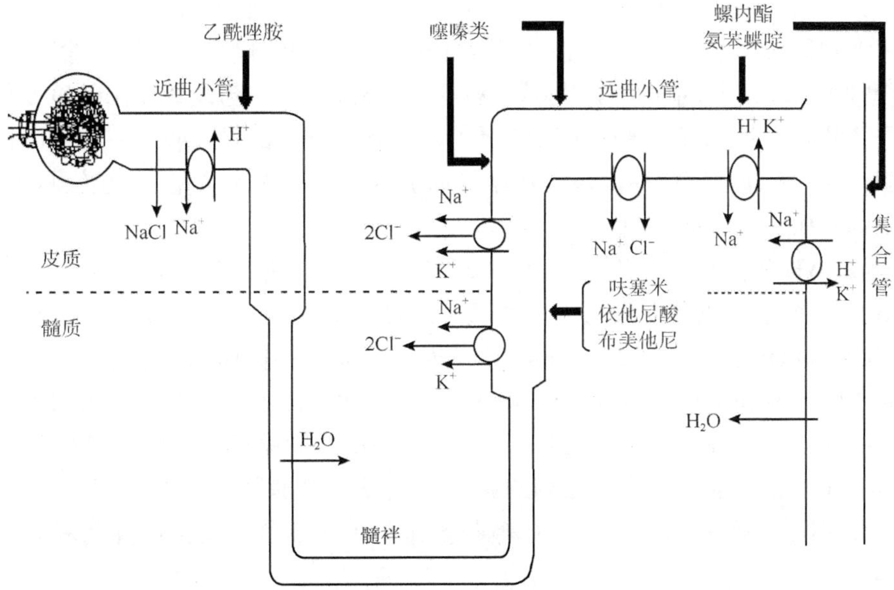

图5-1 肾小管各段功能和利尿药作用部位

（一）增加肾小球的滤过

每日肾小球滤过所产生的原尿约180L（含钠600g），而每日仅有1～2L终尿（含钠3～5g）排出，99%的水和钠被重吸收。有些利尿药虽然可增加肾小球的滤过率，但由于肾脏的球管平衡现象，肾小球滤过率增加时，肾小管的重吸收率也提高，利尿作用多不明显，故临床实用价值不大。

（二）影响肾小管与集合管的重吸收及分泌

原尿到终尿所发生的量和质的变化，主要是经过肾小管和集合管的重吸收及分泌完成的。由于各段肾小管对水和电解质的重吸收作用不同，作用于肾小管不同部位的利尿药所产生的利尿作用也有明显差异。

1. 近曲小管 原尿中有 65%～70%的 Na^+在此处被重吸收。Na^+在近曲小管被重吸收的方式有两种，一是以弥散方式经 Na^+通道进入肾小管细胞内，二是通过 H^+- Na^+交换而被重吸收。Na^+的重吸收伴有 60%的 H_2O 和 Cl^-的被动重吸收，以维持近曲小管液体渗透压的稳定。碳酸酐酶催化 CO_2 和 H_2O 形成 H_2CO_3，再解离成 H^+和 HCO_3^-。若抑制碳酸酐酶的活性，H^+的生成就会减少，管内的 H^+-Na^+交换也随之减少，Na^+的排出增加，从而产生较弱的利尿作用。碳酸酐酶抑制剂乙酰唑胺就是通过作用于这一环节产生利尿作用的。

2. 髓袢升支粗段的髓质部和皮质部 原尿中 25%～30%的 Na^+在此段被重吸收，此段因对水几乎无通透性而不伴有水的重吸收。髓袢升支粗段对 NaCl 的重吸收依赖于肾小管细胞管腔膜的 Na^+-K^+-2Cl^-共转运子（Na^+-K^+-2Cl^- cotransporter）完成，将管腔液中的一个 Na^+、一个 K^+和两个 Cl^-一起转入细胞内。进入细胞内的 Na^+由细胞基侧膜上的 Na^+-K^+-ATP 酶主动转运至细胞间质，Cl^-进入细胞间质，而在细胞内蓄积的 K^+则扩散返回管腔，形成 K^+的再循环，造成管腔内的正电位，驱动了 Ca^{2+}、Mg^{2+}的重吸收。由于此段肾小管对水的通透性极低，随着 NaCl 不断重吸收，管腔液稀释，渗透压逐渐降低，而髓质间液则形成高渗状态，这就是肾脏对尿的稀释功能，也是集合管浓缩尿液的基础。

该段肾小管功能与利尿药作用关系密切，是高效能利尿药发挥作用的重要部位。高效能利尿药呋塞米等选择性地阻断共转运子，抑制 NaCl 的重吸收，一方面降低了肾的稀释功能，另一方面由于髓质高渗无法维持而降低了肾的浓缩功能，排出大量等渗尿液，产生强大的利尿作用，同时也增加 Ca^{2+}、Mg^{2+}的排出。

3. 远曲小管和集合管 约 10%的 Na^+在远曲小管通过 Na^+-Cl^-共转运子（Na^+-Cl^- cotransporter）被重吸收。此段对水不通透，NaCl 的重吸收使尿液进一步稀释。作用于该段的噻嗪类利尿药是通过阻断 Na^+- Cl^-共转运子而产生中等程度的利尿作用。

远曲小管远端和集合管重吸收原尿中 2%～5%的 Na^+，其重吸收的方式除继续进行 H^+-Na^+交换外，还有 K^+-Na^+交换过程，后者主要由醛固酮调节。醛固酮促进 Na^+的重吸收及 K^+的分泌，如能对抗醛固酮的调节功能或直接抑制 K^+-Na^+交换，就会造成排 Na^+留 K^+而利尿。螺内酯、氨苯蝶啶等药物作用于此部位，又称留钾利尿药，其利尿作用较弱。

二、利尿药的分类

考点
利尿药的分类及代表药物

常用利尿药可根据其效能和作用部位分为高效、中效、低效三类（表 5-1）。

表 5-1 利尿药的分类和作用部位

分类	作用部位	常用药物
高效能利尿药	髓袢升支粗段	呋塞米、依他尼酸、布美他尼
中效能利尿药	远曲小管近端	噻嗪类、吲达帕胺、氯噻酮
低效能利尿药	远曲小管远端和集合管	螺内酯、氨苯蝶啶、阿米洛利

三、常用利尿药

（一）高效能利尿药

本类药物主要作用于髓袢升支粗段，选择性抑制其对 NaCl 的重吸收，又称袢利尿药。由于对 NaCl 的重吸收具有强大的抑制作用，因此是目前最有效的一类利尿药。

呋塞米（furosemide，呋喃苯胺酸，速尿）

呋塞米口服 30 分钟起效，1 小时达峰，维持 4～6 小时。静脉注射 5 分钟后起效，0.5～1 小时达峰，维持 2～4 小时。血浆蛋白结合率为 95%～99%，主要分布于细胞外液。约 66%以原形经近曲小管分泌随尿排出，约 1/3 随胆汁排出。因其排泄快，反复用药不易引起蓄积中毒。

考点 呋塞米的药理作用、临床应用、不良反应及用药注意

【药理作用】

1. 利尿作用　通过抑制肾小管髓袢升支粗段的 Na^+-K^+-$2Cl^-$共转运子而抑制 NaCl 的重吸收，降低肾的稀释与浓缩功能，排出大量接近于等渗的尿液，产生强大的利尿作用，同时使 Na^+、K^+、Cl^-、Ca^{2+}、Mg^{2+}的排出增加。大剂量也可以抑制近曲小管的碳酸酐酶活性，使 HCO_3^-排出增加。

2. 扩张血管　呋塞米对血管有直接作用，可扩张肾血管，增加肾血流量；扩张小静脉，减轻心脏负荷，降低左室充盈压，减轻肺水肿。此作用发生在尿量增加之前，与利尿作用无明显关系，可能与增加前列腺素合成有关。

【临床应用】

1. 急性肺水肿和脑水肿　静脉注射呋塞米可迅速扩张容量血管，减少回心血量，在利尿作用发生前就可缓解急性肺水肿，是急性肺水肿快捷有效的治疗措施之一。其利尿作用可使血液浓缩，血浆渗透压升高，利于消除脑水肿，对脑水肿合并心力衰竭的患者尤为适用。

2. 严重水肿　可用于治疗心、肝、肾性水肿等各类水肿。一般不作首选药，主要用于其他利尿药无效的严重水肿患者。

3. 急慢性肾衰竭　预防急性肾衰竭和治疗急性肾衰竭早期的少尿患者，可静脉注射呋塞米，其强大的利尿作用对阻塞的肾小管有冲洗作用，减少肾小管的萎缩和坏死。大剂量可增加尿量，治疗慢性肾衰竭，在其他药物无效时，仍能产生作用。

4. 高钙血症　可一定程度抑制 Ca^{2+}的重吸收而降低血钙。高钙危象时，可静脉注射呋塞米。

5. 加速某些毒物排泄　应用呋塞米的同时配合输液，使 24 小时尿量达 5L 以上，可加速毒物的排出。主要用于某些经肾脏排泄的药物中毒的抢救，如巴比妥类、水杨酸类等药物中毒的解救。

【不良反应及用药注意】

1. 不良反应

（1）水与电解质紊乱：常为过度利尿引起，主要表现为低血容量、低血钾、低血钠、低血镁、低氯性碱中毒等。其中以低血钾最为常见，可增加强心苷对心脏的毒性、诱发肝性脑病，应注意及时补钾或与保钾利尿药合用。

（2）耳毒性：静脉注射大剂量呋塞米可引起眩晕、耳鸣、听力下降或暂时性耳聋。肾功能不全者或同时使用其他耳毒性药物如氨基糖苷类抗生素等较易发生耳毒性。耳毒性的发生可能与药物引起内耳淋巴液电解质成分改变和耳蜗毛细胞损伤有关。

（3）高尿酸血症：由于减少尿酸排泄，可导致高尿酸血症，诱发痛风发作。

（4）其他：可有恶心、呕吐、上腹不适等症状，大剂量可引起胃肠道出血。少数患者可见白细胞、血小板减少。也可发生超敏反应，表现为皮疹、嗜酸性粒细胞增多，偶见间质性肾炎等，停药后可恢复。

2. 用药注意

（1）用药过程中每日要测量血压、脉率、体重及水肿的消退程度，测量出入量，如出现少尿、无尿应及时报告医生。糖尿病患者要监测血糖。

（2）定期检查尿和血清电解质，发现严重电解质紊乱时应停药或减量。鼓励患者多吃富钾食物如香蕉、柑橘、葡萄等，补充钾盐或加服留钾利尿药或间歇给药以减少低血钾的发生。

（3）注意预防因液体丧失过多而出现脱水，表现为口干、口渴和少尿，一旦出现应立即停药。

（4）对于同时服用降压药的患者，要特别注意预防低血压的发生。向患者告知预防直立性低血压的方法。

（5）本品注射液碱性较强，静脉注射前应用生理盐水稀释，注射液稀释后为无色透明溶液，切忌加入酸性溶液中静脉滴注，不得与全血混合滴注。

（6）不能与氨基糖苷类抗生素及其他具有耳毒性的药物合用，以免加重耳毒性反应。不宜与糖皮质激素、盐皮质激素及雌激素配伍。丙磺舒可减弱呋塞米的利尿作用，吲哚美辛可抑制的呋塞米排钠作用。

（7）孕妇禁用；严重肝肾功能不良、痛风、糖尿病、高脂血症患者及小儿慎用。

案例 5-1

患者，女，82岁，近两年来无明显诱因反复出现双下肢水肿，为凹陷性水肿，伴夜间阵发性呼吸困难及端坐呼吸。两年来长期服用呋塞米、华法林、贝那普利和美托洛尔。近两周来患者诉上述症状再次复发，自觉尿量明显减少。入院后给予强心、扩血管、呋塞米利尿等对症支持治疗。入院后第3日查血尿酸587.6μmol/L，肌酐99.5μmol/L，未述其他高尿酸血症的症状，未给予相应治疗。入院后第10日复查血尿酸618.7μmol/L，诊断高尿酸血症并给予治疗，一周后患者病情好转出院。

问题： 1. 本案例使用呋塞米的目的是什么？

2. 患者出现高尿酸血症和呋塞米的使用是否有关？

3. 呋塞米在使用时还有可能出现什么不良反应？

布美他尼（bumetanide，丁苯氧酸）

布美他尼利尿作用强而持久，利尿强度是呋塞米的40～60倍，为目前作用最强的利尿药，口服易吸收。主要用于各类顽固性水肿及急性肺水肿。不良反应与呋塞米相似但较轻，耳毒性也较低。

依他尼酸（ethacrynic acid，利尿酸）

依他尼酸利尿作用弱于呋塞米，不良反应较严重，如胃肠道反应较重、耳毒性发生率较高，现临床较少用。静脉注射时需经常更换注射部位，以免局部发生血栓性脉管炎。

（二）中效能利尿药

噻嗪类（thiazides）

噻嗪类药物基本结构相同，作用部位和作用机制相同，利尿效能基本一致，只是起效快慢、维持时间及所需剂量各不相同，是临床广泛应用的口服利尿药。氢氯噻嗪（hydrochlorothiazide，双氢克尿噻）是本类药物的代表药物，常用的还有氯噻嗪（chlorothiazide）、氢氟噻嗪（hydroflumethiazide）、环戊噻嗪（cyclopenthiazide）等。其他还有非噻嗪类药物如氯噻酮（chlortalidone）、吲达帕胺（indapamide）等，药理作用和临床应用与噻嗪类相似。

考点　噻嗪类的药理作用、临床应用、不良反应及用药注意

氢氯噻嗪口服约70%被吸收，其他噻嗪类利尿药脂溶性高，口服约80%被吸收，1～2小时后开始利尿。噻嗪类利尿药主要以原形从肾小管分泌排出。

【药理作用】

1. 利尿作用　通过抑制远曲小管近端Na^+-Cl^-共转运子而抑制NaCl的重吸收，降低肾的稀释功能，产生温和持久的利尿作用。由于转运至远曲小管的Na^+增加，促进了K^+-Na^+交换。本类药物对碳酸酐酶也有一定的抑制作用，故略增加HCO_3^-的排泄。因此，本类药物使Na^+、Cl^-、K^+、Mg^{2+}、HCO_3^-的排泄均有增加，长期服用可引起低血钾、低血镁。

2. 降压作用　噻嗪类利尿药是常用的降压药。用药早期通过利尿、减少血容量而降压，长期用药则通过扩张外周血管而产生降压作用。

3. 抗利尿作用　噻嗪类能明显减少尿崩症患者的尿量及口渴症状。可能是因为排Na^+作用，使血浆渗透压降低，减轻口渴感，减少水的摄入量而减少尿量。

【临床应用】

1. 水肿　可用于各种原因所致的水肿。对轻、中度心性水肿疗效较好，是治疗慢性心功能不全的基本药物；对肾性水肿的疗效与肾功能损害程度相关，肾功能受损较轻者效果较好；肝性水肿者在使用时要慎防低血钾诱发肝性脑病。

2. 高血压　本类药物是治疗高血压的基础药物之一，常与其他降压药合用，可减少后者的剂量，减少不良反应（见第6章第1节）。

3. 其他　可用于肾性尿崩症及加压素无效的垂体性尿崩症。也可用于高尿钙伴肾结石者。

【不良反应及用药注意】

1. 不良反应

（1）电解质紊乱：低钾血症最常见，长期用药者或伴有腹泻、呕吐者更易产生，主要因远曲小管和集合管K^+-Na^+交换增多导致排钾增多所致，表现为恶心、呕吐、腹胀、肌无力、心律失常等。长期使用可致低血镁，多与低血钾共存。低钠饮食、心功能不全、肝硬化及肾病综合征伴有严重水肿者，易发生低血钠。

（2）代谢障碍：长期应用可引起高血糖、高血脂、高尿酸血症。

（3）超敏反应：可见皮疹、皮炎等，偶见溶血性贫血、血小板减少等。本类药与磺胺类药有交叉超敏反应。

2. 用药注意

（1）手术前24小时应停用，因能抑制肾上腺素的升压作用。

（2）为防止发生低钾血症，给药应从小剂量开始，并宜间歇停药，用药期间应注意补钾或与保钾利尿药合用，鼓励患者多吃富钾食物。告知患者在用药期间不要服用甘草制品，因可诱发低血钾和痛风。

（3）因增加钾和镁的排泄可诱发强心苷中毒；与肾上腺皮质激素合用易致低血钾；可减弱降血糖药的降血糖作用；与锂剂同服可增加锂中毒的危险。

（4）禁用于对本类药物过敏者及肾衰竭患者；妊娠、哺乳期妇女、糖尿病、高脂血症、痛风患者慎用。

吲达帕胺（indapamide）

吲达帕胺化学结构与噻嗪类相似，利尿作用弱而降压疗效与噻嗪类相似。用于治疗轻、中度高血压（见第6章第1节）。

（三）低效能利尿药

包括保钾利尿药和碳酸酐酶抑制药两类。保钾利尿药作用在远曲小管远端和集合管，通过直接拮抗醛固酮受体（螺内酯）或抑制管腔膜上的 Na^+通道（氨苯蝶啶、阿米洛利）而发挥利尿作用。碳酸酐酶抑制药（乙酰唑胺）则作用于近曲小管，通过抑制 HCO_3^-的重吸收而产生利尿作用。

螺内酯（spironolactone，安体舒通）

考点 螺内酯的药理作用、临床应用、不良反应及用药注意

螺内酯口服易吸收，原形需经肝代谢为有活性的坎利酮后方能发挥作用，故起效缓慢，口服1日左右见效，2～4日出现最大利尿效应，停药后作用仍维持2～3日。

【药理作用】 本品及其活性代谢物坎利酮与醛固酮的结构相似，是醛固酮的竞争性拮抗药。两者竞争性地与远曲小管和集合管上的醛固酮受体结合，阻止醛固酮-受体复合物的形成，抑制 K^+-Na^+交换，减少 Na^+和水的重吸收及 K^+的分泌，表现出排 Na^+保 K^+的利尿作用，属于保钾利尿药。利尿作用弱、缓慢而持久，其利尿作用的强弱与体内醛固酮水平相关。

【临床应用】

1. 治疗伴有醛固酮升高的顽固性水肿 本品利尿作用较弱，临床较少单用，常与其他利尿药合用以提高疗效、防止低血钾，特别是对治疗与醛固酮升高有关的顽固性水肿如肝硬化和肾病综合征水肿患者较为有效。

2. 充血性心力衰竭 近年来认识到醛固酮在心力衰竭发生发展中起重要作用，因而螺内酯用于心力衰竭的治疗已不仅仅限于通过排 Na^+利尿和消除水肿，而是通过多方面的作用改善患者的状况。

【不良反应及用药注意】

1. 高血钾 久用引起高血钾，常表现为嗜睡、极度疲劳、心率减慢、心律失常等。肾功能不全患者尤易发生，故肾功能不全者禁用。

2. 性激素样作用 男性乳房发育、女性多毛症、月经不调等，停药后可消失。

3. 胃肠道反应 可见恶心、呕吐、腹痛、便秘、腹泻及胃溃疡、胃出血，溃疡病患者禁用。

4. 中枢神经反应 少数患者可引起头痛、困倦、步态不稳及精神紊乱等。

5. 其他 口渴、皮疹、粒细胞缺乏及肌痉挛。

氨苯蝶啶（triamterene，三氨蝶啶）、阿米洛利（amiloride，氨氯吡咪）

【药理作用】　氨苯蝶啶和阿米洛利虽化学结构不同，却有相同的药理作用。它们均作用于远曲小管远端和集合管，阻滞管腔膜 Na^+通道，使 Na^+的重吸收减少，管腔的负电位降低，导致驱动 K^+分泌的动力减少，抑制 K^+分泌，从而产生排 Na^+保 K^+的利尿作用。

【临床应用】　两药在临床上常与排钾利尿药合用以治疗顽固性水肿和腹水。氨苯蝶啶还可促进尿酸排泄，适用于痛风患者的利尿。

【不良反应及用药注意】　不良反应较少，偶有恶心、呕吐、嗜睡、轻度腹泻、软弱、口干及皮疹等出现。长期使用或与螺内酯合用，可出现血钾过高现象。严重肝肾功能不全者、有高钾血症倾向者忌用。可出现淡蓝色荧光尿。氨苯蝶啶抑制二氢叶酸还原酶，可引起叶酸缺乏，肝硬化者用药后可发生巨幼细胞贫血。

乙酰唑胺（acetazolamide，醋唑磺胺）

乙酰唑胺为磺胺衍生物，是现代利尿药发展的先驱。

【药理作用】　本品作用于近曲小管上皮细胞，抑制碳酸酐酶的活性而使 H_2CO_3 的形成减少，H^+的产生随之下降。因此，H^+-Na^+交换大为减慢，由于 Na^+在近曲小管与 HCO_3^-结合排出，近曲小管 Na^+和水重吸收会减少。但集合管 Na^+重吸收会大大增加，使 K^+的分泌相应增多，K^+-Na^+交换增多。故本药主要造成尿中 HCO_3^-、K^+和水的排出增多。

【临床应用】　因新利尿药的不断发展，本品利尿作用较弱，现临床上很少作为利尿药使用，而多用于其他用途。

1. **青光眼**　本品可抑制青光眼患者睫状体上皮细胞中碳酸酐酶增高了的活性，从而减少房水的生成，降低眼压。口服可治疗多种类型的青光眼。

2. **急性高原病**　24 小时前预防性服用本品，可减轻高山反应中的脑水肿。

3. **碱化尿液**　因增加 HCO_3^-的排出而碱化尿液，促进尿酸及弱酸药物的排泄。

【不良反应及用药注意】与其他磺胺类药物一样，可有超敏反应，长期用药可导致代谢性酸中毒、尿结石、低血钾等。注意在用药的同时补钾。

第 2 节　脱　水　药

脱水药（dehydrant agents）又称渗透性利尿药（osmotic diuretics），为低分子非盐类物质，静脉注射给药后，提高血浆渗透压，产生组织脱水作用。通过肾脏排出时，可增加尿液渗透压而产生渗透性利尿作用。本类药物具备以下特点：①静脉注射给药后不易通过毛细血管进入组织；②在机体内不易被代谢；③易经肾小球滤过而不易被肾小管重吸收，可迅速排出体外。

考点
甘露醇的药理作用、临床应用、不良反应及用药注意

甘露醇（mannitol）

甘露醇是一种己六醇结构的白色结晶粉末，易溶于水，临床主要用 20%的高渗溶液静脉注射或静脉滴注。

【药理作用】

1. **脱水作用**　静脉注射后，能迅速提高血浆渗透压，促使组织间液和细胞内的水分

向血浆转移，特别对脑、眼前房等具有屏障功能的组织脱水作用更明显，降低颅内压和眼压。静脉注射20分钟后颅内压显著下降，2～3小时达最低水平，作用维持6小时以上。口服用药，则造成渗透性腹泻，用于从胃肠道清除毒性物质。

2. 利尿作用 静脉注射后，可稀释血液，增加循环血容量和肾小球滤过率，不被肾小管重吸收，增加肾小管内液体的渗透压，减少肾小管对水的重吸收，产生渗透性利尿作用。

【临床应用】

1. 脑水肿和青光眼 甘露醇是治疗脑水肿、降低颅内压安全而有效的首选药物。也可用于青光眼的急性发作和术前应用以降低眼压。

2. 预防急性肾衰竭 早期应用可预防或治疗急性肾衰竭。少尿时应及时使用甘露醇，可通过脱水作用，减轻肾间质水肿，维持足够的尿量，稀释管内有害物质，以保护肾小管免于坏死。

【不良反应及用药注意】

1. 不良反应较少，静脉注射过快可引起一过性头痛、眩晕、畏寒和视物模糊。

2. 用药期间每小时监测血压、脉搏、呼吸和体温。注意观察尿量，必要时放置导尿管记录尿量，如尿量每小时少于30ml，应报告医生。同时应及时监测血清K^+、Na^+、Cl^-。肾衰竭患者应检测各种肾功能指标。

3. 慢性心功能不全者禁用，因增加循环血容量而增加心脏负荷。活动性颅内出血者禁用，以免因颅内压迅速下降而加重出血。

4. 心脏病患者、老年及小儿患者使用时要防止出现心功能不全。治疗脑水肿患者应随症状改善逐渐减量，切忌过早撤除造成脑水肿复发。

5. 渗透性肾病（或称甘露醇肾病）主要见于大剂量快速静脉滴注时。其机制尚未完全阐明，可能与甘露醇引起肾小管液渗透压上升过高，导致肾小管上皮细胞损伤。病理表现为肾小管上皮细胞肿胀，空泡形成。临床上出现尿量减少，甚至急性肾衰竭。渗透性肾病常见于老年肾血流量减少及低钠、脱水患者。

6. 静脉滴注切勿漏出血管外，否则可致局部组织肿胀甚至坏死。一旦外漏应及时热敷。

7. 不能与其他药物混合静脉滴注，以免产生结晶沉淀。气温较低时，易析出结晶，可用热水浴（80℃）加温，振摇溶解后使用。

案例 5-2

患者，男，68岁，因硬膜外麻醉下行骨折内固定术，术后并发脑干梗死，予静脉滴注20%甘露醇250ml治疗，患者出现少尿、无尿。翌日又用20%甘露醇250ml静脉滴注，后病情每况愈下，经抢救无效死亡。死亡诊断为：①急性肾衰竭；②脑栓塞；③多脏器梗死。

问题： 1. 本案例使用甘露醇的目的是什么？

2. 患者为什么会出现急性肾衰竭？

山梨醇（sorbitol）

山梨醇是甘露醇的同分异构体，药理作用、临床应用和不良反应与甘露醇相似。因其在肝内被部分转化成果糖而失去脱水作用，故作用较弱。易溶于水，价廉。一般用 25% 的高渗溶液。

葡萄糖（glucose）

50%的高渗葡萄糖也具有脱水和渗透性利尿作用。但因葡萄糖易从血管弥散到组织细胞被代谢利用，故作用弱且不持久。单独用于脑水肿时停药后可有反跳现象，临床上可与甘露醇或山梨醇交替使用。

甘油果糖（glucose）

甘油果糖注射液是一种复方制剂，是高渗透性脱水药。甘油能参与脑代谢过程，改善脑代谢；果糖不需胰岛素即可被代谢利用；氯化钠能调节电解质平衡。其作用机制为：静脉注射后能提高血浆渗透压，导致组织内（包括眼、脑、脑脊液等）的水分进入血管，从而减轻组织水肿，降低颅内压、眼压和脑脊液容量及其压力；通过促进组织中含有的水分向血液中移动，使血液得到稀释，降低毛细血管周围的水肿，改善微循环，使脑灌注压升高，脑血流量增大，增加缺血部位的供血量及供氧量；本品为高能量输液，在体内产生热量，增加脑组织耗氧量，促进脑代谢，增强细胞活力。

不良反应少而轻微，大量快速输入时可产生乳酸中毒。遗传性果糖不耐症的患者禁用，对本品任一成分过敏者禁用。

自测题

一、选择题

A_1/A_2 型题

1. 哪种利尿药不宜与阿米卡星合用
   A. 氢氯噻嗪　B. 氨苯蝶啶
   C. 呋塞米　D. 环戊噻嗪
   E. 螺内酯
2. 下列哪种药物适用于治疗急性肺水肿
   A. 氢氯噻嗪　B. 乙酰唑胺
   C. 呋塞米　D. 环戊噻嗪
   E. 螺内酯
3. 可增加血容量的药物是
   A. 氢氯噻嗪　B. 乙酰唑胺
   C. 呋塞米　D. 甘露醇
   E. 螺内酯
4. 患者，女，56 岁，风湿性心脏病，心力衰竭。用地高辛、氢氯噻嗪治疗过程中出现气促加重，心电图示：室性期前收缩，二联律。下列治疗错误的是
   A. 停用地高辛　B. 停用氢氯噻嗪
   C. 补钾　D. 加用呋塞米
   E. 加用利多卡因
5. 竞争性拮抗醛固酮的利尿药是
   A. 氢氯噻嗪　B. 螺内酯　C. 呋塞米
   D. 氨苯蝶啶　E. 氯噻酮
6. 长期应用可能升高血钾的利尿药是
   A. 氯噻酮　B. 乙酰唑胺　C. 呋塞米
   D. 氨苯蝶啶　E. 布美他尼

二、简答题

1. 简述常用利尿药的分类、代表药物及其主要作用部位。
2. 简述呋塞米的药理作用、临床应用、不良反应及用药注意事项。
3. 急性肺水肿的患者能使用甘露醇吗？为什么？

附：制剂与用法

药名	剂型	用法
呋塞米	片剂：20mg	口服：治疗水肿性疾病。起始剂量为20～40mg，一日1次，必要时6～8小时后追加20～40mg
	注射剂：20mg/2ml	20mg，一日或隔日1次，肌内注射或稀释后缓慢静脉注射
氢氯噻嗪	片剂：25mg	口服：25～50mg，一日2次，针对不同疾病，用药次数可以变动
螺内酯	胶囊（微粒）剂：20mg	口服：20mg，一日3～4次
甘露醇	注射剂：50g/250ml	1～2g/kg，静脉滴注，必要时4～6小时重复使用1次

（常维纬）

第6章
心血管系统药

第1节 抗高血压药

高血压是以体循环动脉血压增高为主要表现的临床综合征，是常见的心血管疾病，严重时可累及重要脏器，引起心脑血管、肾脏等并发症的发生，严重威胁着人类健康。因此防治高血压的目的在于防止或减少因血压持续升高而导致的心、脑、肾等并发症的发生，延长患者寿命，提高生活质量。

抗高血压药（antihypertensive drugs）是一类能降低血压用于治疗高血压的药物，又称为降压药。根据作用部位或机制，可分为以下几类（表6-1）：①利尿药（diuretics）；②钙通道阻滞药（calcium channel blockers，CCB）；③血管紧张素转化酶抑制药（angiotensin-converting enzyme inhibitor，ACEI）；④血管紧张素Ⅱ受体阻断药（angiotension Ⅱ receptor blockers，ARB）；⑤β肾上腺素受体阻断药（beta blockers，BB）；⑥其他类。

目前，临床上常用的一线抗高血压药物是利尿药、钙通道阻滞剂、β肾上腺素受体阻断药、血管紧张素转化酶抑制药和血管紧张素Ⅱ受体阻断药。

考点 抗高血压药的分类及代表药物

表6-1 抗高血压药物的分类

分类	常用药物
1. 利尿药	氢氯噻嗪、吲达帕胺
2. 钙通道阻滞药	硝苯地平、尼群地平、氨氯地平
3. 血管紧张素转化酶抑制药	卡托普利、依那普利
4. 血管紧张素Ⅱ受体阻断药	氯沙坦、厄贝沙坦
5. β肾上腺素受体阻断药	普萘洛尔、美托洛尔
6. 其他类	
（1）中枢性降压药	可乐定、莫索尼定
（2）α_1肾上腺素受体阻断药	哌唑嗪、特拉唑嗪
（3）血管扩张药	硝普钠
（4）钾通道开放药	米诺地尔
（5）神经节阻断药	樟磺咪芬、美加明
（6）去甲肾上腺素能神经末梢阻滞药	利血平

案例 6-1

患者，男，60岁。15年前诊断为支气管哮喘，12年前诊断为高血压、2型糖尿病，本次入院测得血压182/112mmHg，心率102次/分，胸片及心电图显示为左心室肥厚，肾功能检查显示尿酸增高、血肌酐322μmol/L。

问题：1. 临床上一线降压药分为几类？

2. 该患者可以使用哪类降压药？

3. 该类药物的不良反应有哪些？

一、常用抗高血压药

（一）利尿药

氢氯噻嗪（hydrochlorothiazide，双氢克尿塞）

考点 氢氯噻嗪抗高血压的药理作用、作用机制、临床应用、不良反应及用药注意

噻嗪类利尿药是利尿降压药中最常用的一类。

【药理作用和临床应用】 降压作用温和、持久，长期应用无明显耐受性。其降压机制与排钠利尿有关。用药初期通过排钠利尿，使细胞外液和血容量减少，导致心输出量减少而血压下降；长期用药，因排钠而致血管平滑肌内缺钠，影响 Na^+-Ca^{2+}交换机制，使细胞内 Ca^{2+}减少，致使血管平滑肌对缩血管物质的反应性降低，血管张力降低而产生降压作用。

单独应用可治疗轻度高血压，与其他降压药合用可治疗中、重度高血压。

【不良反应及用药注意】 小剂量应用无明显不良反应。长期大量应用可导致低血钾、高血糖、高血脂等。用药过程中要注意监测电解质、血脂、血糖、血尿素氮、体重、血尿酸。进食时服药，避免胃肠反应。尽可能早晨服药以避免夜尿。服药后不要突然改变体位，防止直立性低血压。可降低抗糖尿病药物的降糖作用；镇静催眠药、饮酒可增加直立性低血压的危险，一同使用时要注意体位变化；与糖皮质激素类药物合用要注意血钾的监测。

吲达帕胺（indapamide）

吲达帕胺为非噻嗪类吲哚衍生物，兼有利尿和钙通道阻滞作用。可用于治疗轻、中度高血压，特别是伴有水肿者；也可用于伴有高脂血症的高血压患者。每日服药 1 次，降压作用可维持 24 小时。不良反应较轻，长期用药可有血钾降低和尿酸增高。严重肝、肾功能不全和急性脑血管疾病患者禁用，孕妇、儿童、严重肾脏疾病、肝功能损伤、活动性肝病的患者慎用。用药过程中要注意监测电解质、出入水量、血压、体重、血尿酸。尽可能早晨服药以避免夜尿。

考点 硝苯地平抗高血压的药理作用、作用机制、临床应用、不良反应及用药注意

（二）钙通道阻滞药

钙通道阻滞药可选择性阻滞血管平滑肌细胞膜上的钙通道，使钙离子内流减少，血管平滑肌松弛，从而降低血压。本类药物不影响重要器官的血流量，不影响物质代谢。

硝苯地平（nifedipine，心痛定）

硝苯地平为二氢吡啶类钙通道阻滞药，为短效降压药。口服 15～20 分钟起效，1～2 小时达峰，作用持续时间 4～8 小时；舌下含服 2～3 分钟起效，20 分钟达峰，作用持续时间 6～7 小时。主要经肝代谢、肾排泄。

【药理作用】 降压作用快而强，但对正常血压无明显影响。因降压时使肾素活性水平增高，伴有反射性心率加快，心搏出量增多，合用 β 受体阻断药可对抗此反应且增强降压作用。

【临床应用】 可用于轻、中、重度高血压的治疗，尤其是低肾素型高血压。可单用或与 β 受体阻断药、利尿药、血管紧张素转化酶抑制药等合用。为了减轻迅速降压造成的反射性交感神经活性增加，目前多推荐使用缓释剂。也可用于治疗心绞痛。

【不良反应及用药注意】 常见的有头痛、颜面部潮红、眩晕、心悸、踝部水肿。踝部水肿是由于扩张血管引起渗出所致。

尼群地平（nitrendipine）

尼群地平为第二代钙通道阻滞药。作用与硝苯地平相似，对正常人血管的舒张作用明显强于硝苯地平。降压作用温和而持久，由于对冠状血管舒张作用较佳，可降低心肌耗氧量，故适用于各型高血压，尤其是伴有冠心病的患者。不良反应及用药注意与硝苯地平相似，肝功能不良者宜慎用或减量。

氨氯地平（amlodipine）

氨氯地平为第三代长效钙通道阻滞药。对血管平滑肌的选择性高，对心脏无明显影响。降压作用持久，不升高交感神经活性，并能逆转或减轻左室壁肥厚，主要用于原发性高血压、慢性心功能不全的长期治疗，也用于治疗左心室功能不全伴高血压和心绞痛的患者。不良反应较少。

（三）血管紧张素转化酶抑制药

肾素-血管紧张素系统（renin angiotensin system，RAS）对心血管系统有重要的调节作用。无论在循环系统还是局部组织中都存在着 RAS。血管紧张素原在肾素的作用下转变为血管紧张素Ⅰ（AngⅠ），后者在血管紧张素转化酶（ACE）的作用下转变为血管紧张素Ⅱ（AngⅡ）。循环中的 AngⅡ通过激动 AngⅡ受体，促进儿茶酚胺类释放及醛固酮分泌，使外周血管收缩，钠水潴留，从而引起血压升高；局部产生的 AngⅡ可增加血管的收缩性，并促进去甲肾上腺素的释放，引起血压升高。此外，AngⅡ还可致心血管重构，参与慢性心功能不全、高血压等心血管疾病的病理生理过程，加速病情发展。

ACE 还可降解组织内缓激肽。当 ACE 受到药物抑制时，组织内缓激肽的降解受到抑制，局部组织的缓激肽浓度增高。缓激肽是内皮 L-精氨酸-NO 途径的重要激活剂，它作用于内皮的缓激肽 β_2 受体，引起 NO 释放，NO 具有强有力的扩血管效应、抗血小板聚集及抗心血管重构作用。此外，缓激肽还可促进前列腺素的合成而增强扩血管效应。

血管紧张素转化酶抑制药（ACEI）是一类通过抑制 ACE，减少循环和组织中的 AngⅡ的生成，并减少缓激肽降解，升高缓激肽水平，从而激发 NO 释放和前列腺素合成的一类药物，可产生良好的降压作用并能逆转心血管重构（图 6-1）。

卡托普利（captopril，巯甲丙脯酸）

卡托普利是第一个广泛使用的 ACEI。口服易吸收，15～60 分钟起效，血药浓度 1 小时达峰，维持 4～6 小时。血浆蛋白结合率约为 30%，体内分布较广，但在中枢神经系统及乳汁中浓度较低。部分在肝脏代谢，40%～50%以原形经肾排泄。

考点
卡托普利抗高血压的药理作用、作用机制、临床应用、不良反应及用药注意

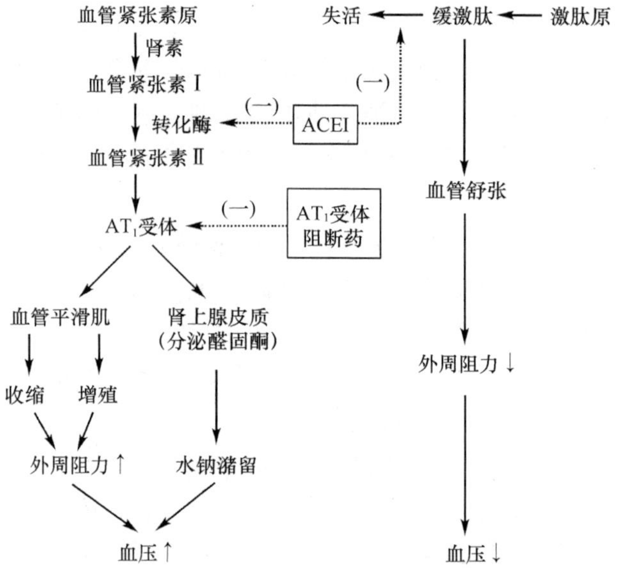

图 6-1　肾素-血管紧张素系统及其抑制药的作用环节

【药理作用】　降压作用显著而迅速。短期或长期应用均有较强的降压作用；降压时不伴有反射性心率加快，不引起直立性低血压；长期应用，不易引起电解质紊乱和脂代谢障碍。

本药还可降低肾血管阻力，增加肾血流量，增加胰岛素抵抗患者的胰岛素敏感性，可降低糖尿病、肾病和其他肾实质损伤患者肾小球损伤的可能性。

本药可防止和逆转高血压患者心血管重构，具有保护靶器官的作用。对慢性心功能不全患者，可降低心脏前、后负荷，增加心输出量，扩张冠状血管，改善心功能。

【临床应用】　单独应用可治疗各型高血压，尤其适用于伴有糖尿病肾病、慢性心功能不全、缺血性心脏病的高血压患者，可延缓病情发展，改善生活质量。重型或顽固性高血压治疗宜与利尿药或β受体阻断药合用。

【不良反应及用药注意】

1. **刺激性干咳**　是最常见的不良反应，常在开始用药几周内出现，一般停药后 4 日内咳嗽消失。可能与肺血管床内的缓激肽及前列腺素等物质的积聚有关。

2. **低血压**　与开始剂量过大有关。宜从小剂量开始，并密切监测，尤其老年人对其降压作用敏感，应加强观察。

3. **高血钾**　与醛固酮分泌减少有关。避免与保钾利尿剂及其他补钾药物合用，以免引起高血钾。

4. **对胎儿的影响**　对胎儿有不利影响，孕妇禁用。

5. **其他**　有血管神经性水肿、肾功能受损、味觉及嗅觉缺损等。肾动脉狭窄者、高血钾患者应禁用本药。宜饭前 1 小时服药，以免食物影响其吸收。

依那普利（enalapril）

依那普利为第二代 ACEI，其作用和应用与卡托普利相似。降压作用较卡托普利强而持久，但起效慢，属长效 ACEI。因不含巯基，不良反应较卡托普利少。

其他常用的 ACEI 还有雷米普利（ramipril）、培哚普利（perindopril）、西拉普利（cilazapril）、贝那普利（benazepril）、喹那普利（quinapril）等。

（四）血管紧张素Ⅱ受体阻断药

血管紧张素Ⅱ受体分 AT_1 受体和 AT_2 受体两种亚型。阻断 AT_1 受体，可产生舒张血管、抑制醛固酮分泌、逆转心血管重构等作用。

氯沙坦（losartan，洛沙坦）

对 AT_1 受体具有高度的选择性。口服易吸收，作用持续时间长，降压作用平稳。降压时能增加肾血流量和肾小球滤过率，促使尿液、尿酸的排出，对肾脏具有保护作用。可用于治疗各型高血压，对原发性和高肾素型高血压疗效尤佳；也可用于治疗心功能不全。不良反应少，不易引起咳嗽及血管神经性水肿等，妊娠期和哺乳期妇女禁用。

考点
氯沙坦抗高血压的药理作用、作用机制、临床应用、不良反应及用药注意

其他临床常用的血管紧张素Ⅱ受体阻断药还有缬沙坦（valsartan）、厄贝沙坦（erbesartan）、坎地沙坦（candesartan）等。

（五）β 肾上腺素受体阻断药

β 受体阻断药均具有良好的抗高血压作用，已广泛用于治疗各种程度的高血压，长期应用不引起水钠潴留，也无明显的耐受性。

普萘洛尔（propranolol，心得安）

【药理作用】 普萘洛尔为非选择性 β 受体阻断药。降压作用温和、缓慢、持久。不引起直立性低血压和水钠潴留，长期应用不易产生耐受性。其通过下列多种机制产生降压作用：①阻断心脏 β_1 受体，减慢心率，减弱心肌收缩力，使心输出量减少；②阻断中枢 β 受体，抑制中枢，使外周交感神经活性降低；③阻断肾小球旁器 β_1 受体，使肾素分泌减少，从而降低肾素-血管紧张素系统活性；④阻断外周去甲肾上腺素能神经末梢突触前膜 β_2 受体，减少去甲肾上腺素的释放；⑤促进前列环素的生成。

考点
普萘洛尔抗高血压的药理作用、作用机制、临床应用、不良反应及用药注意

【临床应用】 主要用于轻、中度高血压的治疗。对心输出量高及肾素活性偏高的患者疗效较好；尤其适用于伴有心绞痛、心动过速或脑血管疾病的患者。治疗重度高血压时需与利尿药或扩血管药合用，以增强降压效果，减少不良反应。

【不良反应及用药注意】 可见嗜睡、头晕、失眠、恶心、腹胀、皮疹、晕厥、低血压、心动过缓等。加剧哮喘与慢性阻塞性肺部疾病。加剧降糖药的降血糖作用，并掩盖低血糖症状。禁用于窦性心动过缓、重度房室传导阻滞、心源性休克、低血压、支气管哮喘。能增加洋地黄毒性，对已洋地黄化而心脏高度扩大、心率又较不平稳的患者禁用。

选择性 β_1 受体阻断药如美托洛尔（metoprolol）、阿替洛尔（atenolol）等，降压作用优于普萘洛尔，其优点是对支气管的影响小，对伴有阻塞性肺疾病的高血压患者有利，因此在临床上已经广泛替代了普萘洛尔，作为 β 受体阻断药这一类药物的常用药。

二、其他抗高血压药

（一）中枢性降压药

中枢性降压药分别作用于 α_2 受体和中枢咪唑啉 I_1 受体产生降压作用，因该类药物降压效果差，不良反应较多，现在临床已很少应用。

可乐定（clonidine）

可乐定为咪唑啉类化合物。口服吸收良好，生物利用度约为 75%，30 分钟起效，可持续 6～8 小时。50%经肝代谢，50%以原形经肾排泄，$t_{1/2}$ 为 5.2～13 小时。

【药理作用】 降压作用中等偏强。其降压机制主要是通过激动延髓嘴端腹外侧区咪唑啉 I_1 受体和延髓孤束核突触后膜 α_2 受体，抑制外周交感神经活性，扩张外周血管，产生降压作用。还具有镇痛、镇静及抑制胃肠分泌和蠕动的作用。

【临床应用】 主要适用于中度高血压，尤其适用于伴有溃疡病的高血压患者。与利尿药合用有协同作用，可用于重度高血压。也可用于预防偏头痛和阿片类镇痛药成瘾者的脱瘾治疗。

【不良反应及用药注意】 常见口干、便秘、嗜睡、抑郁、眩晕、食欲减退等。久服可致水钠潴留，合用利尿药可以避免。长期服用突然停药会出现交感神经功能亢进而引起反跳现象，因此不宜突然停药，可逐渐减量加以避免。用药过程中要注意血压和脉搏的监测，告诉患者用药后避免体位的突然变化。

莫索尼定（moxonidine）

莫索尼定为二代中枢性降压药，作用与可乐定相似，但对咪唑啉 I_1 受体的选择性比可乐定高，几乎不激动 α_2 受体，降压作用弱于可乐定。适用于轻、中度高血压的治疗，长期用药能逆转高血压患者的心肌肥厚。不良反应少，无明显的镇静作用，也无停药反跳现象。

（二）α_1 肾上腺素受体阻断药

哌唑嗪（prazosin）

> **考点**
> 哌唑嗪抗高血压的药理作用、作用机制、临床应用、不良反应及用药注意

哌唑嗪是人工合成的喹唑啉类衍生物。口服易吸收，30 分钟起效，1～3 小时达峰，作用持续 6～8 小时。大部分经肝代谢，仅 5%～10%以原形经肾排泄，$t_{1/2}$ 为 2～3 小时。

【药理作用】 可选择性地阻断 α_1 受体，舒张小动脉和小静脉，降低外周阻力，减少回心血量，从而使血压下降。降压同时对心输出量、心率、肾血流量和肾小球滤过率无影响。长期用药可降低血中三酰甘油、低密度脂蛋白和极低密度脂蛋白，升高高密度脂蛋白，缓解动脉粥样硬化。

【临床应用】 可用于轻、中、重度原发性高血压及肾性高血压的治疗，重度高血压治疗时可与其他降压药合用以增强降压效应。

【不良反应及用药注意】 主要不良反应是部分患者首次服药后出现“首剂现象”，表现为严重的直立性低血压、晕厥、心悸等，应叮嘱患者首次用量减半并于睡前服用，可减轻或避免。患者用药后，由卧位起立时先慢慢坐起，无头晕、视物模糊等反应时再缓慢站起。

本类药物还有特拉唑嗪（terazosin）、多沙唑嗪（doxazosin），作用与应用与哌唑嗪相似，但半衰期较长，1 日用药 1 次即可。

（三）血管扩张药

本类药物通过直接松弛血管平滑肌，降低外周阻力而产生降压作用。由于本类药物的不良反应较多，临床上一般不单独用于高血压治疗，仅在利尿药、β 受体阻断药或其他降压药无效时才加用本类药物。

硝普钠（sodium nitroprusside）

【药理作用】 可扩张小动脉、小静脉及微静脉而产生降压作用。其降压作用具有速

效、强效、短效的特点。口服不吸收，仅作静脉滴注给药。静脉滴注后30s内出现血压下降，停药5分钟后血压迅速回升，可通过调节静脉滴注速度将血压控制在所需水平。

【临床应用】 主要适用于高血压危象、高血压脑病、伴有急性心肌梗死或心力衰竭的高血压的治疗；也可用于急、慢性心功能不全的治疗；还可用于手术麻醉时的控制性降压。

【不良反应及用药注意】 主要有恶心、呕吐、头痛、心悸、发热等，停药后消失。长期或大剂量应用可致血中氰化物蓄积，甚至中毒。

本品对光敏感，易被破坏，药液宜新鲜配制，避光保存和使用。用药过程中应保持卧位，并密切观察生命体征的变化；使用过程中尽量单独一路由静脉泵泵入，不能随意调节输液速度，以免发生严重的低血压；开始使用时每5分钟测量一次血压，以后15分钟测量一次，若出现严重的低血压应立即停药。

考点 硝普钠抗高血压的药理作用、作用机制、临床应用、不良反应及用药注意

（四）钾通道开放药

米诺地尔（minoxidil）

米诺地尔能促进血管平滑肌细胞膜上K^+通道开放，K^+外流增加，使细胞膜超极化而致Ca^{2+}通道失活，Ca^{2+}内流减少，导致小动脉扩张，血压下降。降压作用强而持久，临床上主要用于治疗其他降压药无效的顽固性高血压和肾性高血压。由于降压时可反射性兴奋交感神经，故不宜单用。常与利尿药及β受体阻断药合用可提高疗效，减少不良反应。主要不良反应有水钠潴留、心悸、多毛症等。

同类药物还有二氮嗪（diazoxide）、尼可地尔（nicorandil）、吡那地尔（pinacidil）等。因该类药物不良反应较多，现在临床已很少应用。

（五）神经节阻断药

樟磺咪芬（trimethaphan）、美加明（mecamylamine，美卡拉明）

樟磺咪芬、美加明为N_1胆碱受体阻断药，通过阻断交感神经节扩张小动脉、静脉，使外周阻力降低，回心血量和心输出量减少而产生降压作用。由于降压作用过快过强，且不良反应多，现已少用。目前本类药物仅用于其他药无效的重度高血压或高血压危象及夹层动脉瘤等。

（六）去甲肾上腺素能神经末梢阻滞药

利血平（reserpine）

利血平主要通过影响儿茶酚胺递质的贮存、释放及再摄取而产生降压作用。降压作用缓慢、温和、持久。适用于轻度高血压。因不良反应多，如鼻塞、胃酸分泌过多、胃肠蠕动亢进、心率减慢、嗜睡、淡漠、疲惫、精神抑郁等，现已很少单独使用。消化性溃疡和抑郁症禁用。

链 接 抗高血压药的合理应用

高血压药物治疗的目的是长期有效地控制血压，改善代谢紊乱，降低并发症的发生率和病死率，提高患者的生存质量，延长寿命。由于抗高血压药物种类多，而高血压患者的机体状况也存在差异，因此用药中要做到：根据病情选择用药、坚持长期服药、做到平稳降压、用药个体化、联合用药。通过合理用药达到“长期、有效、平稳降压”的治疗目标。

附：制剂与用法

药名	剂型	用法
氢氯噻嗪	片剂：25mg、50mg	口服，25～100mg，一日 1～2 次，按降压效果调整剂量
吲达帕胺	片剂：2.5mg	口服，一次 2.5mg，一日 1 次
硝苯地平	片剂：10mg；胶囊剂：5mg	口服：5～10mg，一日 3 次，急用时舌下含服
尼群地平	片剂：10mg、20mg	口服：10～20mg，一日 1～2 次
氨氯地平	片剂：5mg、10mg	口服：5mg，一日 1 次，最大剂量为 10mg，一日 1 次
卡托普利	片剂：25mg、50mg、100mg	口服：开始 25mg，一日 3 次，逐渐增至 50mg，一日 3 次
马来酸依那普利	片剂：5mg、l0mg	口服：2.5～5mg，一日 1～2 次
氯沙坦	片剂：50mg	口服：50mg，一日 1 次
盐酸普萘洛尔	片剂：l0mg	口服：10～20mg，一日 3 次。以后每周增量一日 10～20mg
酒石酸美托洛尔	片剂：25mg	口服：剂量应个体化，以避免心动过缓的发生。应空腹服药，一日 100～200mg，分 1～2 次服用
盐酸哌唑嗪	胶囊剂：1mg、2mg、5mg	口服：首次 0.5mg，以后 1mg，一日 3 次
硝普钠	粉针剂：50mg	静脉滴注：临用时以 5%葡萄糖溶液 2～3ml 溶解后再稀释于 500ml、1000ml 的 5%葡萄糖溶液中，缓慢静脉滴注，滴速不超过 3μg/（kg・min），配制时间超过 24 小时的溶液不宜再用

第 2 节 抗心绞痛药

心绞痛是冠状动脉供血不足引起的心肌急剧的、暂时的缺血缺氧综合征。临床表现为胸骨后及心前区阵发性绞痛或闷痛，可放射至左上肢。其病理生理机制主要是心肌对氧的需求量增加，冠状动脉供血不足，引起血氧供需失衡。

影响心肌耗氧量的主要因素有心室壁张力、心率和心肌收缩力。心室壁张力越高、心率越快、心肌收缩力越强，心肌耗氧量越大；反之耗氧量少。抗心绞痛药物可通过减少心肌耗氧量，增加心肌血供来治疗心绞痛。常用药物有硝酸酯类、β 受体阻断药及钙通道阻滞药。

考点 抗心绞痛药的分类及代表药物

链 接 心绞痛分类

临床上常将心绞痛分为以下三类。

1. 稳定型心绞痛　又称轻型心绞痛。一般不发作，可稳定数月，只在有诱因（如重体力、脑力劳动或其他原因所致一过性心肌耗氧量增高）存在时发作。

2. 不稳定型心绞痛　临床表现不稳定，在有诱因时和休息时均可发作。发作强度和频度逐渐增加，患者大多至少有一支冠状动脉主干近侧端高度狭窄。

3. 变异型心绞痛　常于休息或梦醒时因冠状动脉痉挛引起。多无明显诱因。

一、硝酸酯类

硝酸酯类是临床上最常用的抗心绞痛药物。

硝酸甘油（nitroglycerin）

硝酸甘油起效快、疗效可靠、经济方便，是目前防治心绞痛最常用的药物。口服的生物利用度仅为 8%，故不宜口服。由于其脂溶性高，常舌下给药，经口腔黏膜迅速吸收，可避免首关消除的影响，生物利用度达 80%。含服后 1～2 分钟起效，3～10 分钟作用达峰，疗效可维持 20～30 分钟。主要经肝代谢，由肾排出。另外，硝酸甘油还有皮肤贴片、软膏剂、气雾剂、注射剂等多种剂型。

考点 硝酸甘油的药动学特点、药理作用、临床应用、不良反应及用药注意

【药理作用】 基本作用是松弛平滑肌，其中对血管平滑肌的选择性最高。

1. 降低心肌耗氧量 硝酸甘油可扩张容量血管，减少静脉回心血量，降低心脏前负荷，从而使心室舒张末期压力及容量降低，降低室壁张力，降低耗氧量。在较大剂量时也可扩张小动脉而降低后负荷，使心肌耗氧量下降。

2. 增加心肌供氧量 硝酸甘油可舒张较大的心外膜血管、输送血管及侧支血管，特别是冠状动脉痉挛时更为明显，但对阻力血管的扩张作用较弱。心内膜下血管由心外膜血管垂直穿过心肌延伸而来，易受室壁张力及室内压力的影响，当室壁张力和室内压力增高时，心内膜下血管受压，血流量减少。当冠状动脉出现狭窄时，缺血区的阻力血管因缺氧处于扩张状态，此时缺血区阻力较非缺血区小，用药后血液会顺压力差流向缺血区，增加缺血区的血液供应。在心绞痛急性发作时，左心室舒张末压力增高，硝酸甘油能降低左心室舒张末压，扩张心外膜血管及侧支血管，使血液易从心外膜区域向心内膜下缺血区流动，改善缺血区的血供（图 6-2）。

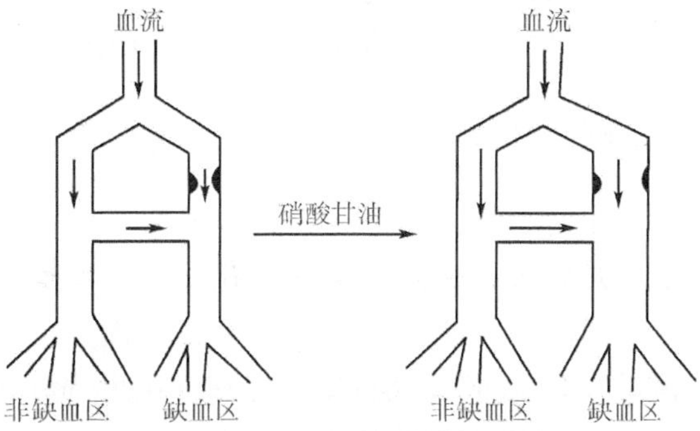

图 6-2 硝酸甘油对冠状动脉血流分布的影响

血流从阻力较大的非缺血区经扩张的侧支血管流向阻力较小的缺血区

【临床应用】

1. 心绞痛 对各类心绞痛均有效，舌下含服或吸入给药可迅速缓解心绞痛症状，常作为心绞痛急性发作时的首选药物；预防发作可用其油膏或贴膜敷于胸部和背部。

2. 急性心肌梗死 静脉滴注给药，可减少急性心肌梗死患者的心肌耗氧量；还具有抗血小板聚集和黏附作用，可使梗死面积缩小，降低梗死后心绞痛的发生率。

3. 心功能不全 可降低心脏前、后负荷，改善心功能，可用于难治性心功能不全的治疗。

【不良反应及用药注意】

1. 不良反应

（1）血管扩张反应：常见颜面潮红、搏动性头痛、眼压升高、直立性低血压及晕厥。血管扩张可反射性兴奋交感神经，使心率加快、心肌收缩力加强，反使耗氧量增加而诱发心绞痛发作。

（2）高铁血红蛋白血症：大剂量或频繁用药时可引起高铁血红蛋白血症，出现呕吐、发绀等症状。

（3）耐受性：用药剂量过大或过频易产生耐受性，常在连续用药 2～3 周后产生，停药 1～2 周后消失。

2. 用药注意

（1）用药过程中要密切观察生命体征，特别是心肌梗死患者。

（2）静脉滴注前用 5%葡萄糖溶液或生理盐水稀释，不得超过 400μg/ml，限制性心肌病或缩窄性心包炎禁用静脉给药。使用贴剂时要贴于皮肤无毛发的部位，心脏除颤前要去除皮膜片，以防其背面的铝产生电子流烧伤患者。

（3）严重贫血、颅内高压、闭角型青光眼、直立性低血压及对硝酸盐过敏者禁用，低血压或血容量不足者慎用。

（4）与其他血管扩张药、β 受体阻断药、钙通道阻滞药、镇静催眠药或酒精饮品等合用，可加重本药的低血压；静脉注射硝酸甘油可能影响肝素的抗凝效果；阿司匹林可降低硝酸甘油的肝清除率，合用应注意剂量的调整。

案例 6-2

患者，男，48 岁，出租车司机。3 个月来，反复发作性胸部左前区疼痛，呈压榨性，劳累后发作，休息后缓解。有长期吸烟史及哮喘病史。查体：心率 88 次/分，心电图检查结果提示心肌缺血。诊断为冠心病、心绞痛。

问题： 1. 患者心绞痛发作时可以使用哪种药物？

2. 患者用药时要注意什么？

硝酸异山梨酯（isosorbide dinitrate，消心痛）

硝酸异山梨酯口服生物利用度较硝酸甘油高，也可舌下含服、气雾吸入或静脉滴注。作用弱、起效慢、维持时间较长。临床应用及不良反应与硝酸甘油相似，主要用于预防心绞痛发作和心肌梗死后心力衰竭的长期治疗。

单硝酸异山梨酯（isosorbide mononitrate）

单硝酸异山梨酯作用及不良反应与硝酸异山梨酯相似，但其作用时间更长，适用于心绞痛的预防及长期治疗。

二、β 受体阻断药

β 受体阻断药可减少心绞痛的发作次数、提高运动耐量、减少心肌耗氧量、改善缺血区的代谢、减少心肌梗死患者的死亡率，现已成为一线防治心绞痛的药物。临床常用药物有非选择性 β 受体阻断药（如普萘洛尔、吲哚洛尔、噻吗洛尔等）和选择性 β_1 受体阻断药（如阿替洛尔、美托洛尔、醋丁洛尔等）。由于选择性 β_1 受体阻断药疗效好、不良反应较 β 受体阻断药发生率低，因而在临床上成为抗心绞痛的常用药。

考点
普萘洛尔抗心绞痛的药理作用、临床应用、不良反应及用药注意

普萘洛尔（propranolol，心得安）

【药理作用】

1. 降低心肌耗氧量　心绞痛发作时，心肌局部和血中儿茶酚胺含量明显增加，激动 β 受体，使心肌收缩力增强、心率加快、血管收缩，从而使左室后负荷增加，心肌耗氧

量增加。由于心率加快，心室舒张期缩短，又使冠状动脉血液灌注量减少，加重心肌缺氧。本药通过阻断β受体，使心率减慢、心肌收缩力减弱、血压降低，从而明显降低心肌耗氧量，缓解心绞痛。

2. 改善心肌缺血区的供血 可阻断冠状动脉上的β受体，促使血液向已代偿性扩张的缺血区流动，增加缺血区的供血。此外，β受体阻断药能减慢心率，使舒张期延长，使冠状动脉的血液灌流时间延长，有利于血液从心外膜血管流向易缺血的心内膜区。还可增加缺血区的侧支循环，改善心肌缺血区的供血。

3. 改善心肌代谢 可促进缺血区的心肌细胞对葡萄糖的摄取和利用，改善糖代谢，减少耗氧，从而使缺血区的心肌得到保护；促进氧合血红蛋白的解离，提高组织对氧的利用。

【临床应用】 治疗稳定型及不稳定型心绞痛，可减少发作次数及硝酸甘油的用量，对兼患高血压或快速型心律失常的患者更为适用，但不宜用于由冠状动脉痉挛诱发的变异型心绞痛。对心肌梗死也有效，能缩小梗死范围。

β受体阻断药可降低心肌收缩力，从而增加心室容积，使心室射血时间延长，导致心肌耗氧量增加。临床上将普萘洛尔和硝酸甘油合用治疗心绞痛，可取长补短，如普萘洛尔可取消硝酸甘油所引起的反射性心率加快，而硝酸甘油可克服普萘洛尔导致的冠状动脉收缩和心室容积扩大。此外，两药对心肌耗氧量的降低有协同作用。应用时注意调整剂量，避免过度降压带来冠脉流量减少，对心绞痛不利。

【不良反应及用药注意】 有效剂量个体差异较大，一般宜从小量开始逐渐增加剂量。突然停药可导致心绞痛的发作，甚至诱发心肌梗死，应于停药前10～14日逐步减量。

三、钙通道阻滞药

钙通道阻滞药是临床预防和治疗心绞痛的常用药。抗心绞痛常用的钙通道阻滞药有硝苯地平、维拉帕米、地尔硫䓬及普尼拉明等。

【药理作用】

1. 降低心肌耗氧量 通过阻滞钙通道，减少Ca^{2+}内流，可减弱心肌收缩力、减慢心率、扩张外周动脉，减轻心脏负荷，降低心肌耗氧量。

2. 扩张冠状血管 扩张冠状动脉，特别是痉挛状态的血管，因此能增加缺血区血流量。此外，还可增加侧支循环，改善缺血区供血。

3. 保护缺血心肌细胞 心肌缺血缺氧时，细胞膜对Ca^{2+}通透性增加，Ca^{2+}内流增多，大量Ca^{2+}在细胞内聚集，特别是线粒体中Ca^{2+}超负荷，会损伤线粒体，促进细胞死亡。本类药物抑制Ca^{2+}内流，减轻心肌细胞内Ca^{2+}的超负荷，起到保护心肌细胞的作用。

4. 抑制血小板作用 阻滞Ca^{2+}内流，可降低血小板内Ca^{2+}浓度，从而抑制血小板黏附、聚集。

【临床应用】

1. 心绞痛 可用于稳定型、不稳定型及变异型心绞痛，其中对变异型心绞痛最为有效。此外，本类药物对支气管平滑肌有扩张作用，故对伴有哮喘和阻塞性肺疾病的心绞痛患者更为适用。

考点
钙通道阻滞药抗心绞痛的药理作用、临床应用

2. 急性心肌梗死 用于治疗急性心肌梗死，可促进梗死区域的侧支循环，缩小梗死面积。

附：制剂与用法

药名	剂型	用法
硝酸甘油	片剂：0.3mg、0.6mg 注射剂：5mg/1ml	舌下含服：0.3～0.6mg 5～10mg，稀释后缓慢静脉滴注
硝酸异山梨酯	片剂：2.5mg、5mg、10mg	舌下含服：5mg；口服：预防心绞痛，5～10mg，一日 2～3 次
单硝酸异山梨酯	片剂：20mg 缓释片：30mg、60mg	口服：20mg，一日 2～3 次 口服：30～60mg，一日 1 次
盐酸普萘洛尔	片剂：10mg	口服：10mg，一日 3 次，可根据病情增减剂量
酒石酸美托洛尔	片剂：25mg 注射剂：2mg/2ml、5mg/5ml	急性心肌梗死：主张在早期，即最初的几小时内使用。一般用法：可先静脉注射 2.5～5mg（2 分钟内），每 5 分钟一次，共 3 次，总剂量为 10～15mg。之后 15 分钟开始口服 25～50mg，每 6～12 小时 1 次，共 24～48 小时，然后口服一次 50～100mg，一日 2 次。不稳定型心绞痛用法与用量可参照急性心肌梗死
硝苯地平	片剂：10mg	口服：10～20mg，一日 3 次

第 3 节 抗心律失常药

心律失常（arrhythmias）是指冲动起源、心搏频率与节律及冲动传导的异常。心脏的泵血功能有赖于其节律性收缩与舒张，心律失常会影响节律性收缩与舒张，从而导致心脏泵血功能障碍。心律失常分为缓慢型和快速型两类，前者常用阿托品、异丙肾上腺素治疗。本节主要讨论快速型心律失常的治疗药物。

一、心律失常的电生理学机制

心律失常是由冲动形成障碍和（或）冲动传导障碍引起的。

1. 冲动形成障碍 节律点自律性增高是心律失常形成的一个重要因素。自律性主要取决于自律细胞 4 相自动除极的速度、最大舒张电位水平及阈电位水平。当 4 相自动除极速度加快、最大舒张电位变小及阈电位降低时均会引起自律性增高，诱发心律失常。

后除极和触发活动是冲动形成障碍的又一因素。后除极是指动作电位继 0 相除极后发生的除极，包括早后除极和迟后除极。触发活动是指由后除极导致的异常冲动的发放。后除极具有频率快、振幅小、膜电位不稳定、呈振荡性波动的特点，一旦膜电位达到阈值，极易引起冲动的发放，形成触发活动。

2. 冲动传导障碍 冲动传导障碍包括单纯传导障碍和折返激动产生两种情况。单纯传导障碍是指传导减慢、传导阻滞或传导速度不均一等。折返激动产生是指一次冲动下传后，又可沿环行通路返回到起源的部位，而再次兴奋原已兴奋过的心肌的现象，这是导致心律失常的重要机制。促成折返的因素有：①心肌组织在解剖上形成环形通路；②环形通路的某一点上形成单向传导阻滞；③回路传导的时间足够长，折回的冲动落在原已兴奋心肌的不应期之外；④相邻细胞有效不应期（ERP）长短不一（图6-3）。单次折返可引起期前收缩，连续折返则会引起心动过速、心房或心室的扑动或颤动。

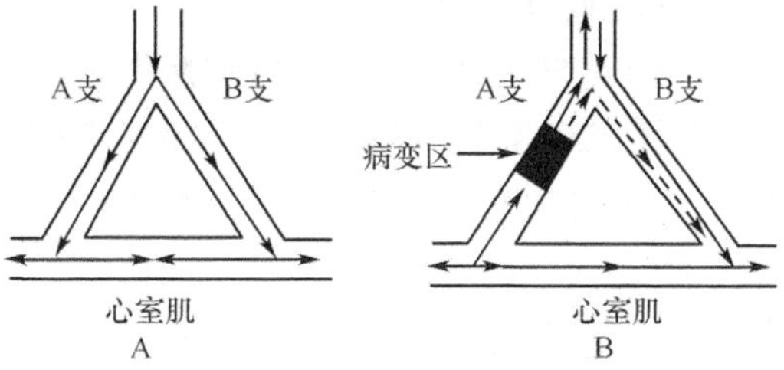

图6-3　浦肯野纤维正常冲动传导与单向传导阻滞形成折返示意图

二、抗心律失常药的分类和基本作用

（一）抗心律失常药的分类

治疗快速型心律失常药通常分为4类，其中Ⅰ类药又分3个亚类（表6-2）。

考点 抗心律失常药的分类及代表药物的药理作用、临床应用、主要不良反应

表6-2　抗心律失常药物的分类

分类	代表药物
Ⅰ类：钠通道阻滞药	
Ⅰa类：适度阻滞钠通道药	奎尼丁、普鲁卡因胺
Ⅰb类：轻度阻滞钠通道药	利多卡因、苯妥英钠
Ⅰc类：重度阻滞钠通道药	普罗帕酮
Ⅱ类：β受体阻断药	普萘洛尔、索他洛尔、美托洛尔
Ⅲ类：延长动作电位时程药	胺碘酮
Ⅳ类：钙通道阻滞药	维拉帕米

（二）抗心律失常药的基本作用

治疗快速型心律失常的药物主要通过影响心肌电生理的以下特性而发挥作用：①降低自律性。②减少后除极和触发活动。③影响传导性：改善传导，消除单向传导阻滞，终止折返激动；或通过减慢传导，变单向传导阻滞为双向传导阻滞，终止折返激动。④延长或相对延长有效不应期。

三、常用抗心律失常药

（一）Ⅰ类——钠通道阻滞药

1. Ⅰa类——适度阻滞钠通道药

奎尼丁（quinidine）

奎尼丁是从金鸡纳树皮中提取的生物碱，抗疟药奎宁为左旋体，奎尼丁为右旋体。口服易吸收，1～2小时后血药浓度达峰，生物利用度约为80%，血中药物80%与血浆蛋白结合。主要经肝代谢，20%以原形经肾排出，$t_{1/2}$为5～7小时。

【药理作用】

（1）对心肌电生理的影响：奎尼丁具有适度阻滞心肌细胞膜Na^+内流的作用，同时能轻度抑制K^+外流和Ca^{2+}内流，使有效不应期延长、传导减慢和自律性降低。大剂量可

呈现负性肌力作用。

（2）对自主神经的作用：可阻断α受体和M受体，静脉注射引起低血压和心动过速。

【临床应用】 为广谱抗心律失常药，可用于各种快速型心律失常的治疗。临床上可用于心房颤动与心房扑动的复律和复律后窦性心律的维持；预防室上性和室性心动过速；治疗频发性早搏等。

【不良反应及用药注意】 安全性较小，用药过程中约有1/3患者出现不良反应，尤其是老人和肝、肾功能不良者更易出现。

（1）金鸡纳反应：长期用药可出现恶心、呕吐、头痛、眩晕、耳鸣、视物模糊等症状，一般与剂量无关。

（2）心血管反应：本药的心血管毒性较强，长期大量用药可出现低血压、心力衰竭、室内传导阻滞、房室传导阻滞、室性心动过速等。严重者发生奎尼丁晕厥、心室颤动甚至死亡。用药前应测量脉率和血压，如发现脉率过快或过慢时，暂不用药并通知医生；用药过程中要密切观察患者心率、血压及心电图的改变，一旦发现异常应及时停药或减量。肝肾功能不全、严重房室传导阻滞、心动过缓、低血压等患者禁用。心力衰竭患者慎用。

苯巴比妥、苯妥英钠为药酶诱导剂，可加速奎尼丁代谢；普萘洛尔、维拉帕米、西咪替丁能减慢奎尼丁在肝脏的代谢，合用时应减少本药的剂量；乙酰唑胺、抗酸药、噻嗪类利尿药、胺碘酮可增高奎尼丁的血药浓度，合用时应注意剂量的调整；奎尼丁与地高辛合用，可降低地高辛的清除率，应减少后者的用量。

普鲁卡因胺（procainamide）

普鲁卡因胺是局麻药普鲁卡因的衍生物。作用与奎尼丁相似，属广谱抗心律失常药，无α受体阻断作用，抗胆碱和负性肌力作用较弱。主要用于室性早搏及室性心动过速，作用优于奎尼丁，静脉给药用于抢救危急病例。对心房颤动与心房扑动的疗效较差。对室上性心律失常也有效，但不作为首选药。

口服可致胃肠道反应。静脉给药可引起低血压、窦性心动过缓、心力衰竭。过敏反应较常见。长期应用可出现粒细胞减少及红斑狼疮样反应，停药后可消失，必要时可用皮质激素治疗。严重的心力衰竭、完全性房室传导阻滞、束支传导阻滞、重症肌无力、系统性红斑狼疮及肝肾功能严重损害者禁用。

2. Ⅰb类——轻度阻滞钠通道药

利多卡因（lidocaine）

利多卡因为局部麻醉药，后用于心律失常的治疗。具有安全、高效、速效的特点，是目前治疗室性心律失常的首选药物。首关消除明显，常静脉注射给药，$t_{1/2}$约1.5小时。

【药理作用】 主要作用于浦肯野纤维和心室肌细胞，对心房几乎没有作用。其可抑制Na^+内流、促进K^+外流，具有降低心肌自律性、相对延长浦肯野纤维和心室肌的有效不应期的作用，可改善传导，有利于折返激动的消除。

【临床应用】 主要用于各种室性心律失常。对急性心肌梗死引起的室性心律失常是首选药。还可用于心脏手术及强心苷中毒所致室性早搏、室性心动过速及心室颤动。对室上性心律失常作用较差。

【不良反应及用药注意】 不良反应较少，常见有嗜睡、眩晕、定向障碍等中枢神经系统症状。静脉注射过量或过快，可出现惊厥、低血压、房室传导阻滞、呼吸抑制等。严重传导阻滞、窦房结功能障碍及严重肝肾功能障碍者禁用。

本药为静脉用药，使用前必须稀释，稀释后的溶液浓度为 1mg/ml，若患者限制水量，可使用较高浓度的药液；给药速度不要超过 4mg/min；用药过程中应给予心电监护。

苯妥英钠（phenytoin sodium）

苯妥英钠作用与利多卡因相似。与强心苷竞争 Na^+-K^+-ATP 酶，防止强心苷中毒所引起的迟后除极和触发活动，并可加快房室传导。主要用于室性心律失常及强心苷中毒所致室性心律失常，是强心苷中毒引起的快速型心律失常的首选药。也可用于心导管术、心脏手术、心肌梗死等引发的室性心律失常。

静脉注射过量或过快可引起低血压、心动过缓、传导阻滞，甚至心脏停搏。其他不良反应及用药注意见第 4 章第 2 节。

案例 6-3

患者，女，71 岁，诊断为冠心病、频发房性早搏、双下肺炎、低钾血症（血钾 3.35mmol/L）。患者在入院后 5 小时突发房颤（心室率 110 次/分左右），给予生理盐水 20ml+毛花苷丙 0.4mg 缓慢静脉注射。在静脉注射过程中患者突发室性心动过速，继之转为室颤，立刻抢救，给予苯妥英钠静脉注射及其他对症支持治疗后心律恢复正常。

问题： 1. 患者为什么会出现室颤？

2. 为什么要使用苯妥英钠？

美西律（mexiletine）

美西律对心肌电生理的影响与利多卡因相似。主要治疗各种室性心律失常，如室性期前收缩、阵发性室性心动过速、心室颤动等，尤其是心肌梗死引起者。常见不良反应有胃肠道反应；长期用药可引起神经系统反应，如共济失调、震颤、眩晕等；静脉注射可出现低血压、心动过缓、传导阻滞等。有癫痫病史、低血压、缓慢型心律失常、重度心力衰竭的患者应慎用或禁用。用药过程中应注意心率、血压和心电图的监测。

3. Ⅰc 类——重度阻滞钠通道药

普罗帕酮（propafenone）

普罗帕酮可明显阻滞钠通道，抑制 Na^+内流，也能阻滞钾通道，而降低浦肯野纤维及心室肌细胞的自律性、减慢传导和延长有效不应期，还有较弱的 β 受体阻断作用。为广谱抗心律失常药，可用于室上性和室性心律失常、预激综合征伴发的心动过速和心房颤动的治疗。

常见的不良反应是消化道反应。严重时可致心律失常，如窦性心动过缓、房室传导阻滞，加重心力衰竭。一般不宜与其他抗心律失常药合用。用药过程中注意血压及心电的监测。心源性休克、严重房室传导阻滞患者禁用，心力衰竭、低血压患者应慎用或不用。

本类药物还有氟卡尼（flecainide）、恩卡尼（encainide）等。

（二）Ⅱ类——β受体阻断药

普萘洛尔（propranolol，心得安）

【药理作用】 阻断β受体，降低窦房结、心房传导纤维、浦肯野纤维的自律性，减少儿茶酚胺所致的迟后除极而防止触发活动；减慢房室结及浦肯野纤维的传导，延长房室结的有效不应期。

【临床应用】 为广谱抗心律失常药，主要治疗室上性心律失常。对交感神经兴奋性过高、甲状腺功能亢进及嗜铬细胞瘤等引起的窦性心动过速效果好；与强心苷或地尔硫䓬合用治疗房颤、房扑及阵发性室上性心动过速；心肌梗死患者长期用药可减少心律失常的发生，缩小心肌梗死范围，降低死亡率。

索他洛尔（sotalol）

索他洛尔既可非选择性阻断β受体，又能阻滞 Na^+外流，从而明显延长动作电位时程和有效不应期，降低窦房结和浦肯野纤维的自律性，减慢房室传导。本药是广谱抗心律失常药，可用于各种心律失常，如心房颤动、心房扑动、室上性心动过速、室性早搏、室性心动过速及心室颤动等，还可用于急性心肌梗死并发严重心律失常。不良反应少。低血钾、肾功能低下及有遗传性长 Q-T 综合征者慎用。

常用于抗心律失常的β受体阻断药还有美托洛尔、艾司洛尔、阿替洛尔等。

（三）Ⅲ类——延长动作电位时程药

胺碘酮（amiodarone）

胺碘酮口服吸收缓慢，约 1 周起效，静脉注射 10 分钟起效。消除缓慢，几乎全部在肝代谢，经胆道排泄。$t_{1/2}$长达数周，全部清除需 4 个月。

【药理作用】 对心肌细胞膜上的钾通道、钠通道和钙通道有阻滞作用，并可非竞争性阻断α、β受体及阻断 T_3、T_4与其受体结合。降低窦房结和浦肯野纤维的自律性，减慢传导，明显延长动作电位时程和有效不应期。此外，还可扩张冠状动脉和外周血管、降低心肌耗氧量。

【临床应用】 为广谱抗心律失常药，可用于各种室上性和室性心律失常的治疗。可使心房扑动、心房颤动和阵发性室上性心动过速转复并维持窦性节律；对预激综合征合并心房颤动或室性心动过速者疗效好。

【不良反应及用药注意】 常见心血管反应如窦性心动过缓、房室传导阻滞、Q-T 间期延长及低血压等；长期应用可出现角膜褐色微粒沉着，不影响视力；少数患者可出现甲状腺功能紊乱（甲减或甲亢）；个别患者可发生间质性肺炎或肺纤维化，一旦发生应立即停药。房室传导阻滞、Q-T 间期延长、对碘过敏、甲状腺功能失调者禁用。

首剂负荷剂量给药时必须在住院和心电监护下给予；用药过程中要密切监护血压、心率和节律；长期应用必须定期监测血 T_3、T_4浓度，并进行肺功能、肺部 X 线检查。

（四）Ⅳ类——钙通道阻滞药

维拉帕米（verapamil）

维拉帕米口服吸收好，但首关消除明显，生物利用度 10%～20%，口服后 2h 起效。静脉注射立即起效。经肾排泄，$t_{1/2}$为 3～7 小时。

【药理作用】 主要通过阻滞心肌细胞膜钙通道，抑制 Ca^{2+}内流，降低慢反应细胞

（如窦房结、房室结）的自律性、减慢房室结传导、延长有效不应期，并可降低心肌收缩力。此外，还有扩张冠状动脉及外周血管的作用。

【临床应用】 本药是治疗阵发性室上性心动过速的首选药；可控制房性心动过速、心房颤动、心房扑动的心室率。对强心苷中毒、急性心肌梗死、心肌缺血引起的室性早搏也有效。

【不良反应及用药注意】 常见腹胀、腹泻、便秘、头痛等。静脉注射可引起低血压、心动过缓，甚至诱发心力衰竭。用药前应检查血压、心率和肝、肾功能；静脉注射后应嘱患者静卧1小时。老年人、肾功能不良者慎用，房室传导阻滞、重度心力衰竭、心源性休克者禁用。

本药与地高辛合用，可降低其从肾脏的排泄，增加地高辛的血药浓度；与β受体阻断药合用有发生心脏停搏的危险；与奎尼丁合用可增加低血压发生率。

同类药物还有地尔硫䓬（diltiazem）。

链接 心律失常的治疗原则

心律失常的治疗应包括发作时治疗与预防发作。除病因治疗外，尚可分为药物治疗和非药物治疗两方面。病因治疗包括纠正心脏病理改变、调整异常病理生理功能及去除引起心律失常发作的诱因。药物治疗缓慢型心律失常一般选用增强心肌自律性和（或）加速传导的药物，如阿托品、异丙肾上腺素。治疗快速型心律失常则选用减慢传导和延长不应期的药物，如新斯的明、洋地黄制剂、甲氧明、去氧肾上腺素和抗心律失常药物。

附：制剂与用法

药名	剂型	用法
普鲁卡因胺	片剂：0.125g、0.25g	口服：0.25g～0.75g，一日1～2次，心律正常后逐渐减至0.25g，一日1～2次
	注射剂：0.1g/1ml、0.2g/2ml、0.5g/5ml	一次0.5g～1.0g，每5分钟静脉滴注100mg或20分钟静脉滴注200mg，直到有效或达1～2g。有效后维持静脉滴注，每分钟1～4mg
利多卡因	注射剂：0.1g/5ml、0.4g/20ml	转复室性心律失常，一次静脉注射50～100mg，有效后以1～4mg/min的速度静脉滴注，每小时不超过100mg
苯妥英钠	片剂：50mg、100mg	口服：0.1～0.2g，一日2～3次。极量：一次0.3g，一日0.5g
	注射剂：100mg/1ml、125mg/1ml、250mg/1ml	一次0.125～0.25g，临用前加注射用水适量溶解后，缓慢静脉注射，总量不超过一日0.5g
胺碘酮	片剂：100mg、200mg	口服：200mg，一日3次，饭后服。维持量一日100～400mg
	注射剂：150mg/2ml、150mg/3ml	5～10mg/kg，用5%葡萄糖注射液250ml稀释后静脉滴注，于30分钟内滴完
维拉帕米	片剂：40mg	口服：40～80mg，一日3次，根据病情可增至一日240～320mg
	缓释胶囊（片）：120mg、180mg、240mg	口服：240mg，一日1～2次
	注射剂：5mg/2ml	5～10mg，稀释后缓慢静脉注射或静脉滴注

第 4 节　抗慢性心功能不全药

慢性心功能不全又称充血性心力衰竭（congestive heart failure，CHF），是由于心肌收缩力减弱、心室舒张功能障碍和顺应性降低及房室舒缩不协调，导致心输出量绝对或相对不足，不能满足全身代谢需要的一种临床综合征。

目前认为慢性心功能不全的发生是由于多种调节机制异常调节的结果（图 6-4），其中心室重构是其发生的基本作用机制。肾素-血管紧张素-醛固酮系统（renin-angiotensin-aldosterone system，RAAS）和交感神经系统的过度活化在心室重构和心功能恶化上起着关键作用，因此在临床上抗慢性心功能不全的治疗理念有了明显的改变，已从短期血流动力学的改善措施（增强心肌收缩力、降低心脏负荷）转为长期的、修复性的治疗，通过改变衰竭心脏的生物学性质，抑制神经体液的过度活化，逆转心室重构，达到抗慢性心功能不全的目的。

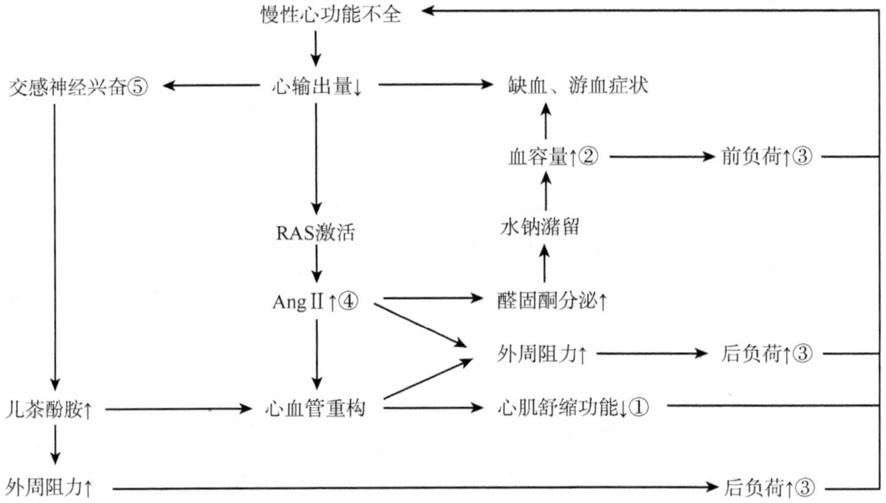

图 6-4　慢性心功能不全发生机制及药物作用环节

①正性肌力药；②利尿药；③扩血管药；④RAAS 抑制药；⑤β 受体阻断药

临床上用于治疗慢性心功能不全的常用药物可分为以下几类（表 6-3）：

考点 抗慢性心功能不全药的分类及代表药物

表 6-3　抗慢性心功能不全药物的分类

分类	代表药物
1. 正性肌力药	
（1）强心苷类药物	地高辛、洋地黄毒苷、毛花苷丙
（2）非强心苷类药物	
1）β 受体激动药	多巴酚丁胺
2）磷酸二酯酶抑制药	米力农
2. 肾素- 血管紧张素-醛固酮系统抑制药	
（1）血管紧张素转化酶抑制药	卡托普利、依那普利
（2）血管紧张素 II 受体拮抗药	氯沙坦、厄贝沙坦
（3）醛固酮拮抗药	螺内酯

续表

分类	代表药物
3. 利尿药	氢氯噻嗪
4. β 受体阻断药	美托洛尔、卡维地洛
5. 血管扩张药	硝普钠、硝酸甘油、哌唑嗪
6. 钙通道阻滞药	氨氯地平、非洛地平

案例 6-4

患者，女，68 岁。半年来反复出现食欲不振、胸闷、心悸，1 周前以上症状加重伴双下肢水肿入院。既往有 20 年高血压病史。查体：血压 185/119mmHg，心率 112 次/分，腹软，肝脏肋下 3cm 有压痛，颈静脉怒张，双下肢水肿。心电图显示 S-T 段压低，有心肌缺血表现；心脏彩超显示左、右心室肥厚。诊断为全心衰竭。入院后抗心力衰竭、利尿、降压等治疗。

问题： 1. 抗心力衰竭药物常用的有哪些？

2. 患者用药时要注意什么？

一、强心苷类药物

强心苷类药物来源于植物如洋地黄、铃兰等，又称洋地黄类药物，是一类具有强心作用的苷类药物，对心脏具有高度的选择性作用，是治疗慢性心功能不全的基本药物。常用药物有地高辛（digoxin）、洋地黄毒苷（digitoxin）、毛花苷丙（cedilanide）、毒毛花苷 K（strophanthin K）等。

考点 强心苷的药理作用、作用机制、作用特点、临床应用、不良反应及用药注意

强心苷类药物的化学结构和作用性质基本相同，但不同药物的侧链不同，其药物代谢动力学也有所不同。洋地黄毒苷的脂溶性高，口服吸收完全，生物利用度高，大多数经肝代谢后经肾排泄，部分经胆道排出形成肠肝循环，$t_{1/2}$ 为 5～7 日，为长效强心苷。地高辛为中效强心苷，大部分以原形经肾排泄，$t_{1/2}$ 为 33～36 小时，但不同厂家、不同批号、不同个体的生物利用度均有较大差异，因此在用药中要注意剂量的调整，个体化用药，肾功能不良者要减量。毛花苷丙和毒毛花苷 K 是短效强心苷，口服吸收很少，需要静脉给药，起效快，持续时间短，大多以原形经肾排泄（表 6-4）。

表 6-4 不同强心苷类药物的体内过程比较

药物	口服吸收率（%）	血浆蛋白结合（%）	肝肠循环（%）	肝代谢（%）	肾排泄（%）	$t_{1/2}$
洋地黄毒苷	90～100	97	27	30～70	10	5～7d
地高辛	60～85	<30	6.8	5～10	60～90	33～36h
毛花苷丙	20～40	5	少	极少	90～100	33h
毒毛花苷 K	2～5	5	少	0	90～100	12～19h

【药理作用】

1. **正性肌力作用**（加强心肌收缩力） 治疗剂量的强心苷选择性地作用于心肌，通

过增强心肌收缩力来增加心脏排血量。其主要作用特点是：

（1）增强心肌收缩效能：强心苷可加快心肌纤维的收缩速度，使收缩期缩短，而使舒张期相对延长。这不仅有助于静脉系统血液的回流，也有利于心脏本身获得较长时间的休息和较充分的冠状动脉血液灌流，改善心脏功能状态。

（2）降低衰竭心脏的耗氧量：强心苷对心肌耗氧量的影响随心功能状态而异。对正常心脏，因加强收缩性而增加氧耗量。对慢性心功能不全患者，因心脏已肥厚、室壁张力已增高，需要较多氧耗来维持较高的室壁张力，而强心苷的正性肌力作用可使心脏射血量增加，心室容积缩小，室壁张力降低而致心肌耗氧量减少，这是强心苷区别于儿茶酚胺类药物的主要特点。

（3）增加衰竭心脏的心输出量：强心苷对正常人和慢性心功能不全患者均有增强心肌收缩力的作用，但只能增加衰竭心脏的心输出量而不增加正常心脏的搏出量。因为强心苷对正常人还有收缩血管提高外周阻力的作用，从而限制了心搏出量的增加。而在慢性心功能不全患者中，通过反射作用，强心苷可降低交感神经活性，使缩血管作用难以发挥，而致搏出量增多。

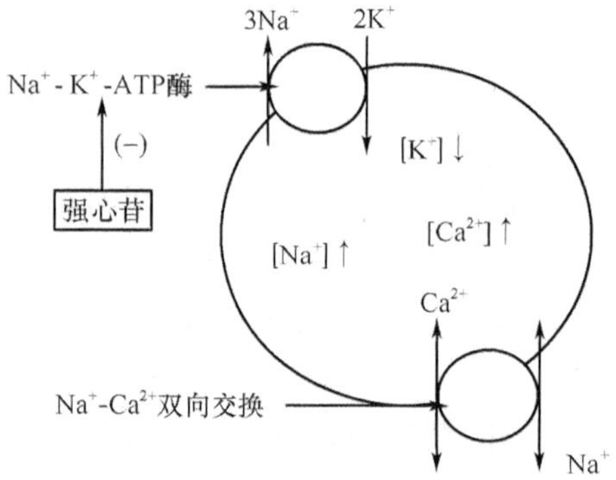

图 6-5 强心苷作用机制示意图

目前认为强心苷正性肌力作用机制是药物与心肌细胞膜上 Na^+-K^+-ATP 酶（强心苷受体）特异性结合，抑制此酶的活性，致使钠泵功能部分受阻，使细胞内 Na^+浓度一过性增高。当 Na^+-K^+抑制时，Na^+-Ca^{2+}交换增强，从而使心肌细胞内 Ca^{2+}浓度升高，使心肌收缩力增强（图 6-5）。

2. 负性频率作用（减慢心率） 治疗剂量的强心苷通过加强心肌收缩力，使心输出量增加，增强了对主动脉弓和颈动脉窦压力感受器的刺激，从而反射性地提高了迷走神经的兴奋性，减慢心率，使心肌耗氧量降低、心室舒张期延长。

减慢窦性频率对慢性心功能不全患者是有利的，它可使心肌获得较好休息，使冠状动脉血液供应增加，使静脉回心血量增多，而致搏出量增加。但减慢窦性频率并非强心苷取得疗效的必要条件，临床上常在心率减慢之前或心率并不减慢的情况下，即可见到强心苷的治疗效果，如水肿减轻及呼吸急促的缓解等。

3. 负性传导作用（减慢房室传导） 治疗量的强心苷通过兴奋迷走神经而使房室结传导减慢，不应期延长；较大剂量时，可直接抑制房室结和浦肯野纤维的传导速度，使部分心房冲动不能到达心室，特别在心房颤动和心房扑动时尤为明显；中毒剂量时，可引起不同程度的房室传导阻滞，甚至引起心搏停止。

4. 其他 ①血管：强心苷能使动脉压升高，外周阻力上升。该作用与交感神经、肾上腺及心输出量的变化无关，说明是直接收缩血管平滑肌所致。慢性心功能不全患者用药后，因交感神经活性降低，其影响超过直接收缩血管的效应，因此血管阻力下降，心输出量及组织灌流增加，动脉压不变或略升。②肾：慢性心功能不全患者用强心苷后利尿明显，是正性肌力作用使肾血流增加所继发的。对正常人或非心性水肿患者也有轻度利尿作用，是抑制肾小管细胞 Na^+-K^+-ATP 酶，减少肾小管对 Na^+的重吸收的结果。

链 接 心功能分级

主要是根据患者自觉的活动能力将心功能分为四级。

Ⅰ级：患者患有心脏病，但活动量不受限制，平时一般活动不引起疲乏、心悸、呼吸困难或心绞痛。

Ⅱ级：心脏病患者的体力活动受到轻度的限制，休息时无自觉症状，但一般体力活动下可出现上述症状。

Ⅲ级：心脏病患者体力活动明显受限，小于平时一般活动即引起上述症状。

Ⅳ级：心脏病患者不能从事任何体力活动。休息状态下出现心力衰竭的症状，体力活动后加重。

【临床应用】

1. 慢性心功能不全 强心苷治疗慢性心功能不全的疗效因病因不同而异。对心瓣膜病、某些先天性心脏病、高血压等引起的心功能不全疗效较好；对继发于甲状腺功能亢进、严重贫血、维生素 B_1 缺乏症所致的高排血量性心功能不全疗效较差；对肺源性心脏病、严重心肌损伤或有活动性心肌炎者，由于心肌缺氧明显，能量产生障碍，并使心肌细胞内缺钾，易致强心苷中毒；严重二尖瓣狭窄、缩窄性心包炎等因心室充盈受限，强心苷疗效很差，甚至无效或有害。

2. 某些心律失常

（1）心房纤颤：强心苷通过抑制房室传导，而减慢心室频率，改善心室的功能状态，纠正循环障碍，但对大多数患者并不能制止房颤。对心房颤动伴心力衰竭者尤为适用。

（2）心房扑动：房扑的冲动虽较房颤少，但易传入心室，从而使心室率难以控制。强心苷可缩短心房不应期，使心房扑动转为心房纤颤，然后再发挥治疗心房纤颤的作用。部分患者在转为房颤后，停用强心苷可恢复窦性节律。

（3）阵发性室上性心动过速：强心苷通过兴奋迷走神经，降低心房肌的自律性，减慢房室传导，控制阵发性室上性心动过速的发作。

【不良反应及用药注意】 强心苷类药物的安全范围小，毒性反应的发生率高；药物的个体差异大，而且毒性反应和心功能不全的症状相似，不易区别。

1. 毒性反应

（1）消化系统症状：较为常见，是强心苷中毒的先兆。表现为厌食、恶心、呕吐、腹泻等，是强心苷兴奋延髓催吐化学感受区的结果。

（2）神经系统症状：表现为眩晕、头痛、疲倦、失眠、谵妄等症状。黄视、绿视等视觉异常是强心苷中毒的特有症状，但较少见，是中毒的先兆，也是停药的指征之一。

（3）心脏反应：是强心苷最危险的毒性反应，也是中毒致死的常见原因。主要表现为各种类型的心律失常。①快速型心律失常：主要有室性早搏、二联律、三联律等，其中室性早搏是最常见的早期表现，属中毒先兆，为停药的指征。也可见房性、房室结性、室性心动过速，甚至发生室颤。②房室传导阻滞。③窦性心动过缓：当心率降至 60 次/

分以下，为停药的指征。

2. 中毒的防治

（1）预防：要充分认识到强心苷的安全范围极小，一旦发生中毒有致命的危险。在用药中要注意：①剂量个体化，由于对药物敏感性的个体差异较大，在用药中随时根据患者具体情况调整剂量；②避免中毒诱因：低血钾、低血镁、高血钙等均可诱发强心苷中毒；③及时发现中毒先兆：如恶心、呕吐、视觉异常等一旦出现，应立即停用强心苷。

（2）治疗：轻度中毒者，及时停用强心苷及排钾利尿药，中毒症状可自行消失。严重者可采用以下措施：①快速型心律失常：轻者口服钾盐，必要时静脉滴注钾盐。苯妥英钠对治疗频发的室性早搏、二联律、三联律及室性心动过速有明显疗效。利多卡因可用于治疗强心苷引起的重症室性心动过速和室颤。②窦性心动过缓和房室传导阻滞：宜用阿托品解救。③危及生命的致死性中毒：可应用地高辛抗体 Fab 片段，该抗体与强心苷有强大亲和力，可使强心苷脱离 Na^+-K^+-ATP 酶而解除毒性。

3. 用药注意

（1）禁用于对强心苷类药物过敏者、心室颤动、室性心动过速者。慎用于肾功能不全、低钾、活动期心脏病、急性心肌梗死、房室传导阻滞、甲状腺功能低下者、早产儿、老人、肺病患者。

（2）不宜与酸、碱类药物配伍；禁与钙剂合用，用药前询问近 2 周内有无钙剂使用史。

（3）用药过程中要注意心率、脉搏、血压及血钠、血钾、血镁的监测。特别在用药前应数桡动脉处的脉搏 1 分钟以上，记录并报告用药后的变化，及时发现强心苷中毒的早期表现，一旦出现应及时减量或停药。

（4）给予负荷剂量前要对患者的基础状态进行评估（如心率、心律、血压、电解质），并询问近 2～3 周内强心苷的用药情况。

【给药方法】

1. 全效量法 是传统的给药方法。首先在短期内给予足以控制症状而不中毒的最大耐受剂量，使之达“洋地黄化”，即全效量（又称洋地黄化量）。达到全效量的标志是：心率减至每分钟 70～80 次、呼吸困难减轻、发绀消失、肺部湿啰音开始减退、尿量增加、水肿消退等。然后每日给予一定剂量维持疗效（维持量）。全效量又分为缓给法和速给法。缓给法适用于病情较缓慢的患者，于 3～4 日内达全效量。速给法适用于病情危急且 2 周内未用过强心苷的患者，在 24 小时内达全效量。

2. 每日维持量法 对病情轻缓者或 2 周内用过强心苷的患者，采用每日维持量法，经 5 个半衰期，能使血药浓度达到稳态而发挥疗效。此法的优点是明显降低毒性反应的发生率，但不适用于急性患者。

二、其他抗慢性心功能不全药

（一）β 受体激动药

多巴酚丁胺（dobutamine）

多巴酚丁胺既可激动心脏 β_1 受体，产生明显的正性肌力作用，又可激动血管 β_2 受体，扩张血管，降低外周阻力，降低心脏后负荷，有助于衰竭心脏心输出量的增加。主要用于强心苷治疗效果不佳的严重左心功能不全和心肌梗死后心功能不全者。血压过低者不宜使用。

扎莫特罗（xamoterol）

扎莫特罗为选择性 β_1 受体部分激动药，可进行双向调节作用，在轻度慢性心功能不全或休息时，由于交感神经活性较低，其可发挥激动 β_1 受体作用；而在重症或劳累激动时，由于交感神经活性较高，其可阻断 β_1 受体。能增加中、轻度慢性心功能不全患者休息时的心输出量及血压，对重症患者也能缓解症状。其应用价值仍在研究中。

异波帕胺（ibopamine）

异波帕胺可激动 β_1、β_2 受体，也可激动多巴胺 D_1、D_2 受体，增加心肌收缩力，增加心输出量；扩张血管，降低外周阻力，可增加肾血流量，改善肾功能。临床上可改善慢性心功能不全的症状，提高患者运动耐量。

（二）磷酸二酯酶抑制药

磷酸二酯酶抑制药（phosphodiesterase inhibitor，PDEI）通过抑制磷酸二酯酶Ⅲ（PDE-Ⅲ），使心肌细胞内 cAMP 的含量增多，cAMP 通过激活蛋白激酶 A（PKA）而发挥正性肌力作用和血管舒张作用。临床应用已证明磷酸二酯酶抑制药能增加心输出量，减轻心负荷，降低心肌氧耗量，缓解慢性心功能不全症状，属正性肌力扩血管药。临床主要用于心功能不全的短时支持疗法，尤其是对强心苷、利尿药及血管扩张药反应不佳的患者。

氨力农（amrinone）、米力农（milrinone）

氨力农和米力农是双吡啶类衍生物。最早应用的磷酸二酯酶抑制药是氨力农，临床应用有效，但长期口服后约15%患者出现血小板减少，可致死亡，另有心律失常、肝功能减退等不良反应。现仅供短期静脉滴注用。其代替品米力农抑酶作用较前者强20倍，临床应用有效，能缓解症状、提高运动耐力，不良反应较少，未见引起血小板减少。虽然不良反应较氨力农少，但有报道称久用后疗效并不优于地高辛，反而更易引起心律失常，故病死率较高，也仅供短期静脉给药用。

匹莫苯（pimobendan）

匹莫苯是苯吡咪唑类衍生物。除抑制 PDE-Ⅲ外，还可增强心肌细胞收缩成分对 Ca^{2+} 敏感性，使心肌收缩力增强，即不用增加细胞内 Ca^{2+} 量也能加强收缩性。这就可避免因细胞内 Ca^{2+} 过多而继发的心律失常、细胞损伤甚至坏死，属于“钙增敏药”。

临床应用证明匹莫苯可增加患者的运动耐力，减轻心功能不全症状，使发作次数减少，对中、重度心功能不全有效。不良反应低于双吡啶类药物，偶见头昏、头痛、低血压、心动过速、胃肠道反应等。对本品过敏者不宜用，与强心苷合用要慎重，肝功能低下者应减量。

（三）血管紧张素转化酶抑制药

血管紧张素转化酶抑制药具有扩张血管，降低心脏负荷，延缓心肌重构，改善心功能等作用，因此 ACEI 已成为心功能不全现代治疗的一线优选药物。本类药物包括卡托普利、依那普利、雷米普利、培哚普利、福辛普利等。

ACEI 通过抑制血管紧张素转化酶，使血管紧张素Ⅱ的生成减少，醛固酮分泌降低，使小动脉、小静脉扩张，回心血量减少，心脏前、后负荷降低，水钠潴留减轻，同时又可阻止或逆转心血管的病理性重构，改善心功能，增加心输出量，改善淤血症状。另外，ACEI 还可抑制缓激肽的降解，促进一氧化氮（NO）和前列环素（PGI_2）的生成。其中，缓激肽具有扩张血管和抑制重构的作用，而 NO 和 PGI_2 均有舒张血管、抗血小板聚集、抗心血管增生和肥厚的作用。

ACEI 可用于各种程度的慢性心功能不全的长期治疗，尤其是心功能不全伴高血压或血中去甲肾上腺素、血管紧张素Ⅱ水平较高的患者。应用时要从小剂量起始逐渐递增，直至达到目标剂量或最大耐受剂量后长期维持使用。

主要不良反应有低血压、高血钾、肾功能不全等，在应用中要注意密切观察。

（四）血管紧张素Ⅱ受体拮抗药

血管紧张素Ⅱ受体拮抗药是一类能够阻断血管紧张素Ⅱ受体（AT_1 受体）的药物，临床上常用的有氯沙坦、缬沙坦、厄贝沙坦等。

本类药物与 ACEI 相比较，具有以下特点：①对 AT_1 受体亲和力高、选择性高，并有高度特异性阻断作用。②对血管紧张素转化酶无抑制作用，不影响缓激肽的降解，无咳嗽及血管神经性水肿等不良反应。③直接在受体水平上阻断血管紧张素Ⅱ的作用，从而具有预防及逆转心血管重构的作用。

目前尚不能确定血管紧张素Ⅱ受体拮抗药是否是一类良好的抗慢性心功能不全药物，可作为患者不能耐受血管紧张素转化酶抑制药时的替代药物。

（五）醛固酮拮抗药

过去将醛固酮拮抗药归类为利尿药，并作为利尿药应用。经过多项临床试验研究，醛固酮拮抗药螺内酯可使慢性心功能不全患者的发病率和死亡率降低，具有良好的应用前景。

在慢性心功能不全的治疗中，除抑制 ACE 和阻断 AT_1 受体外，进一步抑制肾素-血管紧张素-醛固酮系统的另一个措施就是阻断醛固酮的效应。醛固酮是 RAAS 的一个重要组成部分，可致水钠潴留，可使 Mg^{2+}和 K^+丢失，诱发心律失常和猝死，还参与心脏重构等。螺内酯通过拮抗醛固酮受体而达到抗心功能不全的效应。

螺内酯用于慢性心功能不全是针对重度者，不是作为一般利尿药使用，而是作为拮抗 RAAS 的生物学治疗手段之一，轻、中度慢性心功能不全者不需加用。应用时宜小剂量使用，而不是越大越好，同时注意肾功能和血钾。肾功能低下者、血钾较高者应慎用或不用。

（六）利尿药

利尿药在心功能不全的治疗中有着重要的作用。与其他抗心功能不全的药物比较，利尿药是唯一能迅速缓解心功能不全症状的药物，可使肺水肿和外周组织水肿迅速消退，显著控制心功能不全的体液潴留。在临床应用中是否合理地使用了利尿药，对其他治疗心功能不全药物的疗效有着明显的影响，并直接影响疾病的预后。因此，利尿药是任何一种有效的心功能不全治疗方案中不可或缺、不可取代的重要组成部分。

利尿药抗心功能不全的机制是早期通过排钠利尿，减少血容量和回心血量，减轻心脏前负荷；久用使血管壁中 Na^+减少，Na^+-Ca^{2+}交换减少，进而使血管平滑肌细胞中的 Ca^{2+}减少，血管硬度和收缩程度下降，外周血管张力下降，心脏后负荷降低，由此使心功能不全症状减轻。

利尿药是治疗心功能不全的基本药物。轻度心功能不全者可单独应用小剂量噻嗪类；中、重度心功能不全者可合用少量地高辛、血管紧张素转化酶抑制药、β 受体阻断药。对于严重心功能不全，尤其是急性左心功能不全可选用呋塞米等静脉注射疗效较佳。主要不良反应是电解质和代谢紊乱等。

（七）β 肾上腺素受体阻断药

许多临床试验已证实，长期应用 β 受体阻断药可以明显改善心功能，显著降低慢性心功能不全患者的死亡率、住院率，因此 β 受体阻断药已成为目前推荐的治疗慢性心功能不全的常规用药。常用药物有美托洛尔、比索洛尔、卡维地洛，其中以卡维地洛的治疗效果较为显著，可阻断 β_1、β_2 和 α_1 受体。美国 FDA 已批准将卡维地洛作为正式的治疗慢性心功能不全的药物。

β 受体阻断药可同时阻断交感神经和肾素-血管紧张素-醛固酮系统，最大程度地降低心率，减少心肌耗氧量，延长舒张期，使冠状动脉的灌流量增加；还可阻碍循环中儿茶酚胺对心肌的作用；同时还可抑制神经内分泌活性，显著改善与逆转心血管重构；此外，卡维地洛还具有强烈的抗氧化作用和抗炎作用，这表明卡维地洛在治疗慢性心功能不全中的益处。

本类药物主要用于扩张型心肌病。对扩张型心肌病及缺血性慢性心功能不全，可阻止临床症状的恶化、改善心功能、降低心律失常的发生率和猝死率。应用时宜从小剂量开始，与强心苷合用以消除其负性肌力作用。

长期用药者不能突然停药，防止反跳现象出现。严重心动过缓、严重左室功能减退、重度房室传导阻滞、低血压及支气管哮喘者慎用或禁用。

（八）扩血管药

血管扩张药可舒张容量血管，降低心脏前负荷，减轻静脉系统淤血；舒张阻力血管，降低心脏后负荷，改善动脉系统缺血。尤其在治疗对强心苷和利尿药无效的重度及难治性心功能不全时常能取得较好疗效。常用药物有硝酸甘油、硝普钠、肼屈嗪、哌唑嗪等。

（九）钙通道阻滞药

钙通道阻滞药可扩张血管，降低心脏前、后负荷。非地平类钙通道阻滞药因其具有明确的负性肌力作用和负性传导作用而禁用于心功能不全的患者。短效地平类钙通道阻滞药不能改善心功能不全的症状或提高运动耐力，并可激活内源性神经内分泌系统，短期和长期使用该类药物治疗心功能不全，可导致严重的心血管不良反应，因此也不适用于心功能不全的治疗。目前仅有长效钙通道阻滞药氨氯地平和非洛地平被证明不影响心功能不全的预后。

钙通道阻滞药主要用于继发冠心病、高血压及舒张功能障碍的慢性心功能不全，尤其是其他药物治疗无效的患者。虽然氨氯地平和非洛地平不增加慢性心功能不全的死亡率，但目前仍无确切的证据显示钙通道阻滞药对心功能不全有明确的疗效，因此一般不将本类药物作为慢性心功能不全的常用药。

心功能不全伴房室传导阻滞、低血压、左室功能低下伴后负荷低及严重收缩功能障碍的患者不宜用钙通道阻滞药。

附：制剂与用法

药名	剂型	用法
洋地黄毒苷	片剂：0.1mg	口服：0.05～0.2mg。极量：一次 0.4mg，一日 1mg
地高辛	片剂：0.25mg、0.1mg	口服：一般首剂 0.25～0.75mg，以后每隔 6 小时 0.25～0.5mg，直至洋地黄化；再改用维持量，一日 0.25～0.5mg。轻型慢性病例一日 0.5mg
毒毛花苷 K	注射剂：0.25mg/1ml、0.5mg/2ml	静脉注射：0.25mg，一日 0.5～1.0mg。极量：一次 0.5mg，一日 1.0mg
去乙酰毛花苷	注射剂：0.2mg/1ml、0.4mg/2ml	静脉注射：0.4～0.8mg，用葡萄糖注射液稀释后缓慢注射。全效量 1～1.6mg，于 24 小时内分次注射
多巴酚丁胺	注射剂：20mg/2ml、250mg/5ml	静脉滴注：40～120mg，用葡萄糖注射液或氯化钠注射液稀释，滴速为每分钟 2.5～10μg/kg
米力农	片剂：2.5mg、10mg	口服：2.5～7.5mg，一日 4 次
	注射剂：10mg/10ml	静脉滴注：每分钟 12.5～75μg/kg。一般开始 10 分钟以 50μg/kg，然后每分钟 0.375～0.75μg/kg 维持。一日最大量不超过 1.13mg /kg
卡托普利	片剂：25mg、50mg、100mg	口服：从 12.5mg，一日 2～3 次开始，最大剂量为一日 150mg
氨氯地平	片剂：5mg	口服：5mg，一日 1 次，最大剂量为 10mg，一日 1 次

第 5 节　抗动脉粥样硬化药

案例 6-5

患者，女，62 岁，长期高脂饮食，缺乏锻炼，肥胖。体检发现血浆总胆固醇升高，低密度脂蛋白升高，高密度脂蛋白降低。体检医生建议加强锻炼，清淡饮食，控制体重，并给予调血脂药治疗。

问题： 1. 可选用哪类调血脂药物？

2. 该类药物在使用时需要注意什么？

动脉粥样硬化（atherosclerosis，AS）是缺血性心脑血管疾病的病理基础。高脂血症是动脉粥样硬化发生的重要因素，因此，防治动脉粥样硬化的关键是调整血脂，使之趋于平衡。首先要提倡合理膳食结构，限制高胆固醇和高热量食物的摄取，适当运动和放弃不良的生活习惯等。此外还可使用抗动脉粥样硬化药（antiatherosclerotic drugs），通过调节血中脂类的成分和浓度、抗脂质氧化和保护血管内皮，达到抗动脉粥样硬化的作用。目前临床应用的抗动脉粥样硬化药包括调血脂药、抗氧化剂、多烯脂肪酸类、黏多糖及多糖类。

考点
抗动脉粥样硬化药的分类及代表药物

一、调血脂药

血脂是血浆或血清中所含脂类的总称，包括胆固醇（cholesterol，Ch）、三酰甘油（triglyceride，TG）、磷脂（phospholipid，PL）和游离脂肪酸（free fatty acid，FFA）等。胆固醇又分为胆固醇酯（cholesterol ester，CE）和游离胆固醇（free cholesterol，FC），

两者合称为总胆固醇（total cholesterol，TC）。它们在血浆中与载脂蛋白结合为脂蛋白，溶于血浆进行转运与代谢。

（一）HMG-CoA 还原酶抑制剂

3-羟基-3-甲基戊二酰辅酶 A（HMG-CoA）还原酶是肝细胞合成胆固醇过程中的限速酶，可催化 HMG-CoA 生成甲羟戊酸，甲羟戊酸是内源性胆固醇合成的关键步骤。HMG-CoA 还原酶抑制剂也称他汀类药物（statins），其结构与 HMG-CoA 相似，与 HMG-CoA 还原酶有较高的亲和力，故可与 HMG-CoA 还原酶结合而抑制其活性，使内源性胆固醇的生成减少。常用药物有洛伐他汀（lovastatin）、辛伐他汀（simvastatin）、普伐他汀（pravastatin）、氟伐他汀（fluvastatin）、阿托伐他汀（atorvastatin）、瑞舒伐他汀（rosuvastatin）等。

考点　HMG-CoA 还原酶抑制剂的药理作用、临床应用、不良反应及用药注意

洛伐他汀和辛伐他汀是无活性的内酯环前药，需在肝中代谢成为有活性的羟酸型。普伐他汀不需转化即可直接发挥药理作用。氟伐他汀、阿托伐他汀为含氟的活性物质。氟伐他汀口服吸收迅速而完全，生物利用度高。大部分药物分布于肝，经胆汁由肠道排出，少部分经肾排泄。

【药理作用】　他汀类药物可明显降低血脂。通过抑制 HMG-CoA 还原酶而使胆固醇合成受到抑制，致细胞内胆固醇含量降低，经负反馈调节使肝细胞表面的低密度脂蛋白（LDL）受体增加或活性增强，使血浆中 LDL、中密度脂蛋白（IDL）大量被摄入肝脏，导致血中 LDL、极低密度脂蛋白（VLDL）降低。由于肝脏胆固醇减少，使肝合成及释放 VLDL 减少，导致 TG 相应下降。本药在降低 LDL、TG 的同时，还能够使 HDL 水平升高，可能是由于 VLDL 减少的间接结果。HDL 可对抗高胆固醇血症和高 LDL 血症所致动脉粥样硬化作用。

此外，他汀类药物还可改善血管内皮细胞功能，提高内皮细胞对扩血管物质的敏感性，抑制血管平滑肌细胞的增生和迁移并促使其凋亡，控制动脉粥样硬化发生中的炎症反应，减少动脉壁巨噬细胞的浸润、泡沫细胞的形成，稳定粥样斑块等，从多个环节抗动脉粥样硬化。

【临床应用】　适用于治疗原发性高胆固醇血症、杂合子家族性高脂蛋白血症、Ⅲ型高脂蛋白血症、糖尿病性和肾病性高脂血症，具有明确而显著的疗效。病情较严重者，与烟酸和降胆固醇树脂联用效果较好。是伴有胆固醇升高的Ⅱ、Ⅲ型高脂蛋白血症的首选药。

【不良反应及用药注意】　不良反应较少而轻，常见的有胃肠道症状，如腹痛、腹泻、便秘、胃肠胀气、恶心、消化不良等。还有头痛、失眠、眩晕、视物模糊、皮疹。少数患者出现肌痛、肌无力和血浆肌酸磷酸激酶（CPK）升高等横纹肌溶解症状，这是 HMG-CoA 还原酶抑制剂最典型且严重的不良反应。孕妇、哺乳期妇女及对本品过敏者禁用。

胺碘酮、环孢素、纤维酸、烟酸、维拉帕米可增加辛伐他汀发生肌病和横纹肌溶解的危险；若需同时使用克拉霉素或红霉素时须暂停辛伐他汀；应在饮食或其他非药物治疗不佳时使用，应用中应坚持低胆固醇饮食；治疗前应检测肝功能，并在用药过程中定期检查；应在晚饭时服用；若出现不适尤其是肌痛，立刻通知医生。

链 接 拜斯亭事件

西立伐他汀钠（拜斯亭）于1997年4月在英国首次上市，全球有600多万人使用过该产品。2001年8月8日美国FDA报道了31例与拜斯亭有关的横纹肌溶解症导致用药死亡的事件，德国拜尔公司在全球停止销售该药。横纹肌溶解症是指肌细胞产生有害物质导致肾脏损害的一种疾病，轻者对肝功能产生损害，重者则致肾功能急骤衰竭而死亡。

（二）胆汁酸螯合剂

胆汁酸螯合剂或胆汁酸结合树脂能明显地降低血清TC和LDL-C。本类药物安全性好，因有不良异味，用药量大，患者不易接受，目前使用较少。本类药物应用较多的是阴离子碱性树脂，如考来烯胺、考来替泊。

考来烯胺（cholestyramine，消胆安）、考来替泊（colestipol，降胆宁）

考来烯胺和考来替泊是碱性阴离子交换树脂，不溶于水，不易被消化酶破坏。

【药理作用】 口服不被消化道吸收，在肠道与胆汁酸形成络合物随粪排出，故能阻断胆汁酸的重吸收。随着肝中胆汁酸减少，肝中胆固醇向胆汁酸转化加强，促使肝细胞内的胆固醇消耗增加。胆汁酸也是肠道吸收胆固醇所必需，树脂与胆汁酸络合，也影响胆固醇吸收。以上作用导致血浆和肝脏中胆固醇降低，肝脏发生代偿性改变：①肝细胞表面LDL受体数量增加，促进血浆中LDL向肝中转移，导致血浆LDL和TC浓度下降；②HMG-CoA还原酶活性增加，使肝脏胆固醇合成增多。因此，本类药物与HMG-CoA还原酶抑制剂合用，降脂作用增强。

【临床应用】 用于以TC和LDL-C升高为主的家族性杂合子高脂蛋白血症和原发性高胆固醇血症（Ⅱa型高脂蛋白血症）的治疗。对纯合子家族性高脂血症，因患者肝细胞表面缺乏LDL受体功能，本类药物无效。对混合型高脂蛋白血症的治疗需与其他降血脂药（如烟酸）合用。

【不良反应及用药注意】 不良反应较多见，常见的是胃肠道反应，如恶心、腹胀和便秘等，多进食含纤维素的食物有助于缓解便秘，如便秘过久，应停药。长期服用可引起脂溶性维生素、钙缺乏，可适当补充维生素A、维生素D、维生素K及钙。因通常用其氯化物，可引起高氯性酸血症。大剂量可引起脂肪痢、骨质疏松、出血倾向。可妨碍噻嗪类、香豆素类、洋地黄类药物吸收，它们应在本类药用前1小时或用后4小时服用。

降胆葡胺（sephadex）、地维烯胺（divistyramine）的药理作用和不良反应基本与考来烯胺相同，主要用于治疗Ⅱ型高胆固醇血症。

（三）烟酸类

烟酸（nicotinic acid，尼克酸）

烟酸是B族维生素，天然存在于动物肝脏、肉类、米糠、麦麸、酵母、番茄、鱼等食物内。大剂量应用时有广谱降血脂作用，对多种高脂血症有效。目前多应用烟酸的衍生物，如阿昔莫司（acipimox）、烟酸肌醇酯（inositol）等。

烟酸是水溶性维生素。口服吸收迅速，用药后20～30分钟达血药浓度高峰。经肝代谢，以原形和代谢物自肾排出。$t_{1/2}$约45分钟。

【药理作用】 大剂量通过抑制肝脏合成 TG 及抑制 VLDL 的分泌，使 TG 和 VLDL 降低，从而间接降低 LDL 水平，同时增高 HDL 水平，作用程度与原 VLDL 水平有关。此外，还有抑制血小板聚集和扩血管的作用。

【临床应用】 为广谱调脂药，用于治疗以总胆固醇和 LDL-C 升高为主的家族性高脂蛋白血症，如杂合子家族性Ⅱa、Ⅱb 型高脂血症。与胆汁酸结合树脂或苯氧酸类药物合用，可提高疗效。

【不良反应及用药注意】 最常见的不良反应是面部皮肤潮红、心悸和胃肠道反应如恶心、呕吐、腹泻、口角炎等，面红可能是前列腺素的释放引起皮肤血管扩张所致，服药前 30 分钟给予阿司匹林可减轻症状。大剂量可引起血糖和血尿酸浓度增高、肝功能异常等。用药速度应缓慢，静脉给药速度应小于 2mg/min；为减少胃肠道反应，可在进食时服用。痛风、溃疡病、活动性肝炎、2 型糖尿病患者及孕妇禁用。

（四）苯氧酸类

苯氧酸类也称贝特类（fibrates），是从氯贝丁酯（clofibrate，氯贝特）衍生出来的一类化合物，包括吉非贝齐（gemfibrozil）、苯扎贝特（benzafibrate）、非诺贝特（fenofibrate）、环丙贝特（ciprofibrate）等。氯贝丁酯是第一个应用于临床的贝特类降脂药，作用明显，但不良反应较多，特别是肝胆系统并发症，现已不再应用。本类药物降低血脂作用强，毒性低。适用于富含三酰甘油脂蛋白升高的高脂蛋白血症患者。

非诺贝特（fenofibrate）

非诺贝特 1975 年开始应用于临床，属于第二代苯氧酸类药物。

口服吸收迅速而完全，50%～75%被吸收，在肠道或肝脏转化为活性物质非诺贝特酸起效，随餐服用可增加吸收，服药 4 小时即达血药浓度高峰，血浆蛋白结合率为 99%。24 小时后 70%随尿液排出，25%以原形从粪便排出。$t_{1/2}$ 为 22 小时。

【药理作用】 能明显降低血浆 VLDL、TG、中密度脂蛋白胆固醇的含量，而升高 HDL-C 的水平。作用机制可能与激活血浆中脂蛋白脂肪酶（LPL）有关，使乳糜微粒（CM）和 VLDL 的分解代谢加快，释放脂肪酸在脂肪中储存。也可减少肝脏中 VLDL 的产生，并增加肝脏 LDL 的摄取。

【临床应用】 是血清三酰甘油增高为主的高脂血症的首选药物。对Ⅱ、Ⅲ、Ⅳ型高脂蛋白血症均有效，对少见的Ⅰ或Ⅴ型高脂血症有较好的调脂作用。

【不良反应及用药注意】 不良反应较少。主要表现有腹痛、腹泻、恶心等胃肠道反应，饭后服用可减轻，也可出现头痛、乏力、皮肤瘙痒、红斑。长期应用有增加胆石症发生的危险。少数患者可出现谷丙转氨酶一过性升高。用药前应检测基础血脂水平和肝功能，用药过程中定期检查肝肾功能，若谷丙转氨酶超过正常上限的 3 倍时，应立即暂停用药。肝肾功能减退的患者慎用；肝胆疾病、孕妇及哺乳期妇女禁用。

二、抗氧化剂

普罗布考（probucol，丙丁酚）

普罗布考可降低血浆 TC、LDL-C 和 HDL-C，由于降 HDL-C 的原因而被停用。近年来发现其有很强的抗氧化作用，可延缓动脉粥样硬化的进程，再次引起人们的关注，重新成为二线调脂药。

口服吸收不完全，仅为2%～8%，且不规则，饭后服可增加吸收。血浆中的药物95%以上分布于脂蛋白，脂肪组织中药物浓度约为血药浓度的100倍，停药后有效血药浓度可维持3～5个月。主要排泄途径是胆道和消化道。$t_{1/2}$约为 47日。

【药理作用】 具有抗氧化和调脂作用。可阻断脂质过氧化反应，减少脂质过氧化物（lipid peroxidates，LPO）的生成，抑制ox-LDL的生成及其引起的一系列病变过程，从而减缓动脉粥样硬化病变的进展。还能抑制HMG-CoA还原酶，减少胆固醇的合成，并可增加LDL的清除，从而使血浆LDL-C水平降低。另外，还可降低TC、HDL-C及apoA Ⅰ，但对TG和VLDL无明显影响。

【临床应用】 主要用于各种高胆固醇血症的治疗，包括纯合子和杂合子家族性高胆固醇血症。对继发于肾病综合征或糖尿病的Ⅱ型脂蛋白血症者也有效。较长期应用可使冠心病发病率降低，使已形成的动脉粥样硬化病变停止发展或消退。

【不良反应及用药注意】 不良反应较少。主要是消化道反应，如恶心、呕吐、腹痛、腹泻等。偶有肝功能异常、嗜酸性粒细胞增多、高血糖、血小板减少等。用药过程中要注意心电图的变化，近期有心肌损伤者禁用。孕妇及小儿禁用。

三、多烯脂肪酸类

多烯脂肪酸类是指有2个或2个以上不饱和键结构的脂肪酸，又称为多不饱和脂肪酸，包括二十碳五烯酸、二十二碳六烯酸和α-亚麻酸、亚油酸和γ-亚麻油酸等。本类药有降低三酰甘油的作用，长期服用可预防动脉粥样硬化，并使斑块消退。此外，还能抑制血小板聚集，使全血黏度下降，增加红细胞变形性，出血时间略有延长；使白细胞表面白三烯含量减少，血小板与血管内皮反应减弱；并抑制血小板生长因子释放，阻止血管平滑肌细胞的增殖和迁移。适用于高TG性高脂血症，亦可用于糖尿病并发高脂血症。本类药物一般无明显不良反应，但若长期或大剂量使用，可使出血时间延长，免疫反应降低。

四、黏多糖和多糖类

黏多糖是氨基己糖或其衍生物与糖醛酸构成的二糖单位多次重复而组成的长链，代表药物是肝素（heparin）。肝素具有抗凝血、调血脂、抗血小板、抗炎、预防血栓形成等多方面与抗动脉粥样硬化有关的作用。近年来还发现它能保护动脉内皮、阻滞血管中膜平滑肌细胞转移增殖等。由于肝素的抗凝血作用较强，容易导致出血，口服无效，临床上应用较少。目前低分子量肝素制剂和类肝素，如依诺肝素（enoxaparin）、替地肝素（tedelparin）、藻酸双酯钠（polysaccharide sulfate，PSS）等药物，均在临床上用于抗血栓的形成，预防心肌梗死，同时具有抗动脉粥样硬化作用，副作用较少，已广泛应用于临床。

附：制剂与用法

药名	剂型	用法
洛伐他汀	片剂：10mg、20mg、40mg	开始一日20～40mg，晚餐时服用，如需要在4周间隔可增至最大剂量一日80mg，进餐时服
阿托伐他汀	片剂：10mg、20mg	起始剂量为10mg，一日1次。剂量调整时间间隔应为4周或更长。最大剂量为80mg，一日1次

续表

药名	剂型	用法
考来烯胺	散剂：4g、5g	一次 4～5g，一日 3 次，进餐时服
吉非贝齐	片剂：600mg	口服：600mg，一日 2 次
非诺贝特	片剂：100mg	口服：100mg，一日 3～4 次，饭后服
烟酸	片剂：50mg、100mg	开始 50～100mg，以后增加为 500mg，一日 3～4 次，饭后服
烟酸肌醇酯	片剂：200mg	口服：200～600mg，一日 3 次
普罗布考	片剂：250mg、500mg	口服：250～500mg，一日 2 次，早晚进餐时服

自测题

一、选择题

A_1/A_2 型题

1. 静脉滴注时应加罩避光的降压药是
   A. 普萘洛尔　B. 硝普钠
   C. 硝苯地平　D. 利血平
   E. 哌唑嗪
2. 为避免哌唑嗪的“首剂现象”，可采取的措施是
   A. 空腹服用　B. 低钠饮食
   C. 小剂量睡前服　D. 舌下含服
   E. 首量加倍
3. 高血压伴痛风者不宜用
   A. 阿替洛尔　B. 依那普利
   C. 硝苯地平　D. 氢氯噻嗪
   E. 哌唑嗪
4. 应用卡托普利出现咳嗽最好换用下列哪种药物
   A. 氢氯噻嗪　B. 阿替洛尔
   C. 硝苯地平　D. 吲达帕胺
   E. 替米沙坦
5. 降压时反射性加快心率的药物是
   A. 阿替洛尔　B. 依那普利
   C. 硝苯地平　D. 氢氯噻嗪
   E. 哌唑嗪
6. 患者，女，69 岁。高血压 19 年，近期由于劳累血压波动较大，为该患者测血压应
   A. 定血压计、定部位、定时间、定护士
   B. 定血压计、定部位、定时间、定听诊器
   C. 定听诊器、定部位、定时间、定体位
   D. 定血压计、定部位、定时间、定体位
   E. 定护士、定部位、定时间、定体位
7. 患者，女，患高血压，经住院治疗血压已控制，健康宣教时护士应指导患者饮食，下列不正确的是
   A. 低盐、低脂、低胆固醇
   B. 适量蛋白质
   C. 多吃新鲜蔬菜、水果
   D. 低盐、高脂、高胆固醇
   E. 适当增加含钾食品
8. 普萘洛尔、硝酸甘油、硝苯地平治疗心绞痛的共同作用是
   A. 减慢心率　B. 缩小心室容积
   C. 扩张冠脉　D. 降低心肌耗氧量
   E. 控制心肌收缩力
9. 对变异型心绞痛疗效最好的药物是
   A. 硝酸甘油　B. 普萘洛尔
   C. 硝苯地平　D. 美托洛尔
   E. 硝酸异山梨酯
10. 连续应用最易产生耐受性的药物是
    A. 普萘洛尔　B. 硝酸甘油
    C. 地尔硫䓬　D. 硝苯地平
    E. 维拉帕米
11. 对伴有窦性心动过速的心绞痛可首选
    A. 硝酸甘油　B. 硝普钠
    C. 普萘洛尔　D. 亚硝酸异戊酯
    E. 硝酸异山梨酯
12. 普萘洛尔降低心肌耗氧量，改善缺血区供血，主要作用是
    A. 减弱心肌收缩力
    B. 减慢心率
    C. 阻断 β 受体
    D. 延长舒张期，有利于心肌缺血区血流的改善
    E. 降低血压
13. 不宜用于变异型心绞痛的药物是
    A. 硝酸甘油　B. 普萘洛尔
    C. 地尔硫䓬　D. 硝苯地平

E. 维拉帕米

14. 治疗强心苷中毒引起的室性心动过速的首选药物是
A. 美托洛尔 B. 利多卡因
C. 普鲁卡因胺 D. 苯妥英钠
E. 胺碘酮

15. 哪一药物会产生金鸡纳反应
A. 美托洛尔 B. 利多卡因
C. 普鲁卡因胺 D. 苯妥英钠
E. 奎尼丁

16. 哪一药物会影响甲状腺功能
A. 美托洛尔 B. 利多卡因
C. 胺碘酮 D. 苯妥英钠
E. 普鲁卡因胺

17. 阵发性室上性心动过速宜选用
A. 胺碘酮 B. 利多卡因
C. 美西律 D. 苯妥英钠
E. 维拉帕米

18. 支气管哮喘患者出现心动过速禁用
A. 普萘洛尔 B. 维拉帕米
C. 美西律 D. 胺碘酮
E. 利多卡因

19. 患者，女，45 岁，有心肌缺血病史，经治疗后几年来一直健康。近日，突然出现心慌、气短，数分钟后能自然缓解，每日可发作数次，发作时常伴有心绞痛的症状。经心电图检查显示阵发性室上性心动过速，此时最好选用
A. 普鲁卡因胺 B. 硝苯地平
C. 维拉帕米 D. 索他洛尔
E. 普罗帕酮

20. 患者，女，59 岁，体重减轻，突眼，多汗，心慌，心率 125 次/分。为控制心率宜选用
A. 奎尼丁 B. 利多卡因
C. 普萘洛尔 D. 胺碘酮
E. 维拉帕米

21. 某运动员，心率 52 次/分，诊断窦性心动过缓，常采用措施是
A. 不需治疗 B. 口服麻黄碱
C. 皮下注射阿托品 D. 含服异丙肾上腺素
E. 静脉滴注去甲肾上腺素

22. 患者，男，18 岁，既往健康，突发心悸 1 小时，心率 180 次/分，心律规整，无杂音，心界正常，首选措施是
A. 去乙酰毛花苷静脉注射
B. 普萘洛尔静脉注射
C. 维拉帕米静脉注射
D. 甲氧明静脉注射
E. 刺激迷走神经

23. 患者，男，62 岁，诊断为急性心肌梗死而收入院治疗，发生室性早搏应首选的药物是
A. 吗啡 B. 阿托品 C. 胺碘酮
D. 普鲁卡因胺 E. 利多卡因

24. 下列何药不适于治疗慢性心功能不全
A. 异丙肾上腺素 B. 硝普钠
C. 哌唑嗪 D. 卡托普利
E. 酚妥拉明

25. 强心苷对哪种心力衰竭的疗效最好
A. 肺源性心脏病引起
B. 严重二尖瓣狭窄引起
C. 甲状腺功能亢进引起
D. 严重贫血引起
E. 高血压或瓣膜病引起

26. 强心苷可用于治疗
A. 房扑与房颤 B. 房室传导阻滞
C. 窦性心动过缓 D. 窦性心动过速
E. 室颤

27. 下列强心苷的适应证中，哪一项是错误的
A. 慢性心功能不全
B. 室性心动过速
C. 阵发性室上性心动过速
D. 房颤
E. 房扑

28. 强心苷减慢心房纤颤时的心室频率是由于
A. 舒张期延长，冠脉血流量增加，心肌营养改善
B. 抑制窦房结，控制了房颤的产生
C. 心输出量增加，耗氧量减少
D. 抑制房室传导
E. 抑制浦肯野纤维传导

29. 强心苷不具有以下哪种特点
A. 抑制房室传导
B. 使心肌细胞内 Ca^{2+} 增多
C. 缩短心房不应期
D. 引起视色障碍
E. 因具有正性肌力作用，使心力衰竭患者心肌耗氧量增加

30. 对地高辛过量中毒引起的心动过速，哪一项是不应采取的措施
A. 用呋塞米加速排泄 B. 停药
C. 给氯化钾 D. 给苯妥英钠

E. 给地高辛的特异性抗体

31. 哪种药物能防止和逆转慢性心功能不全的心室肥厚并降低病死率

A. 地高辛　　B. 米力农
C. 氢氯噻嗪　　D. 硝普钠
E. 卡托普利

32. 应用强心苷治疗心力衰竭期间禁止应用下列何药

A. 钾盐　　B. 利多卡因
C. 苯妥英钠　　D. 钙剂
E. 阿托品

33. 患者，男，59岁，约有10年高血压病史，经强心利尿治疗好转，但近日病情加重，出现心慌、气短、下肢水肿加重，诊断为原发性高血压、慢性心功能不全心肌肥大，最好加用哪种药物继续治疗

A. 卡托普利　　B. 硝苯地平
C. 肼屈嗪　　D. 哌唑嗪
E. 氨茶碱

34. 患者，女，56岁，因风湿性心脏病给予地高辛0.5mg/d，连续治疗一个月后，病情好转，但患者出现恶心、呕吐、黄视等症状。经检查：心动过缓，地高辛血浓度为3.2ng/ml。诊断为地高辛中毒。除立即停药外，还应采用什么治疗

A. 苯妥英钠　　B. 利多卡因
C. 普萘洛尔　　D. 钾盐
E. 阿托品

35. 降低TC和LDL最明显的药物是

A. 烟酸　　B. 多烯脂肪酸
C. 普罗布考　　D. 阿托伐他汀
E. 非诺贝特

36. 主要通过保护动脉内皮而发挥抗动脉粥样硬化作用的药物是

A. 多烯脂肪酸　　B. 考来烯胺
C. 依诺肝素　　D. 洛伐他汀
E. 吉非贝齐

37. 通过抗氧化作用而发挥抗动脉粥样硬化作用的药物是

A. 考来烯胺　　B. 洛伐他汀
C. 烟酸　　D. 非诺贝特
E. 普罗布考

38. 洛伐他汀的降脂机制为

A. 抑制磷酸二酯酶
B. 抑制HMG-CoA还原酶
C. 抑制血管紧张素转化酶
D. 激活HMG-CoA还原酶
E. 增强脂蛋白脂酶活性

39. 可能引起骨骼肌溶解症的药物是

A. 考来烯胺　　B. 烟酸
C. 辛伐他汀　　D. 普罗布考
E. 吉非贝齐

40. 患者，女，46岁，被诊断为高脂血症。医生给予阿托伐他汀治疗，用药3个月后，出现疲倦、肌肉疼痛、无力。医生说这是阿伐他汀的不良反应。下列哪项不是阿伐他汀的不良反应

A. 胃肠道反应　　B. 氨基转移酶升高
C. 横纹肌溶解症　　D. 肌病
E. 凝血酶原时间延长

二、简答题

1. 一线抗高血压药物有哪几类？代表药物有哪些？
2. 简述卡托普利的药理作用、临床应用及不良反应。
3. 硝苯地平的药理作用、临床应用、不良反应及用药注意有哪些？
4. 简述硝酸甘油抗心绞痛的临床应用、主要不良反应及用药注意事项。
5. 简述硝酸甘油与普萘洛尔合用治疗心绞痛的意义。合用时应注意什么？
6. β受体阻断药为什么不宜用于变异型心绞痛？
7. 简述抗心律失常药物的基本作用。
8. 试述利多卡因、维拉帕米的抗心律失常作用特点、临床应用及用药注意。
9. 胺碘酮有哪些不良反应？
10. 简述强心苷的药理作用和临床应用。
11. 强心苷的不良反应有哪些？如何预防和治疗？用药时应注意什么？
12. 临床上应用强心苷过程中为何要补钾禁钙？
13. 举例说明抗动脉粥样硬化药的分类。
14. HMG-CoA还原酶抑制剂的药理作用是什么？
15. 简述HMG-CoA还有酶抑制剂的临床应用和不良反应。

（常维纬）

第 7 章

抗超敏反应药

第 1 节　组胺及抗组胺药

一、组胺

组胺（histamine）是自体活性物质的一种，在体内主要以结合型储存于肥大细胞或嗜碱性粒细胞的细胞质颗粒中。当机体受到理化刺激、组织损伤、炎症、过敏反应时，可引起组胺释放。释放出来的组胺可激活相应靶细胞上的组胺受体，从而产生多种生理及病理效应。现已证实内源性的组胺是Ⅰ型变态反应的重要介质，与过敏反应的发生有密切关系。目前发现的组胺受体有 H_1、H_2 和 H_3 三种亚型，各亚型受体的分布及效应见表 7-1。

表 7-1　组胺受体的分布及效应

受体亚型	分布	效应
H_1 受体	子宫平滑肌	收缩
	支气管平滑肌	收缩
	胃肠道平滑肌	收缩
	皮肤、黏膜血管	扩张、通透性增加
	心房肌	收缩增强
	房室结	传导减慢
H_2 受体	胃壁细胞	分泌增加
	血管	扩张
	心室肌	收缩增强
	窦房结	心率加快
H_3 受体	中枢与外周神经末梢突触前膜	负反馈调节组胺合成与释放

二、组胺受体激动药

倍他司汀（betahistine）

倍他司汀可激动组胺 H_1 受体，导致血管扩张，可用于治疗梅尼埃病、梅尼埃综合征、眩晕症伴发的眩晕、头晕感，可促进脑干和迷路的血液循环，减轻膜迷路积水，消除耳鸣、眩晕等症状；也可用于治疗急性缺血性脑血管疾病，如脑栓塞、一过性脑供血不足等；且对各种原因的头痛有缓解作用。可引起胃部不适、皮肤瘙痒等不良反应。

考点
抗组胺药的分类及代表药物

三、抗组胺药

抗组胺药即组胺受体阻断药，是一类能竞争性阻断组胺受体，产生抗组胺作用的药物。临床常用 H_1 受体阻断药和 H_2 受体阻断药，H_3 受体阻断药（硫丙咪胺）只作为科研工具药使用，无临床治疗价值。

（一）H_1 受体阻断药

考点
H_1 受体阻断药的药理作用、临床应用、不良反应及用药注意

目前 H_1 受体阻断药已有第一代、第二代、第三代药物供临床使用（表 7-2）。其中第一代 H_1 受体阻断药如苯海拉明、异丙嗪、氯苯那敏（扑尔敏）等，除抗过敏作用外，还具有明显的中枢抑制作用和抗胆碱作用，表现为安静、嗜睡、影响精神活动和工作状态，故第一代抗组胺药又称为镇静性抗组胺药。第二代 H_2 受体阻断药如氯雷他定、特非那定、阿司咪唑、西替利嗪等，抗组胺作用强，维持时间较长，镇静作用和抗胆碱作用较弱，表现为中枢神经系统不良反应较少，故第二代抗组胺药又称为非镇静抗组胺药（NSA）。第三代 H_2 受体阻断药如地氯雷他定、左西替利嗪等，不良反应更少。

表 7-2　常用 H_1 受体阻断药的比较（第一代和第二代）

药物	抗组胺	中枢抑制	防晕止吐	作用时间（h）	主要临床应用
第一代					
苯海拉明	++	+++	++	4～6	皮肤黏膜过敏、晕动病
茶苯海明	+	+++	+++	4～6	晕动病
异丙嗪	+++	+++	++	4～6	皮肤黏膜过敏、晕动病
氯苯那敏	+++	+	–	4～6	皮肤黏膜过敏
赛庚啶	+++	+	–	6～8	皮肤黏膜过敏
第二代					
西替利嗪	+++	–	–	7～10	皮肤黏膜过敏
特非那定	+++	–	–	12～24	皮肤黏膜过敏
阿司咪唑	+++	–	–	10（d）	皮肤黏膜过敏
氯雷他定	+++	–	–	24	皮肤黏膜过敏

【药理作用】

1. H_1 受体阻断作用　能竞争性阻断 H_1 受体，对抗组胺引起的毛细血管扩张和通透性增加导致的水肿作用较强。

2. 中枢抑制作用　第一代 H_1 受体阻断药能通过血脑屏障，具有不同程度的中枢抑制作用，可引起镇静、催眠，尤以苯海拉明和异丙嗪最强。中枢抑制产生的原因，可能是由于中枢 H_1 受体被阻断，拮抗了内源性组胺介导的觉醒反应。第二代药物由于不易通过血脑屏障，故中枢抑制作用较弱或几乎无中枢抑制作用。

3. 抗胆碱作用　本类药物多数具有抗胆碱作用，其中苯海拉明和异丙嗪的防晕止吐作用较强，可能与其中枢抗胆碱作用有关，外周抗胆碱作用可引起阿托品样副作用。

4. 其他作用　少数药物还有较弱的局麻作用，大剂量时对心脏有奎尼丁样作用，是某些药物产生心脏毒性的药理学基础。

【临床应用】

1. 皮肤黏膜变态反应性疾病　H_1 受体阻断药有助于缓解和消除由于内源性组胺释放引起的过敏症状，对荨麻疹、花粉病、过敏性鼻炎等疗效较好，可作为首选药物，通常选用镇静作用较弱的第二代药物。对昆虫咬伤引起的皮肤瘙痒和水肿也有效；对血清

病、药疹和接触性皮炎也有一定疗效；也可用于输血输液反应；但对支气管哮喘疗效较差，对过敏性休克无效。

2. 镇静催眠 具有明显中枢抑制作用的苯海拉明和异丙嗪，可短期用于治疗失眠，尤其是过敏性疾病引起的失眠。还可与平喘药氨茶碱配伍使用，可对抗氨茶碱中枢兴奋的副作用，同时也对气道炎症起到一定的缓解作用。常作为冬眠合剂的组分用于人工冬眠。氯苯那敏可与其他药物（如麻黄碱）配伍组成感冒药的复方制剂，既可减轻鼻黏膜水肿，减轻打喷嚏、流鼻涕的症状，又可对抗麻黄碱的中枢兴奋作用。

3. 晕动病及呕吐 用于晕车、晕船、放射病、手术和药物等多种原因引起的恶心、呕吐，效果良好。防治晕动病需在乘车船前30分钟服用，常选用的药物为茶苯海明。

【不良反应及用药注意】

1. 中枢神经系统反应 常见困倦、嗜睡、乏力等中枢抑制现象。用药期间勿驾驶车船及进行危险作业，以免发生意外。第二代 H_1 受体阻断药多无中枢抑制作用，应用更广泛。

2. 消化道反应 可出现口干、恶心、呕吐、便秘等，餐后服用可减轻。

3. 其他 偶见白细胞减少、溶血性贫血。由于多数药物具有阿托品样外周抗胆碱作用，故青光眼、尿潴留患者慎用。近年来发现阿司咪唑与特非那定可引起严重的心律失常，应慎重选用。

案例 7-1

患者，女，35岁，近期流鼻涕、打喷嚏，自行购买感冒药没有缓解，后到医院确诊为过敏性鼻炎，给予氯苯那敏治疗。症状得到缓解，但是每日感觉嗜睡、乏力、精神不振。

问题： 1. 为何患者服用氯苯那敏后会出现嗜睡、乏力、精神不振？

2. 能否更换其他药物治疗过敏性鼻炎？

（二）H_2 受体阻断药

本类药物对 H_2 受体具有高度的选择性，通过阻断胃壁细胞 H_2 受体，抑制胃酸分泌，主要用于治疗消化性溃疡。目前常用药物有西咪替丁、雷尼替丁和法莫替丁等（见第8章第2节）。

第2节 钙 盐

临床常用的钙盐有葡萄糖酸钙（calcium gluconate）、氯化钙（calcium chloride）和乳酸钙（calcium lactate）。

【药理作用和临床应用】

1. 抗过敏 钙盐能增加毛细血管的致密度，降低其通透性，使渗出减少，因而缓解过敏症状。可用于治疗过敏性疾病，如荨麻疹、血管神经性水肿、血清病、接触性皮炎和湿疹等。一般采用静脉给药。

2. 维持神经肌肉的正常兴奋性 正常血钙的含量为90～110mg/L，当血钙含量降低时，神经肌肉组织的兴奋性增高，可发生感觉异常、手足搐搦、喉痉挛、肌肉抽搐、惊厥等，此时静脉注射钙盐可迅速缓解症状，症状控制后可改为口服给药。

3. 促进骨骼的生长和维持骨骼的硬度 钙是构成骨骼的主要成分，人体钙量的 99%存在于骨中，是保证骨骼生长和维持骨骼硬度所必需的。体内缺钙可导致佝偻病或骨质疏松及软骨病，及时补充钙盐可防治。口服钙盐常同时给予维生素 D，以促进钙的吸收和利用。

4. 解救镁中毒 由于钙与镁的化学性质相似，相互竞争同一结合部位而产生对抗作用，故临床上过量使用镁盐所致的急性中毒，可静脉注射氯化钙或葡萄糖酸钙解救。

5. 其他 Ca^{2+}还有缓解平滑肌痉挛、参与凝血等作用。

【不良反应及用药注意】

1. 钙盐刺激性强，口服对胃肠道有刺激性，不宜肌内注射或皮下注射。静脉注射时需稀释后缓慢注射，并避免漏出血管外引起剧痛及组织坏死。如药液外漏，应立即用 0.5%普鲁卡因注射液做局部封闭。葡萄糖酸钙注射液的含钙量较氯化钙注射液低，故刺激性较小。

2. 钙盐静脉注射时，可引起全身发热感，并兴奋心脏引起心律失常，甚至心脏停搏，故应缓慢注射并密切观察患者反应。

此外，钙盐能增加强心苷的心脏毒性，故在强心苷治疗期间或停药 1 周内禁忌静脉注射钙盐。Ca^{2+}与四环素类抗生素可生成不溶性螯合物而互相影响吸收，故两者不宜同服。

自测题

选择题

A_1型题

1. H_1受体阻断药的主要适应证为
   A. 荨麻疹、过敏性鼻炎等皮肤黏膜过敏反应
   B. 支气管哮喘
   C. 晕动病
   D. 过敏性休克
   E. 失眠
2. H_2受体阻断药主要用于
   A. 抗过敏 B. 晕动病
   C. 消化性溃疡 D. 镇静
   E. 镇吐
3. H_1受体阻断药对下列何症无效
   A. 过敏性鼻炎 B. 花粉症
   C. 过敏性休克 D. 接触性皮炎
   E. 荨麻疹
4. 镁离子中毒可用下列哪种药抢救
   A. 甘露醇 B. 氯化铵 C. 氯化钾
   D. 氯化钙 E. 尼可刹米
5. H_1受体阻断药最常见的不良反应是
   A. 镇静、嗜睡 B. 烦躁、失眠
   C. 消化道反应 D. 致畸
   E. 变态反应
6. 患过敏性鼻炎的汽车驾驶员，其治疗药物最好选用
   A. 苯海拉明 B. 异丙嗪
   C. 赛庚啶 D. 氯苯那敏
   E. 氯雷他定

附：制剂与用法

药名	剂型	用法
倍他司汀	片剂：4mg、6mg	饭后口服：6～12mg，一日3次
苯海拉明	片剂：25mg、50mg	口服：25～50mg，一日3次
	注射剂：20mg/1ml	肌内注射：20mg，一日1～2次
茶苯海明	片剂：25mg、50mg、75mg	口服：成人50mg。预防晕动病应在出发前30分钟服药，治疗晕动病时每4小时服药1次。一日用量不得超过300mg。7～12岁儿童一次25～50mg，一日不得超过4片
异丙嗪	片剂：12.5mg、25mg	口服：12.5～25mg，一日2～3次
	注射剂：25mg/1ml、50mg/2ml	肌内注射：25～50mg，一日1～2次
氯苯那敏	片剂：4mg	口服：4mg，一日3次
	注射剂：10mg/1ml、20mg/2ml	肌内注射：5～20mg，一日1～2次
西替利嗪	片剂：10mg	口服：10mg，一日1次，或早晚各服5mg
赛庚啶	片剂：2mg	口服：2～4mg，一日3次
阿司咪唑	片剂：10mg	口服：10mg，一日1次
特非那定	片剂：60mg	口服：60mg，一日2次
氯雷他定	片剂：10mg	口服：成人及12岁以上儿童：10mg，一日1次；2～12岁儿童：体重>30kg：10mg，一日1次；体重≤30kg：5mg，一日1次
葡萄糖酸钙	片剂：0.5g	口服：0.5～2g，一日3次
	注射剂：1g/10ml	静脉注射：1～2g，加等量的10%～25%葡萄糖注射液稀释后缓慢静脉注射（每分钟不超过2ml）或加于5%～10%葡萄糖注射液50～100ml中静脉滴注
氯化钙	注射剂：0.5g/10ml，1g/20ml	静脉注射：0.5～1g，加等量的5%～25%葡萄糖注射液稀释后缓慢静脉注射（每分钟不超过2ml）
乳酸钙	片剂：0.25g、0.5g	口服：0.5～1g，一日2～3次

（陈 诚）

第 8 章

消化系统药

第 1 节 助 消 化 药

助消化药多为消化液中成分或促进消化液分泌的药物，能促进食物消化及增强食欲。常用药物见表 8-1。

表 8-1 常用助消化药

药物	药理作用	临床应用	注意事项
胃蛋白酶（pepsin）	在胃酸环境中能分解蛋白质和多肽，酸性环境中活性强	用于胃蛋白酶分泌不足所致的消化不良和其他胃肠疾病	遇碱破坏失效。常与稀盐酸同服
胰酶（pancreatin）	含胰蛋白酶、胰脂肪酶和胰淀粉酶，在中性或弱碱性条件下活性较强。可消化蛋白质、脂肪和淀粉	用于消化不良并能促进食欲	遇酸易破坏，临床为肠溶片，需整片吞服
乳酶生（lactasin）	为活乳酸杆菌干燥制剂。在肠内分解糖类生成乳酸，抑制肠内腐败菌繁殖，减少发酵和产气	用于消化不良、腹胀及小儿消化不良性腹泻	不宜与抗菌药或吸附剂同时服用，以免降低疗效

第 2 节 抗消化性溃疡药

消化性溃疡（peptic ulcer）是指发生在胃和十二指肠的溃疡性疾病，是由于损伤因子（胃酸、胃蛋白酶、幽门螺杆菌等）增强、保护因子（胃黏膜屏障功能）减弱所引起。抗消化性溃疡药是一类能减轻溃疡症状、促进溃疡愈合、防止和减少溃疡病复发或并发症发生的药物。按照其作用机制不同分为抗酸药、胃酸分泌抑制药、胃黏膜保护药和抗幽门螺杆菌药四类。

一、抗酸药

本类药物多是弱碱性化合物，服用后直接中和胃酸，减轻胃酸对溃疡面的刺激和腐蚀作用，能缓解疼痛，促进溃疡的愈合。常用抗酸药特点见表 8-2。

考点
抗消化性溃疡药的分类及代表药物

表 8-2 常用抗酸药作用特点比较

药物	作用特点
氢氧化铝（aluminum hydroxide）	抗酸作用较强、缓慢而持久。具有保护溃疡面、收敛止血作用。可引起便秘，与镁盐合用可纠正
碳酸钙（calcium carbonate）	抗酸作用强、快而持久，可引起便秘，产生 CO_2 引起腹胀、嗳气
三硅酸镁（magnesium trisilicate）	抗酸作用较弱、缓慢而持久，在胃内生成胶状二氧化硅对溃疡面起保护作用。可引起轻泻，肾功能不良者慎用

续表

药物	作用特点
氧化镁（magnesium oxide）	抗酸作用强、缓慢而持久，可引起轻泻，肾功能不良者慎用
碳酸氢钠（sodium bicarbonate）	抗酸作用强、显效快，但药效维持时间短，可产生 CO_2 引起嗳气、胃穿孔

抗酸药较少单独应用，大多制成复方制剂，以增强抗酸作用，减少不良反应，如复方氢氧化铝、复方铝酸铋等。抗酸药在餐后 1～2 小时服用作用维持时间长，空腹服用抗酸作用仅维持 0.5 小时左右；为对抗夜间胃酸增高，睡前应加服一次。

二、胃酸分泌抑制药

胃酸是由胃壁细胞分泌，当胃壁细胞上的 M_1 受体、H_2 受体或胃泌素受体（GR）被激动后，均可激活 H^+-K^+-ATP 酶（又称 H^+泵或质子泵），通过 H^+-K^+交换，将 H^+从壁细胞转运到胃腔内，形成胃酸。因此，通过阻断上述受体或 H^+-K^+-ATP 酶，都能减少胃酸分泌。

（一）H_2 受体阻断药

考点
H_2 受体阻断药的代表药物、药理作用、临床应用、不良反应及用药注意

常用药物有西咪替丁（cimetidine）、雷尼替丁（ranitidine）、法莫替丁（famotidine）、尼扎替丁（nizatidine）等。口服吸收迅速，达峰时间在 1～3.5 小时，$t_{1/2}$ 在 1.5～4 小时不等，故抑酸作用较快，停药后不良反应亦迅速消失（表 8-3）。

表 8-3 常用 H_2 受体阻断药比较

	西咪替丁	雷尼替丁	法莫替丁	尼扎替丁
生物利用度（%）	80	50	40	＞90
作用相对强度	1	5～10	32	5～10
$t_{1/2}$（h）	1.5～2.3	1.6～2.4	2.5～4	1.1～1.6
作用持续时间（h）	6	8	12	8

【药理作用和临床应用】 H_2 受体阻断药竞争性阻断壁细胞上的 H_2 受体，拮抗组胺或组胺受体激动药所致的胃酸分泌。本类药物对基础胃酸分泌和夜间胃酸分泌有良好的抑制作用，对进食、迷走神经兴奋及低血糖等诱导的胃酸分泌也有抑制作用。

主要用于胃和十二指肠溃疡的治疗，能减轻溃疡引起的疼痛，促进胃和十二指肠溃疡的愈合。此外，亦可用于无并发症的胃食管反流综合征的治疗和预防应激性溃疡的发生。

【不良反应及用药注意】 不良反应发生率较低，偶有头痛、头晕、便秘、腹泻、腹胀、皮疹、嗜睡及肝、肾损害等。长期应用可引起男性乳房发育、阳痿、性功能障碍及女性溢乳。

西咪替丁为肝药酶抑制剂，抑制苯二氮䓬类、华法林、苯妥英钠、普萘洛尔、茶碱、奎尼丁等药物的体内转化，使上述药物血药浓度升高，故合用时应注意调整剂量。

（二）M_1 受体阻断药

哌仑西平（pirenzepine，哌吡氮平）

哌仑西平能选择性阻断胃壁细胞 M_1 受体，抑制胃酸分泌；也能抑制组胺和胃泌素

等物质释放，减少胃酸分泌。此外，还有解痉作用。因抑制胃酸分泌作用较弱，不良反应较多，目前较少用于治疗消化性溃疡。

（三）胃泌素受体阻断药

丙谷胺（proglumide，二丙谷酰胺）

丙谷胺可阻断胃壁细胞上的胃泌素受体，特异性地减少胃泌素分泌，进而抑制胃酸及胃蛋白酶的分泌，并具有保护胃黏膜和促进溃疡愈合作用。适用于治疗消化性溃疡和慢性胃炎。不良反应轻微，偶有口干、腹胀、食欲不振、下肢酸胀等反应。

（四）质子泵抑制药

质子泵抑制药（proton pump inhibitor，PPI），又称 H^+-K^+-ATP 酶抑制药，能特异性地作用于胃壁细胞，降低细胞中 H^+-K^+-ATP 酶活性，从而抑制胃酸的分泌。同时使胃蛋白酶分泌减少，对幽门螺杆菌也有抑制作用。

考点 质子泵抑制药的代表药物、药理作用、临床应用、不良反应及用药注意

奥美拉唑（omeprazole）

奥美拉唑为第一代质子泵抑制药。口服易吸收，单次给药生物利用度为 35%，反复用药生物利用度为 60%，血药浓度达峰时间 1～3 小时。胃内食物可减少吸收，故应空腹服用。血浆蛋白结合率约为 95%。在肝代谢，约 80%代谢物从尿液排泄。$t_{1/2}$ 为 0.5～1 小时。

【药理作用和临床应用】 选择性抑制胃壁细胞 H^+-K^+-ATP 酶，使 H^+不能从胃壁细胞向胃腔转运，减少胃酸分泌。对基础胃酸及各种刺激引起的胃酸分泌均有很强抑制作用，起效迅速，作用强而持久。同时还能抑制幽门螺杆菌，与抗菌药联合应用有协同作用。临床用于治疗消化性溃疡、反流性食管炎、卓-艾综合征；静脉注射也可用于消化性溃疡急性出血的治疗。与抗菌药合用，可杀灭幽门螺杆菌。

【不良反应及用药注意】 不良反应少，常见有头痛、头晕、失眠、外周神经炎等神经系统表现；在消化系统方面可见口干、恶心、呕吐、胀腹；其他可见男性乳腺发育、皮疹、溶血性贫血等。长期用药抑制胃酸分泌，可致胃内细菌过度生长，亚硝酸类物质升高，应注意癌变的可能性。

奥美拉唑与华法林、地西泮、苯妥英钠等药物合用，可使上述药物体内代谢减慢；慢性肝病有肝功能减退者，用量宜酌减；长期服用者，应定期检查胃黏膜有无肿瘤样增生。

考点 胃黏膜保护药的代表药物、药理作用、临床应用、不良反应及用药注意

同类药物还有兰索拉唑（lansoprazole）、泮托拉唑（pantoprazole）和雷贝拉唑（rabeprazole）等。

三、胃黏膜保护药

胃黏膜保护药是指能增强胃黏膜的细胞屏障、黏液-HCO_3^-盐屏障或两者均增强，从而保护胃黏膜，促进组织修复和溃疡愈合的一类药物。常用药物有枸橼酸铋钾、硫糖铝、米索前列醇。

枸橼酸铋钾（bismuth potassium citrate，胶体次枸橼酸铋）

枸橼酸铋钾在溃疡表面形成保护膜；促进前列腺素合成；与胃蛋白酶发生螯合而使其失活；促进黏液-HCO_3^-分泌；抑制幽门螺杆菌。用于胃及十二指肠溃疡、慢性胃炎和幽门螺杆菌感染。用药期间可使舌染黑、大便呈黑色，口中有氨味。偶见恶心、腹泻等消化道反应。牛奶和抗酸药可影响其疗效，故不宜同服。严重肝、肾功能损害者及妊娠

期、哺乳期妇女禁用。

硫糖铝（sucralfate）

硫糖铝口服后在胃酸环境（pH<4）中聚合成不溶性胶状物，黏附于黏膜及溃疡表面形成保护膜；还有抑制幽门螺杆菌繁殖和抑制胃蛋白酶活性，促进溃疡面愈合的作用。用于治疗消化性溃疡、慢性浅表性胃炎和反流性食管炎。不良反应较轻，主要有轻微便秘、口干，偶有恶心、腹泻、皮疹等。不宜与抗酸药、H_2受体阻断药等同时使用。

米索前列醇（misoprostol）

米索前列醇是前列腺素的衍生物，与胃壁细胞和胃黏膜浅表细胞基底侧的前列腺素受体结合，抑制胃酸分泌。对基础胃酸分泌及组胺、食物、胃泌素等所致的胃酸分泌均有抑制作用；减少胃蛋白酶分泌；促进黏液-HCO_3^-分泌，增强黏膜细胞对损伤因子的抵抗力；增加胃黏膜血流量，促进溃疡愈合。用于治疗消化性溃疡、应激性溃疡及急性胃黏膜损伤出血。对长期应用阿司匹林等非甾体抗炎药引起的消化性溃疡有特效。因能引起子宫收缩，尚可用于产后止血。不良反应为腹泻、腹痛、恶心、头痛、眩晕等。孕妇及前列腺素类过敏者禁用。

四、抗幽门螺杆菌药

考点 抗幽门螺杆菌的治疗方案

链接 幽门螺杆菌的发现与诺贝尔奖

2005年诺贝尔生理学或医学奖颁给了澳大利亚科学家马歇尔（Barry J. Marshall）和华伦（J. Robin Warren），以表彰他们发现了幽门螺杆菌（*Helicobacter pylori*，Hp）及该细菌在胃炎及消化溃疡中的致病作用。为了获得这种细菌致病的证据，勇敢的马歇尔和另一位名叫莫里斯（Morris）的医生甚至吞服了培养的细菌，之后他们都发生了胃炎，从而证实了幽门螺杆菌的致病性。在正确认识该细菌以前，消化性溃疡通常用中和胃酸药及减少胃酸分泌药物治疗，治疗后大多复发。他们发现幽门螺杆菌后，使用抗菌药物抑制幽门螺杆菌，显著提高了消化性溃疡的治愈率，救治了无数消化性溃疡患者。

幽门螺杆菌（Hp）存在于胃和十二指肠的黏液层与黏膜细胞之间，分泌蛋白分解酶，破坏黏液屏障，对黏膜产生损伤，从而诱发溃疡，并且与溃疡的复发有着密切的关系。溃疡病复发率高达80%，因此，只有根除幽门螺杆菌感染才能真正达到临床治愈消化性溃疡的目的。

抗幽门螺杆菌药主要包括：①抗菌药物：如阿莫西林、克拉霉素、四环素、庆大霉素、甲硝唑、呋喃唑酮等；②铋剂：如枸橼酸铋钾、果胶铋等；③质子泵抑制药：如奥美拉唑、兰索拉唑等。幽门螺杆菌抵抗能力强，单一用药疗效差，且易产生耐药性，临床主要采取联合用药。

链接 根除Hp三联疗法方案

质子泵抑制药或胶体铋剂（选择一种）	抗菌药物（选择两种）
奥美拉唑 40mg	克拉霉素 500～1000mg

续表

质子泵抑制药或胶体铋剂（选择一种）	抗菌药物（选择两种）
兰索拉唑 60mg	阿莫西林 1000～2000mg
雷贝拉唑 20～40mg	甲硝唑 800mg
枸橼酸铋钾 480mg	呋喃唑酮 200mg
上述剂量每日分 2 次服用，疗程 7～14 日	

注：初次治疗失败者，可用质子泵抑制药、铋剂合并两种抗菌药的四联疗法

案例 8-1

患者，女，38 岁。呕出暗红色血液及食物残渣约 50ml。诊见双手腹部蜷卧，面色萎黄，胃部持续隐痛，进食后稍缓解，但进食不多，恶心干呕，大便色黑。胃镜检查：可见小弯侧黏膜糜烂性充血、水肿，境界不清。诊断为慢性胃溃疡。

问题： 1. 该患者可选择何药治疗？

2. 治疗中应告知患者药物有哪些不良反应？

第 3 节 止吐药及胃肠促动药

呕吐是消化道疾病常见的症状，根据参与呕吐受体的不同，止吐药包括：①H_1受体阻断药：苯海拉明、茶苯海明等具有中枢镇静和止吐作用，可用于预防和治疗晕动病；②M 受体阻断药：东莨菪碱阻断 M_1 受体，降低迷路感受器的敏感性和抑制前庭小脑通路的传导，产生抗晕动病和预防恶心、呕吐的作用；③D_2受体阻断药：甲氧氯普胺、多潘立酮等；④5-HT_3受体阻断药：昂丹司琼等。

考点 止吐药及胃肠促动药的常用药物、药理作用、临床应用

胃肠运动在神经、体液和胃肠神经丛的综合调节下，有高度的节律性和协调性，如果调控失常，就会出现胃肠运动功能低下或亢进的异常情况，可应用相应的药物进行对症治疗。胃肠促动药是一类能增强并协调胃肠节律性运动的药物。常用药物有多潘立酮、西沙必利等。

甲氧氯普胺（metoclopramide，胃复安）

【药理作用和临床应用】 阻断延髓催吐化学感受区（CTZ）的 D_2 受体而产生强大的中枢性镇吐作用。此外，阻断胃肠多巴胺受体，引起从食管至近端小肠平滑肌运动，促进胃排空和肠内容物向回盲部的推进。可减少催乳素抑制因子释放，使催乳素的分泌增加。

临床用于胃胀气及消化不良引起的腹胀、恶心、呕吐；化疗、放疗及药物引起的呕吐；也用于胃轻瘫、反流性食管炎及胃、十二指肠放射检查辅助用药等。

【不良反应及用药注意】 偶见便秘、嗜睡、皮疹、男性乳房发育、女性溢乳等。大剂量或长期应用可引起锥体外系反应。注射给药可引起直立性低血压。哺乳期妇女用药期间不宜哺乳，孕妇慎用。

多潘立酮（domperidone，吗丁啉）

多潘立酮口服易吸收，血药浓度15～30分钟达峰，首关消除明显，生物利用度仅为14%。也可肌内注射、静脉注射或直肠给药。在体内分布广泛，以胃肠局部浓度较高。主要经肝代谢，由胆汁排泄。$t_{1/2}$为7～8小时。

【药理作用和临床应用】 属于多巴胺受体阻断药，因不易通过血脑屏障，主要作用于外周，可直接阻断胃肠多巴胺受体，具有胃肠促动和止吐作用。用于治疗各种胃轻瘫，加速胃排空，尤其适用于治疗慢性食后消化不良、恶心、呕吐和胃潴留的患者；对偏头痛、颅外伤、放疗及化疗引起的恶心、呕吐有效。

【不良反应及用药注意】 偶见短暂的腹痛、腹泻、口干、皮疹、头痛、乏力等。无锥体外系副作用，可升高血清催乳素水平，停药后可自行恢复正常。注射给药可引起心律失常。孕妇及对本药过敏者禁用，婴幼儿慎用。不宜与抗胆碱药合用，否则疗效降低。

昂丹司琼（ondansetron）

昂丹司琼通过阻断外周及中枢的5-HT_3受体，产生迅速而强大的止吐作用。对一些有强大致吐作用的化疗药（如多柔比星、顺铂、环磷酰胺等）引起的呕吐有迅速、强大的抑制作用。主要用于恶性肿瘤的化疗和放疗引起的恶心、呕吐，也可用于防治术后的恶心、呕吐，对晕动症及阿扑吗啡所致的呕吐无效。不良反应较轻，有头痛、腹泻或便秘等。孕妇及哺乳期妇女慎用。

同类药物有格拉司琼（granisetron）、托烷司琼（tropisetron）、阿洛司琼（alosetron）、阿扎司琼（azasetron）等。

西沙必利（cisapride）

西沙必利为全胃肠促动药，属5-HT_4受体激动药。对胃肠作用类似甲氧氯普胺，能促进肠肌间神经丛释放乙酰胆碱。能增加结肠运动，促进食管至结肠的运动，无阻断多巴胺受体作用，故不影响血浆催乳素水平。用于反流性食管炎、慢性功能性及非溃疡性消化不良、胃轻瘫、慢性功能性便秘、假性肠梗阻及术后胃肠麻痹等。不良反应少，偶可引起心律失常，有心脏疾病患者禁用。

同类药物有莫沙必利（mosapride）、替加色罗（tegaserod）等。

第4节 泻药与止泻药

考点
泻药的分类及代表药物

一、泻药

泻药是能增加肠内水分，促进蠕动，软化粪便或润滑肠道促进排便的药物，临床主要用于治疗功能性便秘、清洁肠道或加速肠内毒物排出。按其作用方式可分为容积性泻药、接触性泻药和润滑性泻药。

（一）容积性泻药

本类泻药口服不吸收，在肠道内形成高渗透压，阻止水分的吸收，使肠腔容积增大，刺激蠕动而产生导泻作用。常用药物有硫酸镁、硫酸钠、乳果糖、纤维素类等。

硫酸镁（magnesium sulfate）

【药理作用和临床应用】 硫酸镁给药途径不同，可呈现不同的药理作用。

考点
硫酸镁的药理作用、临床应用、不良反应及用药注意

1. 导泻 口服难吸收，在肠腔内形成高渗透压而阻止肠内水分吸收，使肠内容积扩大，刺激肠壁，反射性地引起肠蠕动加强，产生导泻作用。一般空腹服用，同时宜大量饮水，1～3小时即可排出稀便或水样便。临床用于急性便秘、排除肠内毒物和配合驱虫药导出肠内寄生虫体、外科手术前和结肠镜检查前的肠道清洁。

2. 利胆 口服33%的溶液或用导管直接注入十二指肠，反射性地引起胆囊收缩，促进胆汁排空，产生利胆作用。临床用于慢性胆囊炎、胆石症及阻塞性黄疸等。

3. 抗惊厥 注射给药，Mg^{2+}可引起中枢抑制和骨骼肌松弛而产生抗惊厥作用。临床用于子痫、破伤风等引起的惊厥。

4. 降压 注射给药，Mg^{2+}可直接松弛周围血管平滑肌，血管扩张，血压下降。临床用于高血压危象、高血压脑病和妊娠高血压综合征。

5. 消炎止痛 50%溶液外用热敷患处有消炎止痛作用。

【不良反应及用药注意】

1. 静脉注射过快或过量可引起急性镁中毒，出现中枢抑制、肌腱反射消失、血压迅速下降、呼吸抑制等。一旦出现中毒应立即进行人工呼吸，并静脉注射钙剂解救。

2. 用于导泻时作用剧烈，刺激肠壁引起盆腔充血，孕妇、月经期女性、急腹症患者禁用。主要经肾排泄，肾功能不全者禁用或慎用。

硫酸钠（sodium sulfate）

硫酸钠导泻作用及用法与硫酸镁相同，但作用较弱，无中枢抑制作用。临床多用于中枢抑制药中毒、肾功能不全患者的导泻。此外，本药是钡类化合物中毒的特效解毒药，可与钡离子结合成无毒的硫酸钡。心功能不全者禁用。

乳果糖（lactulose）

乳果糖口服不吸收，在结肠被细菌分解成乳酸，刺激结肠渗出，引起肠内容物增多，致肠蠕动而排便，乳酸还可减少肠内氨的吸收，降低血氨浓度。

纤维素类（celluloses）

纤维素类（如植物纤维素、甲基纤维素等）在肠内不被吸收，使肠内容物容积增大，促进肠蠕动，有良好通便作用，可防治功能性便秘。

（二）接触性泻药

接触性泻药又称为刺激性泻药，本类药物本身或其体内代谢产物可刺激肠黏膜，引起蠕动产生导泻作用。

酚酞（phenolphthalein，果导）

酚酞口服后与碱性肠液结合形成可溶性钠盐，刺激结肠黏膜，推进结肠肠壁蠕动，并可抑制肠液被肠壁吸收。临床用于习惯性便秘，常于临睡前服用。不良反应轻微，偶可引起发疹、过敏反应；长期应用可使血钾降低、血糖升高；过量或长期滥用时可造成电解质紊乱，诱发心律失常。经肾排泄时在碱性尿液中呈红色，应事先告诉患者。

比沙可啶（bisacodyl）

比沙可啶作用及应用与酚酞基本相同，一般口服6小时内、直肠给药15～60分钟显效，排软便。但刺激性较强，可致腹痉挛、直肠炎。孕妇慎用。

蒽醌类（anthraquinones）

蒽醌类为大黄、番泻叶等中药所含的蒽醌苷类物质。口服后在肠道分解为蒽醌，刺激结肠，引起推进性蠕动，服药后4～8小时排便。用于急、慢性便秘。

（三）润滑性泻药

在肠道中通过润滑并软化粪便促进排便。

液状石蜡（liquid paraffin）

液体石蜡是一种矿物质，口服后不被吸收，能产生润滑肠壁、软化粪便作用，使粪便易于排出。适用于小儿、体弱者、老年人及动脉瘤、高血压、痔等患者的便秘。长期服用可干扰脂溶性维生素的吸收。

甘油（glycerol）

甘油能润滑并刺激肠壁，软化大便，常用其栓剂或50%甘油溶液直肠给药，起效快，尤其适用于便秘的儿童和老人。

开塞露（enema glycerini）

开塞露是一种含有甘油或山梨醇的制剂，由直肠给药，可润滑肠壁并刺激肠蠕动，软化便秘。促进排出。适用于偶发的急性便秘、轻度便秘、儿童及老年便秘。

二、止泻药

考点
止泻药的常用药物、药理作用、临床应用

腹泻是多种疾病的症状，有利于肠内毒物的排出，对机体有一定保护作用，以对因治疗为主。由于剧烈或持久的腹泻可引起脱水和电解质紊乱，故必要时适当给予止泻药对症治疗。

地芬诺酯（diphenoxylate，苯乙哌啶）

地芬诺酯是人工合成的哌替啶衍生物，对肠道运动的影响与吗啡相似，能直接作用于肠道平滑肌，减少肠蠕动，兼有收敛作用，适用于急慢性功能性腹泻和慢性肠炎。不良反应轻而少见，大量久服可成瘾。

洛哌丁胺（loperamide）

洛哌丁胺作用似地芬诺酯，其止泻作用强、快且持久，还可增加肛门括约肌张力，减少排便次数。适用于急慢性腹泻和回肠造瘘术、肛门直肠术后患者。不良反应轻，可有口干、皮疹、瘙痒、食欲不振等。禁用于2岁以下小儿。

蒙脱石（dioctahedral smectite）

蒙脱石口服后可均匀地覆盖于整个肠腔表面，并能吸附、固定多种病原体，后随肠蠕动排出体外。适用于急慢性腹泻，对小儿急性腹泻疗效尤佳。对本药过敏者禁用。

药用炭（medicinal charcoal）

药用炭为不溶性的微细粉末，能吸附肠内大量气体、毒物及细菌毒素等，防止毒物吸收并减弱刺激性肠蠕动而止泻。适用于腹泻、食物或药物中毒及胃肠胀气等。大量久用可引起便秘。

自测题

一、选择题

A_1/A_2 型题

1. 关于氢氧化铝的叙述，正确的是
   A. 口服易吸收
   B. 中和胃酸作用快而持久
   C. 致轻泻
   D. 对溃疡面有保护作用
   E. 可治疗酸中毒
2. 消化性溃疡使用抗菌药的主要目的是
   A. 抑制胃酸　B. 减轻溃疡病的症状
   C. 清除肠道寄生虫　D. 抗幽门螺杆菌
   E. 保护胃黏膜
3. 雷尼替丁治疗消化性溃疡的作用机制是
   A. 阻断 H_2 受体　B. 阻断 H_1 受体
   C. 阻断 M 受体　D. 阻断胃泌素受体
   E. 促使胃黏液分泌，保护溃疡面
4. 属于胃壁细胞 H^+-K^+-ATP 酶抑制药的是
   A. 丙谷胺　B. 奥美拉唑
   C. 雷尼替丁　D. 哌仑西平
   E. 西咪替丁
5. 米索前列醇抗消化性溃疡的作用机制是
   A. 中和胃酸
   B. 阻断壁细胞 H_2 受体
   C. 阻断壁细胞 M_1 受体
   D. 阻断壁细胞胃泌素受体
   E. 保护细胞或黏膜
6. 通过保护黏膜达到抗消化性溃疡目的的药物是
   A. 硫糖铝　B. 甲硝唑　C. 乳酶生
   D. 奥美拉唑　E. 碳酸氢钠
7. 有止吐作用的药物是
   A. 乳酶生　B. 枸橼酸铋钾
   C. 奥美拉唑　D. 米索前列醇
   E. 甲氧氯普胺
8. 可用于治疗肿瘤放疗、化疗患者呕吐的药物是
   A. 奥美拉唑　B. 昂丹司琼
   C. 西咪替丁　D. 苯海拉明
   E. 米索前列醇
9. 注射硫酸镁过量中毒应选用何药解救
   A. 肾上腺素　B. 去乙酰毛花苷
   C. 氯化钙　D. 碳酸氢钠
   E. 利多卡因
10. 多潘立酮的止吐作用是通过阻断
    A. 5-HT 受体　B. M_1 受体
    C. α_1 受体　D. 多巴胺受体
    E. H_2 受体
11. 患者，男，39 岁。上腹部节律性疼痛 3 年，近 3 日疼痛加剧并伴反酸，夜间为甚，胃镜检查发现十二指肠黏膜有一直径约 1.5cm 的溃疡。诊断为十二指肠溃疡。为强烈抑制胃酸分泌，应选何药
    A. 氢氧化镁　B. 奥美拉唑
    C. 西咪替丁　D. 硫糖铝
    E. 丙谷胺
12. 患者，男，32 岁，婚后 5 年未育。自述近几日嗳气、反酸较严重，并有上腹饱胀感，伴进食疼痛，钡餐透视示胃溃疡，此患者不宜使用
    A. 西咪替丁　B. 法莫替丁
    C. 雷尼替丁　D. 哌仑西平
    E. 枸橼酸铋钾

二、简答题

1. 简述抗消化性溃疡药的分类及代表药物。
2. 简述硫酸镁的作用与给药途径的关系和用药注意事项。

附：制剂与用法

药名	剂型	用法
胃蛋白酶合剂	100ml/瓶	口服：10ml，一日3次，餐前或餐时服
胰酶	片剂：0.3g、0.5g	口服：0.3～1.0g，一日3次，餐前服
氢氧化铝凝胶	含4%氢氧化铝	口服：0.3～1.0g，一日3次
三硅酸镁	片剂：25mg	口服：0.3～0.9g，一日3～4次
哌仑西平	片剂：25mg、50mg	口服：50mg，一日2次。早晚餐前1.5小时服，4～8周为1个疗程
丙谷胺	片剂：0.2g	口服：0.4g，一日3～4次，餐前15分钟服，4～6周为1个疗程
奥美拉唑	胶囊剂：20mg	口服：20mg，一日1次，清晨服用，2～4周为1个疗程
硫糖铝	片（胶囊）剂：0.25g	口服：1.0g，一日3次
米索前列醇	片剂：0.2mg	口服：0.2mg，一日1次
枸橼酸铋钾	片剂：0.3g	口服：0.3g，一日3次，餐前1小时或睡前服，2～4周为1个疗程
甲氧氯普胺	片剂：5mg	口服：5～10mg，一日3次，餐前半小时服
多潘立酮	片剂：10mg	口服：10～20mg，一日3次，餐前15～30分钟服
西沙比利	片剂：5mg	口服：5～10mg，一日3次，餐前半小时服
昂丹司琼	片剂：4mg、8mg	口服：8mg，8小时1次
	注射剂：4mg/ml、8mg/2ml	0.15mg/kg，化学治疗前半小时静脉注射，以后每4小时1次，共2次，再改口服给药
硫酸镁	粉剂	导泻：5～20g，口服，同时喝大量温开水。利胆：2～5g，一日3次，餐前服。十二指肠引流：33%溶液30～50ml，用导管注入十二指肠
酚酞	片剂：50mg、100mg	口服：50～200mg，睡前服
液状石蜡	溶液剂	15～30ml，睡前服
开塞露	溶液剂：10ml（小儿用），20ml（成人用）	10～20ml，经肛门注入直肠
乳果糖	溶液剂：60ml/瓶	口服：30～40ml，一日2～3次
复方地芬诺酯	片剂：每片内含盐酸地芬诺酯2.25～2.75mg，硫酸阿托品0.020～0.030mg	口服：1～2片，一日3次
鞣酸蛋白	片剂：0.25g	口服：1～2g，一日3次
药用炭	片剂：0.3g、0.5g	肠道疾病：1～3g，一日3次，空腹服；解毒：30～100g，混悬于水中服用

（王　蕊）

第 9 章

呼吸系统药

呼吸系统疾病的常见症状有咳嗽、咳痰、喘息等，上述症状可单独出现或同时存在，相互影响。呼吸系统疾病除对因治疗外，合理使用镇咳药、祛痰药和平喘药，可以缓解症状，减轻患者痛苦，并能有效防止慢性阻塞性肺部疾病等继发性呼吸系统疾病的发生。

第 1 节　镇　咳　药

咳嗽是呼吸道受到刺激后产生的一种保护性反射活动，有利于痰液和呼吸道异物的排出，保持呼吸道的通畅。轻度咳嗽一般不必应用镇咳药，剧烈频繁的咳嗽不仅给患者增加痛苦、消耗体力、影响休息和睡眠，而且可能加重病情甚至引起并发症，因此，应在对因治疗的同时及时应用镇咳药。根据作用部位不同，镇咳药可分为中枢性镇咳药和外周性镇咳药两大类。有些药物兼有中枢和外周两方面作用。

一、中枢性镇咳药

考点 常用镇咳药的药理作用、临床应用、不良反应及用药注意

中枢性镇咳药是一类通过直接抑制延髓咳嗽中枢而发挥止咳作用的药物。

可待因（codeine，甲基吗啡）

可待因作用与吗啡相似但较弱，具有镇痛和中枢性镇咳作用。镇痛作用为吗啡的1/10～1/7，镇咳作用为吗啡的 1/4，作用持续 4～6 小时。治疗剂量不抑制呼吸。主要用于各种原因引起的剧烈干咳，尤其适用于胸膜炎干咳伴有胸痛者。

治疗量不良反应较少，偶有恶心、呕吐、便秘及眩晕等。过量可引起兴奋、烦躁不安、惊厥、呼吸抑制等。因能轻度收缩支气管，故呼吸不畅及支气管哮喘性咳嗽患者慎用。黏痰多者禁用。

链　接　含可待因止咳药物的成瘾现象

2014 年，因“雷语”不断、抢劫未遂而获刑 2 年的沈阳“大力哥”轰动全国、红遍网络。其母亲辩解说，儿子完全是喝了含有可待因的“大力”药水成瘾导致的疯狂行为，不是正常时的表现。含有可待因的止咳药水镇咳作用很强，在正常剂量、合理使用下不足以成瘾，但过量使用可引起呼吸抑制、中枢兴奋、烦躁不安等中毒症状，小儿甚至可引起惊厥，长期用药可产生耐受性和依赖性。近年来，滥用含可待因制剂造成不良反应影响的案件时有发生，应当认识到药物依赖性不能成为违法犯罪的借口。

右美沙芬（dextromethorphan）

右美沙芬为人工合成的吗啡类衍生物，能抑制咳嗽中枢而产生较强的镇咳作用，作用强度与可待因相似或略强，无镇痛作用，治疗剂量无呼吸抑制作用。适用于各种原因

引起的干咳，常作为抗感冒复方制剂中的成分。不良反应少，偶有头晕、轻度嗜睡、恶心、口干、便秘等不良反应。哮喘患者和孕妇慎用。

喷托维林（pentoxyverine，维静宁，咳必清）

喷托维林能直接抑制咳嗽中枢，兼有较强的局部麻醉作用和较弱的阿托品样作用，因而兼具外周性镇咳作用。镇咳作用约为可待因的1/3。适用于各种原因引起的干咳。偶有轻度头痛、头晕、口干、恶心、腹泻等不良反应。青光眼、前列腺增生、心功能不全者慎用，痰多者禁用。

二、外周性镇咳药

外周性镇咳药是主要通过抑制咳嗽反射弧中黏膜感受器的敏感性、传入神经和传出神经的传导或效应器中的任一环节而产生镇咳作用的药物。

苯佐那酯（benzonatate，退嗽）

苯佐那酯为丁卡因的衍生物，具有较强的局部麻醉作用，能选择性抑制肺牵张感受器及感觉神经末梢，阻断咳嗽反射传入冲动而产生镇咳作用，作用弱于可待因。适用于各种刺激性干咳，镇咳效果好，也可用于支气管镜检查或支气管造影前预防咳嗽。不良反应有轻度嗜睡、头晕、恶心、鼻塞等，偶致过敏性皮疹。服药时勿将药丸咬碎，以免出现口腔麻木感。痰多者禁用。

苯丙哌林（benproperine）

苯丙哌林为非依赖性镇咳药，既能抑制咳嗽中枢，又有局麻作用。抑制肺及胸膜牵张感受器，阻断咳嗽冲动的传导，并能松弛支气管平滑肌，具有中枢和外周镇咳作用，其镇咳作用比可待因强2～4倍，不抑制呼吸。适用于各种原因引起的干咳。偶有口干、头晕、乏力、食欲缺乏和皮疹等。需整片吞服，切勿嚼碎，以免引起口腔麻木。

案例 9-1

患者，女，23岁，几日前患感冒，现感冒症状基本消失，但出现频繁咳嗽症状，有黄色痰液。

问题： 1. 黄色痰液代表着患者出现了什么情况？

2. 镇咳药应该在什么情况下使用？

第2节 祛痰药

> **考点** 常用祛痰药的药理作用、临床应用、不良反应及用药注意

痰液是呼吸道炎症的产物，可刺激呼吸道黏膜引起咳嗽，并加重感染，诱发哮喘。祛痰药可使痰液变稀、黏稠度降低，使痰易于排出，从而改善咳嗽和喘息症状。根据作用机制的不同，祛痰药可分为痰液稀释药和黏痰溶解药两类。

一、痰液稀释药

氯化铵（ammonium chloride）

氯化铵口服后刺激胃黏膜的迷走神经末梢，引起轻度恶心，反射性促进气管、支气

管腺体分泌，使痰液稀释。另外，氯化铵吸收后经呼吸道排出，由于盐类的渗透作用而带出水分，也使痰液稀释。氯化铵为酸性无机盐，吸收后能酸化液体和尿液。

本药祛痰时很少单独使用，常与其他药物配伍制成复方制剂，适用于痰多黏稠不易咳出的患者。也可用于代谢性碱中毒及酸化尿液。

空腹或大剂量服用，可引起恶心、呕吐等胃肠刺激症状，饭后服用可减轻症状。消化性溃疡患者慎用。严重肝、肾功能不全及酸血症者禁用。

二、黏痰溶解药

乙酰半胱氨酸（acetylcysteine，痰易净）

乙酰半胱氨酸能使黏痰中黏蛋白的二硫键断裂，使黏蛋白分子裂解，从而降低痰液黏稠度，使之易于咳出。适用于大量黏痰难以咳出者。

本药有特殊蒜臭味，可引起恶心、呕吐。刺激呼吸道，可导致支气管痉挛，与异丙肾上腺素合用可避免。直接滴入呼吸道可产生大量痰液，需用吸痰器排痰。避免与金属、橡胶、氧化剂、氧气接触。支气管哮喘患者禁用。

羧甲司坦（carbocisteine，羧甲半胱氨酸）

羧甲司坦能促进支气管腺体分泌，增加低黏度的唾液黏蛋白分泌，减少高黏度的岩藻黏蛋白的分泌；也能使脓性痰液中的 DNA 降解，降低痰的黏度。起效快，用于呼吸道疾病引起的痰黏难咳和术后咳痰困难者。有轻度头晕、恶心、胃部不适、腹泻、胃肠出血及皮疹等不良反应。消化性溃疡患者慎用或禁用。

溴已新（bromhexine，必嗽平）

溴已新可裂解痰液中的酸性黏多糖纤维，从而降低痰液黏稠度。口服刺激胃黏膜，反射性增加呼吸道腺体分泌，使痰液变稀易于咳出。适用于急慢性支气管炎、支气管哮喘、支气管扩张等痰液黏稠不易咳出者。偶见恶心、胃部不适、氨基转移酶升高等。消化性溃疡、肝功能不全者慎用。

氨溴索（ambroxol）

氨溴索为溴已新的活性代谢物，能增加呼吸道黏膜浆液腺的分泌，减少黏液腺分泌，从而降低痰液黏度，促进肺表面活性物质的分泌，增加支气管纤毛运动，使痰液易于咳出。适用于伴有黏稠痰液的急慢性肺部疾病。可引起轻度胃肠道反应，过敏反应极少出现。

第3节 平 喘 药

支气管哮喘是免疫性或非免疫性等多种因素共同参与的气道慢性炎症性疾病，临床表现为突然的反复性喘息、呼吸困难、胸闷和咳嗽等症状。其发病机制复杂，涉及炎症、变态反应、神经调节失衡、遗传等诸多因素。

平喘药是指作用于哮喘发作的不同环节，能缓解、消除或预防发作的药物。根据作用机制不同，分为 β_2 受体激动药、茶碱类、M 胆碱受体阻断药、糖皮质激素类药和过敏介质阻释药五类。

考点
平喘药的分类及代表药物

一、β_2受体激动药

本类药主要是通过激动支气管平滑肌β_2受体，松弛支气管平滑肌，扩张气道而产生平喘作用。此外，还可激活肥大细胞上的β_2受体，阻止过敏介质释放，用于预防过敏性哮喘发作。传统的β受体激动药包括异丙肾上腺素、肾上腺素等，平喘作用强大，但可激动心脏β_1受体，引起严重的心血管反应，目前治疗哮喘已少用。

考点
沙丁胺醇的药理作用、临床应用、不良反应及用药注意

沙丁胺醇（salbutamol，舒喘灵）

【药理作用和临床应用】 可选择性激动支气管平滑肌上的β_2受体，对支气管平滑肌有迅速、强大的松弛作用。口服15～30分钟起效，作用维持4～6小时；气雾吸入5～15分钟起效，维持3～6小时。本药安全性大于异丙肾上腺素。适用于防治支气管哮喘、喘息型支气管炎、肺气肿等伴支气管痉挛者，预防哮喘口服给药，控制急性发作多气雾吸入或静脉给药。近年来有缓释剂型和控释剂型，可延长作用时间，适用于预防哮喘夜间发作。

【不良反应及用药注意】 治疗量时心血管不良反应轻而少，用量过大或用药时间过长，可引起心悸、恶心、头痛、头晕及肌肉震颤、血糖升高等。长期应用产生耐受性。高血压、冠心病、糖尿病、心功能不全、甲状腺功能亢进者慎用。

链 接 气雾剂的正确使用

先让患者张口、微仰头，用力呼气，然后推动气阀，同时进行深而缓慢的吸气，尽量让气雾随气流方向进入气管深部，喷后屏气5～10秒，再闭紧口，用鼻缓慢呼气，间隔2～3分钟，再次喷雾。哮喘平息后，用清水漱口，避免药液沉积在口腔、食管等处产生副作用。注意每次气雾剂使用的剂量不宜过大。

特布他林（terbutaline）

特布他林对β_2受体选择性高，有口服、气雾吸入及静脉滴注等多种给药途径。起效快，气雾吸入后5分钟内出现明显的支气管扩张作用，迅速缓解喘息，作用持续时间4～6小时。

克仑特罗（clenbuterol）

克仑特罗扩张支气管作用较沙丁胺醇强100倍，是强效β_2受体激动药，可增强呼吸道纤毛运动、促进痰液排出，还可阻断组胺、5-羟色胺等介质的释放。气雾吸入可用于哮喘急性发作，口服、直肠给药可预防或控制哮喘发作。还可用于治疗喘息型支气管、肺气肿等。不良反应与沙丁胺醇相似。

同类药物有福莫特罗（formoterol）、沙美特罗（salmeterol）、班布特罗（bambuterol）等。

链 接 瘦肉精

20世纪80年代初，美国一家公司意外发现将一定量的盐酸克仑特罗添加在饲料中可明显促进动物生长，并增加瘦肉率，称其为“瘦肉精”。克仑特罗是一种人工合成的β受体激动药，具有扩张支气管的作用，常用来防治哮喘、肺气肿等肺部疾病。在畜牧业生产中，一些非法生产者将其作为一种生长促进剂添加到动物饲料中，造成肉品中瘦肉

精残留。食用含瘦肉精的肉品对人体危害极大，会使人出现心慌、胸闷、面颈和四肢肌肉颤动、手抖、不能站立、头晕、乏力、心律失常等症状，严重的可致人死亡。

二、茶碱类

本类药物有松弛平滑肌作用，尤其对痉挛状态的支气管平滑肌作用更显著；同时还有一定的抗炎和免疫调节等作用。

氨茶碱（aminophyline）

氨茶碱为茶碱和乙二胺制成的复盐，其水溶性高，碱性较强。口服、静脉注射、直肠给药均有效。主要由肝代谢，约10%以原形从肾排出。

考点
氨茶碱的药理作用、临床应用、不良反应及用药注意

【药理作用和临床应用】

1. 平喘 具有较强的直接松弛支气管平滑肌作用，从而降低气道阻力，达到平喘作用。治疗慢性支气管哮喘或轻症哮喘一般用口服制剂，β_2受体激动药不能控制的哮喘可静脉滴注或静脉注射。

2. 强心利尿 增强心肌收缩力，增加心输出量；扩张肾血管，增加肾血流量，提高肾小球滤过率，并抑制肾小管对氯化钠的重吸收，使尿量增加。适用于心源性哮喘和心源性水肿的辅助治疗。

3. 其他 能松弛胆管平滑肌，解除胆道痉挛，适用于治疗胆绞痛，还能扩张外周血管和兴奋中枢。

【不良反应及用药注意】 刺激性较强，口服易致恶心、呕吐，宜饭后服用，或用缓释剂和控释剂；安全范围较小，静脉注射过快或剂量过大，可引起失眠、兴奋不安，必要时可用镇静催眠药；易致心悸、心律失常、血压骤降等中毒反应，甚至惊厥致死，故应使用安全剂量，稀释后缓慢静脉注射。

案例 9-2

患者，男，42岁，有哮喘病史。近日天气寒冷，患者有时感觉气促、胸闷，今晨起自觉症状加重，伴紧张、焦虑、大汗淋漓，自行用药后有所缓解，由家人送至医院。检查：体温36.5℃，呼吸28次/分。神志清，多汗，口唇轻度发绀，呼吸音增粗，双肺可闻哮鸣音。心率110次/分。其余未见异常。

诊断：支气管哮喘急性发作。

治疗：沙丁胺醇气雾剂：0.2mg，喷雾吸入，3次/日。

氨茶碱：0.25g，50%葡萄糖注射液20ml，混合后缓慢静脉注射。

问题： 1. 患者所用的药物在治疗中分别起什么作用？

2. 氨茶碱静脉注射时应注意哪些问题？在用药中应给予患者哪些用药指导？

胆茶碱（choline theophylline）

胆茶碱为茶碱和胆碱的复盐，水溶性比氨茶碱大。口服易吸收。胃肠反应较氨茶碱少，对心脏和中枢神经系统的作用不明显。作用及应用同氨茶碱。

二羟丙茶碱（diprophylline）

二羟丙茶碱是茶碱和甘油的缩合物。平喘作用弱于氨茶碱，但不良反应较轻，对胃肠刺激性小，兴奋心脏作用也较弱，适于口服，临床主要用于支气管哮喘、喘息型支气管炎等伴有心动过速或不能耐受氨茶碱的患者。剂量过大也有中枢兴奋作用。

三、M胆碱受体阻断药

异丙托溴铵（ipratropium bromide，异丙阿托品）

异丙托溴铵为阿托品的异丙基衍生物。口服不吸收，气雾吸入给药。通过阻断M胆碱受体，可在气道局部产生较强的松弛支气管平滑肌作用。对腺体、心血管作用较弱，无明显的全身性不良反应。适用于防治各种支气管哮喘，尤以老年性哮喘、合并心血管疾病、糖皮质激素类药物疗效差或不能耐受β_2受体激动药者为宜。不良反应少见，但大量应用可引起口干、干咳、喉部不适及肌肉震颤等症状。

其他吸入性抗胆碱药还有氧托溴铵（oxitropium bromide）、噻托溴铵（tiotropium bromide），平喘作用较强，作用时间较长，不良反应较少。

四、糖皮质激素类药

糖皮质激素是目前控制支气管哮喘最有效的抗炎平喘药，其平喘作用与其强大的抗炎、抗免疫等作用有关，主要用于中、重度哮喘或支气管扩张药不能缓解的患者。全身用药不良反应多，主要用于治疗重症哮喘和哮喘持续状态。吸入糖皮质激素具有强大的局部抗炎作用，用量少而全身不良反应轻，临床常用。

考点
倍氯米松的药理作用、临床应用、不良反应及用药注意

倍氯米松（beclomethasone，二丙酸氯地米松）

倍氯米松为地塞米松的衍生物，局部抗炎作用强大，约为地塞米松的500倍。雾化吸入后直接作用于气道发挥抗炎平喘作用。缺点是起效慢，药效高峰一般在用药后10日左右出现，不宜用于哮喘急性发作。可作为哮喘发作的间歇期及慢性哮喘治疗的首选药，对于中、重度哮喘患者可采用长期低剂量或短期高剂量疗法，需提前1～2周用药。长期吸入少数患者发生鹅口疮、声音嘶哑等。每次用药后应漱口，以免药液残留于咽喉部。

布地奈德（budesonide）、氟尼缩松（flunisolide）

两药均为局部应用的糖皮质激素，药理作用、临床应用及不良反应与倍氯米松相似。氟尼缩松作用时间较长；布地奈德不含卤素，局部抗炎作用强。二药是口服糖皮质激素用量较大的哮喘患者的理想药物。

五、过敏介质阻释药

考点
色甘酸钠的药理作用、临床应用、不良反应及用药注意

本类药物通过抑制过敏性介质释放，产生抗过敏作用和一定的抗炎作用。起效慢，不宜用于哮喘急性发作期的治疗，主要用于预防哮喘发作，包括肥大细胞膜稳定药、H_1受体阻断药和抗白三烯药三类。

色甘酸钠（sodium cromoglycate）

色甘酸钠口服吸收极少，常用其微细的粉末喷雾吸入给药。对支气管平滑肌没有直接松弛作用，也无抗炎作用。能稳定肥大细胞膜，阻止肥大细胞脱颗粒，抑制过敏介质释放，且能降低支气管对非特异性刺激的敏感性和气道高反应性。用于预防支气管哮喘发作，需在机体接触抗原或刺激物前7～10日给药，对外源性哮喘疗效显著；亦可用于

过敏性鼻炎、春季结膜炎、过敏性湿疹；灌肠可改善溃疡性结肠炎和直肠炎症状。不良反应少，少数患者吸入后咽喉部及气管有刺痛感，引起呛咳、气急，甚至诱发哮喘，必要时可同时吸入异丙肾上腺素预防。

酮替芬（ketotifen）

酮替芬主要通过抑制肥大细胞释放过敏介质，阻断组胺 H_1 受体发挥作用。其疗效优于色甘酸钠。主要用于预防多种原因引起的支气管哮喘，对儿童哮喘效果好，也可用于过敏性鼻炎、食物或药物过敏等，但对正在发作的哮喘无效。口服易吸收，作用维持时间长。用药后出现头晕、嗜睡、乏力等副作用，继续用药可自行缓解。

扎鲁司特（zafirlukast）

扎鲁司特为白三烯受体拮抗药，竞争性抑制白三烯活性，有效预防白三烯所致的气道水肿，减轻气道收缩和炎症。用于预防哮喘发作，适用于成人及 12 岁以上哮喘患者。不适用于缓解哮喘急性发作。

孟鲁司特（montelukast）

孟鲁斯特为白三烯受体拮抗药，拮抗白三烯引起的气道病理改变。适用于成人及 15 岁以上哮喘患者的预防和长期治疗，不适于治疗哮喘急性发作，也用于季节性变应性鼻炎的治疗。本品为咀嚼片，应睡前服。

自测题

一、选择题

A_1/A_2 型题

1. 可待因适用于
   A. 长期慢性咳嗽　B. 感冒咳嗽
   C. 伴有胸痛的干咳　D. 多痰剧咳
   E. 痰多不易咳出
2. 具有明显成瘾性的镇咳药是
   A. 可待因　B. 右美沙芬
   C. 喷托维林　D. 苯丙哌林
   E. 苯佐那酯
3. 沙丁胺醇的主要平喘作用机制是
   A. 激动 β_1 受体，缓解水肿，减轻炎症
   B. 激动 β_2 受体，松弛支气管
   C. 阻断 M 受体，松弛支气管
   D. 稳定肥大细胞膜，减少过敏介质释放
   E. 抗炎作用强
4. 色甘酸钠的平喘作用机制是
   A. 拟交感作用，兴奋 β_2 受体
   B. 松弛支气管平滑肌
   C. 抗炎、抗免疫
   D. 抑制过敏介质的释放
   E. 抑制磷酸二酯酶，使支气管平滑肌细胞内的 cAMP 积聚
5. 哮喘持续状态或危重时的抢救应选用
   A. 倍氯米松　B. 氨茶碱
   C. 色甘酸钠　D. 沙丁胺醇
   E. 麻黄碱
6. 对氨茶碱的叙述，正确的是
   A. 中枢抑制作用明显
   B. 抑制过敏介质释放
   C. 口服有明显的首关消除
   D. 激动 β_2 受体
   E. 用于各种哮喘
7. 王先生，哮喘发作，用异丙肾上腺素治疗，护士监测其不良反应时最常出现的是
   A. 心动过缓　B. 心动过速
   C. 嗜睡　D. 血压升高
   E. 直立性低血压
8. 李小姐，因哮喘住院治疗，给其气雾吸入的抗炎平喘药是
   A. 酮替芬　B. 氨茶碱
   C. 色甘酸钠　D. 异丙肾上腺素

E. 倍氯米松

9. 患者，女，36 岁，有哮喘病史。1 日前因发热服用阿司匹林 250mg，用药后 30 分钟哮喘严重发作，大汗，发绀，强迫坐位。以下哪种说法正确

A. 由于发热引发了哮喘

B. 由于阿司匹林诱发了哮喘

C. 是阿司匹林中毒的表现

D. 可用肾上腺素治疗

E. 由于阿司匹林用量过少

10. 患者，女，39 岁。有轻度甲状腺功能亢进病史 2 年，并患有支气管哮喘，合用下列药物半年，出现皮肤变薄、多毛、糖尿。应是下列哪种药物的不良反应

A. 卡比马唑 B. 地塞米松

C. 沙丁胺醇 D. 甲硫氧嘧啶

E. 氨茶碱

二、简答题

1. 简述平喘药的分类及代表药物。
2. 氨茶碱的不良反应有哪些？如何防治？
3. 糖皮质激素气雾剂在应用过程中应注意什么？

附：制剂与用法

药名	剂型	用法
磷酸可待因	片剂：15mg、30mg	口服：15～30mg，一日 3 次
	注射剂：15mg/1ml、30mg/1ml	15～30mg，皮下注射，一日 30～90mg。极量：1 次 100mg，一日 250mg
氢溴酸右美沙芬	片剂：15mg	口服：15～30mg，一日 3～4 次
枸橼酸喷托维林	片剂：25mg	口服：25mg，一日 3 次
苯丙哌林	糖衣片：20mg	口服：20mg，一日 3～4 次
苯佐那酯	糖衣片：25mg、50mg	口服：25～50mg，一日 3 次
氯化铵	片剂：0.3g	用水溶解后服用：0.3～0.6g，一日 3 次
乙酰半胱氨酸	喷雾剂：0.5g、1.0g	用时配成 10%溶液，喷雾吸入，1～3ml，一日 2～3 次
盐酸溴己新	片剂：8mg	口服：8mg，一日 3 次
羧甲司坦	片剂：0.25g	口服：0.25～0.75g，一日 3 次
氨溴索	片剂：30mg	口服：30mg，一日 3 次
硫酸沙丁胺醇	片剂：2mg	口服：2～4mg，一日 3～4 次
盐酸克仑特罗	片剂：20μg、40μg	口服：20～40μg，一日 3 次
	气雾剂：2mg/瓶	吸入：10～20μg，一日 3～4 次
硫酸特布他林	片剂：2.5mg、5mg	口服：2.5mg，一日 2～3 次
	注射剂：1mg/1ml	0.25mg，皮下注射。15～30 分钟仍无效者，可重复注射 1 次
氨茶碱	片剂：0.1g、0.2g	口服：0.1～0.2g，一日 3 次
	注射剂：0.25g/2ml、0.5g/1ml	0.25～0.5g，用 25%或 50%葡萄糖注射液 20～40ml 稀释后缓慢静脉注射
胆茶碱	片剂：0.1g	口服，0.1～0.2g，一日 2～3 次
丙酸倍氯米松	气雾剂：10mg	吸入：0.1～0.2mg，一日 3～4 次
布地奈德	气雾剂：10mg，20mg	吸入：开始剂量 0.2～0.8mg，一日 2 次。维持剂量 0.2～0.4mg，一日 2 次
异丙托溴铵	气雾剂：20mg	吸入：40～80μg，一日 3～6 次
色甘酸钠	粉雾剂胶囊：20mg	吸入：20mg，一日 3～4 次，装于专用喷雾器内吸入
酮替芬	片剂：1mg	口服：1mg，早晚各 1 次
扎鲁司特	片剂：20mg、40mg	口服：20mg，一日 2 次，饭前 1 小时或饭后 2 小时服

（王 蕊）

第 10 章

血液与造血系统药

血液保持着整个身体与外界环境间的联系，也维持着各器官组织间的相互联系，是机体赖以生存的基础物质之一。血液在血管内保持液态流动、血细胞数量和功能的稳定及血容量的维持，是血液发挥正常生理功能的重要条件。血液流动性的改变可导致血栓栓塞性疾病或出血性疾病；造血必需物质的缺乏或造血功能障碍则出现贫血；各种原因引起大量失血造成的血容量降低，可导致休克，危及生命。

第 1 节　促 凝 血 药

生理状态下，凝血系统和抗凝血系统保持着动态平衡，血液在血管内正常流动，既不出血也不凝血。一旦平衡被打破，可发生血栓性疾病或出血性疾病。

血液凝固是多种凝血因子参与的一系列蛋白质的有限水解活化过程，包括内源性和外源性凝血途径，最终激活凝血酶原（凝血因子Ⅱ），使可溶性的纤维蛋白原（凝血因子Ⅰ）变成稳定难溶的纤维蛋白，导致血液凝固（图 10-1），而纤维蛋白又可在抗凝血因子作用下被降解而产生抗凝作用。任何一种凝血因子缺乏或凝血阶段受到抑制，均能使凝血功能发生障碍而引起出血。

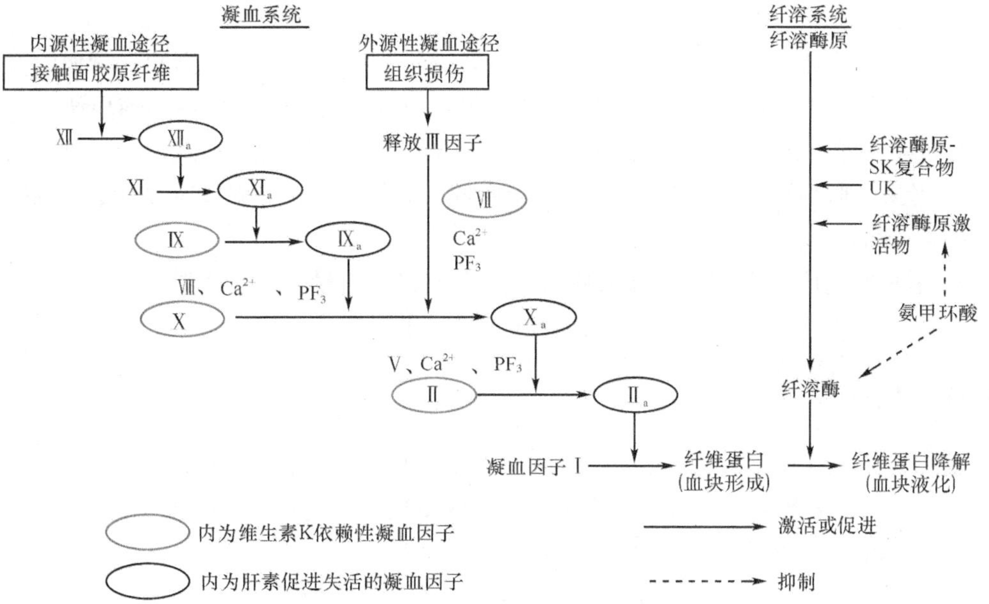

图 10-1　凝血过程和纤溶过程示意图

考点
促凝血药的分类及代表药物

促凝血药是指能加速血液凝固、抑制纤维蛋白溶解或降低毛细血管通透性，使出血停止的药物，可用于治疗出血性疾病，又称止血药。

一、促进凝血因子生成药

维生素 K（vitamin K）

考点
维生素K的药理作用、临床应用、不良反应及用药注意

维生素 K 基本结构为甲萘醌，广泛存在于自然界。维生素 K_1 存在于植物性食物如苜蓿、菠菜中，维生素 K_2 主要由肠道细菌合成，二者均为脂溶性，需胆汁协助吸收。维生素 K_3、维生素 K_4 为人工合成品，二者均为水溶性，无须胆汁协助吸收。

【药理作用】 维生素 K 是 γ-羧化酶的辅酶，是肝脏合成凝血酶原（凝血因子Ⅱ）的必需物质，还参与凝血因子Ⅶ、Ⅸ、Ⅹ的生物合成，使这些凝血因子氨基末端谷氨酸残基在 γ-羧化酶催化下，生成有活性的羧化产物，再与 Ca^{2+} 和带有大量负电荷的血小板磷脂结合，从而发挥促凝血作用。缺乏维生素 K 时，可使以上凝血因子合成减少，导致凝血酶原时间延长而引起出血。

【临床应用】

1. 维生素 K 缺乏所致出血 主要用于因阻塞性黄疸、胆瘘、肝病等，因胆汁分泌不足导致维生素 K 吸收障碍所致出血；用于早产儿、新生儿或由于长期使用广谱抗生素造成肠道菌群失调缺乏导致维生素 K 合成不足所致出血；长期应用抗凝血药香豆素类、水杨酸类或其他原因导致凝血酶原过低所致的出血。

2. 平滑肌痉挛性疼痛 可用于缓解胃肠绞痛、胆绞痛等。

【不良反应及用药注意】

1. 维生素 K_1 静脉注射速度过快可引起面部潮红、出汗、呼吸困难、胸闷、血压下降甚至虚脱。静脉注射速度不宜过快，且需严密监护，一般应采用肌内注射。

2. 维生素 K_3、维生素 K_4 常有刺激性，口服可引起恶心、呕吐等不良反应，宜饭后服用。

3. 较大剂量维生素 K_3、维生素 K_4 可致新生儿、早产儿溶血，高胆红素血症及胆红素脑病，故婴儿用药要特别注意检查剂量，防止因过量而引起不可逆的脑损伤。

4. 遗传性葡萄糖-6-磷酸脱氢酶（G-6-PD）缺乏者，可引起急性溶血性贫血。

5. 考来烯胺可减少维生素 K 从胃肠道吸收，降低疗效；口服抗凝血药、水杨酸类药可拮抗本药效应。

6. 用药期间应定期测定凝血酶原时间，以调整用药量和给药次数。

7. 本品对光敏感，需避光保存，静脉滴注时也需避光。

案例 10-1

患儿，女，10 日，面颊下方有一元硬币大小、暗褐色黏液样污迹。体检：脐窝处有少量新鲜血液，全身散在分布瘀点、瘀斑，双下肢多见。入院后给予维生素 K 等药物治疗。

问题： 1. 患者为什么使用维生素 K?

2. 用药时应注意哪些问题?

考点
氨甲苯酸的药理作用、临床应用、不良反应及用药注意

二、抗纤维蛋白溶解药

氨甲苯酸（aminomethylbenzoic acid，PAMBA，止血芳酸，对羧基苄胺）

【药理作用】 竞争性抑制纤溶酶原激活因子，使纤溶酶原不能转变为纤溶酶，从而抑制纤维蛋白的溶解，产生止血作用。大剂量可通过直接抑制纤溶酶的活性而产生止血效应。

【临床应用】 主要用于纤维蛋白溶解亢进所致的出血，如子宫、前列腺、甲状腺、肺、肝、脾、胰、肾上腺等富含纤溶酶原激活因子的脏器外伤或手术后的出血；也用于链激酶或尿激酶过量所致的出血。但对癌症出血、创伤出血及非纤溶亢进引起的出血则无效。

【不良反应与用药注意】 不良反应少，过量可致血栓或诱发心梗，合用避孕药或雌激素的妇女更易发生血栓。静脉给药速度要慢，以免发生血压下降、心律失常。有血栓形成倾向或有血栓栓塞病史者禁用或慎用。

氨甲环酸（tranexamic acid，AMCHA，止血环酸，凝血酸）

氨甲环酸作用及应用与氨甲苯酸相似但较强，抗纤溶活性是氨甲苯酸的7～10倍，临床常用。不良反应较氨甲苯酸多。

三、作用于血管的促凝药

垂体后叶素（pituitrin）

【药理作用和临床应用】 垂体后叶素是由脑垂体后叶分泌的含氮激素，由缩宫素和加压素组成。加压素可直接作用于血管平滑肌，使小动脉、小静脉和毛细血管收缩，对内脏血管特别是肺和肠系膜血管收缩作用明显，可降低肺及门静脉的血流量和压力，利于血管破损部位的凝血过程而形成凝血块，达到止血目的。临床用于治疗肺咯血、肝门静脉高压所致的上消化道出血及产后大出血。此外，加压素因可促进肾远曲小管和集合管对水的重吸收，减少尿量，发挥抗利尿作用，可用于治疗尿崩症。

考点 垂体后叶素的药理作用、临床应用、不良反应及用药注意

【不良反应及用药注意】 静脉注射过快可引起面色苍白、血压升高、心悸、胸闷、过敏反应等，应缓慢静脉注射。妊娠高血压综合征、胎位不正、产道异常、剖宫产史、冠心病、高血压、动脉硬化、心功能不全及肺源性心脏病患者禁用。

四、促进血小板生成药

酚磺乙胺（etamsylate）

酚磺乙胺能促使血小板增生，增强血小板黏附性和聚集性；促进血小板释放凝血活性物质，加速血管收缩；降低毛细血管通透性，减少血浆渗出。作用迅速，静脉注射1h达峰，维持4～6小时。毒性低，但作用较弱，对严重出血者疗效不佳。适用于防止手术前后出血过多、各种内脏出血和皮肤出血，也可用于血小板减少性紫癜及过敏性紫癜。偶见恶心、头痛等，静脉注射可见过敏反应。

考点 酚磺乙胺的药理作用、临床应用

五、其他促凝血药

凝血因子制剂

凝血因子制剂是从健康人或动物血液中提取、分离纯化、冻干而制得的含有各种凝血因子的制剂，主要用于凝血因子缺乏时的替代或补充治疗。

凝血酶原复合物（prothrombin complex concentrate，人因子Ⅸ复合物）

凝血酶原复合物是由健康人静脉血分离制得的含凝血因子Ⅱ、Ⅶ、Ⅸ、Ⅹ的混合制剂。临床主要用于预防和治疗血友病B（先天性凝血因子Ⅸ缺乏症）、严重肝脏疾病、口服香豆素类抗凝剂过量、维生素K依赖性凝血因子（Ⅱ、Ⅶ、Ⅸ、Ⅹ）缺乏、弥散性血

管内凝血（DIC）及手术等引起的出血，也可治疗已产生凝血因子Ⅷ抑制物的血友病 A 患者的出血症状。

抗血友病球蛋白（antihemophilic globulin）

抗血友病球蛋白由新鲜冷冻健康人血浆或新鲜血浆制得，含凝血因子Ⅷ和少量纤维蛋白原。临床主要用于血友病 A（先天性凝血因子Ⅷ缺乏症）的治疗，也可用于严重肝病、弥散性血管内凝血和系统性红斑狼疮等引起的获得性凝血因子Ⅷ缺乏症，对血友病 B 无效。

凝血酶（thrombin）

考点 凝血酶的临床应用和用药禁忌

凝血酶是从牛、猪血中提取和精制而成的无菌制剂。可直接作用于血液中纤维蛋白原，促使其转变为纤维蛋白而发挥止血作用。此外，还能促进上皮细胞有丝分裂，促进伤口愈合。用于手术中结扎困难的小血管、毛细血管和实质性脏器的出血，也可用于创面、口腔、消化道、泌尿道等部位的出血。严禁注射给药，以防形成血栓，导致局部坏死，甚至危及生命。

第2节 抗 凝 血 药

考点 抗凝血药的分类及代表药物

抗凝血药是通过干扰机体生理性凝血过程的某些环节，阻止血液凝固的药物，临床主要用于防止血栓形成和阻止已经形成的血栓进一步发展。

一、体内、体外抗凝血药

肝素（heparin）

考点 肝素的药理作用、临床应用、不良反应及用药注意

肝素因最初从肝脏中提取而得名。它是酸性黏多糖硫酸酯，因分子中含有大量硫酸根和羧基而带有大量负电荷并具强酸性。分子量大，不易通过生物膜，口服不被吸收，肌内注射局部易引起出血或血肿，临床上多通过静脉给药。药用肝素是从猪肠黏膜和猪、牛肺中提取。

【药理作用】

1. 抗凝作用 肝素在体内、体外均有迅速强大的抗凝作用。静脉注射后，抗凝作用立即发生，使多种凝血因子灭活，可延长血液凝固时间、部分凝血酶时间和凝血酶原时间。其抗凝机制主要是提高抗凝血酶Ⅲ（AT-Ⅲ）的活性。AT-Ⅲ是血浆凝血酶（Ⅱa）及凝血因子Ⅸa、Ⅹa、Ⅺa、Ⅻa 等的抑制剂。带负电荷的肝素与带正电荷的 AT-Ⅲ结合，使 AT-Ⅲ的构型改变，活性中心充分暴露，迅速与各凝血因子结合，并抑制这些凝血因子而产生抗凝作用。大剂量还能抑制凝血酶诱导的血小板黏附和聚集。

2. 其他 通过促进血管内皮细胞释放脂蛋白脂酶，水解血中乳糜微粒和低密度脂蛋白，从而发挥调血脂、抗动脉粥样硬化等作用，但因其生物利用度低及抗凝作用强大而影响了其临床应用。

【临床应用】

1. 血栓栓塞性疾病 主要用于防治血栓形成和栓塞，如深部静脉血栓、肺栓塞、周围动脉血栓栓塞。也用于防治心肌梗死、脑梗死、心血管手术及外周静脉术后血栓形成。肝素可防止血栓的形成和进一步扩大，但对已形成的血栓没有溶解作用。

2. 弥散性血管内凝血（DIC） 用于各种原因引起的 DIC 早期，防止因早期微血栓

形成消耗纤维蛋白原和凝血因子而引起的继发性出血。

3. 体外抗凝 用于心导管检查、体外循环、血液透析等，防止血液凝固。

【不良反应及用药注意】

1. 自发性出血是肝素过量最主要的不良反应。表现为各种黏膜出血、关节腔积血和伤口出血等。肝素过量导致的轻度出血，停药即可；严重出血，可缓慢静脉注射硫酸鱼精蛋白进行解救。每1mg硫酸鱼精蛋白可中和100U的肝素，但每次用量不可超过50mg。

2. 长期用药可致骨质疏松和自发性骨折。少数可见短暂性血小板减少症。

3. 偶见过敏反应如荨麻疹、哮喘、发热等。

4. 对肝素过敏者、有出血倾向、血友病、血小板功能不全、血小板减少、紫癜、严重高血压、肝肾功能不全、溃疡病、颅内出血、孕妇、先兆流产及产后、外伤及术后等患者禁用。

案例 10-2

患者，男，43岁，因呼吸困难、急性胸痛入院，诊断为急性心肌梗死。立即予以紧急处理：吸氧并给予肝素治疗，并服用阿司匹林 300mg、氯吡格雷 300mg。

问题： 1. 患者为什么使用肝素？

2. 使用肝素时应注意什么问题？

低分子量肝素（low molecular weight heparin，LMWH）

低分子量肝素是从普通肝素分离或由普通肝素降解获得的短链制剂，包括依诺肝素（enoxaparin）、替地肝素（tedelparin）、弗希肝素（fraxiparin）。与普通肝素比较，分子量相对较小，生物利用度高，$t_{1/2}$较长。可选择性抑制凝血因子Ⅹa活性，而对Ⅱa及其他因子作用较弱，不影响已形成的凝血酶，残存的凝血酶足以保证初级止血功能，抗凝作用相对较弱，从而降低了出血的危险。作用维持时间长，皮下注射每日只需1～2次。主要用于高危患者的深静脉血栓和肺栓塞的预防和治疗、外科手术后预防血栓形成、急性心肌梗死、血小板减少症和血液透析、体外循环等。

考点
华法林的药理作用、临床应用、不良反应及用药注意

二、体内抗凝血药

香豆素类（coumarins）

本类药物因均含有4-羟基香豆素的基本结构而统称为香豆素类，包括双香豆素（dicoumarol）、华法林（warfarin，苄丙酮香豆素）和醋硝香豆素（acenocoumarol，新抗凝）等，其中华法林最常用。因其药理作用相同，口服吸收后参与体内代谢发挥抗凝作用，故又称口服抗凝血药。双香豆素口服吸收慢且不规则，华法林吸收快而完全，与血浆蛋白结合率在99%以上，主要经肝代谢，经肾排泄。醋硝香豆素大部分以原形经肾排泄。

【药理作用】 香豆素类是维生素K的拮抗剂。由于化学结构与维生素K相似，在肝内竞争性抑制维生素K环氧转化酶，阻止维生素K由环氧型向氢醌型转化，妨碍维生素K的循环利用，阻止凝血因子Ⅱ、Ⅶ、Ⅸ、Ⅹ的羧化作用，使这些因子停留在无凝血

活性的前体阶段，从而发挥抗凝作用。但对已活化的上述凝血因子无抑制作用，因此，本类药物在体外无效，且抗凝作用出现较慢而持久，至少12～24小时才出现作用，可维持3～4日。

【临床应用】 主要用于防治血栓栓塞性疾病，如静脉血栓栓塞、外周动脉血栓栓塞、肺栓塞等，可防止血栓形成和发展。特点是口服有效，作用时间长，但起效慢，剂量不易控制，故防治静脉栓塞和肺栓塞一般采用序贯疗法，先用肝素或先与肝素合用，后用香豆素类维持治疗。也可用于预防关节固定术、人工心脏瓣膜置换术后静脉血栓发生。

【不良反应及用药注意】

1. 过量易发生自发性出血，最严重者为颅内出血，应密切监测凝血酶原时间。如用量过大引起出血时，应立即停药，并缓慢静脉注射大剂量维生素K治疗，并输新鲜血、血浆以补充凝血因子。能通过胎盘屏障，影响胎儿骨正常发育，甚至可见致死性胎儿出血和畸形，孕妇禁用。

2. 与血浆蛋白结合率高的药物（如阿司匹林、保泰松等）合用时，应减量，因竞争血浆蛋白而导致血浆中游离香豆素类浓度升高，增强抗凝活性，易引起出血危险。

3. 口服大量广谱抗生素可抑制产生维生素K的肠道菌群，减少维生素K的形成，肝病时凝血因子合成减少，均可增强香豆素的作用，合用时应减量。

4. 肝药酶诱导剂（如苯巴比妥、苯妥英钠、利福平）可加速香豆素类药物代谢，降低抗凝作用。

三、体外抗凝血药

枸橼酸钠（sodium citrate，柠檬酸钠）

枸橼酸钠的枸橼酸根离子能与血液中的Ca^{2+}形成难解离的可溶性络合物，降低血中Ca^{2+}浓度，阻碍凝血过程，发挥抗凝作用。仅适用于体外抗凝，如体外血液保存和输血。每100ml全血中加入2.5%枸橼酸钠10ml可保持血液不凝。当大量输血（超过1000ml）或输血速度过快时，体内不能及时氧化枸橼酸根，可引起血钙含量下降，导致心功能不全、血压骤降、手足抽搐等，新生儿及幼儿因缺少枸橼酸根氧化酶，更易发生，必要时可静脉注射钙盐解救。

第3节 纤维蛋白溶解药

纤维蛋白溶解药可使纤溶酶原转变为纤溶酶，纤溶酶水解纤维蛋白，可引起血栓溶解，又称为血栓溶解药，用于治疗急性血栓栓塞性疾病，对形成已久并已机化的血栓难以发挥作用。

考点
链激酶的药理作用、临床应用、不良反应及用药注意

链激酶（streptokinase，SK）

链激酶是第一代溶栓药，是从C族β-溶血性链球菌培养液中提取的一种非酶性蛋白质，现已用基因重组技术合成重组链激酶（recombinant streptokinase，rSK）。

【药理作用】 本身没有药理活性，可与内源性纤溶酶原结合成复合物，促使纤溶酶原转变为纤溶酶，迅速水解血栓中纤维蛋白，使血栓溶解。

【临床应用】 主要用于治疗血栓栓塞性疾病。静脉注射治疗动静脉内新鲜血栓形成

和栓塞，如急性肺栓塞和深部静脉血栓。也用于急性心肌梗死早期治疗，冠状动脉注射链激酶可使阻塞冠状动脉再通，恢复血流灌注，缩小心肌梗死面积。用药越早效果越好，血栓形成不超过6小时疗效较好，24小时后几乎无效。

【不良反应及用药注意】

1. 最严重的不良反应是出血，一般不需治疗，如严重出血可注射氨甲苯酸对抗，必要时可补充凝血酶原或全血。也可见皮疹、药热等过敏反应。

2. 出血性疾病、伤口愈合中、消化性溃疡、严重高血压、癌症患者禁用。

3. 溶解链激酶时不可剧烈振摇，溶解后在冰箱保存不得超过12小时。禁与生物碱、抗菌药、蛋白沉淀剂合用。

4. 在进行治疗和护理的过程中，应尽量避免出血，尽量减少对患者的干扰和搬动；避免皮下和肌内注射以免产生血肿；如必须要做静脉注射，则注射后要紧压针眼处；如有明显出血征兆应立即停药。

尿激酶（urokinase，UK）

尿激酶系从健康人新鲜尿液中提取的蛋白水解酶，无抗原性，极少发生过敏反应。可直接激活纤溶酶原转变为纤溶酶，发挥溶栓作用。临床应用、不良反应和禁忌证同SK，对脑栓塞疗效明显，因价格昂贵，一般仅用于对SK过敏或耐受者。

组织型纤溶酶原激活剂（human tissues-type plasminogen activator，t-PA）

组织型纤溶酶原激活剂是第二代溶栓药，是用DNA重组技术合成的，含527个氨基酸，对纤维蛋白有很强的亲和力。t-PA能选择性激活附着在血栓表面的纤溶酶原，使之转变成纤溶酶而降解纤维蛋白，溶解血栓，不易引起全身性出血。用于急性心肌梗死、肺栓塞，不良反应较少。禁用于出血性疾病。

阿尼普酶（anistreplase）

阿尼普酶属于第二代溶栓药。常用于急性心肌梗死，可改善症状，降低病死率；亦用于其他血栓性疾病。最常见不良反应为注射部位和胃肠道出血、一过性低血压和过敏反应。

其他第二代溶栓药还有葡激酶（staphylokinase，SAK）、阿替普酶（alteplase）、西替普酶（silteplase）、那替普酶（nateplase）等。

瑞替普酶（reteplase）

瑞替普酶属于第三代溶栓药，是应用基因重组技术，对天然溶栓药的结构进行改良得到。具有溶栓疗效高、见效快、耐受性好、成本低、给药简便的优点，可用于急性心肌梗死患者。常见不良反应有出血、血小板减少症。有出血倾向者慎用。

链 接 新型口服抗凝药

新型口服抗凝药（NOAC）指不像华法林等传统抗凝药那样作用于多个凝血因子，而是仅抑制某一个凝血因子，其中凝血瀑布中最重要的两个靶点分别为Ⅹa和Ⅱa。目前新型口服抗凝药物特指新研发上市的口服Ⅹa因子和Ⅱa直接抑制剂，前者包括阿哌沙班、利伐沙班、依度沙班等，后者有达比加群。这两类药物都是针对单个有活性的凝血因子，抗凝作用不依赖于抗凝血酶。口服起效快，相对于华法林半衰期较短，具有良好的量效关系，与食物和药物之间很少相互作用，口服使用无须监测常规凝血指标，可以减少或者避免因用药不当造成的药物疗效下降或者出血不良事件，且剂量个体差异小，只需固定剂量服用，对医生及患者均极为方便。

第 4 节　抗血小板药

抗血小板药是指能通过抑制血小板的黏附、聚集及释放等功能，抑制血栓形成的药物，主要用于防治动脉血栓栓塞性疾病。根据作用机制主要分为：①抑制花生四烯酸代谢的药物；②阻碍 ADP 介导血小板活化的药物；③阻断血小板膜糖蛋白Ⅱb/Ⅲa（GPⅡb/Ⅲa）受体的药物。

考点 抗血小板药的分类及代表药物

一、抑制花生四烯酸代谢的药物

血小板膜磷脂在磷脂酶 A_2 的作用下，释放出花生四烯酸（arachidonic acid，AA），花生四烯酸经环氧酶作用生成 PGG_2、PGH_2 等环内过氧化物，PGG_2、PGH_2 在血栓素 A_2 合成酶（TXA_2 合成酶）作用下合成具有很强的能引起血小板聚集作用的血栓素 A_2（TXA_2），因此，抑制磷脂酶 A_2、环氧酶和特异性抑制血栓素 A_2 合成酶的药物均可减少 TXA_2 合成，达到预防血栓生成的作用。

考点 阿司匹林的药理作用、临床应用、不良反应及用药注意

阿司匹林（aspirin）

阿司匹林除具有抗血小板聚集防止血栓的形成作用外，还有解热、镇痛、抗炎的功能，体内过程、不良反应及用药注意等详见解热镇痛抗炎药（第 4 章第 6 节）。

【药理作用】 阿司匹林进入血小板，不可逆地乙酰化环氧酶活性中心部位丝氨酸残基而抑制该酶，从而抑制了 PGG_2、PGH_2 等环内过氧化物及 TXA_2 的合成。由于血小板为无核细胞，不能再合成环氧化酶，须待 7 日后新的血小板进入外周血液，才恢复该酶的活性。小剂量阿司匹林（50～100mg/d）不影响内皮细胞合成 PGI_2，但可使 TXA_2 合成减少，从而抑制血小板聚集，防止血栓形成。一次用药后抗血小板作用可维持 4～7 日。

【临床应用】 阿司匹林是临床应用最广泛的抗血小板药。对于心脑血管疾病的患者，用小剂量阿司匹林抗血小板聚集，预防血栓；合用肝素、链激酶等，可以防治心肌梗死、动脉血栓、动脉粥样硬化和暂时性脑缺血，减少再梗死和脑卒中的发病率和死亡率；对经皮冠状动脉腔内血管成形术（PTCA）及冠状动脉旁路手术，一般术前单用阿司匹林或与双嘧达莫合用可减少急性冠脉血栓形成，预防再狭窄。

利多格雷（ridogrel）

利多格雷为强大的 TXA_2 合成酶抑制药，且能中度阻断 TXA_2 受体，从而抑制血栓生成。研究发现本药可降低心肌梗死患者再栓塞、反复心绞痛及缺血性脑卒中的发生率。可用于预防急性动脉栓塞。不良反应较轻，有轻度胃肠道反应，易耐受。

双嘧达莫（dipyridamole，潘生丁，persantin）

【药理作用】 对胶原、ADP、肾上腺素及低浓度凝血酶诱导的血小板聚集有抑制作用。作用机制包括：抑制血小板磷酸二酯酶，减少 cAMP 水解；激活血小板腺苷酸环化

酶，使 cAMP 生成增多；促进血管内皮细胞 PGI_2 的生成和活性；轻度抑制血小板前列腺素合成酶，使 TXA_2 生成减少。

【临床应用】 治疗血栓栓塞性疾病和缺血性疾病，单独应用作用较弱，与阿司匹林合用疗效较好，与华法林合用可防止心脏人工瓣膜置换者血栓形成。

【不良反应及用药注意】 有胃肠道刺激症状；由于扩张血管可有头痛、眩晕、潮红等；对少数不稳定型心绞痛可由于扩张冠脉，产生“窃流”现象而诱发心绞痛。与华法林合用时，注意监测凝血酶原时间，以避免出血。

二、阻碍 ADP 介导血小板活化的药物

噻氯匹定（ticlopidine）

噻氯匹定口服吸收良好，生物利用度高，经肝脏 CYP450 转化为活性成分，口服后 3～5 日疗效达峰，停药后持续数周。原形和代谢产物主要从肾和肠道排出体外。$t_{1/2}$ 为 12～22 小时。

【药理作用】 能选择性和特异性阻碍 ADP 介导的血小板活化，并引起不可逆的、非竞争性的血小板功能的抑制。其机制主要是抑制 ADP 与其在血小板的受体结合，还可抑制血小板膜糖蛋白 GPⅡb/Ⅲa 受体上纤维蛋白原结合部位的暴露，从而抑制血小板聚集。

【临床应用】 用于预防脑卒中、心肌梗死及外周动脉血栓性疾病的复发，也可用于辅助阿司匹林治疗冠状动脉介入引起的血栓形成。

【不良反应及用药注意】 常见腹泻，较严重的为骨髓抑制，可出现白细胞减少（发生率 2.4%）、血小板减少。还可出现皮疹、皮肤瘙痒、鼻出血等，停药即消退。用药期间应定期做白细胞计数及分类检查。

氯吡格雷（clopidogrel）

氯吡格雷作用与噻氯匹定相似但较强，对骨髓无明显毒性，不引起白细胞降低，其他不良反应也较轻。

普拉格雷（prasugrel）

普拉格雷为新型 ADP 受体拮抗剂，用于急性冠脉综合征，可降低心血管血栓形成。临床试验表明，普拉格雷比氯吡格雷在降低心血管死亡率、非致命心肌梗死发作和脑卒中更有效。

三、血小板膜糖蛋白Ⅱb/Ⅲa（GPⅡb/Ⅲa）受体阻断药

阿昔单抗（abciximab，c7E3Fab）

阿昔单抗为较早的 GPⅡb/Ⅲa 单克隆抗体，能阻断纤维蛋白原、血管性血友病因子（vWF）和黏联蛋白与 GPⅡb/Ⅲa 受体的结合，有效抑制各种诱导剂激发的血小板聚集。目前临床试用于不稳定型心绞痛、新近心肌梗死及 PTCA 后溶栓。不良反应主要为出血危险和血小板减少症，偶有过敏反应。

依替巴肽（eptifibatide）

依替巴肽属环状多肽，静脉注射可在体内抑制血小板聚集。临床试用于不稳定型心绞痛、冠状动脉成形术。

非肽类 GPⅡb/Ⅲa 受体阻断药有拉米非班（lamifiban）、替罗非班（tirofiban）和口服制剂珍米罗非班（xemilofiban）、夫雷非班（fradafiban）、西拉非班（sibrafiban）等，抑制血小板聚集作用强，不良反应少，临床试用于急性心肌梗死、不稳定型心绞痛、血管成形术后再狭窄。

第5节 抗贫血药

贫血是指单位体积循环血液中的血红蛋白含量或红细胞数低于正常值的一种病理现象。根据病因和发病机制的不同可分为：①缺铁性贫血：因制造血红蛋白的铁缺乏，使红细胞生成障碍。其特点是患者血红蛋白含量下降，红细胞体积小，染色淡，又称小细胞低色素性贫血。可通过补充铁剂进行治疗。②巨幼细胞贫血：由于体内叶酸和（或）维生素 B_{12} 缺乏或其他原因引起 DNA 合成障碍所致的一类贫血，特点是红细胞体积大，数量少，又称大细胞高色素性贫血。由于内因子缺乏导致维生素 B_{12} 吸收不良引起的恶性贫血也属此类贫血。可用叶酸和维生素 B_{12} 治疗。③再生障碍性贫血：简称再障，由于感染、药物、放疗等多种因素造成骨造血功能衰竭所致，治疗比较困难。

铁　剂

考点
影响铁吸收的因素，铁剂的临床应用、不良反应及用药注意

临床常用的口服铁制剂有硫酸亚铁（ferrous sulfate）、葡萄糖酸亚铁（ferrous gluconate）、枸橼酸铁铵（ferric ammonium citrate）和富马酸亚铁（ferrous fumarate）等；注射用铁剂有右旋糖酐铁（iron dextran）和山梨醇铁（iron sorbitex）等。

铁的吸收部位主要在十二指肠和空肠上段，以 Fe^{2+}形式吸收，Fe^{3+}很难吸收。吸收进入肠黏膜的 Fe^{2+}，部分转为 Fe^{3+}，与肠黏膜去铁蛋白结合成铁蛋白储存；另一部分则进入血浆被氧化为 Fe^{3+}，以转铁蛋白为载体转运至骨髓供造血使用。铁的排泄途径主要是肠道、皮肤等含铁细胞的脱落，少量随尿液、胆汁和汗液排出，每日约 1mg。

【药理作用】 铁是构成血红蛋白、肌红蛋白及多种酶系的主要成分。吸收到骨髓的铁进入骨髓幼红细胞，然后在线粒体内与原卟啉结合形成血红素，后者再与珠蛋白结合成为血红蛋白，进而促进红细胞的成熟。

【临床应用】 用于急慢性失血（月经过多、消化性溃疡、痔出血、子宫肌瘤出血和钩虫病失血等）、需铁量增加或供给不足（妊娠、哺乳期及儿童生长期等）、铁吸收障碍（萎缩性胃炎、胃癌、慢性腹泻等）和红细胞大量破坏（疟疾、溶血等）等情况下引起的缺铁性贫血。

【不良反应及用药注意】

1. 胃肠道反应　口服对胃肠道有刺激性，表现为恶心、呕吐、上腹不适等症状，宜餐后服用。由于 Fe^{2+}与肠腔中的硫化氢结合生成硫化亚铁，减弱了硫化氢对肠蠕动的刺激作用，可引起便秘、黑便，应提前告知患者，免除疑虑。

2. 急性中毒　小儿误服 1g 以上可致急性中毒，表现为坏死性胃肠炎症状，可有呕吐、腹痛、血性腹泻、头痛、头晕，甚至休克、惊厥、呼吸困难，严重者可导致死亡。急救措施为用磷酸盐或碳酸盐溶液洗胃，使其形成难溶物以减少吸收，并用特殊解毒剂去铁胺（deferoxamine）注入胃内以结合残存的铁。

3. 酸性和还原性物质如稀盐酸、维生素C、食物中的果酸和半胱氨酸等，可使Fe^{3+}还原为Fe^{2+}，可促进铁的吸收。高钙（牛奶等）、高磷酸盐食物，含鞣酸的植物（茶叶等）、抗酸药及四环素类药物等可妨碍铁的吸收，应避免合用。

4. 消化性溃疡、克罗恩病、溃疡性结肠炎患者慎用口服铁剂。注射右旋糖酐铁时应询问过敏史。

叶酸（folic acid）

叶酸是一种水溶性维生素，广泛存在于动、植物中，尤以酵母、肝脏及绿叶蔬菜中含量较高。

考点 叶酸的临床应用、不良反应及用药注意

【药理作用】 叶酸本身无生物活性，主要在空肠上段吸收，吸收后经门静脉入肝，在二氢叶酸还原酶的作用下，生成具有活性的5-甲基四氢叶酸。进入细胞后，5-甲基四氢叶酸作为甲基供给体，使维生素B_{12}转变成甲基维生素B_{12}，而自身变为四氢叶酸，后者作为一碳基团的传递体，参与体内嘌呤、嘧啶等物质的合成。当叶酸缺乏时，DNA合成受阻，蛋白质的合成也受影响，造成红细胞的发育和成熟受阻，出现巨幼细胞贫血。

【临床应用】

1. 治疗巨幼细胞贫血 叶酸可用于各种原因所致的巨幼细胞贫血，与维生素B_{12}合用效果更好。长期应用二氢叶酸还原酶抑制剂（甲氨蝶呤、乙胺嘧啶、甲氧苄啶等）所引起的巨幼细胞贫血，因二氢叶酸还原酶受抑制，四氢叶酸的生成障碍，故补充叶酸无效，需用亚叶酸钙（甲酰四氢叶酸钙）治疗。对于缺乏维生素B_{12}所致的恶性贫血，叶酸仅能纠正异常血常规，而不能改善神经损害症状，故治疗时应以维生素B_{12}为主，叶酸为辅。

2. 预防神经管畸形 怀孕前后服用叶酸可有效预防神经管畸形，如脊柱裂和无脑儿等。

【不良反应及用药注意】

1. 不良反应少，罕见过敏反应。长期服用可出现恶心、畏食、腹胀等胃肠道反应。大剂量还可出现黄色尿。

2. 与维生素C、磺胺药、雌激素存在配伍禁忌，不能同服。对叶酸过敏者禁用。

3. 在水、阳光、食品加工（特别是煮沸）、高温环境中不稳定，在碱性溶液中容易被氧化，在酸性溶液中对热不稳定，故应避光、密封保存。

维生素B_{12}（vitamin B_{12}）

维生素B_{12}是一类含钴复合物的总称，广泛存在于动物内脏、牛奶、蛋黄中，植物性食物中几乎不含维生素B_{12}。正常人每日需要1～2μg，必须从外界摄取。药用品一般通过微生物发酵法制得，包括氰钴胺、羟钴胺、腺苷钴胺和甲钴胺等。

考点 维生素B_{12}的临床应用、不良反应及用药注意

口服的维生素B_{12}必须与胃壁细胞分泌的内因子结合形成复合物，在内因子的保护下才能避免胃液的破坏，顺利在回肠吸收。胃黏膜萎缩可引起内因子分泌缺乏，而影响维生素B_{12}的吸收，引起恶性贫血，此时应采用注射给药。

【药理作用】 参与机体多种生化代谢过程，为细胞生长、发育成熟和维持有鞘神经纤维功能完整性所必需。

1. 促进叶酸再循环 维生素B_{12}作为辅酶，促使同型半胱氨酸甲基化成甲硫氨酸的

过程中，使 5-甲基四氢叶酸转化成四氢叶酸再循环利用。当维生素 B_{12} 缺乏时，叶酸代谢循环受阻，四氢叶酸循环利用受影响，出现巨幼细胞贫血。

2. 维持神经髓鞘完整 维生素 B_{12} 能促进甲基丙二酰辅酶 A 转化为琥珀酰辅酶 A，参与三羧酸循环，有助于神经髓鞘脂质的合成，保证有鞘神经纤维功能的完整性。维生素 B_{12} 缺乏时，影响正常神经髓鞘磷脂的合成，导致神经髓鞘结构缺损而出现神经病变。

【临床应用】 主要用于恶性贫血及巨幼细胞贫血，也可用于神经系统疾病（如神经炎、神经萎缩等）、肝脏疾病、白细胞减少症等辅助治疗。

【不良反应及用药注意】

1. 维生素 B_{12} 本身无毒，偶可引起过敏反应，甚至过敏性休克。痛风、心脏病患者慎用。

2. 本品与葡萄糖有配伍禁忌；且不宜与氯丙嗪、维生素 C、维生素 K 等溶液混合给药。

案例 10-3

患者，35 岁孕妇，颜面水肿，头发稀疏枯黄，皮肤常呈蜡黄样。近来，食欲减退及腹胀，舌体疼痛，全舌呈“鲜牛肉状”，手足麻木，行走无力。血常规检查：血红细胞 3×10^{12}/L，血红蛋白 69g/L，血片中以大红细胞为多，红细胞形态大小不一。

问题： 1. 这是什么类型的贫血？

2. 应给予什么药物治疗？

3. 应采取何种给药途径？为什么？

红细胞生成素（erythropoietin，EPO）

红细胞生成素是人体一种内源性糖蛋白激素，可刺激红细胞生成，又称红细胞刺激因子、促红素。体内红细胞生成素是由肾皮质近曲小管周细胞分泌，药用品一般用 DNA 重组技术合成。

【药理作用】 促进红系干细胞增生和成熟；加速红细胞分裂增殖和血红蛋白合成；促使网织红细胞和成熟红细胞从骨髓中释放入血；通过肾感受器调节血液中氧含量。

【临床应用】 最佳适应证为慢性肾衰竭导致的贫血，对骨髓造血功能低下、肿瘤化疗、艾滋病药物治疗引起的贫血也有效。

【不良反应和用药注意】

1. 一般情况下不良反应轻、耐受性好，应用较安全。主要不良反应为高血压、头痛及某些患者血栓形成。偶可诱发脑血管意外或癫痫发作。应用时应经常进行血细胞比容测定。

2. 治疗初始应提高患者的铁贮存，转铁蛋白饱和度不小于 20%，血清铁蛋白不小于 100ng/ml。择期手术的患者，术前使用可促进自体造血。

3. 孕妇及哺乳期妇女、对红细胞生成素和人白蛋白等过敏患者及铅中毒等患者禁用。骨髓肿瘤、白血病患者禁用。潜在感染、叶酸或维生素 B_{12} 缺乏、隐性失血、溶血性疾病、甲状旁腺功能增高、卟啉病等患者慎用。孕妇慎用。

第6节 血容量扩充药

大量失血或失血浆可使血容量降低，严重者可导致休克。迅速、有效地扩充血容量是治疗低血容量性休克的基本疗法。血容量扩充药是一类能提高血浆胶体渗透压，增加血容量，改善微循环的高分子物质。目前临床最常用的是右旋糖酐。

右旋糖酐（dextran）

右旋糖酐是葡萄糖的聚合物，依聚合的葡萄糖分子数目不同分类，其作用和应用也有所区别。临床常用的有中分子右旋糖酐（平均分子量为70 000，简称右旋糖酐70）、低分子右旋糖酐（平均分子量为40 000，简称右旋糖酐40）和小分子右旋糖酐（平均分子量为10 000，简称右旋糖酐10）。分子量高者扩充血容量的效果好，分子量低者改善微循环的效果好。

考点 右旋糖酐的药理作用、临床应用、不良反应及用药注意

【药理作用和临床应用】

1. 扩充血容量 右旋糖酐为大分子聚合物，不易被机体代谢，静脉滴注后可提高血浆胶体渗透压，吸收血管外水分而扩充血容量，维持血压。分子量大者作用维持时间长，扩容作用明显。中分子右旋糖酐效果较好，作用可维持12小时。临床主要用于防治低血容量性休克，如外伤大出血或烧伤性休克等。

2. 改善微循环和抗血栓 右旋糖酐可吸附于红细胞和血小板表面之上，阻止红细胞、血小板聚集，并因其有血容量扩充作用，使血液黏滞性降低，从而改善微循环。分子量小者作用强，低分子和小分子右旋糖酐可用于预防休克后期弥散性血管内凝血，也用于防治心肌梗死和脑血栓形成、外科手术后防止血栓形成。

3. 渗透性利尿 低分子和小分子右旋糖酐由肾小球滤过后，不被肾小管重吸收，可提高管腔内的渗透压，产生渗透性利尿作用而用于防治急性肾衰竭。

【不良反应及用药注意】

1. 过敏反应 偶见过敏反应如发热、皮疹等，部分患者可见血压下降、呼吸困难等严重反应。首次用药应严密观察5～10分钟，以防出现过敏反应，一旦发现应立即停药，及时抢救。

2. 凝血障碍 用量过大可致凝血障碍和出血。用药期间应观测尿量，出现少尿或无尿要及时停药，报告医生。

3. 禁忌证 血小板减少症、出血性疾病患者禁用；心、肝、肾功能不全者慎用。不能与硫喷妥钠、维生素B_{12}、双嘧达莫配伍。

其他血容量扩充药还有羟乙基淀粉（hydroxyethyl starch）、琥珀酰明胶（succinylated gelatin）等。

自测题

一、选择题

A_1/A_2型题

1. 维生素K促凝血的作用机制是

A. 抑制抗凝血酶

B. 促进血小板聚集

C. 竞争性对抗纤溶酶原激活因子

D. 作为羧化酶的辅酶促进凝血因子的合成
E. 抑制纤溶酶

2. 铁剂用于治疗
A. 溶血性贫血
B. 巨幼细胞贫血
C. 再生障碍性贫血
D. 小细胞低色素性贫血
E. 红细胞减少症

3. 影响维生素 B_{12} 吸收的主要因素是
A. 胃酸 B. 乙胺嘧啶
C. 内因子 D. 铁剂
E. 维生素 K

4. 可减弱香豆素类抗凝作用的药物是
A. 阿司匹林 B. 四环素
C. 苯巴比妥 D. 可乐定
E. 乙酰胆碱

5. 口服下列哪种物质有利于铁剂的吸收
A. 维生素 C B. 牛奶 C. 茶
D. 咖啡 E. 氢氧化铝

6. 解救肝素过量引起的出血可选用
A. 氨甲苯酸 B. 维生素 C
C. 维生素 K D. 鱼精蛋白
E. 垂体后叶素

7. 哪种原因引起的贫血用铁剂治疗无效
A. 慢性腹泻 B. 疟疾
C. 内因子缺乏 D. 钩虫病
E. 月经过多

8. 门静脉高压所致上消化道出血可选用
A. 氨甲苯酸 B. 维生素 C
C. 维生素 K D. 鱼精蛋白
E. 垂体后叶素

9. 急性肺栓塞应选用
A. 维生素 K B. 甘露醇
C. 叶酸 D. 垂体后叶素
E. 链激酶

10. 患者，男，45 岁，突发急性心肌梗死，可用于溶栓的药物是
A. 肝素 B. 华法林
C. 双嘧达莫 D. 尿激酶
E. 右旋糖酐

二、简答题

1. 影响铁吸收的因素有哪些？
2. 比较肝素、香豆素类和枸橼酸钠的异同点。

附：制剂与用法

药名	剂型	用法
维生素 K_1	注射剂：10mg/1ml	10mg，肌内注射或静脉注射，一日 2～3 次，静脉注射速度不宜超过 5mg/min
维生素 K_3	片剂：2mg	口服：2～4mg，一日 2～3 次
	注射剂：2mg/1ml、4mg/1ml	4mg，肌内注射，一日 1～2 次
维生素 K_4	片剂：2mg、4mg	口服：2～4mg，一日 3 次
氨甲环酸	片剂：0.125g、0.25g 胶囊剂：0.25g	口服：0.25～0.5g，一日 3～4 次
	注射剂：0.1g/2ml、0.25g/5ml	0.25～0.5g，静脉注射或静脉滴注，一日 1～2 次
垂体后叶素	注射剂：5U/1ml、10U/1ml	肺出血、食管静脉曲张破裂出血：10U，静脉注射或静脉滴注，静脉注射时加 25%葡萄糖注射液 20ml 缓慢注入
凝血酶	粉剂：200U、500U、1000U、2000U、5000U、10 000U	局部出血：以干燥粉末或含凝血酶 1%～3%的等渗盐水溶液（或每毫升含凝血酶 50～250U），洒或喷雾于创面。消化道出血：以溶液（每毫升含凝血酶 10～100U）口服或灌注
肝素钠	注射剂：1000U/2ml、5000U/2ml、12 500U/2ml	一次 5000～10 000U，用 5%～10%葡萄糖注射液或 0.9%氯化钠注射液稀释后静脉注射或静脉滴注，需要时每 3～4 小时 1 次，一日 25 000U。过敏体质者应先试用 1000U，如无反应，可用至足量

续表

药名	剂型	用法
依诺肝素钠	注射剂：2000U/0.2ml，4000U/0.4ml、6000U/0.6ml、10 000U/1ml	150U/kg，皮下注射，一日 2 次。同时应根据凝血酶原时间调整剂量
华法林钠	片剂：2.5mg、5mg	口服：首日 5～10mg，次日起一日 2～8mg
枸橼酸钠	注射剂：0.25g/10ml	每 100ml 全血中加入 2.5%枸橼酸钠液 10ml
链激酶	粉针剂：10 万 U、50 万 U、150 万 U	首次剂量，50 万 U 溶于 0.9g%氯化钠溶液或 5%葡萄糖液中，静脉滴注，30 分钟滴完。维持剂量，每小时 60 万 U，静脉滴注。疗程一般 24～72 小时。为防止超敏反应可给予糖皮质激素
尿激酶	粉针剂：1 万 U、5 万 U、10 万 U、50 万 U、100 万 U、150 万 U	急性心梗：100 万～150 万 U，用注射用水或 5%葡萄糖注射液 50～100ml 静脉滴注
阿替普酶	注射剂：20mg、50mg	根据不同的病情，选择不同的剂量、给药途径和给药法
硫酸亚铁	片剂：0.3g	口服：0.3～0.6g，一日 3 次，饭后服用
富马酸亚铁	肠溶片剂：0.05g、0.29g 咀嚼片剂 0.1g 胶囊剂：0.2g	口服：0.2～0.4g，一日 3 次，饭后服用
叶酸	片剂：5mg 注射剂：15mg/ml	口服：5～10mg，一日 3 次 15～30mg，肌内注射，一日 1 次
亚叶酸钙	注射剂：3mg/1ml	3～6mg，肌内注射，一日 1 次
维生素 B_{12}	注射剂：0.05mg/1ml、0.1mg/1ml、0.5mg/1ml、1mg/1ml	0.05～0.5mg，肌内注射，一日 1～2 次
重组人红细胞生成素	注射剂：2000U/1ml、4000U/1ml、10 000U/1ml	开始 50～100U/kg，一周 3 次，皮下注射或静脉注射。2 周后视血细胞比容增减剂量
右旋糖酐	注射剂：右旋糖酐 70：30g/500ml。右旋糖酐 40：10g/100ml、15g/250ml、30g/500ml。右旋糖酐 10：30g/500ml、50g/500ml	视病情选择药物品种和剂量，静脉滴注

（刘松鑫）

第11章

子宫平滑肌兴奋药和抑制药

第1节　子宫平滑肌兴奋药

子宫平滑肌兴奋药是指可选择性地兴奋子宫平滑肌的药物。该类药物包括垂体后叶素类、麦角生物碱类和前列腺素类，其药理作用可因子宫的生理状态和用药剂量的不同而有差异。临床常用缩宫素、麦角新碱和前列腺素。

一、垂体后叶素类

缩宫素（oxytocin，催产素）

考点
缩宫素兴奋子宫平滑肌的作用特点、临床应用、不良反应及用药注意

缩宫素为人工合成品或者从牛、猪的神经垂体提取分离获得。从动物神经垂体提取的药物制剂中含有缩宫素和少量的加压素（vasopressin，抗利尿激素），人工合成品内不含加压素。

缩宫素口服后在消化道易被消化酶破坏而失效，故口服无效，需注射给药，亦可经鼻腔和口腔黏膜吸收。肌内注射吸收良好，3～5分钟生效，作用可维持20～30分钟；静脉注射起效更快，但维持时间更短，故通常以静脉滴注维持疗效。

【药理作用】

1. 兴奋子宫平滑肌　直接兴奋子宫平滑肌，加强子宫平滑肌的收缩力和收缩频率。子宫平滑肌的收缩强度取决于缩宫素的剂量及子宫的生理状态。其作用特点为：

（1）不同剂量对子宫不同部位平滑肌作用性质和强度不同：小剂量缩宫素（2～5U）可加强子宫（特别是妊娠末期子宫）的节律性收缩作用，其收缩性质与正常分娩近似，使子宫体、子宫底产生节律性收缩，对子宫颈则可产生松弛作用，可促使胎儿顺利娩出。大剂量缩宫素（5～10U）则可使子宫平滑肌发生持续性的强直性收缩，不利于胎儿的娩出。

（2）子宫平滑肌对缩宫素的敏感性受性激素的影响：雌激素能提高子宫平滑肌对缩宫素的敏感性，孕激素则可降低其对缩宫素的敏感性。在妊娠早期，孕激素的水平较高，子宫对缩宫素的敏感性低，可保证胎儿的正常发育；在妊娠后期，雌激素的水平较高，特别是在临产时子宫对缩宫素的敏感性达到高峰，分娩后敏感性又逐渐降低。

2. 促进排乳　乳腺小叶分支被具有收缩性的肌上皮细胞所包绕，缩宫素能使乳腺腺泡周围的肌上皮细胞（属平滑肌）收缩，从而促进乳汁分泌。

【临床应用】

1. 催产、引产　小剂量缩宫素对产道无障碍、胎位正常、头盆相称、宫缩乏力难产者具有促进分娩作用。对于死胎、过期妊娠或其他原因需提前终止妊娠者，可用缩宫素引产。

2. 产后出血　产后出血时，立即皮下或肌内注射较大剂量的缩宫素，可迅速引起子宫平滑肌发生强直性收缩，压迫子宫肌层内的血管而起到止血作用。因其作用时间短，

常需加用麦角制剂。

【不良反应及用药注意】

1. 缩宫素的人工合成品不良反应较少，应用缩宫素的生物制剂偶见过敏反应。

2. 过量可引起子宫高频率甚至持续性强直收缩，从而可能导致胎儿宫内窒息或子宫破裂等严重后果，故用于催产、引产时须注意：

（1）严格掌握剂量并控制滴速。催产及引产一般每次 2.5～5U，用 5%葡萄糖注射液 500ml 稀释后，先以每分钟 8～10 滴的速度静脉滴注，密切观察并根据宫缩和胎心情况调整滴速，最快不超过每分钟 40 滴。

（2）严格掌握禁忌证。凡产道异常、胎位不正、头盆不称、前置胎盘及 3 次妊娠以上的经产妇或有剖宫产史者禁用。

（3）大剂量使用缩宫素时，可导致抗利尿作用的发生。如果患者输液过多或过快，可出现水潴留和低钠血症。

案例　11-1

产妇王某，28 岁，首次妊娠，足月，查体产道、胎位正常，但宫缩无力。

问题：1. 可用何种药物催产？

2. 应用催产药物时应注意什么？

二、麦角生物碱类

麦角（ergot）是寄生在黑麦及其他禾本科植物上的一种麦角菌干燥菌核。麦角中含有多种生物碱，包括麦角新碱（ergometrine）、麦角胺（ergotamine）和麦角毒（ergotoxine）等。

麦角新碱（ergometrine）

【药理作用】　选择性兴奋子宫平滑肌，作用强度取决于子宫的功能状态，妊娠子宫比未孕子宫敏感，尤其以临产时和新产后的子宫最敏感。与缩宫素比较，具有以下特点：①起效迅速、作用强大而持久，一次用药可持续 3～6 小时；②剂量稍大即引起子宫强直性收缩；③对子宫体和子宫颈的作用无选择性，不利于胎儿娩出，故禁用于催产和引产。

考点
麦角新碱的药理作用、作用特点、临床应用、不良反应及用药注意

【临床应用】

1. 子宫出血　用于预防和治疗产后、刮宫术后由于子宫收缩乏力造成的子宫出血，通过强直性收缩子宫平滑肌而机械压迫血管而止血。

2. 子宫复原　可应用于产后子宫复原缓慢者，通过收缩子宫而加速子宫复原。

【不良反应及用药注意】

1. 注射可引起恶心、呕吐及血压升高等，伴有高血压、血管硬化及冠心病的产妇禁用。

2. 用药时监测血压、脉搏和子宫活动情况，如出现血压突然升高、子宫过度出血、子宫张力不足或子宫过度痉挛等情况及时调整剂量。

3. 用药过程中偶见过敏反应，严重者可出现呼吸困难、血压下降。

4. 禁用于催产和引产，以免引起子宫破裂、胎儿宫内窒息。

麦角胺（ergotamine）

麦角胺可收缩脑血管，降低脑动脉波动幅度，可用于偏头痛的诊断与治疗，常与咖啡因配伍使用。久用可损坏血管内皮细胞，导致肢端坏死。

三、前列腺素类

前列腺素（prostaglandins，PGs）

前列腺素是一类广泛存在于体内的自体活性物质，对心血管、呼吸及消化等系统有广泛的生理作用和药理作用。作为子宫兴奋药主要有地诺前列素（dinoprost，前列腺素 $F_{2\alpha}$，$PGF_{2\alpha}$）、硫前列酮（sulprostone）、地诺前列酮（dinoprostone，前列腺素 E_2，PGE_2）、卡前列素（carboprost，15-甲基前列腺素 $F_{2\alpha}$，15-Me $PGF_{2\alpha}$）等。

【药理作用和临床应用】 PGs 有收缩子宫的作用，其中以 PGE_2 和 $PGF_{2\alpha}$ 的活性最强，尤其在分娩中具有重要意义。PGs 对妊娠各期子宫都有兴奋作用，对分娩前的子宫更为敏感，其引起子宫收缩的特性与生理性的阵痛相似，在增强子宫平滑肌节律性收缩的同时，尚能使子宫颈松弛。可用于终止早期或中期妊娠，还可以用于足月或过期妊娠引产，发生良性葡萄胎时可用于排除宫腔内的异物。

【不良反应及用药注意】 主要为恶心、呕吐、腹痛等消化道平滑肌兴奋症状。不宜用于支气管哮喘患者和青光眼患者。引产时的禁忌证和注意事项与缩宫素相同。

四、其他子宫兴奋药

米非司酮（mifepristone，息隐，抗孕酮）

米司非酮是新型抗孕激素，为黄体酮受体阻断药，有较强的抗黄体酮作用。能兴奋子宫、软化宫颈、诱导月经和抗着床，可作为非手术性抗早孕药，与前列腺素合用可提高疗效。主要用于抗早孕、死胎引产，还可用于紧急避孕。可有恶心、呕吐等消化道反应，有时引起大出血，有出血史者慎用，心、肝、肾脏疾病及肾上腺皮质功能不全者禁用。

依沙吖啶（ethacridine，利凡诺，rivanol）

依沙吖啶原为外用杀菌防腐剂。在羊膜腔内或羊膜腔外注射给药，可刺激子宫平滑肌收缩，促使蜕膜和胎盘组织变性、坏死，产生内源性前列腺素，进一步加强子宫收缩和软化松弛宫颈。当胎盘功能受损后，血中绒毛膜促性腺激素、孕酮和雌激素逐渐降低，破坏了维持妊娠的机制。可用于中期妊娠引产，成功率达 95%以上。主要不良反应为出血较多、胎膜残留，大剂量可引起肝肾功能损害。

第 2 节　子宫平滑肌抑制药

子宫平滑肌抑制药又称为抗分娩药（tocolytic drugs），可抑制子宫平滑肌的收缩，使子宫平滑肌的收缩力减弱，收缩节律减慢，主要用于防治早产和痛经。常用的子宫平滑肌抑制药物主要有 β_2 肾上腺素受体激动药、硫酸镁、钙通道阻滞药、环氧化酶抑制剂等。

利托君（ritodrine）

【药理作用和临床应用】 激动子宫平滑肌的 β_2 受体，松弛子宫平滑肌，降低子宫收缩的频率和强度，且对子宫自发性收缩或缩宫素引起的收缩均有抑制作用，可减少子宫活动，延长妊娠期，推迟分娩，有利于胎儿发育成熟，可用于预防早产。

【不良反应及用药注意】 因对 β_2 受体的选择性不高，同时激动 β_1 受体，故可引起心血管系统的不良反应，主要表现为心率增加、心悸、血压升高及心律失常等。有报道极个别病例出现肺水肿而发生死亡。禁忌证较多，使用时严格掌握适应证，在具有抢救条件的医院并在医生的密切观察下使用。

同类药物还有沙丁胺醇（salbutamol）、特布他林（terbutaline）等，其作用、应用及不良反应均与利托君相似。

硫酸镁（magnesium sulfate）

硫酸镁主要通过拮抗 Ca^{2+} 的作用，抑制子宫平滑肌的收缩，用于防治早产。还可抑制中枢神经系统，减少运动神经肌肉接头乙酰胆碱的释放，降低血管平滑肌的收缩作用，缓解外周血管痉挛，因而对妊娠期高血压、子痫前期和子痫均具有预防和治疗作用。静脉注射后常引起潮热、出汗、口干，注射速度过快可以引起头晕、恶心、呕吐、眼球震颤等；极少数病例还会发生血钙降低、肺水肿。剂量过大甚至可能引起肾功能不全、心脏抑制和呼吸抑制等严重不良反应。一旦出现中毒应立即进行人工呼吸，并静脉注射钙盐解救。

考点
硫酸镁的妇产科应用及中毒解救

自测题

一、选择题

A_1 型题

1. 对无胎位、产道异常而宫缩乏力的难产应选用
   A. 大剂量缩宫素静脉滴注
   B. 小剂量缩宫素静脉滴注
   C. 小剂量麦角新碱肌内注射
   D. 小剂量麦角新碱静脉滴注
   E. 小剂量缩宫素静脉滴注,若无效加用麦角新碱
2. 下列哪项不是缩宫素的禁忌证
   A. 产道异常　B. 头盆不称
   C. 产后出血　D. 前置胎盘
   E. 臀位
3. 下面关于缩宫素对子宫平滑作用的描述中，错误的是
   A. 妊娠早期子宫对缩宫素的敏感性较低
   B. 妊娠后期子宫对缩宫素的敏感性增强
   C. 临产时子宫对缩宫素的敏感性最高
   D. 小剂量缩宫素对宫底和宫颈平滑肌均收缩
   E. 大剂量缩宫素可引起子宫强直性收缩
4. 产后止血宜选用
   A. 小剂量缩宫素　B. 前列腺素
   C. 麦角新碱　D. 米非司酮
   E. 依沙吖啶
5. 下列哪项是麦角新碱的适应证
   A. 产后子宫出血　B. 先兆流产
   C. 催产　D. 引产
   E. 高血压
6. 防治早产可使用
   A. 麦角新碱　B. 缩宫素
   C. 前列腺素 E_2　D. 利托君
   E. 依沙吖啶
7. 可增加子宫平滑肌对缩宫素敏感性的是
   A. 雌激素　B. 孕激素
   C. 糖皮质激素　D. 垂体后叶素
   E. 胰岛素

二、简答题

比较缩宫素与麦角新碱兴奋子宫平滑肌的特点。

附：制剂与用法

药名	剂型	用法
缩宫素	注射剂：10U/1ml	催产或引产：静脉滴注，每次2.5～5U，用氯化钠注射液稀释为0.01 U/ml，开始每分钟不超过0.01～0.02U，每15～30分钟增加0.001～0.002U，至宫缩达正常水平，最快不超过0.02U/min。控制产后出血：静脉滴注0.02～0.04U/min，胎盘排出后可肌内注射5～10U。催乳：在哺乳前2～3分钟，用滴鼻液3滴/次，滴入一侧或双侧鼻孔
马来酸麦角新碱	片剂：0.2mg、0.5mg	口服，0.2～0.4mg，一日2～4次，至子宫收缩满意或流血明显减少
	注射剂：0.2mg/1ml、0.5mg/1ml	肌内注射，0.2mg，必要时2～4小时重复一次。静脉滴注，0.2mg以5%葡萄糖注射液稀释后应用
麦角胺咖啡因片	每片含酒石酸麦角胺1mg、咖啡因100mg	偏头痛发作时即口服半片至1片半；如无效，可间隔1小时后重复同样剂量
米司非酮	片剂：25mg、200mg	口服，顿服200mg；或25mg，一日2次，连续服用3日
硫酸镁	注射剂：2.5g/10ml	重度妊娠高血压综合征、先兆子痫和子痫：首次剂量为2.5～4g，用25%葡萄糖注射液20ml稀释后，5分钟内缓慢静脉注射，以后每小时1～2g静脉滴注维持，24小时总量为30g

（马建慧）

第12章

激素类药

第1节 肾上腺皮质激素类药

肾上腺皮质激素（adrenocortical hormones）是肾上腺皮质分泌激素的总称，属甾体类化合物。肾上腺皮质由外向内分为球状带、束状带和网状带，分别分泌：①盐皮质激素：醛固酮和去氧皮质酮等；②糖皮质激素：氢化可的松和可的松等；③性激素：包括少量雌激素和雄激素。通常所指肾上腺皮质激素不包括性激素，临床常用的皮质激素主要是糖皮质激素。

考点 糖皮质激素的药理作用、临床应用、不良反应及用药注意、给药方法

糖皮质激素（glucocorticoids）

链 接 糖皮质激素分泌的调节

体内糖皮质激素的分泌主要受下丘脑-垂体前叶-肾上腺皮质轴调节。由下丘脑分泌的促肾上腺皮质激素释放激素（CRH）进入垂体前叶，促进促肾上腺皮质激素（ACTH）的分泌，ACTH 则可以促进糖皮质激素的分泌。反过来，糖皮质激素在血液中浓度的增加可抑制下丘脑和垂体前叶分泌 CRH 和 ACTH，从而减少糖皮质激素的分泌，ACTH 含量的增加也会抑制下丘脑分泌 CRH，这是一个负反馈的过程，保证了体内糖皮质激素含量的平衡。

内源性糖皮质激素的分泌有昼夜节律性，午夜时含量最低，清晨时含量最高。此外，机体在应激状态下，内源性糖皮质激素的分泌量会激增到平时的 10 倍左右。

糖皮质激素作用广泛而复杂，且随剂量不同而异。生理情况下所分泌的糖皮质激素主要影响物质代谢过程，超生理剂量的糖皮质激素除了影响物质代谢，还有抗炎、抗免疫、抗毒、抗休克等药理作用。糖皮质激素使用不当或长期大剂量使用可导致多种不良反应和并发症，甚至危及生命。常用糖皮质激素类药物特点见表 12-1。

表 12-1 常用糖皮质激素类药物比较

类别	药物	抗炎作用（比值）	糖代谢（比值）	水盐代谢（比值）	等效剂量（mg）	半衰期（min）	作用持续时间（h）
短效	氢化可的松（hydrocordisone）	1.0	1.0	1.0	20	90	8～12
	可的松（cortisone）	0.8	0.8	0.8	25	30	8～12
中效	泼尼松（prednisone）	3.5	4.0	0.6	5	60	12～36
	泼尼松龙（prednisolone）	4.0	4.0	0.6	5	200	12～36
	甲泼尼松（methylprednisolone）	5.0	5.0	0.5	4	180	12～36
	曲安西龙（triamcinolone）	5.0	5.0	0	4	>200	12～36

续表

类别	药物	抗炎作用（比值）	糖代谢（比值）	水盐代谢（比值）	等效剂量（mg）	半衰期（min）	作用持续时间（h）
长效	地塞米松（dexamethasone）	30	20～30	0	0.75	100～300	36～54
	倍他米松（betamethasone）	25～35	20～30	0	0.6	100～300	36～54
外用	氟氢可的松（fludrocortisone）	12	12	125			
	氟轻松（fluocinolone）	40	17				

注：表中水盐代谢、糖代谢、抗炎作用的比值均以氢化可的松为1计；等效剂量以氢化可的松为标准计

糖皮质激素类药物口服、注射均可吸收，主要在肝代谢，尤其是可的松和泼尼松，必须经肝转化为氢化可的松和泼尼松龙，才能发挥药理效应，故严重肝功能不全患者不宜用可的松和泼尼松。

【药理作用】

1. 对代谢的影响

（1）糖代谢：糖皮质激素能增加肝糖原、肌糖原含量并升高血糖。机制为：①促进糖原异生；②减慢葡萄糖氧化分解过程；③减少机体组织对葡萄糖的利用。

（2）蛋白质代谢：促进淋巴和皮肤组织的蛋白质分解，大剂量还能抑制蛋白质合成，故长期用药可致生长减慢、肌肉萎缩、皮肤变薄、骨质疏松、淋巴组织萎缩和伤口愈合延缓等。

（3）脂肪代谢：促进脂肪分解，抑制其合成。长期应用能增高血中胆固醇含量，并激活四肢皮下的脂酶，使四肢脂肪减少，还使脂肪重新分布于面部、胸、背及臀部，形成满月脸和水牛背，即向心性肥胖。

（4）水和电解质代谢：糖皮质激素有较弱的盐皮质激素样作用，能保钠排钾。增加肾小球滤过率和拮抗抗利尿激素，故可利尿。过多时还可引起低血钙，长期应用可致骨质脱钙。

2. 抗炎 糖皮质激素具有强大的抗炎作用，能对抗各种原因引起的炎症。炎症早期糖皮质激素能增高血管紧张性，减轻充血，降低毛细血管通透性，同时抑制白细胞浸润及吞噬反应，减少炎症因子释放，从而改善红、肿、热、痛等症状；炎症后期可抑制毛细血管和成纤维细胞增生，延缓肉芽组织的生成，防止粘连和瘢痕形成，减轻后遗症。但必须注意，炎症反应是机体的一种防御功能，炎症后期的反应更是组织修复的重要过程，因此，糖皮质激素在抑制炎症及减轻症状的同时也可导致感染扩散、创面愈合延迟。

3. 抗毒 细菌内毒素可致高热、乏力、食欲减退等毒血症状。糖皮质激素能提高机体对内毒素的耐受力，能迅速退热并缓解毒血症状。

4. 免疫抑制和抗过敏

（1）对免疫系统的抑制作用：糖皮质激素对免疫反应的多个环节有抑制作用。小剂量主要抑制细胞免疫，大剂量还可抑制体液免疫。

（2）抗过敏作用：抑制肥大细胞脱颗粒，减少组胺、缓激肽、5-羟色胺、慢反应物质等过敏性介质的生成，从而减轻过敏性症状。

5. 抗休克 超大剂量糖皮质激素常用于严重休克，特别是感染中毒性休克的治疗。机制可能为：①扩张痉挛收缩的血管和加强心脏的收缩力；②降低血管对某些缩血管物质的敏感性，使微循环血流动力学恢复正常，改善休克状态；③稳定溶酶体膜，减少心肌抑制因子（MDF）的形成。

6. 其他作用

（1）血液与造血系统：糖皮质激素能刺激脊髓造血功能，使血液中红细胞、血红蛋白、中性粒细胞、血小板、纤维蛋白原增多，凝血时间缩短；中性粒细胞虽然增多，但其游走和吞噬功能降低；使血液中淋巴细胞、嗜酸性粒细胞、嗜碱性粒细胞减少。

（2）消化系统：糖皮质激素能使胃酸和胃蛋白酶分泌增多，提高食欲，促进消化，但大剂量可诱发或加重溃疡。

（3）中枢神经系统：提高中枢神经系统的兴奋性，长期应用可引起欣快、激动、失眠等，偶可诱发精神失常，大剂量对儿童可致惊厥或癫痫样发作。

（4）心血管系统：增强血管对缩血管物质的敏感性，长期应用诱发高血压。

【临床应用】

1. 严重急性感染 主要用于中毒性感染或同时伴有休克者，如中毒性菌痢、中毒性肺炎、暴发型流行性脑膜炎及败血症等，在应用有效抗菌药物的同时配伍糖皮质激素辅助治疗。对细菌性严重急性感染，利用其抗炎、抗毒作用，可迅速缓解症状，帮助患者度过危险期，但必须注意以下几方面：

（1）糖皮质激素抗炎但不抗菌，在抑制炎症、降低体温、减轻症状的同时，也降低机体的免疫力，故用于细菌感染必须同时加用足量有效的抗菌药，症状缓解尽早停用糖皮质激素。

（2）病毒感染一般不用，因目前缺乏有效的抗病毒药物，用后易致感染扩散，但对重度肝炎、腮腺炎、麻疹和乙型脑炎患者用后可缓解症状。

2. 治疗炎症及防止某些炎症后遗症 主要用于人体重要器官的炎症，如结核性脑膜炎、心包炎、损伤性关节炎及烧伤后瘢痕挛缩等，早期应用糖皮质激素可抑制毛细血管和成纤维细胞的增生，抑制胶原蛋白、黏多糖的合成及肉芽组织增生，从而防止炎症后期的粘连和瘢痕形成，减轻炎症的后遗症。也用于眼科疾病如虹膜炎、角膜炎、视网膜炎和视神经炎等，应用后可迅速消炎止痛，防止角膜混浊或瘢痕粘连的发生，但角膜溃疡者禁用。

3. 免疫性疾病

（1）自身免疫性疾病：类风湿关节炎、系统性红斑狼疮、硬皮病、肾病综合征、自身免疫性贫血、风湿病、皮肌炎等，糖皮质激素可缓解症状，无根治作用，一般采用综合疗法，不宜单用，以免引起不良反应。

（2）过敏性疾病：荨麻疹、血管神经性水肿、支气管哮喘、过敏性鼻炎和过敏性休克等，治疗主要应用肾上腺素受体激动药和抗组胺药，但对严重患者，可应用糖皮质激素辅助治疗。吸入型糖皮质激素防治哮喘效果较好且安全，不良反应少。

（3）异体器官移植排斥反应：通常器官移植前1～2日口服泼尼松。若已发生排斥反应，治疗时可采用大剂量氢化可的松静脉滴注，排斥反应控制后逐渐减少剂量。若与环孢素等免疫抑制剂合用疗效更好，并可减少两药的剂量。

4. 抗休克 超大剂量糖皮质激素对各种休克都产生有利作用，特别是感染性休克效果最好，其次是过敏性休克，对心源性休克和低血容量性休克也有效。

5. 血液病 可用于急性淋巴细胞性白血病、再生障碍性贫血、粒细胞减少症、血小板减少症和过敏性紫癜的治疗，但停药后易复发。

6. 局部应用 用于接触性皮炎、湿疹、牛皮癣、神经性皮炎等，多采用氢化可的松、泼尼松龙或氟轻松软膏、霜剂或洗剂；肌肉韧带或关节损伤时，可将醋酸氢化可的松或醋酸泼尼松龙混悬液加入1%普鲁卡因注射液注射。

7. 替代疗法 用于急慢性肾上腺皮质功能减退症、脑垂体前叶功能减退症及肾上腺次全切除术后的补充。

案例 12-1

患者，男，51岁，对磺胺类药物过敏。因发热给予复方氨林巴比妥2ml肌内注射，0.9%氯化钠注射液100ml、头孢呋辛1.5g静脉滴注，5%葡萄糖注射液250ml、清开灵注射液30ml静脉滴注，数分钟后出现胸闷、濒死感，随后出现全身皮疹、腹痛、腹泻，血压90/60mmHg，心率90次/分。立即停药，给予糖皮质激素静脉滴注，逐渐好转。

问题： 1. 患者出现这些症状的原因是什么？

2. 应用糖皮质激素激素治疗的目的是什么？

【不良反应】

1. 长期大量应用引起的不良反应（图12-1）

（1）医源性肾上腺皮质功能亢进：又称类肾上腺皮质功能亢进综合征，为长期过量使用激素引起物质代谢和水盐代谢的紊乱。表现为满月脸、水牛背、多毛、皮肤变薄、水肿、低血钾、高血压、糖尿等。停药后症状可自行消失，必要时可采用对症治疗措施，如应用降压药、降糖药、氯化钾，采用低盐、低糖、高蛋白饮食等。

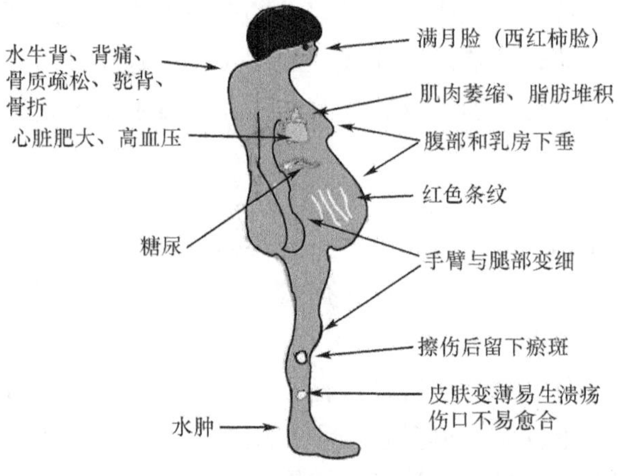

图12-1 长期应用糖皮质激素不良反应示意图

（2）诱发或加重感染：长期应用可诱发感染或使体内潜在的感染灶扩散，特别是原有疾病已使抵抗力降低患者，如白血病、再生障碍性贫血、肾病综合征等，主要原因为激素降低机体对病原微生物的抵抗力。故无有效药物可控制的感染（如病毒感染）应慎用或禁用。

（3）消化系统并发症：可刺激胃酸和胃蛋白酶的分泌，并抑制胃黏液分泌，降低胃肠黏膜的抵抗力，故诱发或加重胃、十二指肠溃疡，甚至造成消化道出血和穿孔。对少数患者可诱发胰腺炎或脂肪肝。

（4）心血管并发症：长期应用由于水钠潴留和血脂异常，可引起高血压和动脉粥样硬化。

（5）骨质疏松、肌肉萎缩、伤口愈合延缓等：与促进蛋白质分解、抑制蛋白质合成和增加钙、磷排泄有关。骨质疏松多见于儿童、绝经妇女和老人，严重者可发生自发性骨折。

（6）其他：诱发或加重糖尿病、诱发癫痫和精神失常、抑制儿童生长发育，还可引起青光眼、白内障等，偶可引起畸胎。

2. 停药反应

（1）医源性肾上腺皮质功能不全：长期应用糖皮质激素减量过快或突然停药，可引起肾上腺皮质功能不全，表现为恶心、呕吐、乏力、低血压和休克等，需及时抢救。这是由于长期使用糖皮质激素后可反馈性抑制下丘脑-垂体-肾上腺皮质轴，抑制垂体分泌ACTH，使内源性糖皮质激素分泌功能减退，导致皮质萎缩。突然停药后，如遇到应激状态（感染、创伤、手术等）时，可因体内缺乏糖皮质激素而引发肾上腺危象。停用激素后垂体分泌 ACTH 的功能需要 3～5 个月才能恢复；肾上腺皮质对 ACTH 起反应机能的恢复需要 6～9 个月，甚至长达 1～2 年。防治方法：不可骤停，停药须缓慢减量；停用糖皮质激素后连续应用 ACTH 7 日左右；在停药 1 年内如遇应激情况，应及时给予足量的糖皮质激素。

（2）反跳现象：突然停药或减量过快而致原有症状复发或加重，常需加大剂量再行治疗，待症状缓解后再逐渐减量、停药。这是由于患者对激素产生了依赖性或病情尚未控制所致。

【用药注意】

1. 氢化可的松注射液含 50%乙醇，故必须用 0.9%氯化钠注射液或 5%葡萄糖注射液稀释至 0.2mg/ml 后供静脉滴注，有中枢神经系统抑制或肝功能不全者应慎用，需用大剂量时应改用氢化可的松琥珀酸钠。氢化可的松琥珀酸钠可肌内或静脉注射，肌内注射采用深注臀大肌，且每次注射须更换部位，以免局部肌肉萎缩。

2. 长期应用糖皮质激素者，应定期检查以下项目：①血糖、尿糖；②小儿应定期监测生长和发育情况；③眼科检查，注意白内障、青光眼或眼部感染的发生；④血清电解质和大便隐血；⑤高血压和骨质疏松的检查。

【禁忌证】 抗菌药物不能控制的病毒及真菌感染、活动性结核、骨质疏松、肾上腺皮质功能亢进症、妊娠早期、骨折或创伤修复期、心肾功能不全、严重高血压、糖尿病、癫痫和精神病患者禁用。

案例 12-2

患者，女，52 岁，患支气管哮喘 20 余年。依赖糖皮质激素 10 余年。泼尼松用量最多时为 15mg，每日 4 次；最少时为 10mg，每日 2 次。就诊时仍按此量服用。患者自述年轻时身材苗条，得病以后逐渐发胖，体重 110kg，血压 160/110mmHg，满月脸，面、背部及上唇毛发粗厚，腹、臀及双大腿有紫纹，双肺可闻及哮鸣音，尿常规有微量蛋白。诊断：支气管哮喘；类 Cushing 综合征。

问题： 1. 分析此病例中糖皮质激素使用对患者带来的影响。

2. 临床中应如何正确使用糖皮质激素？

【用法及疗程】 宜根据患者、病情、药物的作用和不良反应特点确定制剂、剂量、用药方法及疗程。

1. 大剂量突击疗法 用于危重患者抢救，如严重中毒性感染及各种休克，一般疗程不超过 3 日。如用氢化可的松静脉给药，首剂 200～300mg，一日量可超过 1g。

2. 一般剂量长期疗法 多用于结缔组织病、肾病综合征、淋巴细胞性白血病、顽固性支气管哮喘等慢性病。一般开始口服泼尼松 10～20mg，每日 3 次，病情控制后逐渐减量，直至最小维持量。

3. 小剂量替代疗法 用于慢性肾上腺皮质功能不全、垂体前叶功能减退和肾上腺次全切除术后。可给予生理需要量，一般用维持量可的松每日 12.5～25mg 或氢化可的松每日 10～20mg。

4. 隔日疗法 即将一日或两日的总量在隔日早晨 7～8 时一次给予。皮质激素的分泌具有昼夜节律性，每日上午 8～10 时为分泌高峰，随后逐渐下降，午夜 12 时为最低。利用生物节律，采用隔日疗法，可减轻或避免对 ACTH 和肾上腺皮质功能的抑制，减少不良反应。一般采用中效类的泼尼松和泼尼松龙。

附：制剂与用法

药名	剂型	用法
氢化可的松	片剂：10mg、20mg	替代疗法：口服，20～30mg/d，分 2 次；药理治疗：口服，开始 60～120mg/d，分 3～4 次，维持量 20～40mg/d
	注射剂（醇型）：10mg/2ml、25mg/5ml、50mg/10ml、100mg/20ml	静脉滴注，每次 100～200mg 或更多，一日 1～2 次，临用时以等渗氯化钠注射液或 5%葡萄糖注射液 500ml 稀释
	软膏剂：1%	外用
泼尼松	片剂：5mg	口服，一般开始每次 5～15mg，一日 3～4 次，维持量 5～10mg
泼尼松龙	片剂：5mg	口服，开始 20～40mg，分 3～4 次。维持量一日 5mg
	注射剂：10mg/2ml	静脉滴注，每次 10～20mg，加入 5%葡萄糖注射液 50～500ml 中应用
曲安西龙	片剂：1mg、2mg、4mg	口服，开始 8～40mg/d，分 1～3 次，维持量 4～8mg/d
	注射剂：125mg/5ml、200mg/5ml	肌内注射，每次 40～80mg，一周 1 次。关节腔内或皮损部位注射，每次 10～25mg

续表

药名	剂型	用法
地塞米松	片剂：0.75mg	口服，开始每次0.75～1.5mg，一日3～4次，维持量0.5～0.75mg/d
	注射剂：2.5mg/0.5ml、5mg/1ml、25mg/5ml	皮下、肌内或静脉注射，每次5～10mg，一日2次
倍他米松	片剂：0.5mg	口服，开始1.5～2mg，分3～4次，维持量一日0.5～1mg
氟轻松	软膏剂、洗剂、霜剂：0.01%～0.025%	外用，一日3～4次

第2节 甲状腺激素和抗甲状腺药

甲状腺激素是维持机体正常代谢、促进生长发育所必需的，甲状腺激素分泌不足可引起甲状腺功能减退，需补充甲状腺激素进行治疗；而分泌过多则可引起甲状腺功能亢进，需抗甲状腺药物或手术治疗。

一、甲状腺激素

甲状腺激素包括甲状腺素（thyroxin，即四碘甲腺原氨酸，tetraiodothyronine，T_4）和三碘甲腺原氨酸（triiodothyronine，T_3）。甲状腺激素在外周血中大部分与甲状腺结合蛋白结合，发挥生理作用的主要是游离T_4和T_3，其中T_4约占总分泌量的90%以上，在外周脱碘酶作用下，约36%的T_4转为T_3，而T_3的生物活性是T_4的5倍左右。

考点 甲状腺激素的药理作用、临床应用、不良反应及用药注意

链 接 甲状腺激素的合成、储存和释放

甲状腺激素是在甲状腺滤泡上皮细胞内合成的。首先，血液中的碘离子（I^-）被甲状腺滤泡上皮细胞摄取，在过氧化物酶的作用下氧化成活性碘（I^0）。

此外，滤泡上皮细胞还有合成甲状腺球蛋白（TG）的功能，这种蛋白含有酪氨酸残基，也是合成甲状腺激素的原料，活性碘与酪氨酸残基发生反应，使其发生碘化，形成碘化的酪氨酸，即3-碘酪氨酸（MIT）和3，5-二碘酪氨酸（DIT）。在过氧化物酶的作用下，两分子DIT偶联生成T_4，一分子DIT与一分子MIT偶联生成T_3。

T_3和T_4合成后仍保留在甲状腺球蛋白上，储存在由滤泡上皮细胞围成的滤泡腔中，储存的激素量很大，足够机体使用50～120日。机体需要甲状腺激素时，滤泡上皮细胞就把滤泡腔中带有T_4和T_3的甲状腺球蛋白摄入细胞内部，在蛋白水解酶的作用下，T_4和T_3从甲状腺球蛋白上解离下来，释放入血液中。

【药理作用】

1. 维持正常生长发育 能促进蛋白质合成及骨骼、中枢神经系统的生长发育。幼年缺乏可造成幼儿智力低下、身材矮小的呆小病（克汀病）。成年甲状腺功能不全时，则引起黏液性水肿，表现为中枢兴奋性降低，记忆力减退。

2. 促进代谢和产热 能促进物质氧化，增加耗氧，提高基础代谢率，使产热增多。

3. 提高机体交感-肾上腺系统敏感性 可提高机体对儿茶酚胺的反应性，出现神经过敏、烦躁、震颤、心率加快及血压增高等现象。

【临床应用】 主要用于甲状腺功能减退的替代治疗。

1. 甲状腺功能减退 ①呆小病：功能减退始于胎儿或新生儿，若尽早诊治，则发育仍可维持正常，需终身治疗；②黏液性水肿：甲状腺激素治疗应从小剂量开始，逐渐增至足量。

2. 单纯性甲状腺肿 治疗取决于病因。缺碘所致者应补碘，原因不明者可给予适量甲状腺激素，以补充内源性激素的不足，缓解甲状腺代偿性增生肥大。

3. T_3 抑制试验 对摄碘率高者做鉴别诊断用。服用 T_3 后，摄碘率比用药前下降 50% 以上者为单纯性甲状腺肿，摄碘率下降小于 50%者为甲状腺功能亢进。

【不良反应】 过量可引起心悸、神经过敏、烦躁、震颤、失眠、发热等，老年和心脏病患者可发生心绞痛和心肌梗死，一旦发生，立即停药，用 β 受体阻断药对抗。

【用药注意】

1. 服药前测量心率，若心率＞100 次/分或不规则，立即报告医生。
2. 老年人和心脏病患者慎用，可发生心绞痛或心肌梗死，应加强心电监护。
3. 青少年患者可出现严重脱发，体重迅速下降，身高快速增长，注意监测身高、体重。
4. 用药期间，勿服用含碘药物及含碘高的食物（如海带、紫菜等），不可局部涂搽碘酊、碘甘油等，做含碘造影时应告知医生，需停用本药 4～6 周。

二、抗甲状腺药

甲状腺功能亢进（简称甲亢）是由多种原因引起的甲状腺激素合成分泌过多所致的一种常见内分泌疾病。甲亢可手术治疗，也可用抗甲状腺药暂时或长期治疗。目前常用的抗甲状腺药物有硫脲类、碘和碘化物、放射性碘和 β 受体阻断药四类。

（一）硫脲类

考点
硫脲类药物的药理作用、临床应用、主要不良反应及用药注意

硫脲类是最常用的抗甲状腺药，包括两类：①硫氧嘧啶类：甲硫氧嘧啶（methylthiouracil，MTU）、丙硫氧嘧啶（propylthiouracil，PTU）等；②咪唑类：甲巯咪唑（thiamazole，他巴唑）、卡比马唑（carbimazole，甲亢平）等。

【药理作用和临床应用】 硫脲类药物能与甲状腺内的过氧化物酶结合而使之失活，进而抑制酪氨酸碘化及偶联，减少甲状腺激素的生物合成。丙硫氧嘧啶还可在外周抑制 T_4 转化为 T_3。

1. 甲亢内科治疗 适用于轻症和不宜手术或放射性碘治疗者，如儿童、青少年、术后复发等。由于硫脲类对已合成的甲状腺激素无效，需待合成的激素被消耗后才能完全起效，故一般 2～3 周甲亢症状减轻，1～3 个月基础代谢率恢复正常，疗程 1～2 年。

2. 甲亢术前准备 术前给予硫脲类，使甲状腺功能恢复或接近正常，可减少麻醉和术后并发症，防止术后发生甲状腺危象。但因用药后促甲状腺激素（TSH）分泌增多，使甲状腺腺体和血管增生，故术前 2 周加用大剂量碘，以使腺体缩小、变硬，减少出血，便于手术进行。

3. 甲状腺危象 患者发生高热、虚脱、心力衰竭、肺水肿、电解质紊乱等症状，严重时可致死亡。治疗首选大剂量碘，同时采取其他综合措施，大剂量硫脲类可作辅助用药，以阻断甲状腺激素的合成。

【不良反应】 常见瘙痒、药疹等过敏反应，可见消化道反应，可引起甲状腺肿及甲状腺功能减退，最严重不良反应为粒细胞减少。

【用药注意】

1. 每日剂量分次口服，间隔时间尽可能平均。

2. 定期监测血常规和肝功能，白细胞计数低于 4×10^9/L 或中性粒细胞低于 1.5×10^9/L 时，应停药或调整用药量。出现肝功能损害应及时停药。

3. 服药期间避免摄入高碘食物和含碘药物，以免病情加重，导致疗效降低。

案例 12-3

患者，女，42 岁。1 年前出现劳累后心慌、多汗、消瘦、焦虑易怒并伴有颈部增粗等。诊断：甲状腺功能亢进。治疗措施：甲巯咪唑（10mg，2 次/日）；普萘洛尔（10mg，3 次/日）。近 5 日出现咽痛、发热症状。

问题：患者有可能出现了什么问题？如何处理？

（二）碘和碘化物

> **考点** 碘及碘化物的药理作用、临床应用

碘（iodine）和碘化物（iodide）是治疗甲状腺疾病最古老的药物。常用复方碘溶液（liguor iodine Co，又称卢戈液，Lugol’s solution），也可用碘化钾或碘化钠。

【药理作用和临床应用】 不同剂量的碘化物对甲状腺功能可产生不同的作用。

小剂量碘为合成甲状腺激素的原料，补充摄入的不足，用于治疗单纯性甲状腺肿，在食盐中加入 1∶100 000～1∶10 000 的碘化钾或碘化钠可有效预防发病。

大剂量碘通过抑制蛋白水解酶的作用，抑制甲状腺激素的释放，从而产生抗甲状腺作用。此外，大剂量碘还能抑制甲状腺过氧化物酶，从而抑制甲状腺激素的合成。主要用于：①甲亢术前准备：一般在术前 2 周给予大剂量碘，能抑制 TSH 促腺体增生的作用，使腺体缩小变韧，血管减少，利于手术进行及减少出血。②甲状腺危象：将碘化物加到 10%葡萄糖溶液静脉滴注，也可服用复方碘溶液，能降低外周血液 T_3 浓度，有助于控制甲状腺危象。

大剂量碘作用快而强，1～2 日显效，10～15 日达最大效应。若继续用药，腺泡细胞内碘离子浓度达到一定程度，碘摄取将被抑制，胞内碘离子浓度下降，从而失去抑制甲状腺激素合成的作用，甲亢症状可复发或加剧。此为碘化物不能单独用于甲亢内科治疗的原因。

【不良反应及用药注意】 不良反应较少，大多数在停药后可恢复。

1. **过敏反应** 可于用药后立即或几小时后发生，主要表现为血管神经性水肿、上呼吸道水肿及严重喉头水肿，可导致窒息。

2. **慢性碘中毒** 表现为口腔及咽喉烧灼感、唾液分泌增多、眼刺激症状等。

3. **诱发甲状腺功能紊乱** 长期服用碘化物可诱发甲亢。碘还可进入乳汁并通过胎盘，引起新生儿和婴儿甲状腺功能异常或甲状腺肿，严重者可压迫气管而致命，故孕妇及哺乳期妇女慎用。

（三）放射性碘

临床应用的是 ^{131}I，其半衰期约为 8 日。

【药理作用和临床应用】 甲状腺有高度摄碘能力，^{131}I 被甲状腺摄取后，产生的 β

射线（占 99%）在组织内的射程为 2mm，因此主要破坏甲状腺实质，很少波及周围组织，故 ^{131}I 可用于甲亢的治疗，适用于不宜手术或手术后复发及硫脲类无效或过敏者。^{131}I 既可破坏腺泡，还可降低腺泡内的淋巴细胞，使抗体减少。^{131}I 还产生 γ 射线，可在体外测得，可作为甲状腺摄碘功能的测定。

【不良反应及用药注意】 易致甲状腺功能低下，一旦发现可用甲状腺激素对抗。^{131}I 是否有致癌和诱发白血病的作用尚待确定。

（四）β 受体阻断药

考点 β 受体阻断药治疗甲亢的临床应用

β 受体阻断药是甲亢及甲亢危象的辅助治疗药物，常用普萘洛尔等。通过阻断 β 受体控制甲亢患者交感神经兴奋引起的心率加快、心肌收缩力增强等症状，也可适当减少甲状腺激素的分泌，尚能抑制外周 T_4 转化为 T_3。临床主要用于甲亢辅助治疗和甲状腺术前准备。

注意其对心血管系统和支气管平滑肌的不良反应。用药时应监测心率：心率＞80 次/分，表示甲亢症状尚未控制；心率 60～80 次/分，表示甲亢已控制，可逐渐减小剂量；心率＜60 次/分，则立即停用。

案例 12-4

患者，女，35 岁，劳累后心慌、多汗、消瘦、焦虑易怒并伴有颈部增粗等入院。体检：体温 37℃，心率 110 次/分，血压 130/80mmHg；辅助检查 FT_3 10.9pmmol/L（正常参考值：3～9pmmol/L），FT_4 446.7pmmol/L（正常参考值：9～25pmmol/L），TSH 0.005mU/L（正常参考值：0.4～3mU/L）。诊断：甲状腺功能亢进。

问题： 1. 该患者应采用何种药物内科治疗？治疗中应注意什么？

2. 该患者是否适合手术或放射性碘治疗？为什么？

附：制剂与用法

药名	剂型	用法
甲状腺激素	片剂：40mg（主要成分为 T_4 和 T_3）	治疗黏液性水肿：开始不超过一日 15～30mg，渐增至一日 90～180mg，分 3 次服，基础代谢恢复到正常（成人在-5%左右，儿童应在+5%左右）后，改用维持量（成人一般为一日 60～120mg）。单纯性甲状腺肿：开始每日 60mg，渐增至一日 120～180mg，疗程一般为 3～6 个月
碘塞罗宁	片剂：20μg	成人开始一日 10～20μg，以后逐渐增至一日 80～100μg，分 2～3 次服；儿童体重在 7kg 以下者开始一日 2.5μg，7kg 以上者开始一日 5μg，以后每隔一周，增加 5μg，维持量一日 15～20μg，分 2～3 次服
左甲状腺素钠	片剂：25μg、50μg、100μg	甲状腺肿（甲状腺功能正常者）：成人一日 75～200μg；青少年一日 50～150μg；预防甲状腺切除术后甲状腺肿复发：成人一日 75～200μg；成人甲状腺功能减退：初始剂量一日 25～50μg，间隔 2～4 周增加 25～50μg，维持剂量一日 125～250μg；儿童甲状腺功能减退：初始剂量 12.5～50μg/m² 体表面积，一日 1 次，维持剂量 100～150μg/m² 体表面积，一日 1 次；甲状腺功能亢进的辅助治疗：一日 50～100μg；甲状腺全切术后：一日 150～300μg；甲状腺抑制试验：一日 200μg
	注射剂：100μg、200μg、500μg	黏液性水肿昏迷，首剂 200～400μg，静脉注射，以后 50～100μg，直至患者清醒后改为口服

续表

药名	剂型	用法
丙硫氧嘧啶	片剂：50mg、100mg	开始剂量一日 300～600mg，分 3～4 次服；维持量 25～100mg，分 1～2 次服
甲巯咪唑	片剂：5mg、10mg	开始剂量一日 20～60mg，分 3 次服；维持量 5～10mg，分 1～2 次服，服药最短不少于 1 年
卡比马唑	片剂：5mg	开始剂量一日 15～30mg，分 3 次服，服用 4～6 周如症状缓解，改维持量一日 5～10mg
碘化钾	片剂：10mg	治疗单纯性甲状腺肿开始剂量宜小，一日 10mg，20 日为 1 个疗程，连用 2 个疗程，疗程间隔 30～40 日，1～2 个月后，剂量逐渐增大至一日 20～25mg，总疗程 3～6 个月
复方碘溶液（卢戈液）	含碘 5%、碘化钾 10%	单纯性甲状腺肿：口服一日 0.1～0.5ml，2 周为 1 个疗程，共 2 个疗程，疗程间隔 30～40 日；甲亢术前准备：口服 3～10 滴/次，一日 3 次，连服 2 周，用水稀释后服用；甲状腺危象：首次口服 2～4ml，以后每 4 小时 1～2ml，或静脉滴注，3～5ml 加于 10%葡萄糖注射液 500ml 中

第 3 节　胰岛素及口服降血糖药

糖尿病（diabetes mellitus）是由胰岛素绝对或相对不足，引起的一种以糖代谢紊乱为主的慢性综合性疾病。典型临床表现为多饮、多尿、多食和消瘦的“三多一少”症状。糖尿病主要分为两型：1 型（胰岛素依赖型，IDDM）为胰岛素分泌绝对不足所致，需外源性胰岛素治疗；2 型（非胰岛素依赖型，NIDDM）多因与正常细胞受体结合减少，胰岛素相对缺乏所致，至少占患者总数的 90%以上。20%～30%糖尿病患者需要胰岛素治疗，大多数口服降血糖药治疗即可。

考点 胰岛素的制剂分类及常用药物、药理作用、临床应用、不良反应及用药注意

一、胰岛素

链 接　胰岛素的发现

19 世纪末，有两位生理学家发现切掉犬的胰腺会使犬得糖尿病，由此证明胰腺里含有一种能够维持血糖正常的物质。1920 年，来自加拿大的外科医生班廷看到一篇文章，说结扎胰导管可以使分泌胰酶的细胞萎缩，而胰岛细胞却不受影响。这篇文章给了班廷很大启发，经过大胆尝试和艰苦研究，班廷成功地从犬的胰腺里提取出了宝贵的胰腺抽提液——胰岛素进行研究，班廷由于这一贡献获得了诺贝尔奖。1922 年，胰岛素已经在临床上得到应用。1926 年，纯化的胰岛素已经能做成结晶。1945～1955 年，英国的桑格又经过 10 年的不懈努力，终于搞清楚了胰岛素的全部化学结构，这就为胰岛素的人工合成及胰岛素分子结构与功能关系的研究奠定了基础。桑格也由于他的这项贡献获得了诺贝尔奖。

胰岛素（insulin）是由两条多肽链组成的酸性蛋白质，胰岛素制剂根据其来源分为动物胰岛素、人胰岛素和胰岛素类似物。

胰岛素口服易被消化酶破坏，口服无效，必须注射给药，皮下注射吸收快。胰岛素按作用时间特点可分为：速效胰岛素类似物、短效胰岛素、中效胰岛素、长效胰岛素（包括长效胰岛素类似物）和预混胰岛素（预混胰岛素类似物）。短效胰岛素可静脉注射，仅

限急救时用；中、长效胰岛素为混悬剂，皮下注射后在注射部位发生沉淀，缓慢释放、吸收，作用时间长，但不可静脉注射；预混胰岛素为短效和中效预先混合，一次注射，起效快，维持时间长。胰岛素制剂的分类及作用时间见表 12-2。

表 12-2　胰岛素制剂及其作用时间

分类	胰岛素制剂	起效时间（min）	峰值时间（h）	持续时间（h）
短效	胰岛素（RI）	15～60	2～4	5～8
速效胰岛素类似物	门冬胰岛素	10～15	1～2	4～6
	赖脯胰岛素	10～15	1～1.5	4～5
中效	低精蛋白锌胰岛素（NPH）	150～180	5～7	13～16
长效	精蛋白锌胰岛素（PZI）	180～240	8～10	20
长效胰岛素类似物	甘精胰岛素	120～180	无峰	30
预混胰岛素	30R　30%RI+70%NPH	30	2～12	14～24
	50R　50% RI+50%NPH	30	2～3	10～24
预混胰岛素类似物	门冬胰岛素 30 30%门冬胰岛素+70%精蛋白门冬胰岛素	10～20	1～4	14～24
	赖脯胰岛素 25R 25%赖脯胰岛素+75%精蛋白赖脯胰岛素	15	1.5～3	16～24

【药理作用】

1. 对物质代谢的影响

（1）糖代谢：加速组织细胞对葡萄糖的摄取和利用，促进糖原合成和储存，抑制糖异生，使血糖降低。

（2）脂肪代谢：减少游离脂肪酸和酮体的生成：促进脂肪合成，抑制脂肪分解，增加脂肪酸和葡萄糖的转运。

（3）蛋白质代谢：增加氨基酸转运和蛋白质合成，抑制蛋白质分解。

2. 促进钾离子转移　胰岛素与葡萄糖同用，可促使钾离子从细胞外进入细胞内，从而纠正高钾血症和细胞内缺钾。

【临床应用】

1. 糖尿病　治疗各种糖尿病。

（1）1 型糖尿病：唯一有效的药物。

（2）2 型糖尿病：饮食控制或口服降糖药未能控制者。

（3）糖尿病发生酮症酸中毒、非酮症高渗性昏迷和乳酸酸中毒等各种急性或严重并发症：应选用短效胰岛素静脉滴注，血糖下降速度控制在每小时降低 3.9～6.1mmol/L。

（4）糖尿病合并重度感染、高热、妊娠、分娩及大手术等。

2. 细胞内缺钾　合用葡萄糖、胰岛素和氯化钾溶液（极化液，GIK）静脉滴注，促进钾离子进入细胞，用于心肌梗死早期，可防止心肌病变时的心律失常，减少死亡率。

【不良反应】

1. 低血糖反应　胰岛素过量所致，出现饥饿感、眩晕、出汗、心悸等症状，严重者引起昏迷、惊厥、休克，甚至死亡。出现低血糖休克时，应立即静脉注射50%葡萄糖注射液50ml，必要时再静脉滴注5%葡萄糖注射液。

2. 过敏反应 偶有注射部位红肿、瘙痒，一般反应轻微。约25%患者出现荨麻疹、血管神经性水肿，极个别可发生过敏性休克。

3. 胰岛素抵抗 即耐受性，急性胰岛素抵抗多因并发感染、创伤、手术等应激状态所致，慢性胰岛素抵抗原因复杂，某些患者每日需胰岛素200U以上。

4. 脂肪萎缩 注射部位可出现皮下脂肪萎缩、皮下结节。长期注射胰岛素，必须有计划地更换注射部位，防止脂肪萎缩。

【用药注意】

1. 胰岛素宜在2～8℃冷藏，避光保存，冷冻结冰的胰岛素不能再解冻使用。
2. 冰箱中取出的胰岛素不能立刻使用，应使温度接近体温后方可使用。
3. 预混胰岛素使用前应慢慢颠倒8～10次，使笔芯中的药液混合均匀。

案例 12-5

患者，男，55岁。既往糖尿病史，以空腹血糖高为主，每晚睡前注射中效胰岛素12U。昨日晚上6时吃饭后去打麻将，漏注胰岛素，半夜12时回到家后补注胰岛素，凌晨3时发生心悸、震颤、惊厥，家人立即送入医院。

问题： 患者出现心悸、震颤、惊厥的原因是什么？如何防治？

考点 口服降血糖药的分类及代表药物

考点 磺酰脲类药物的降糖作用特点、临床应用

二、口服降血糖药

目前临床常用的口服降血糖药有磺酰脲类、双胍类、胰岛素增敏药、α-葡萄糖苷酶抑制药及餐时血糖调节药等。

（一）磺酰脲类

磺酰脲类药物结构和活性相似，但作用强度、起效和维持时间不同。甲苯磺丁脲（tolbutamide，D_{860}）和氯磺丙脲（chlorpropamide）是第一代磺酰脲类；第二代作用更强，但其效能与第一代相似，而不良反应较少，主要代表药有格列本脲（glyburide，优降糖）、格列吡嗪（glipizide，美吡达）、格列齐特（gliclazide，达美康）；第三代不仅可以降糖，且能改善血小板功能，代表药为格列美脲（glimepiride，科德平）。

【药理作用和临床应用】

1. 降糖作用 磺酰脲类的降血糖作用主要通过刺激胰岛B细胞释放胰岛素。本类药能降低正常人血糖，对1型糖尿病和切除胰腺的动物无效。适用于胰岛功能尚存的、单用饮食治疗不能控制的2型糖尿病。

2. 对水排泄的影响 格列本脲和氯磺丙脲有抗利尿作用，可治疗尿崩症，合用氢氯噻嗪疗效可增强。

3. 对凝血功能的影响 第三代使血小板黏附能力减弱，刺激纤溶酶原合成。

【不良反应及用药注意】 常见皮肤过敏、胃肠不适、嗜睡等。少数患者出现黄疸、肝损害、粒细胞减少，应定期检查肝功能和血常规。也可发生低血糖反应，大多发生在药物剂量过大或血糖下降后未及时减量、服药后未进食、联合应用降糖药、大量饮酒、

年老体弱和肝肾功能损害者，中长效磺酰脲类药物如格列本脲，常会导致难治性低血糖。

案例 12-6

患者，男，47 岁，既往有血脂异常病史，近日因多饮、多尿，前来就诊。查体：身高 180cm，体重 120kg，空腹血糖 9.6mmol/L，餐后血糖 13.8mmol/L，甘油三酯 4.9mmol/L，总胆固醇 5.98mmol/L，低密度脂蛋白 3.5mmol/L。诊断：2 型糖尿病，高脂血症。

问题： 1. 该患者应如何治疗？

2. 用药期间应该注意什么？

考点
双胍类药物的降糖作用特点、临床应用

（二）双胍类

临床常用的主要有二甲双胍（metformin，甲福明）和苯乙双胍（phenformin，苯乙福明）。

【药理作用和临床应用】 双胍类可促进脂肪组织摄取葡萄糖，抑制肠道吸收葡萄糖及糖原异生，抑制胰高血糖素的释放等。对正常人无降血糖作用。如果没有禁忌且能耐受，二甲双胍是 2 型糖尿病患者的首选用药。主要用于轻症糖尿病患者，尤其适用于肥胖及单用饮食控制无效者。

【不良反应及用药注意】

1. 胃肠道反应 表现为食欲不振、腹泻、口中有金属味或疲倦、体重减轻等。若反应较重，可改在餐时或餐后服用。

2. 乳酸血症 可增加无氧酵解，使乳酸产生增多，少数患者可出现酮尿或乳酸血症。

3. 低血糖 单独使用一般不会引起低血糖，与磺脲类或胰岛素合用时可发生。

考点
胰岛素增敏药的降糖作用、临床应用

（三）胰岛素增敏药

胰岛素增敏药主要为噻唑烷二酮类，如罗格列酮（rosiglitazone）、环格列酮（ciglitazone）、吡格列酮（pioglitazone）、恩格列酮（englitazone）、曲格列酮（troglitazone）等。能增强胰岛素敏感性，促进胰岛素充分利用，从而降低血糖。广泛应用于胰岛素抵抗和 2 型糖尿病的治疗。本类药物具有良好的安全性和耐受性，低血糖反应发生低。主要不良反应有嗜睡、肌肉和骨骼痛、消化道症状等。

考点
α-葡萄糖苷酶抑制药的药理作用、临床应用、不良反应

（四）α-葡萄糖苷酶抑制药

阿卡波糖（acarbose）和伏格列波糖（voglibose）

阿卡波糖和伏格列波糖在小肠上皮刷状缘与碳水化合物竞争 α-葡萄糖苷酶，以延缓碳水化合物水解及产生葡萄糖速度并延缓葡萄糖的吸收，可降低餐后高血糖。可单独应用或与其他降糖药合用。服药期间由于碳水化合物水解减少，在肠道滞留时间过长导致细菌酵解产气增加，患者可出现腹胀、腹痛、腹泻、恶心、呕吐，也可出现胃肠痉挛性疼痛、顽固性便秘等。

（五）餐时血糖调节药

瑞格列奈（repaglinide）

瑞格列奈于 1998 年作为“第一个餐时血糖调节药”上市。它是一种促胰岛素分泌药，最大优点是可以模仿胰岛素的生理性分泌。作用机制可能是通过与胰岛 B 细胞膜上的特

异受体结合，促进储存的胰岛素释放。主要用于 2 型糖尿病。

同类药物还有那格列奈（nateglinide）、米格列奈（mitiglinide）等。

考点 餐时血糖调节药的降糖作用特点、临床应用

（六）其他

胰高血糖素样肽-1 受体激动药

胰高血糖素样肽-1（glucagons like peptide-1，GLP-1）是一种肠促胰素，由肠道 L 细胞分泌，具有以下生理作用：①促进胰岛素的合成和分泌；②刺激 B 细胞增殖和分化，增加胰岛 B 细胞数量；③抑制胰岛 A 细胞胰高血糖素分泌；④促进胰岛细胞生长抑素分泌，而生长抑素又作为旁分泌激素参与抑制胰高血糖素分泌；⑤抑制食欲与摄食；⑥延缓胃内容物排空等。然而，GLP-1 在体内可迅速被二肽基肽酶-Ⅳ（DPP-Ⅳ）降解而失去生物活性，$t_{1/2}$ 不到 2 分钟，大大限制了其临床应用。

依克那肽（exenatide）为长效 GLP-1 受体激动药，目前其适应证是采用二甲双胍、硫酰脲类或两种药物联合治疗达不到目标血糖水平的患者。最常见的不良反应是胃肠反应如恶心、呕吐、腹泻等，一般为轻到中度，通常随继续用药而减轻。禁忌证包括严重的胃肠道疾病和明显的肾功能不全。

胰淀粉样多肽类似物

普兰林肽（pramlintide）是胰淀粉样多肽的一种合成类似物。研究证实，普兰林肽可以延缓葡萄糖的吸收，抑制胰高血糖素的分泌，减少肝糖生成和释放，因而具有降低糖尿病患者体内血糖波动频率和波动幅度，改善总体血糖控制的作用。普兰林肽是至今为止继胰岛素之后第二个获准用于治疗 1 型糖尿病的药物。主要用于 1 型和 2 型糖尿病患者胰岛素治疗的辅助治疗，但不能替代胰岛素。

附：制剂与用法

药名	剂型	用法
胰岛素	注射剂：400U/10ml、800U/10ml	剂量和给药次数视病情而定，通常以 24 小时内排尿糖 2～4g 给胰岛 1U；中型糖尿病患者每日需给予 5～10U，重型者每日用量在 40U 以上。一般饭前半小时皮下注射，一日 3～4 次，必要时可作静脉注射或肌内注射
门冬胰岛素	注射笔芯：300U/3ml	餐前 5～10 分钟皮下注射
低精蛋白锌胰岛素	注射剂：400U/10ml、800U/10ml	剂量视病情而定，早饭前（或加晚饭前）30～60 分钟给药，仅作皮下注射
精蛋白锌胰岛素	注射剂：400U/10ml、800U/10ml	剂量视病情而定，早饭前 30～60 分钟给药，一日 1 次，皮下注射
氯磺丙脲	片剂：100mg、250mg	治疗糖尿病：每次 0.1～0.3g，一日 1 次，待血糖降到正常时，剂量酌减至一日 0.1～0.2g，早饭前一次服。治疗尿崩症：一日 0.125～0.25g
格列本脲	片剂：2.5mg、5mg	开始每日早饭后服 2.5mg，以后逐渐增量，但每日不得超过 15mg，待增至每日 10mg 时，应分早、晚两次服，至出现疗效后，逐渐减量至每日 2.5～5mg
格列齐特	片剂：40mg、80mg	治疗宜从小剂量开始，开始每日 40mg，一日 1 次，早饭前半小时顿服。随后按情况递增至一日 160～320mg。疗效满意后改用维持量，每日 80～160mg。日剂量超过 160mg 时，分 2～3 次饭前服用
格列吡嗪	片剂、胶囊剂：2.5mg、5mg	通常开始剂量为每日 5mg，一般早餐前 30 分钟口服，根据血糖改变调整剂量，最大剂量为一日 40mg，日剂量超过 15mg 时应分次口服

续表

药名	剂型	用法
二甲双胍	片剂：0.25g	每日 0.25～0.5g，一日 3 次，饭后服。以后根据尿糖（或血糖）情况增减
罗格列酮	片剂：4mg	每次 2～4mg，一日 2 次
阿卡波糖	片剂：50mg	开始饭前口服 50mg，一日 3 次，根据血糖反应在 6～8 周后可增加到 100mg，一日 3 次，最大剂量不得超过 200mg，一日 3 次
瑞格列奈	片剂：0.5mg	开始每次 0.5mg，渐增至每次 4mg，一日 3 次，餐前服
醋酸普兰林肽	注射剂：3mg/5ml	皮下注射，每次主餐（热量≥250kcal 或碳水化合物≥30g）前给药。对于 1 型糖尿病患者，初始给药剂量应为 15μg，以后再根据患者反应逐步将维持剂量加大到 30μg 或 60μg，每次增加剂量的幅度为 15μg；对于 2 型糖尿病患者，初始剂量应为 60μg，维持剂量可加大到 120μg

第 4 节　性激素类药及避孕药

性激素（sex hormones）是指由性腺所分泌的激素，主要包括雌激素、孕激素和雄激素，属于甾体类化合物。临床应用的性激素多为人工合成品及其衍生物。性激素除可用于治疗某些疾病外，目前主要应用于避孕，常用避孕药多为雌激素与孕激素的复合制剂。

一、雌激素类药

考点 雌激素的临床应用及用药注意

雌激素（estrogen）具有广泛的生物学活性，在心血管、中枢神经、骨骼、生殖系统等的生长、发育与功能调节方面均具有重要意义。人体内雌激素主要有 3 种：雌二醇（estradiol，E_2）、雌酮（estrone，E_1）和雌三醇（estriol，E_3），其中雌二醇活性最强。常用药物有己烯雌酚（diethylstilbestrol）、炔雌醇（ethinylestradiol）、炔雌醚（quinestrol）。

【药理作用和临床应用】

1. 生殖系统　促进女性生殖系统的发育和成熟，维持女性第二性征，参与调节月经周期的形成和妊娠的过程；调控腺垂体的分泌功能，对抗雄激素的作用。临床用于卵巢功能低下、闭经、子宫发育不良、更年期综合征、功能性月经失调、原发性痛经及老年性阴道炎等。大剂量雌激素能干扰催乳素对乳腺的刺激作用，使乳汁分泌减少，可用于退乳。

2. 物质代谢　兴奋成骨细胞，增加骨骼钙盐沉积，促进骨质致密；大剂量可增加高密度脂蛋白形成，降低血清胆固醇和低密度脂蛋白。绝经期妇女可用雌激素治疗骨质疏松症及预防动脉粥样硬化。

案例　12-7

患者，女，50 岁。近 1 年月经周期延长，经量逐渐减少伴有烦躁、出汗等不适半月，既往体健，查体无异常。诊断：更年期综合征。

问题： 该患者应如何处理？

【不良反应及用药注意】

1. 常见厌食、恶心及头晕等，减少剂量或从小剂量开始逐渐增加到达治疗剂量可减轻。

2. 大剂量可引起水、钠潴留而导致水肿，故高血压患者慎用。

3. 长期大剂量使用可使子宫内膜过度增生，从而引起子宫出血，故子宫内膜炎患者慎用。

4. 对前列腺癌及绝经后乳腺癌有治疗作用，但禁用于其他肿瘤患者。绝经后雌激素替代疗法可明显增加子宫内膜癌的发病风险，若同时服用孕激素可减少其危险性。

5. 用药过程中可能有阴道突然出血或间断出血，突然出血可在增加用药量后停止。持续出血者应做检查。

二、孕激素类药

考点 孕激素的临床应用及用药注意

天然孕激素（progestogens）主要指由黄体分泌的黄体酮（progesterone，孕酮），睾丸和肾上腺皮质也能少量分泌。临床应用均系人工合成品或其衍生物，如甲羟孕酮（medroxyprogesterone，安宫黄体酮）、甲地孕酮（megestrol）、炔诺酮（norethisterone）等。

【药理作用和临床应用】 在月经后期，黄体酮在雌激素作用的基础上，促进子宫内膜继续增厚、充血、腺体增生并且产生分支，由增殖期转为分泌期，有利于受精卵的着床和胚胎的发育；在妊娠期降低子宫对缩宫素的敏感性，抑制子宫平滑肌的收缩，有保胎作用。黄体酮可与雌激素共同促进乳腺腺泡的发育，为哺乳做准备。临床用于功能性子宫出血、痛经和子宫内膜异位症、先兆流产和习惯性流产等。

【不良反应】 常见子宫出血、经量改变，甚至停经。用药过程中偶见恶心、呕吐、头痛、乳房胀痛及腹痛。炔诺酮伴有明显的雄激素活性，可引起女性胎儿男性化。肝功能不良者慎用。

【用药注意】

1. 黄体酮需避光保存，如有结晶，可加温溶解，肌内注射给药。不论水剂或油剂均有刺激性，尤其是水剂，可致疼痛，需每次更换注射部位，注射时宜深注。

2. 用药前应先做盆腔及乳房检查，并在用药期间 6～12 个月做一次检查。此外，肝功、体重、出入量、血压及脉搏均应做好检查及记录。

3. 用药期间避免紫外线光照射或长时间日晒，预防光过敏。

案例 12-8

患者，女，48 岁，因阴道大量出血 3 日就诊。既往月经规律，近 1 年多月经周期不规律，20～60 日不等；经量时多时少，经期延长，7～15 日不等。前次月经 3 个月前。本次月经 5 日前开始，最初 2 日量少，近 3 日血量明显增加，有大血块。查体：中度贫血貌。急诊诊刮。病理提示子宫内膜单纯增生。后续治疗：定期孕激素撤退。

问题： 1. 患者使用孕激素治疗的目的是什么？

2. 治疗过程有哪些用药注意事项？

三、雄激素类药

考点 雄激素的临床应用及用药注意

天然雄激素（androgens）主要是睾酮（testosterone），由睾丸间质细胞分泌。肾上腺皮质、卵巢和胎盘等也能分泌少量的睾酮。临床多使用人工合成的睾酮衍生物，如丙酸睾酮（testosterone propionate，丙酸睾丸素）、美睾酮（mesterolone）、氟甲睾酮（fluoxymesterone）等。

【药理作用和临床应用】 促进男性生殖器官的发育和成熟，形成并维持男性第二性征，促进精子的生成与成熟；明显促进蛋白质合成，减少蛋白质分解，促进肌肉增长、体重增加，同时可引起水、钠、钙、磷的潴留；刺激骨髓细胞造血功能，使红细胞生成增加。临床上对无睾症或类无睾症（睾丸功能不足）、男性性功能低下的患者，可用睾酮做替代疗法，也可用于围绝经期综合征、功能性子宫出血、再生障碍性贫血等。

【不良反应】

1. 女性男性化 女性长期应用可出现痤疮、多毛、声音变粗、闭经、乳腺退化等男性化现象。男性患者则可能发生性欲亢进。

2. 肝脏损害 可干扰肝内毛细胆管的排泄功能，如发现黄疸，应立即停止用药。

3. 水钠潴留 高血压及心力衰竭患者慎用，孕妇和前列腺癌患者禁用。

【用药注意】

1. 注射剂为油质，宜选大肌群深部注射，如有结晶析出，可加温使之溶解。

2. 注意恶心、呕吐、便秘、昏睡、肌张力降低、多尿等高钙症状。监测血钙、血磷及尿酸值；多饮水，使尿量达每日3～4L，以免发生尿结石。

3. 注意水钠潴留，限制钠入量，记出入量，每周测体重2次。如体重上升伴有下肢水肿，应减量并加用利尿药以消除水肿。

四、避孕药

考点 避孕药的分类、临床应用及用药注意

生殖过程主要包括精子和卵子的形成、成熟、排放、受精、着床及胚胎发育等多个环节，阻断了其中任何一个环节均可以达到避孕或终止妊娠的目的。避孕药是阻碍受孕或终止妊娠的一类药物。临床现用的避孕药多为女用避孕药。

（一）抑制排卵的避孕药

本类药物多数为不同类型的雌激素和孕激素配伍组成的复方制剂，具有高度有效、使用方便、停药后恢复生育能力快、调节月经周期、降低某些癌症发病率等优点。

【药理作用】

1. 抑制排卵 外源性雌激素通过负反馈机制抑制下丘脑促性腺激素释放激素（GnRH）的释放，减少卵泡刺激素（FSH）的分泌，使卵泡的生长成熟过程受到抑制，同时孕激素又可抑制黄体生成素（LH）的释放，两者发生协同作用而进一步抑制排卵的发生。用药期间避孕成功率可高达90%以上。

2. 抗着床 抑制子宫内膜的正常增殖，促使其逐渐萎缩，最终使受精卵着床困难。

3. 增加宫颈黏液的黏稠度 使精子不易进入宫腔。

4. 其他 影响子宫及输卵管平滑肌的正常生理活动，使受精卵难以在适当的时间到达子宫；另外，还可抑制黄体内甾体激素的生物合成等。

【分类及临床应用】 按给药途径分为口服避孕药、注射避孕药、缓释剂及多相片剂四类。

1. 口服避孕药 包括短效、长效和探亲避孕药。

（1）短效口服避孕药：如复方炔诺酮片、复方甲地孕酮片及复方炔诺孕酮片等。从月经周期第5日开始，每晚服药1片，连服22日，其间不能间断。一般于停药后2～4日就可能发生撤退性的出血，并且形成人工月经周期。下次服药仍然需要从月经来潮的第5日开始。如停药7日后仍然没有月经来潮，则应立即开始服用下一周期的药物。一旦发生漏服时，应于24小时内补服1片。短效避孕药避孕效果良好，避孕成功率可高达99.5%。

（2）长效口服避孕药：如复方甲基氯地孕酮片、复方炔诺孕酮片等。从月经来潮第5日服用第1片，最初两次间隔时间为20日，以后每个月服用1次，每次服用1片，避孕成功率可高达98%。

（3）探亲口服避孕药：如孕三烯酮、醋炔诺醚、左炔诺孕酮等，在探亲期间临时服用，避孕效果良好，成功率可高达99.5%以上，但其一般不作为常规避孕药物使用。

2. 长效注射避孕药

（1）单纯孕激素长效注射制剂：将甲羟孕酮（150mg）做成微晶水混悬液，首次于月经周期第5日注射，之后每3个月注射1次。将庚炔诺酮（200mg）做成油剂，首次在月经周期第5日注射，之后每两个月注射1次，避孕有效率可高达99.7%。

（2）复方甾体长效注射剂：复方甲地孕酮注射液为微晶水混悬液，复方己酸孕酮注射液为油剂。首次在月经周期第5日注射，在第7日注射第2次，以后每个月在月经周期第10～12日注射1次，按照月经周期给药并且不能间断。

3. 缓释剂 将孕激素（甲地孕酮、炔诺孕酮和孕三烯酮等）放在以聚二甲基硅氧烷等硅橡胶为材料制成的阴道环、宫内避孕器内，分别置入阴道、宫腔内，使药物缓慢释出，从而达到长期的避孕作用。

4. 多相片剂 为了使服用者的性激素水平近似正常的月经周期水平，并减少月经期间出血的发生率，可将避孕药物制成多相片剂，如炔诺酮双相片和炔诺孕酮三相片等。这种服药方法更符合人体内源性激素的变化规律，临床效果更好。

【不良反应及用药注意】

1. 类早孕反应 多在用药初期，由雌激素引起，可出现头晕、恶心、择食、乳房胀痛等。一般在连续用药2～3个月后可减轻或消失。

2. 闭经和乳汁减少 1%～2%女性用药后可发生闭经，如果服药后连续两个月发生闭经，则应立即停止用药。少数哺乳期妇女用药后则可引起乳汁减少。

3. 子宫不规则出血 常发生于用药后最初几个周期，可加服炔雌醇。

4. 凝血功能亢进 可引起血栓性静脉炎和血栓栓塞，如肺栓塞和脑血管栓塞等。有血栓形成倾向者慎用。

5. 其他 可能出现痤疮、皮肤色素沉着、体重增加、血压升高等。

（二）其他避孕药

1. 紧急避孕药 是指在无防护性生活或避孕失败后的一段时间内，为了防止妊娠而采用的避孕方法，房事后72小时内有效，妊娠率小于2%。紧急避孕药通过抑制、延迟排卵，并调整子宫内膜的状态，阻止孕卵着床，还能使宫颈黏液稠度增加，精子穿透阻力增大，有效发挥速效避孕作用。不良反应有恶心、呕吐、不规则阴道出血及月经周期改变等，故紧急避孕药只能偶尔使用，不能代替常规避孕方法。

2. 抗早孕药 指终止早期妊娠的药物，如米非司酮（mifepristone）。口服能拮抗孕激素活性，一般在妊娠早期使用，可破坏子宫蜕膜，使子宫平滑肌的收缩作用增强，宫颈发生软化、扩张，从而诱发流产。在临床上用于抗早孕、房事后紧急避孕，也可以用于诱导分娩。少数用药者可能发生严重出血，应当在医师指导下用本类药物。。

3. 男性避孕药 棉酚（gossypol）是棉花根、茎和种子中所含的一种黄色酚类物质。临床应用的制剂有乙酸棉酚、甲酸棉酚、普通棉酚等。棉酚可破坏睾丸曲细精管的生精上皮，从而使精子数量减少，直至完全无精子生成。停药后可逐渐恢复。如每天服用20mg棉酚，连服2个月即可达到节育标准，避孕有效率可高达99%以上。不良反应有胃肠道刺激症状、肝功能改变等，但因为棉酚可引起不可逆性精子生成障碍，从而限制了棉酚作为常规避孕药的使用。

4. 外用避孕药 常用的外用避孕药多是一些具有较强杀精功能的药物，可以被制成胶浆或栓剂等剂型。将此类药物放入阴道后，药物可自行发生溶解并同时分散在子宫颈表面和阴道壁，发挥杀精作用，从而达到避孕的目的。这种避孕方法的副作用很小，极少产生全身性反应。例如，0.2%的孟苯醇醚（menfegol）溶液就可以迅速杀死精子，将该药放入阴道深部就能够快速溶解从而发挥杀精作用，并且同时可以形成黏液，阻碍精子的运动。杀精剂使用简便，不会影响人体生理状态的内分泌功能，但杀精剂的避孕失败率明显高于其他的屏障避孕法。

附：制剂与用法

药名	剂型	用法
己烯雌酚	片剂：0.5mg、1mg、2mg 阴道栓剂：0.1～0.5mg	用于卵巢功能不全、垂体功能异常的闭经或绝经期综合征：一日量不超过0.25mg；用于人工周期：一日0.25mg，连服20日，待月经后再服，用法同前，共3周，或先用己烯雌酚每次1mg，每晚1次，连用22日，于服药后第16日开始肌内注射黄体酮10mg，共5日
炔雌醇	片剂：0.02mg、0.05mg、0.5mg	口服：性腺发育不全：一次0.02～0.05mg，每晚一次，连服3周，第三周配用孕激素进行人工周期治疗，可用1～3个周期；更年期综合征：一日0.02～0.05mg，连服21日，间隔7日再用，有子宫的妇女，于周期后期服用孕激素10～14日；乳腺癌：一次1mg，一日3次；前列腺癌：一次0.05～0.5mg，一日3～6次
黄体酮	注射剂：10mg/ml、20mg/ml	肌内注射，先兆流产或习惯性流产：每日10～20mg；检查闭经的原因：每日10mg，共3～5日，停药后2～3日若见子宫出血，说明闭经并非由于妊娠
甲睾酮	片剂：5mg、10mg	舌下给药或口服，每次5～10mg，一日1～2次
丙酸睾酮	注射剂：10mg/ml、25mg/ml、50mg/ml	肌内注射，一日10～50mg，每周1～3次
米非司酮	片剂：25mg	口服，顿服每次200mg，或每次25mg，一日2次，连服3日
复方炔诺酮片	每片含炔诺酮0.6mg，炔雌醇0.035mg	口服，从月经周期第5日开始用药，一日1片，连服22日，不能间断，服完等月经来后第5日继续服药

续表

药名	剂型	用法
复方甲地孕酮片	每片含甲地孕酮 1mg、炔雌醇 0.035mg	口服，一日 1 片，月经第 5 日开始，每晚 1 次，连服 22 日，如停药后 7 日仍不来月经，应立即开始下一疗程
炔诺酮片	每片含炔诺酮 5mg	于同居前一日或者当日中午起服用 1 片，此后每晚服 1 片，至少连服 10～14 日，如果需要，可以接着改服短效口服避孕药

自测题

一、选择题

A_1/A_2 型题

1. 严重肝功能不良的患者需用糖皮质激素时，不宜选用
   A. 泼尼松　B. 泼尼松龙
   C. 氢化可的松　D. 地塞米松
   E. 倍他米松
2. 治疗暴发型流脑时，辅助应用糖皮质激素的目的是
   A. 增强机体的防御能力
   B. 增强抗菌药的杀菌作用
   C. 直接抑制病原菌生长繁殖
   D. 直接中和细菌内毒素
   E. 增强机体对有害刺激的耐受力
3. 糖皮质激素类药不具有的作用是
   A. 兴奋中枢　B. 免疫抑制
   C. 抗炎　D. 抗菌
   E. 抗休克
4. 糖皮质激素治疗过敏性支气管哮喘的主要机制是
   A. 抑制抗原-抗体反应引起的炎症过程
   B. 抑制抗体生成
   C. 扩张支气管平滑肌
   D. 干扰抗体参与免疫过程
   E. 以上均不是
5. 不宜用糖皮质激素治疗的疾病是
   A. 严重传染性肝炎　B. 结核性胸膜炎
   C. 水痘　D. 肾病综合征
   E. 急性严重感染性疾病
6. 下列哪种疾病可用糖皮质激素治疗
   A. 病毒感染　B. 库欣综合征
   C. 感染性休克　D. 消化性溃疡
   E. 糖尿病
7. 下列哪种疾病可用糖皮质激素治疗
   A. 严重哮喘伴高血压
   B. 真菌感染
   C. 癫痫患儿因苯巴比妥引起过敏反应
   D. 急性淋巴细胞性白血病
   E. 肾上腺皮质功能亢进症
8. 长期使用糖皮质激素突然停药可发生
   A. 类肾上腺皮质功能亢进
   B. 继发性糖尿病或高血压
   C. 反跳现象
   D. 肾上腺皮质萎缩
   E. 诱发和加重感染
9. 糖皮质激素隔日一次给药可避免
   A. 反跳现象
   B. 类肾上腺皮质功能亢进
   C. 减少诱发感染的机会
   D. 对激素的依赖性
   E. 反馈性抑制下丘脑-垂体-肾上腺皮质功能
10. 糖皮质激素诱发或加重感染的主要原因是
    A. 患者对激素不敏感
    B. 激素用量不足
    C. 激素能直接促进病原微生物繁殖
    D. 激素抑制免疫反应，降低机体抵抗力
    E. 使用激素时未能应用有效抗菌药物
11. 糖皮质激素隔日疗法的给药时间最好是在隔日的
    A. 早晨 5～6 时　B. 早晨 7～8 时
    C. 中午 12 时　D. 下午 2～3 时
    E. 晚上 8～10 时
12. 糖皮质激素治疗系统性红斑狼疮的主要机制是
    A. 抗休克，改善循环
    B. 抑制过敏反应

C. 控制炎症，抑制免疫反应
D. 降低内毒素的反应
E. 抑制炎症感染

13. 糖皮质激素用于感染性疾病时必须
A. 逐渐加大剂量
B. 加用促肾上腺皮质激素
C. 与足量有效的抗菌药合用
D. 用药至症状改善后一周以巩固疗效
E. 防止诱发应激性溃疡

14. 不可应用糖皮质激素治疗的疾病是
A. 重症哮喘
B. 湿疹
C. 糖尿病
D. 传染性非典型肺炎（SARS）
E. 急性淋巴细胞性白血病

15. 糖皮质激素引起骨折和骨质疏松的原因是
A. 使甲状旁腺激素分泌增加
B. 对抗维生素 D 的作用
C. 蛋白质分解代谢增加及促进钙、磷的排泄
D. 对抗生长素的作用
E. 升高血糖

16. 糖皮质激素全身应用时不良反应较多但并不引起
A. 水肿　B. 高血压　C. 高血钾
D. 骨质疏松　E. 感染加重

17. 患者，女，50 岁，有轻度甲状腺功能亢进病史 2 年，并患有支气管哮喘，应用下列药物半年，出现皮肤变薄、多毛、尿糖。可能是下列哪一药物的不良反应
A. 卡比马唑　B. 曲安西龙
C. 沙丁胺醇　D. 丙硫氧嘧啶
E. 氨茶碱

18. 患者，女，20 岁，因低热，腹痛就诊。查体：移动性浊音阳性，右下腹及脐下触及不易推动肿块，确诊为结核性腹膜炎，什么情况下可合用糖皮质激素
A. 在抗结核药物治疗前
B. 严重结核毒性症状
C. 停用抗结核药物治疗后
D. 并肠梗阻者
E. 诊断未确定者，可试用观察疗效

19. 幼儿期甲状腺激素缺乏可导致
A. 呆小病　B. 先天愚型
C. 猫叫综合征　D. 侏儒症
E. 甲状腺功能低下

20. 治疗黏液性水肿的药物是
A. 甲巯咪唑　B. 卡比马唑
C. 小剂量碘剂　D. 甲状腺激素
E. 丙硫氧嘧啶

21. 甲状腺制剂不适用于
A. 黏液性水肿　B. 呆小病
C. 单纯性甲状腺肿　D. 甲状腺危象
E. 甲状腺功能低下

22. 甲亢术前准备的正确给药应是
A. 先给碘化物，术前 2 周再给硫脲类
B. 先给硫脲类，术前 2 周再给大剂量碘剂
C. 先给硫脲类，术前 2 周再给小剂量碘剂
D. 只给碘化物
E. 只给硫脲类

23. 能使甲状腺缩小变硬的药物是
A. 丙硫氧嘧啶　B. 普萘洛尔
C. 复方碘溶液　D. 甲状腺素
E. 氢化可的松

24. 甲亢患者术前服用丙硫氧嘧啶，出现甲状腺肿大时如何处理
A. 停服丙硫氧嘧啶
B. 丙硫氧嘧啶减量，加服甲状腺激素
C. 加服大剂量碘
D. 停服丙硫氧嘧啶，改用甲巯咪唑
E. 加服普萘洛尔

25. 甲状腺危象的处理宜采用
A. 先用硫脲类后加大剂量碘
B. 大剂量碘合用硫脲类
C. 大剂量碘单用
D. 小剂量碘剂长期使用
E. 甲硫氧嘧啶单用

26. 硫脲类药物最严重的不良反应是
A. 粒细胞缺乏　B. 肾损害
C. 致畸　D. 过敏反应
E. 诱发甲状腺肿

27. ^{131}I 对甲亢的治疗是通过
A. 放出反射线，破坏甲状腺实质
B. 放出 β 射线，破坏甲状腺实质
C. 放出 γ 射线，破坏甲状腺实质
D. 放出 β 射线，破坏腺体内的甲状腺激素
E. 放出 γ 射线，破坏腺体内的甲状腺激素

28. 患者，女，28岁，患甲亢。入院时体温37℃，脉搏101次/分，血压130/70mmHg，拟行双侧甲状腺次全切除术，术前按常规服碘剂。患者术前服用碘剂的目的是
A. 抑制甲状腺激素合成
B. 使甲状腺萎缩
C. 减慢心率
D. 增加体重
E. 稳定情绪
29. 患者，女，18岁。2个月前诊断为甲亢，服用抗甲状腺药物，近3日出现高热、咽痛等症状，应警惕患者可能发生
A. 肝脏损害　B. 药物热
C. 药物过量　D. 粒细胞缺乏
E. 药物用量不足
30. 胰岛素最常用的给药途径是
A. 口服　B. 皮下注射
C. 肌内注射　D. 静脉注射
E. 吸入
31. 关于胰岛素的作用，错误的是
A. 促进脂肪合成，抑制分解
B. 抑制蛋白质合成，抑制氨基酸进入细胞
C. 促进葡萄糖利用，抑制糖原分解
D. 促进K^+进入细胞，降低血K^+浓度
E. 以上均非
32. 胰岛素中加入鱼精蛋白的目的是
A. 增加溶解度，提高生物利用度
B. 形成复合物，减慢释放、吸收
C. 收缩血管，减慢吸收
D. 减轻对注射部位的刺激性
E. 降低排泄速度，延长作用时间
33. 下列哪种糖尿病不需选用胰岛素
A. 幼年型重型糖尿病
B. 合并重症感染的糖尿病
C. 轻、中度2型糖尿病
D. 需手术的糖尿病患者
E. 妊娠期糖尿病
34. 糖尿病酮症酸中毒时宜采用
A. 普通胰岛素　B. 甲苯磺丁脲
C. 苯乙双胍　D. 精蛋白锌胰岛素
E. 珠蛋白锌胰岛素
35. 用胰岛素治疗过程中若出现饥饿、心悸、昏迷、震颤、惊厥，应立即给予
A. 肾上腺素皮下注射
B. 异丙嗪肌内注射
C. 氢化可的松肌内注射
D. 50%葡萄糖静脉注射
E. 胰岛素皮下注射
36. 磺酰脲类药物降血糖作用的主要机制是
A. 刺激胰岛B细胞释放胰岛素
B. 增加胰岛中胰岛素的合成和释放
C. 减少肝组织对胰岛素的降解
D. 减少胰岛A细胞合成和释放胰高血糖素
E. 增加葡萄糖利用，减少肠道对葡萄糖的吸收
37. 下列引起胰岛素急性耐受性的诱因中，哪一项是错误的
A. 并发感染　B. 手术或创伤
C. 情绪激动　D. 酮症酸中毒
E. 合并高血压
38. 下列降血糖药中对尿崩症有效的是
A. 格列齐特　B. 氯磺丙脲
C. 瑞格列奈　D. 胰岛素
E. 阿卡波糖
39. 易引起乳酸性酸血症的药物是
A. 阿卡波糖　B. 格列本脲
C. 甲苯磺丁脲　D. 二甲双胍
E. 瑞格列奈
40. 阿卡波糖降糖作用机制是
A. 与胰岛B细胞受体结合，促进胰岛素释放
B. 提高靶细胞膜上胰岛素受体数目和亲和力
C. 抑制胰高血糖素分泌
D. 在小肠上皮竞争性抑制α-葡萄糖苷酶，使葡萄糖生成减慢
E. 促进组织摄取葡萄糖，使血糖水平下降
41. 需要和第一口饭嚼服的口服降糖药是
A. 氯磺丙脲　B. 格列齐特
C. 格列本脲　D. 二甲双胍
E. 阿卡波糖
42. 患者，男，55岁，2型糖尿病5年，控制饮食无效，体重超重，过度肥胖，选下列哪种降糖药最佳
A. 格列齐特　B. 格列本脲
C. 二甲双胍　D. 甲苯磺丁脲
E. 胰岛素
43. 患者，男，56岁，有糖尿病史15年。近日并发肺炎，呼吸35次/分，心率105次/分，血压

160/90mmHg，呼出气体有丙酮味，意识模糊，尿酮呈强阳性，血糖 500mg/dl。处置药物应选用

A. 丙硫氧嘧啶　　B. 糖皮质激素
C. 胰岛素　　D. 格列齐特
E. 大剂量碘

44. 患者，女，47 岁，有 10 年糖尿病史。近一年来并发肺结核，并经常患肺炎或支气管炎，注射下列药物治疗后，造成了注射部位出现硬结及皮下脂肪萎缩，试分析是哪一药物所引起

A. 肌内注射青霉素
B. 肌内注射链霉素
C. 静脉滴注哌拉西林
D. 皮下注射胰岛素
E. 静脉滴注头孢他啶

45. 有关孕激素的作用，错误的描述是

A. 可降低子宫对缩宫素的敏感性
B. 与雌激素一起促使乳腺腺泡发育
C. 抑制 LH 分泌
D. 有抗利尿作用
E. 有抗醛固酮作用

46. 雌激素禁用于

A. 有出血倾向的子宫肿瘤
B. 绝经 5 年以上的乳腺癌
C. 前列腺癌
D. 功能性子宫出血
E. 青春期痤疮

47. 有关雌激素作用的错误描述是

A. 增加骨骼钙盐沉积
B. 有水钠潴留作用
C. 增加肾小管对抗利尿激素的敏感性
D. 提高血浆低密度脂蛋白和胆固醇
E. 增加子宫平滑肌对缩宫素的敏感性

48. 回乳宜选用

A. 炔诺酮　　B. 黄体酮
C. 己烯雌酚　　D. 甲睾酮
E. 苯丙酸诺龙

49. 卵巢功能不全和闭经宜选用

A. 黄体酮　　B. 甲基睾丸素
C. 氯米芬　　D. 己烯雌酚
E. 双醋炔诺醇

50. 己烯雌酚可用于

A. 先兆流产　　B. 绝经期前乳腺癌
C. 前列腺癌　　D. 骨髓造血功能低下
E. 肾上腺皮质功能减退

51. 黄体酮可用于

A. 先兆流产　　B. 绝经期前乳腺癌
C. 前列腺癌　　D. 骨髓造血功能低下
E. 肾上腺皮质功能减退

52. 再生障碍性贫血宜选用

A. 炔诺酮　　B. 丙酸睾酮
C. 炔雌醇　　D. 氯米芬
E. 黄体酮

53. 属于长效口服避孕药的是

A. 甲地孕酮片　　B. 炔诺酮片
C. 复方炔诺酮片　　D. 复方氯地孕酮片
E. 复方炔诺孕酮甲片

54. 主要抑制排卵的避孕药是

A. 甲基睾丸素
B. 雌激素与孕激素复方制剂
C. 大剂量炔诺酮
D. 己烯雌酚
E. 前列腺素

二、简答题

1. 简述糖皮质激素的不良反应。
2. 糖皮质激素的隔日疗法的概念及理论依据是什么？
3. 比较硫脲类和大剂量碘剂的作用特点和临床应用。
4. 大剂量碘剂用于甲状腺术前准备的意义是什么？
5. 比较胰岛素和常用口服降糖药的降血糖作用特点。
6. 胰岛素过量会产生什么不良反应？如何防治？

（马建慧）

第 13 章

抗微生物药

第 1 节　概　　述

对病原微生物、寄生虫或肿瘤细胞所致疾病的药物治疗称为化学治疗（chemotherapy，简称化疗）。用于化学治疗的药物称化学治疗药物（chemotherapeutic drug）。化学治疗药物包括抗微生物药、抗寄生虫药和抗恶性肿瘤药。抗菌药、抗真菌药和抗病毒药属于抗微生物药。

考点　药物、机体和病原体之间相互作用

在应用抗微生物药时应注意机体、病原体和药物三者之间的关系（图 13-1）。在防治感染性疾病时，应重视机体的防御功能，增强机体的抵抗能力；也要注意药物不良反应，延缓病原体耐药性的产生。

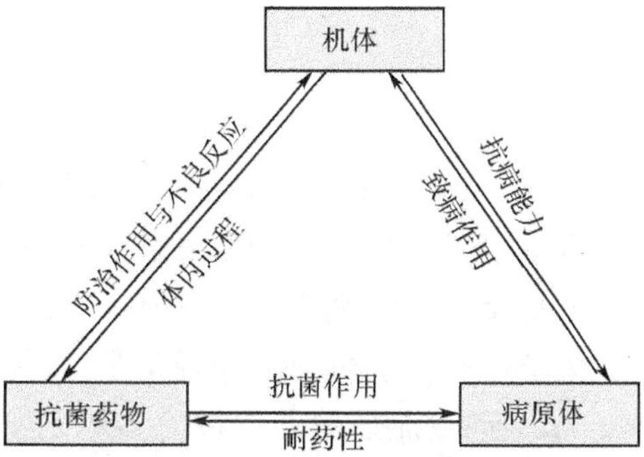

图 13-1　机体、抗菌药物及病原体的相互作用

一、常用术语

考点　抗生素、抗菌谱、抑菌药、杀菌药、抗菌活性、化疗指数、抗菌后效应的概念

1. **抗菌药**（antibacterial drug）　是一类能抑制或杀灭细菌，用于防治细菌感染性疾病的药物，包括抗生素和人工合成抗菌药物。

2. **抗生素**（antibiotics）　指某些微生物在代谢过程中产生的具有抑制或杀灭其他病原微生物作用的化学物质，包括天然抗生素和人工半合成抗生素。

3. **抗菌谱**（antimicrobial spectrum）　即抗菌药物的抗菌范围。根据抗菌范围的大小可将药物分为窄谱抗菌药和广谱抗菌药。前者仅对单一菌种或菌属细菌有效；后者不仅作用于革兰氏阳性菌、革兰氏阴性菌，且对衣原体、支原体、立克次体等也有作用。

4. **抑菌药**（bacteriostatic drug）**和杀菌药**（bactericidal drug）　仅抑制细菌生长繁殖而无杀灭作用的药物称为抑菌药。不仅抑制细菌生长繁殖，而且具有杀灭细菌作用的药物称为杀菌药。

5. **抗菌活性**（antibacterial activity）　抗菌药物抑制或杀灭细菌的能力。常以最低抑菌浓度（MIC）及最低杀菌浓度（MBC）表示。MIC 是指在体外试验中能抑制培养基内细菌生长的最低药物浓度；MBC 是指能杀灭培养基内细菌的最低药物浓度。

6. **化疗指数**（chemotherapeutic index，CI）　评价化疗药物安全性的重要指标。一般用动物的半数致死量与半数有效量之比表示，即 $CI=LD_{50}/ED_{50}$。化疗指数越大，表明药物的安全性越好。但应注意，某些药物如青霉素，化疗指数很大，几乎对机体无毒性，但可能发生过敏性休克这种严重不良反应。

7. **抗菌后效应**（post antibiotic effect，PAE）　指抗菌药物发挥抗菌作用后，血药浓度低于最低抑菌浓度或被消除之后，细菌生长仍受到持续抑制的现象，也称抗生素后效应。抗菌后效应对制定给药方案有重要指导意义。

二、抗菌药物的作用机制

考点 抗菌药物的作用机制

抗菌药的作用机制主要通过干扰病原体的生物化学代谢过程而达到抑菌或杀菌作用。细菌结构与抗菌药作用机制见图 13-2。

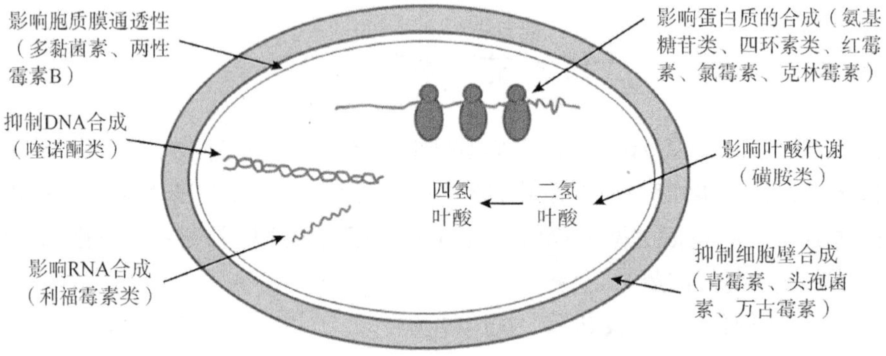

图 13-2 细菌结构与抗菌药作用机制示意图

1. 抑制细菌细胞壁合成 细菌细胞壁位于细胞质膜外，其基础成分是肽聚糖，又称黏肽，青霉素类和头孢菌素类抗生素作用于胞质膜上的青霉素结合蛋白（penicillin binding protein，PBPs），抑制转肽酶的转肽作用，阻碍黏肽的合成，导致细胞壁的缺损，丧失屏障作用，使细菌细胞肿胀、变形、破裂而死亡。

2. 改变胞质膜通透性 多黏菌素具有表面活性作用，能选择性地与革兰氏阴性菌胞质膜中的磷脂结合，制霉菌素、两性霉素 B 则与真菌胞质膜上的固醇类物质结合，从而影响胞质膜功能，使其通透性增加，菌体内重要成分外漏，导致菌体死亡。

3. 抑制蛋白质合成 氨基糖苷类抗生素通过影响蛋白质合成的全过程，起到杀菌作用；四环素类可与核糖体 30S 亚基结合；大环内酯类、氯霉素和林可霉素类可与 50S 亚基结合，从而使蛋白质合成受抑制。

4. 影响核酸和叶酸代谢 喹诺酮类通过抑制细菌 DNA 回旋酶，阻碍 DNA 复制，利福霉素类通过抑制 DNA 依赖的 RNA 多聚酶，干扰转录过程，从而抑制细菌核酸合成而呈现抗菌作用。磺胺类与甲氧苄啶可妨碍细菌叶酸代谢，从而导致核酸合成受阻，导致细菌生长繁殖受到抑制。

三、细菌耐药性

案例 13-1

患者，女，因泌尿道感染反复使用抗生素治疗，后应用剂量增加，但其抗菌作用减弱甚至消失。

问题： 1. 患者可能产生了什么现象？
2. 产生该现象的机制是什么？
3. 如何防止产生该现象？

细菌耐药性是指细菌与抗菌药多次接触后，细菌对药物的敏感性下降甚至消失的现象。细菌仅对一种抗菌药产生耐药称单药耐药，细菌同时对两种以上抗菌药产生耐药称多重耐药。若细菌对某种抗菌药物产生耐药性后，对其他结构相似或作用性质相同的药物也同样耐药，称为交叉耐药性。随着抗菌药的广泛应用，细菌的耐药性也日趋严重。细菌主要通过以下几条途径产生耐药性。

1. 产生灭活酶 灭活酶包括水解酶和钝化酶两种，通过破坏抗菌药物结构而使抗菌药失去活性。例如，金黄色葡萄球菌产生β-内酰胺酶可使青霉素类和头孢菌素类抗生素的β-内酰胺环水解而失活；钝化酶可使氨基糖苷类抗生素的化学结构发生改变，从而引起耐药性。

2. 改变胞质膜通透性 细菌可通过多种方式阻止抗菌药透过胞质膜进入菌体内。例如，革兰氏阴性菌可通过细胞膜上的膜孔蛋白数量减少或孔径减小而使进入细菌的药物量减少。

3. 改变抗菌药物作用的靶位蛋白 细菌可通过改变靶位蛋白的结构，降低与抗菌药的亲和力。例如，链霉素在30S亚基上的作用靶位P10蛋白质的构象变化，青霉素作用靶位PBPs的改变，均使药物不易与之结合而产生耐药。

4. 细菌代谢途径改变 细菌通过改变自身代谢途径而产生耐药。例如，细菌可通过直接利用外源性的叶酸而对磺胺类药物产生耐药。

链 接 耐药基因的转移与多重耐药性

获得性耐药性可通过转导、转化、接合等水平转移方式将耐药性从供体细胞转移给其他细菌。由于耐药基因的多种方式在同种和不同种细菌之间转移，促进了耐药性及多重耐药性的发生。多重耐药性已成为一个世界范围内的问题，即使药物研究在不断进步，仍然追不上耐药性产生的速度。如临床医师不能通过严格掌握使用抗菌药的适应证、合理使用抗菌药有效降低抗菌药耐药性的发生率，在不久的将来将可能出现细菌感染性疾病无药可用的局面。

四、抗菌药物的合理应用

随着抗菌药的广泛应用，特别是滥用，给感染性疾病的治疗带来十分严重的问题，如毒性反应、过敏反应、二重感染、耐药性等。因此，合理应用抗菌药，以便控制各种细菌感染性疾病，又不引起显著不良反应，同时降低或延缓细菌耐药性的产生，延长抗菌药的使用寿命。合理应用抗菌药要注意以下几点：

1. 尽早明确病原学诊断 对感染性疾病正确的细菌学诊断是合理选用抗菌药的先决条件。必要时可进行药物敏感试验，供临床选药参考。

2. 按适应证选药 每种抗菌药有不同的抗菌谱，即使抗菌谱相同，也会存在药效学和药动学的差异，故各种抗菌药临床适应证有所不同。此外，选药还应考虑患者的全身情况和肝肾功能、细菌对拟选药物产生耐药性的可能、药物的不良反应、药物价格等多方面的因素，再做出合理的用药选择。

3. 严格控制预防性用药 不恰当的预防用药可引起病原菌高度耐药，甚至发生继发感染而难以控制。预防性用药仅限于实践证实确实有效的少数情况，如苄星青霉素常用于风湿性心脏病患儿，以防风湿热的发作，常需数年预防用药，直到病情稳定。

4. 抗菌药的联合应用 下列情况可考虑联合用药：①致病菌未明的感染，为扩大抗菌谱，可联合用药，待明确细菌诊断后再调整用药方案。②单一药物不能控制的混合感染或严重感染，如腹膜脏器穿孔所致腹膜感染、细菌性心内膜炎或败血症。③结核病、慢性骨髓炎等需长期用药治疗的感染。④两性霉素 B 治疗隐球菌脑炎时合用氟胞嘧啶，以减少前者的毒性反应。⑤感染部位为一般抗菌药不易渗入者，如青霉素治疗细菌性脑膜炎时加入磺胺嘧啶等。

5. 防止抗菌药的不合理使用 ①抗菌药物对病毒感染通常无效，一般不应使用。②对发热原因不明者不宜使用抗菌药，以免掩盖症状和难以检出病原体而延误治疗。③除皮肤感染外，应避免皮肤黏膜局部应用抗菌药，否则可引起过敏反应及耐药菌株产生。④注意用药剂量和疗程，剂量过小达不到治疗作用且易产生耐药性；剂量过大会产生严重不良反应；疗程过短易导致疾病复发或转为慢性感染。

6. 注意肝肾功能减退者的应用 肝功能不良时，应避免使用经肝脏代谢而对肝脏有损害的抗菌药如氯霉素。肾功能不良时，应避免使用经肾排泄而对肾有损害的抗菌药如氨基糖苷类。

第 2 节 β-内酰胺类抗生素

β-内酰胺类抗生素是指化学结构中含有 β-内酰胺环的一类抗生素。其包括青霉素类、头孢菌素类、非典型 β-内酰胺类和 β-内酰胺酶抑制剂。

考点 青霉素的抗菌作用、临床应用、不良反应及用药注意

一、青霉素类

（一）天然青霉素

青霉素（benzylpenicillin，青霉素 G，penicillin G，苄青霉素）

青霉素为青霉菌培养液中提取的 5 种青霉素（X、F、G、K、双氢 F）之一，常用其钠盐或钾盐。干燥粉末在室温中保存数年仍有抗菌活性，易溶于水，但水溶液极不稳定，20℃放置 24 小时大部分失效，并产生有抗原性的物质如青霉烯酸等，故应临用现配。不耐热，也易被酸、碱、醇、氧化剂、重金属等破坏。不耐酸，故不宜口服。肌内注射吸收快且完全，约 30 分钟血药浓度达峰值。不易通过血脑屏障，但脑膜炎时在脑脊液中可达有效浓度。约 90%以原形由肾小管分泌排出，10%经肾小球滤过排出。$t_{1/2}$ 为 0.5～1 小时。

链 接 青霉素的发现

1929 年，Fleming 报道发现了青霉素。Fleming 在检查培养皿中葡萄球菌生长情况时，发现有一个培养皿中污染了青霉菌。在他欲抛弃有青霉菌生长的葡萄球菌培养皿时，他犹豫了，因为在青霉菌的周围，已生长的葡萄球菌出现溶解现象。这意味着青霉菌的某种分泌物能抑制葡萄球菌，Fleming 将其分泌的抑菌物质命名为青霉素。但遗憾的是，

Fleming 一直未能找到提取青霉素的方法。1940 年，病理学家 Flory 和生物化学家 Chain 用冷冻干燥法提取出青霉素，1941 年青霉素实现工业化生产，在第二次世界大战中拯救了无数生命，从此广泛用于临床。三位不同国籍的学者共同获得 1945 年诺贝尔生理学或医学奖。

【抗菌作用】

1. 抗菌谱 青霉素为窄谱杀菌药，抗菌作用强，在细菌繁殖期低浓度抑菌，较高浓度杀菌。①对革兰氏阳性球菌（如溶血性链球菌、肺炎链球菌、草绿色链球菌、不产生 β-内酰胺酶的金黄色葡萄球菌及多数表皮葡萄球菌等）作用强，但对肠球菌的作用较差；②对革兰氏阳性杆菌（如白喉杆菌、炭疽杆菌、产气荚膜杆菌、破伤风杆菌等）敏感；③对革兰氏阴性球菌（如脑膜炎奈瑟菌、淋病奈瑟菌）敏感；④对少数革兰氏阴性杆菌（如流感杆菌、百日咳鲍特菌等）敏感；⑤对梅毒螺旋体、钩端螺旋体等高度敏感。

2. 抗菌机制 主要通过抑制细菌细胞壁的合成而起到杀菌作用。青霉素中的 β-内酰胺环能与敏感细菌胞质膜上的青霉素结合蛋白结合，抑制转肽酶的活性，阻止细菌细胞壁的重要成分黏肽的合成，造成细胞壁的缺损，水分顺渗透压梯度进入菌体内，使细菌肿胀，在细菌自溶酶的作用下，细菌溶解、破裂、死亡。

3. 耐药性 由于青霉素的长期应用，金黄色葡萄球菌通过产生 β-内酰胺酶破坏青霉素的 β-内酰胺环而产生耐药性，也可通过靶位变化、膜的通透性变化及自溶酶的减少而产生耐药性。

【临床应用】 青霉素是敏感的革兰氏阳性球菌和杆菌、革兰氏阴性球菌、螺旋体感染的首选药。例如，溶血性链球菌引起的蜂窝织炎、咽炎、扁桃体炎、猩红热等；草绿色链球菌引起的心内膜炎；肺炎球菌所致的大叶性肺炎等；脑膜炎奈瑟菌引起的流行性脑脊髓膜炎；还可作为放线菌病、钩端螺旋体病、梅毒、回归热等及预防感染性心内膜炎发生的首选药，亦可与抗毒素合用治疗破伤风、白喉、气性坏疽。

案例 13-2

患者，男，30 岁，因急性化脓性扁桃体炎伴发热，拟给予青霉素治疗。青霉素皮试（–）后，给予青霉素 400 万 U 加 5%葡萄糖注射液 250ml 中静脉滴注，液体滴入 50ml 后患者突感胸闷、气喘、四肢厥冷，继而口唇发绀、神志不清、呼之能应。查体：血压 75/40mmHg，心率 110 次/分，心音弱而快速。诊断为青霉素过敏性休克。

问题： 1. 可用什么药物抢救？

2. 除药物治疗外，还可采取哪些措施？

3. 如何防止青霉素过敏性休克？

【不良反应及用药注意】

1. 变态反应 是青霉素最常见的不良反应，在各种药物中居首位。各种类型的变态反应都可出现，以皮肤过敏和血清病样反应多见，停药或服用 H_1 受体阻断药可消失。最严重的是过敏性休克，若抢救不及时，可因呼吸困难和循环衰竭而死亡。一旦发生，应就地抢救。立即肌内或皮下注射 0.1%肾上腺素 0.5～1ml，半小时后可重复一次；严重者可将肾上腺素稀释后静脉注射或静脉滴注；必要时加用糖皮质激素、H_1受体阻断药，以增强疗效；呼吸困难者给予吸氧、人工呼吸或呼吸机维持，必要时做气管切开。

主要防治措施包括：①用药前应详细询问药物过敏史，特别是有无青霉素过敏，对青霉素过敏者禁用；②凡初次注射、3 日以上未使用、用药过程中更换批号者均需做皮试，皮试阳性者禁用；③注射后需观察 30min，无反应者方可离去；④避免在饥饿时注射，避免局部应用；⑤用药期间应准备好急救药物，如肾上腺素、氢化可的松等；⑥配制青霉素注射液时最好用 0.9%氯化钠溶液，应现配现用，避免长时间存放。

2. 青霉素脑病 静脉快速滴注大剂量青霉素，可引起肌肉痉挛、抽搐、昏迷等反应，偶可引起精神失常，称为青霉素脑病。用药时应注意控制用量和滴速，如发现上述症状，立即停药，进行对症处理，同时可给予高渗葡萄糖和糖皮质激素以防治脑水肿。

3. 赫氏反应 青霉素在治疗梅毒或钩端螺旋体病时，可有症状加剧现象，一般发生于开始治疗后的 6～8 小时，于 12～24 小时消失，表现为全身不适、寒战、发热、咽痛、肌痛、心率加快等症状。此反应可能是大量病原体被杀死后释放的物质引起的。

4. 其他 肌内注射时可出现局部红肿、疼痛、硬结，甚至引起周围神经炎；大剂量应用青霉素钾盐或钠盐时可引起高钾或高钠血症，用药时应注意监测血钾和血钠，心力衰竭患者慎用青霉素钠盐。

链 接 青霉素快速仪器皮肤试验法

青霉素快速仪器皮肤试验法即以青霉素过敏快速试验仪器进行皮试，其原理为在脉冲电场作用下，将药物离子或带电荷的药物由电极定位无痛导入皮肤。操作步骤：①将青霉素皮试液（皮试液浓度为 1 万 U/ml）和氯化钠注射液各约 0.1ml 滴入导入小盘；②将导入小盘紧裹于前臂屈侧腕关节上 3～5cm 处皮肤；③导入时间为 5 分钟，仪器到时自动报警；④药物导入完成后 5 分钟观察结果，如局部出现红肿，直径大于 1cm 或局部红晕或伴有小水疱等异常者为阳性。该方法的优点是操作简单、无痛、儿童较易接受，高敏患者如有感觉不适，可随时关机停止药物渗透。

（二）半合成青霉素

考点 半合成青霉素的作用特点、临床应用

天然青霉素有不耐酸、不耐酶及抗菌谱较窄的缺点，在青霉素母核 6-氨基青霉烷酸的基础上引入不同侧链，形成了耐酸、耐酶、广谱的半合成青霉素，与青霉素有交叉过敏反应。常见的半合成青霉素如下：

1. 耐酸青霉素 主要有青霉素 V（penicillin V）。其主要特点是：①耐酸，可口服；②不耐酶，对耐青霉素的金黄色葡萄球菌感染无效；③抗菌谱与青霉素相似，抗菌作用比青霉素弱。

2. 耐酶青霉素 主要有苯唑西林（oxacillin）、氯唑西林（cloxacillin）、氟氯西林（flucloxacillin）等。其主要特点是：①耐酸，可口服；②耐酶，可用于耐青霉素的金黄

色葡萄球菌感染；③抗菌谱与青霉素相似，抗菌作用比青霉素弱。

3. 广谱青霉素 主要有氨苄西林（ampicillin）、阿莫西林（amoxicillin）等。其主要特点是：①耐酸，可口服；②不耐酶，对耐青霉素的金黄色葡萄球菌感染无效；③抗菌谱广，对革兰氏阳性菌作用与青霉素相似，对革兰氏阴性菌作用较强，对铜绿假单胞菌无效。主要用于敏感菌所致呼吸道、泌尿道、胆道感染及伤寒等。

4. 抗铜绿假单胞菌广谱青霉素 主要有羧苄西林（carbenicillin）、哌拉西林（piperacillin）、磺苄西林（sulbenicillin）、替卡西林（ticarcillin）、阿帕西林（apalcillin）、阿洛西林（azlocillin）等。本类药物的特点是：①不耐酸，均需注射给药；②不耐酶，对耐青霉素的金黄色葡萄球菌感染无效；③抗菌谱广，对革兰氏阳性菌和革兰氏阴性菌均有作用，对铜绿假单胞菌作用强。主要用于铜绿假单胞菌、变形杆菌及大肠埃希菌感染。

5. 抗革兰氏阴性杆菌青霉素 本类药物供注射用的主要有美西林（mecillinam）、替莫西林（temocillin），供口服的有匹美西林（pivmecillinam）。本类药物对革兰氏阴性杆菌作用强，但对铜绿假单胞菌无效，对革兰氏阳性菌作用弱。主要用于革兰氏阴性杆菌所致的泌尿道感染等。

二、头孢菌素类

头孢菌素类抗生素是半合成抗生素，以真菌培养液中提取的头孢菌素C母核（7-氨基头孢烷酸）连接不同侧链而成，具有抗菌谱广、抗菌作用强、可口服、对β-内酰胺酶稳定、过敏反应较青霉素少等优点。根据头孢菌素的抗菌谱、抗菌强度、对β-内酰胺酶的稳定性及对肾脏毒性可分为五代。

考点 各代头孢菌素抗菌作用特点、临床应用、不良反应及用药注意

1. 第一代头孢菌素 主要有头孢噻吩（cefalotin）、头孢唑林（cefazolin）、头孢氨苄（cefalexin）、头孢拉定（cefradine）等。①对革兰氏阳性菌作用较第二、三代强，对革兰氏阴性菌作用弱；②对青霉素酶稳定，但可被革兰氏阴性菌产生的β-内酰胺酶破坏；③有一定肾毒性。主要用于耐药金黄色葡萄球菌及其他敏感菌所致呼吸道、泌尿道、皮肤及软组织感染。

2. 第二代头孢菌素 主要有头孢孟多（cefamandole）、头孢呋辛（cefuroxime）、头孢克洛（cefaclor）等。①对革兰氏阳性菌作用略弱于第一代，对革兰氏阴性菌有明显作用，对部分厌氧菌有效，对铜绿假单胞菌无效；②对多种β-内酰胺酶稳定；③肾毒性较小。主要用于敏感菌所致的呼吸道、胆管、泌尿道和其他组织器官感染。

3. 第三代头孢菌素 主要有头孢噻肟（cefotaxime）、头孢曲松（ceftriaxone）、头孢他啶（ceftazidime）、头孢哌酮（cefoperazone）等。①对革兰氏阳性菌作用弱于第一、二代，对革兰氏阴性菌、铜绿假单胞菌、厌氧菌等作用较强；②对β-内酰胺酶有较高的稳定性；③组织穿透力强，易透过血脑屏障；④基本无肾毒性。主要用于危及生命的败血症、脑膜炎、肺炎及泌尿道严重感染的治疗，能有效控制严重铜绿假单胞菌感染。

4. 第四代头孢菌素 主要有头孢匹罗（cefpirome）、头孢吡肟（cefepime）、头孢利定（cefolidin）、头孢噻利（cefoselis）等。①对革兰氏阳性菌、革兰氏阴性菌均具有强大作用；②对β-内酰胺酶高度稳定；③穿透性好，分布广；④无肾毒性。可用于治疗对第

三代头孢菌素耐药的细菌感染。

5. 第五代头孢菌素 主要有头孢洛林（ceftaroline）、头孢吡普（ceftobiprole）等。对革兰氏阳性菌的作用强于前四代，尤其对耐甲氧西林金黄色葡萄球菌、耐万古霉素金黄色葡萄球菌、耐甲氧西林表皮葡萄球菌、耐青霉素肺炎链球菌有效，对某些厌氧菌也有很好的抗菌作用，对革兰氏阴性菌的作用与第四代头孢菌素相似。对大部分β-内酰胺酶高度稳定。主要用于复杂性皮肤与软组织感染及革兰氏阴性菌引起的糖尿病足感染、社区获得性肺炎和医院获得性肺炎等。

【不良反应及用药注意】

1. 过敏反应 多为皮疹、荨麻疹及药热等，严重者可出现过敏性休克。与青霉素有部分交叉过敏反应，对青霉素过敏者有5%～10%对头孢菌素类过敏。防治方法与青霉素相似。

2. 肾损害 第一代头孢菌素肾毒性较强，表现为间质性肾炎、肾小管坏死、血中尿素氮和肌酐升高。应避免与氨基糖苷类抗生素或高效能利尿药联用。肾功能不全者禁用。

3. 双硫仑样反应 用药期间饮酒出现此反应，表现为嗜睡、幻觉、胸闷、呼吸困难等症状。故用药期间及用药结束后72小时内应避免饮酒及含乙醇饮料。

4. 其他 口服头孢菌素可有胃肠道反应；长期应用第三代头孢菌素偶见二重感染；头孢哌酮、头孢孟多可致低凝血酶原血症而致出血，补充维生素 K 可防治。

三、非典型β-内酰胺类

本类抗生素的化学结构中虽有β-内酰胺环，但无青霉素类和头孢菌素类的基本结构。其包括碳青霉烯类、头霉素类、氧头孢烯类、单环类等。

碳青霉烯类

碳青霉烯类包括亚胺培南（imipenem）和美罗培南（meropenem）。抗菌机制与青霉素相似，具有广谱、高效、耐酶的特点。亚胺培南在体内可被肾脱氢肽酶灭活而失效，故需与抑制肾脱氢肽酶的西司他丁（cilastatin）联合，制作成泰能（tienam）合剂应用才能发挥作用。本药可用于所有需氧和厌氧的革兰氏阳性菌和革兰氏阴性菌引起的重症感染。大剂量可引起惊厥、抽搐、头痛等中枢神经系统不良反应。

头霉素类

本类药物有头霉素（cephamycin）、头孢西丁（cefoxitin）等。抗菌谱广，对革兰氏阴性菌作用较强，对革兰氏阳性菌作用较头孢噻吩弱，对厌氧菌也有较好作用。主要用于敏感菌所致的泌尿道、呼吸道、盆腔、腹腔感染及败血症、心内膜炎等。常见不良反应有皮疹、静脉炎、蛋白尿等。

氧头孢烯类

氧头孢烯类包括拉氧头孢（latamoxef）和氟氧头孢（flomoxef）。抗菌谱广，对革兰氏阳性球菌、革兰氏阴性杆菌、厌氧菌和脆弱类杆菌均有较强抗菌作用。其对多种β-内酰胺酶稳定，可用于敏感菌所致呼吸道、胆管、泌尿道感染及败血症、脑膜炎等。不良反应以皮疹多见，偶见低凝血酶原血症和出血症状。

单环类

氨曲南（aztreonam）是第一个应用于临床的单环类药物。它主要对革兰氏阴性菌如大肠埃希菌、肺炎克雷伯菌、奇异变形杆菌、流感嗜血杆菌、铜绿假单胞菌、淋病奈瑟菌等具有强大抗菌活性，对革兰氏阳性菌作用弱。主要用于敏感菌引起的泌尿道、胆管、呼吸道和术后感染。不良反应可见轻度消化道反应、皮疹等。

四、β-内酰胺酶抑制剂

克拉维酸（clavulanic acid，棒酸）

克拉维酸为氧青霉烷类广谱 β-内酰胺酶抑制剂，抗菌谱广，但抗菌活性低。与多种β-内酰胺类抗生素合用时，抗菌作用明显增强。临床克拉维酸分别与阿莫西林和替卡西林组成配伍制剂。

舒巴坦（sulbactam，青霉烷砜）

舒巴坦为半合成 β-内酰胺酶抑制剂，对金黄色葡萄球菌与革兰氏阴性杆菌产生的 β-内酰胺酶有很强且不可逆抑制作用，抗菌作用略强于克拉维酸，与其他 β-内酰胺类抗生素合用，有明显抗菌协同作用。

附：制剂与用法

药名	剂型	用法
青霉素钠盐或钾盐	注射剂：40 万 U、80 万 U、100 万 U	临用前配成溶液，成人一日 80 万～200 万 U，分 3～4 次肌内注射；小儿 2.5 万 U/kg，每 12 小时肌内注射 1 次。成人一日 200 万～2000 万 U，分 2～4 次静脉滴注；儿童一日 5 万～20 万 U/kg，分 2～4 次静脉滴注
普鲁卡因青霉素	注射剂：40 万 U、80 万 U（每 40 万 U 含普鲁卡因青霉素 30 万 U 及青霉素钠或钾 10 万 U）	40 万～80 万 U，肌内注射，一日 1～2 次
苄星青霉素	注射剂：30 万 U、60 万 U、120 万 U	成人 60 万～120 万 U，肌内注射，2～4 周 1 次；儿童 30 万～60 万 U，肌内注射，2～4 周 1 次
苯唑西林	胶囊剂：0.25g	口服：0.5～1g，一日 4～6 次；小儿：一日 50～100mg/kg，分 4～6 次服。宜在饭前 1 小时或饭后 2 小时服用
	注射剂：0.5g、1g	1g，肌内注射，一日 3～4 次；1～2g 溶于 100ml 溶液内，静脉滴注，0.5～1 小时滴完，一日 3～4 次
氯唑西林	胶囊剂：0.25g	口服：0.25～0.5g，一日 2～3 次；小儿一日 30～60mg/kg，分 2～4 次服
	注射剂：0.25g、0.5g	0.5～1g，肌内注射或静脉滴注，一日 1～2 次
氨苄西林	片剂：0.25g	口服：0.25～0.5g，一日 4 次；小儿一日 50～80mg/kg，分 4 次服
	注射剂：0.5g、1g	0.5～1g，肌内注射，一日 4 次；或 1～2g 溶于 100ml 溶液中，静脉滴注，一日 3～4 次，必要时 4 小时 1 次；小儿一日 100～150mg /kg，分次给予
阿莫西林	胶囊剂：0.25g	口服：0.5～1g，一日 3～4 次；小儿一日 50～100mg/kg，分 3～4 次服
羧苄西林	注射剂：0.5g、1g	1g，肌内注射，一日 4 次。严重铜绿假单胞菌感染时，一日 10～20g，静脉注射；小儿一日 100mg/kg，分 4 次肌内注射或一日 100～400mg/kg，静脉注射
哌拉西林	注射剂：1g、2g	一日 4～5g，小儿一日 80～100mg/kg，分 3～4 次肌内注射。一日 8～16g，小儿一日 100～300mg/kg，分 3～4 次静脉注射或静脉滴注
磺苄西林	注射剂：1g、2g	一日 4～8g，分 4 次肌内注射、静脉注射或静脉滴注。肌内注射时需加利多卡因 3ml 以减轻疼痛；小儿一日 40～160mg/kg，分 4 次注射
替卡西林	注射剂：0.5g、1g	1g，肌内注射或静脉注射，一日 4 次

续表

药名	剂型	用法
美西林	注射剂：0.5g、1g	一日 1.6～2.4g，小儿一日 30～50mg/kg，分 4 次静脉注射或肌内注射
替莫西林钠	注射剂：0.5g、1g	0.5～2g，肌内注射，一日 2 次。为减轻疼痛，可用 0.25%～0.5%利多卡因注射液作为溶剂
头孢噻吩钠	注射剂：0.5g、1g	0.5～1g，肌内注射或静脉注射，一日 4 次。严重感染时，一日 2～6g，分 2～3 次静脉滴注
头孢唑啉钠	注射剂：0.5g	0.5～1g，肌内注射或静脉注射，一日 3～4 次；小儿一日 20～40mg/kg，分 3～4 次注射
头孢氨苄	片剂、胶囊剂：0.25g	一日 1～2g，分 3～4 次服；小儿一日 25～50mg/kg，分 3～4 次服
头孢拉定	胶囊剂：0.25g、0.5g	一日 1～2g，分 4 次服。小儿一日 25～50mg/kg，分 3～4 次服
	注射剂：0.5g、1g	一日 2～4g，分 4 次肌内注射、静脉注射或静脉滴注；小儿一日 50～100mg/kg，分 4 次注射
头孢孟多	注射剂：0.5g、1g、2g	一日 2～6g，小儿一日 50～100mg/kg，分 3～4 次肌内注射。严重感染时一日 8～12g，小儿一日 100～200mg/kg，分 2～4 次静脉注射或静脉滴注
头孢呋辛	注射剂：0.25g、0.5g、0.75g、1.5g	0.75g，肌内注射，一日 3 次；小儿一日 30～60mg/kg，分 3～4 次肌内注射。严重感染时一日 4.5g～6g，小儿一日 50～100mg/kg，分 2～4 次静脉注射
头孢克洛	胶囊剂：0.25g	一日 2～4g，分 4 次服；小儿一日 20mg kg，分 3 次服
头孢噻肟	注射剂：0.5g、1g	一日 2～6g，小儿一日 50～100mg/kg，分 3～4 次肌内注射。或一日 2～8g，小儿一日 50～150mg/kg，分 2～4 次静脉注射
头孢曲松	注射剂：0.5g、1g	1g 溶于 1%利多卡因溶液 3.5ml 中深部肌内注射，一日 1 次；或 0.5～2g 溶于 0.9%氯化钠注射液或 5%葡萄糖注射液中静脉滴注，30 分钟内滴完
头孢他啶	注射剂：0.5g、1g、2g	0.5～2g，静脉注射或肌内注射，一日 2～3 次；小儿 25～50mg/kg，静脉注射或肌内注射，一日 2 次。静脉滴注时以 0.9%氯化钠注射液 100ml 稀释后 30 分钟滴完
头孢哌酮	注射剂：0.5g、1g、2g	一日 2～4g，小儿一日 50～150mg/kg，分 2～3 次肌内注射、静脉注射或静脉滴注。严重感染时，一日 6～8g，分 2～3 次肌内注射或静脉注射
头孢匹罗	注射剂：1g、2g	1～2g，肌内注射或静脉滴注，一日 1～2 次
头孢吡肟	注射剂：1g、2g	1～2g，肌内注射或静脉滴注，一日 2 次
亚胺培南-西司他丁钠	注射剂：0.25g、0.5g、1g（以亚胺培南计量，其中含有等量的西司他丁钠）	0.25～1g，肌内注射或静脉滴注，一日 2～4 次
氨曲南	注射剂：0.5g、1g	一日 1.5～6g，分 3 次肌内注射、静脉注射或静脉滴注，静脉滴注时加入 0.9%氯化钠注射液 100ml 中，于 30 分钟内滴完
拉氧头孢钠	注射剂：0.25g、0.5g、1g	0.5～1g，肌内注射、静脉注射或静脉滴注，一天 2 次，重症加倍；小儿一天 40～80mg/kg，分 2～4 次静脉注射或静脉滴注
氟氧头孢钠	注射剂：0.5g、1g、2g	一日 1～2g，小儿一日 60～80mg/kg，分 2 次静脉注射或静脉滴注。重症：一日 4g，小儿一日 150mg/kg，分 2～4 次静脉注射或静脉滴注

注：本制剂与用法仅供参考，具体使用方法请按医嘱或参见药品说明书

第3节 大环内酯类、林可霉素类及万古霉素类抗生素

一、大环内酯类

大环内酯类（macrolides）是一类分子中含14、15或16元大内酯环结构的抗生素，包括天然品和半合成品。天然品有红霉素和螺旋霉素等，半合成品有罗红霉素、克拉霉素和阿奇霉素等。

（一）天然大环内酯类

红霉素（erythromycin）

考点
红霉素的抗菌作用、临床应用、不良反应及用药注意

红霉素是从链丝菌培养液中提取的碱性抗生素，在水溶液中稳定，在酸性环境下易被破坏。口服易被胃酸破坏，常采用肠溶片或酯化物，口服吸收较好，体内分布广，可进入前列腺和巨噬细胞中，胆汁中浓度约为血清中的30倍。不易通过血脑屏障，主要在肝代谢灭活，从胆汁排泄，可形成肝肠循环，少部分以原形经肾排泄。

【抗菌作用】

1. 抗菌谱 抗菌谱与青霉素相似且稍广。它对革兰氏阳性菌有较强的作用，对革兰氏阴性菌如脑膜炎奈瑟菌、淋病奈瑟菌、百日咳鲍特菌、流感嗜血杆菌、弯曲杆菌、军团菌及支原体、衣原体、厌氧菌有效。

2. 抗菌机制 与细菌核糖体50S亚基结合，抑制转肽酶，阻止肽链的延长，抑制细菌蛋白质合成，呈现快速抑菌效果。

3. 耐药性 细菌对红霉素易产生耐药性，大环内酯类抗生素之间有部分交叉耐药性，停用数月后，可恢复敏感性。

【临床应用】 主要用于对青霉素耐药革兰氏阳性菌感染和青霉素过敏患者，也可作为军团菌肺炎、支原体肺炎、白喉带菌者、新生儿弯曲杆菌肠炎、泌尿生殖系统衣原体感染首选药。

【不良反应及用药注意】

1. 局部刺激 以胃肠反应多见，可引起恶心、呕吐、腹痛、腹泻等，饭后服可减轻。不宜肌内注射，静脉滴注浓度不宜超过0.1%，速度应慢，防止发生血栓性静脉炎。

2. 肝毒性 大剂量或长期使用时（尤其是酯化红霉素），可致胆汁淤积、肝大和氨基转移酶升高等。肝功能不全者禁用。

3. 过敏反应 偶见药热、荨麻疹等。

乙酰螺旋霉素（acetylspiramycin）

乙酰螺旋霉素是螺旋霉素的乙酰化衍生物。口服易吸收。主要用于敏感菌引起的呼吸道、软组织和泌尿道感染，特别是不能耐受红霉素的患者。不良反应较红霉素轻。

（二）半合成大环内酯类

半合成大环内酯类与天然品比较有如下特点：①对胃酸稳定，口服生物利用度高；②血药浓度高，分布广泛；③半衰期长，有良好的抗菌后效应；④抗菌谱广，对革兰氏阴性菌和某些细胞内衣原体活性较强；⑤不良反应少。

阿奇霉素（azithromycin）

阿奇霉素口服吸收迅速，生物利用度高。组织及细胞内浓度高，半衰期约为48小时，有明显的抗菌后效应，每日仅需给药一次。抗菌谱较红霉素更广，对肺炎链球菌及流感嗜血杆菌等革兰氏阴性菌有更高的抗菌活性，对肺炎支原体的作用为大环内酯类中最强者。临床用于敏感菌所致呼吸道、皮肤、软组织感染。不良反应可见胃肠道反应，与红霉素有交叉耐药性。对大环内酯类过敏者禁用，肝功能不全者慎用。

案例 13-3

患儿，女，2岁，因咳嗽20日、高热4日以小儿肺炎收住院。患儿20日前，受凉后发热、咳嗽，行静脉滴注头孢类抗生素治疗，热退。几日后又出现咳嗽、发热，经咽拭和胸部X线拍片检查，诊断为小儿支原体肺炎，给予阿奇霉素静脉点滴治疗，随即发生恶心、呕吐、食欲减退，高热时退时热。

问题： 1. 支原体肺炎为什么可选用阿奇霉素治疗？

2. 阿奇霉素的不良反应有哪些？

罗红霉素（roxithromycin）

罗红霉素口服吸收良好。抗菌谱与红霉素相似，主要用于敏感菌所致呼吸道、泌尿道、皮肤和软组织感染。不良反应以胃肠道反应为主。

克拉霉素（clarithromycin）

克拉霉素对酸稳定，口服吸收好，不受进食影响，但首关消除明显，生物利用度55%。抗菌活性强于红霉素，抗菌谱广，对革兰阳氏性球菌与军团菌抗菌活性强。主要用于敏感菌所致呼吸道、泌尿道、皮肤和软组织感染及防治幽门螺杆菌感染。不良反应发生率低于红霉素，以胃肠道反应为主。

泰利霉素（telithromycin）

泰利霉素抗菌谱与红霉素相似，对引起呼吸道感染的多重耐药肺炎链球菌、葡萄球菌、链球菌和流感嗜血杆菌有显著活性。与红霉素无交叉耐药性，主要用于耐大环内酯类的肺炎链球菌感染。重症肌无力及肝肾功能不全者禁用。

链接 药品使用提示标签

药师在调配药品时，必须在药品的外包装上标记出使用药品的信息，包括剂量、给药次数等。药品使用提示标签是为了提醒患者在药品使用和保存方面应特别重视的问题，内容简单明了，作为医嘱和药品说明书关于用药重要信息的强化和补充。《中国国家处方集》（2010）根据用药实际情况，附录中遴选【1】～【34】个药品使用提示标签。例如，红霉素肠溶片使用提示标签【5】不要同时服用抗菌药【9】遵照医嘱，完成处方的疗程【24】需整片吞咽，不要咀嚼或掰碎；头孢呋辛缓释片使用提示标签【4】不要饮酒【9】遵照医嘱，完成处方的疗程【20】餐后或与食物同服【24】需整片吞咽，不要咀嚼或掰碎。

二、林可霉素类

林可霉素类抗生素包括林可霉素（lincomycin）和克林霉素（clindamycin），克林霉素是林可霉素的半合成衍生物。两药均可口服给药，吸收后在体内分布广泛，骨组织、关节、骨髓中浓度高。主要在肝代谢，原形药物及代谢物主要经胆汁排泄。

考点 林可霉素类的抗菌作用、临床应用、不良反应及用药注意

【抗菌作用和临床应用】 与核糖体50S亚基结合，阻止肽链延伸，抑制蛋白质合成，发挥速效抑菌作用。两药的抗菌谱与红霉素类似，对葡萄球菌、各型链球菌、肺炎球菌等革兰氏阳性菌及各类厌氧菌具有强大抗菌作用，对部分需氧革兰氏阴性球菌、人型支原体和沙眼衣原体也有抑制作用。两药有完全交叉耐药性。可作为金黄色葡萄球菌引起的骨髓炎的首选药，也可用于厌氧菌引起的口腔、腹腔和妇科感染。

【不良反应及用药注意】 可致胃肠道反应，表现恶心、呕吐、腹泻，严重时可引起假膜性肠炎，可用万古霉素和甲硝唑治疗。大剂量静脉注射或静脉滴注过快可引起血压下降，甚至心跳、呼吸暂停，故不宜大量快速静脉给药。

链 接 难辨梭状芽孢杆菌与假膜性肠炎

假膜性肠炎是一种急性肠道炎症，因在小肠或结肠的坏死黏膜表面覆有一层假膜而得名。一般发生于肿瘤、慢性消耗性疾病及大手术后应用抗生素的过程中或停药后2～3周内，大多数起病急骤，病情发展迅速。临床表现有发热、腹泻、腹痛、腹胀、毒血症和休克，病死率约为30%。常引起假膜性肠炎的抗生素为氨苄西林、林可霉素和头孢菌素类。

难辨梭状芽孢杆菌是与抗生素相关的假膜性肠炎的重要发病原因，是1935年由Hall等首先从婴儿粪便中分离出的厌氧革兰氏阳性杆菌。长期使用大量抗生素，抑制肠道内敏感细菌的生长，耐药性难辨梭状芽孢杆菌则迅速繁殖，产生大量的外毒素，引起黏膜坏死、渗出性炎症伴假膜形成，导致假膜性肠炎。目前可用万古霉素类、甲硝唑等治疗。

三、万古霉素类

万古霉素类属糖肽类抗生素，包括万古霉素（vancomycin）和去甲万古霉素（demethylvancomycin）。万古霉素是从链霉菌培养液提取获得，去甲万古霉素是从诺卡菌属培养液提取获得。口服不易吸收，肌内注射可致局部剧痛和组织坏死，故只宜静脉给药。体内分布广，可透过胎盘屏障，难透过血脑屏障和血眼屏障，主要经肾排泄，$t_{1/2}$约为6h。

考点 万古霉素类的抗菌作用、临床应用、不良反应及用药注意

【抗菌作用和临床应用】 抑制细菌细胞壁的合成，对革兰氏阳性菌有强大杀菌作用，尤其是耐甲氧西林金黄色葡萄球菌和耐甲氧西林表皮葡萄球菌。临床用于严重革兰氏阳性菌感染，如败血症、心内膜炎、骨髓炎、呼吸道感染等。口服给药用于治疗假膜性肠炎和消化道感染。

【不良反应及用药注意】

1. 耳毒性 可引起耳鸣、听力减退，甚至耳聋，及时停药可恢复正常，少数患者停

药后仍有致聋危险。应避免同服有耳毒性的药物。用药期间应注意监测听觉功能，出现耳鸣应立即停药。

2. 肾毒性 主要损害肾小管，表现为蛋白尿、管型尿、少尿、血尿和氮质血症，甚至出现肾衰竭。用药期间注意观察尿液及肾功能的变化，应避免与有肾毒性的药物如氨基糖苷类合用。

3. 过敏反应 偶致过敏反应。快速静脉注射万古霉素时，出现皮肤潮红、红斑、荨麻疹、心动过速和低血压等症状，称为“红人综合征”。故输液浓度不宜过高，滴注速度不宜过快。

4. 其他 口服时可引起恶心、呕吐、口腔金属异味感等。

附：制剂与用法

药名	剂型	用法
红霉素	肠溶片：0.125g、0.25g	口服：0.25～0.5g，一日 3～4 次；小儿一日 30～50mg/kg，分 3～4 次服
	注射剂（乳糖酸盐）：0.25g、0.3g	一日 1～2g；小儿一日 30～50mg/kg，分 3～4 次静脉滴注
依托红霉素	片剂：0.125g（按红霉素计） 胶囊剂：0.05g、0.125g（按红霉素计）	一日 1～2g；小儿一日 30～50mg/kg，分 3～4 次服
琥乙红霉素	片剂：0.1g、0.125g（按红霉素计）	口服：0.25～0.5g，一日 4 次；小儿一日 30～40mg/kg，分 3～4 次服
乙酰螺旋霉素	片剂、胶囊剂：0.1g、0.2g	口服：0.2～0.3g，一日 4 次；小儿一日 20～30mg/kg，分 4 次服
罗红霉素	片剂：0.15g	餐前服：0.15g，一日 2 次
	颗粒剂、悬浮剂：0.05g	口服：0.15g，一日 2 次；小儿 2.5～5mg/kg，一日 2 次
克拉霉素	片剂：0.2g	一日 0.25～0.5g；小儿一日 7.5mg / kg，分 2 次服
阿奇霉素	片剂：125mg、250mg	口服：0.5g，一日 1 次；小儿 10mg / kg，一日 1 次
泰利霉素	片剂：400mg、800mg	口服：0.8g，一日 1 次
盐酸林可霉素	片剂、胶囊剂：0.25g、0.5g	饭后服：0.5g，一日 3～4 次；小儿一日 30～60mg/kg，分 3～4 次服
	注射剂：0.2g、0.6g	0.6g，肌内注射，一日 2～3 次；或 0.6g 溶于 100～200ml 输液中缓慢静脉滴注，一日 2～3 次；小儿一日 15～40mg/kg，分 2～3 次肌内注射或静脉滴注
盐酸克林霉素	胶囊剂：0.075g、0.15g	口服：0.15～0.3g，一日 3～4 次；小儿一日 10～20mg/kg，分 3～4 次服
	注射剂：0.15g	一日 0.6～1.8g，分 2～4 次肌内注射或静脉滴注
万古霉素	粉针剂：0.5g	一日 1～2g，分 3～4 次静脉注射或静脉滴注，每日量不超过 4g；小儿一日 40mg/kg，分 3～4 次静脉注射或静脉推注。静脉滴注速度应慢，持续时间不少于 1 小时
盐酸去甲万古霉素	粉针剂：0.4g	一日 0.8～1.6g，一次或分次静脉滴注。小儿一日 16～24mg/kg，一次或分次静脉滴注。静脉滴注速度应慢

第4节 氨基糖苷类和多黏菌素类抗生素

一、氨基糖苷类

氨基糖苷类抗生素是由氨基糖与非糖的氨基环醇苷元组成的碱性苷，可分为天然品和半合成品两大类。天然品有庆大霉素、妥布霉素、链霉素、卡那霉素、巴龙霉素、大观霉素、新霉素、小诺米星、西索米星等；半合成品有阿米卡星、奈替米星、依替米星等。新霉素因毒性大，主要供局部应用。本类抗生素结构相似，在体内过程、抗菌作用及不良反应方面具有共同特点。

(一)氨基糖苷类抗生素的共同特点

氨基糖苷类为有机碱，易溶于水，性质稳定。口服难吸收，宜注射给药。主要分布在细胞外液，脑脊液、胆汁及组织中浓度很低，但在肾皮质及内耳淋巴液中容易蓄积，与其肾毒性及耳毒性直接相关，可透过胎盘，故孕妇慎用。约90%以原形由肾排泄，有利于泌尿道感染的治疗。同服碳酸氢钠碱化尿液，可增加其重吸收而使抗菌活性增强。

考点 氨基糖苷类抗生素的抗菌作用、不良反应及用药注意

【抗菌作用】

1. 抗菌谱 主要作用于革兰氏阴性杆菌，对需氧革兰氏阴性杆菌如大肠埃希菌、克雷伯杆菌属、肠杆菌属、变形杆菌属、志贺菌属等具有强大抗菌作用，对枸橼酸菌属、沙雷菌属、沙门菌属、产碱杆菌属、不动杆菌属、分枝杆菌属等也有一定抗菌活性；对链球菌作用强；链霉素、卡那霉素对结核分枝杆菌有效。

2. 抗菌机制 通过不可逆地抑制细菌蛋白质合成，发挥静止期杀菌作用。其环节包括：①起始阶段，抑制70S始动复合物形成；②肽链延长阶段，选择性与30S亚基靶蛋白结合，使mRNA上的遗传密码错译，合成无功能的异常蛋白质；③终止阶段，阻碍终止因子进入核糖体，使已形成的肽链不能释放，并阻止70S核糖体解离而耗竭核糖体。还可增加细菌外膜通透性，使更多的药物分子进入菌体细胞内。

3. 耐药性 本类药物之间存在部分或完全交叉耐药性。

【不良反应及用药注意】

1. 耳毒性 与氨基糖苷类在内耳淋巴液中有较高药物浓度有关，包括前庭神经和耳蜗神经损害。前庭功能损害多见于链霉素和庆大霉素，表现为眩晕、恶心、呕吐、眼球震颤和平衡失调等；耳蜗功能损害多见于阿米卡星和卡那霉素，表现为耳鸣与不同程度的听力减退，严重者可致耳聋。为防止和减少耳毒性的发生，应用本类药物期间应注意询问有无耳鸣、眩晕等早期症状，并进行听力监测。孕妇用药可影响胎儿耳蜗功能。

2. 肾毒性 一般为可逆性损害，连续用药数日后容易发生。氨基糖苷类蓄积于肾皮质后可损伤近曲小管上皮细胞，引起肾小管肿胀，严重者产生急性坏死。临床可见蛋白尿、血尿、肾小球滤过减少等，甚至发生少尿、急性肾坏死。常用剂量肾毒性的大小顺序为：庆大霉素＞妥布霉素＞阿米卡星＞奈替米星＞链霉素。为防止肾毒性发生，用药期间应注意尿液变化，定期检查肾功能，有条件者可进行血药浓度监测。

3. 神经肌肉麻痹 大剂量静脉注射或腹腔给药可阻断神经肌肉接头，出现四肢软弱无力、血压下降、呼吸困难甚至呼吸停止。一旦发生，可用新斯的明和葡萄糖酸钙抢救。

4. 过敏反应 可引起皮疹、发热、嗜酸性粒细胞增多等，甚至发生过敏性休克。其

中，链霉素过敏性休克发生率仅次于青霉素，但死亡率高于青霉素。一旦发生可用肾上腺素、葡萄糖酸钙等进行抢救。

链 接 氨基糖苷类抗生素的发展过程

人类历史上第一个氨基糖苷类抗生素是1944年Waksman等从链霉菌中分离获得的链霉素，用于结核病的治疗。因有较严重的耐药性，且会损害第Ⅷ对脑神经造成耳聋，现应用受限制。1957年，从卡那链霉菌中提取出卡那霉素，用于治疗革兰氏阴性菌感染，为解决耐药菌株问题，在其基础上进行结构改造，开发了阿米卡星、妥布霉素等新药。1960年从大观链霉菌中提取出大观霉素，用于淋病的治疗。1963年，从小单孢菌发酵液中分离了庆大霉素，有较好的抗革兰氏阴性菌和相对低的毒性，应用比较广泛。1970年后，又从链霉菌中提取出了新霉素、核糖霉素等新的氨基糖苷类抗生素。本类抗生素的有效性和严重不良反应构成了治疗矛盾，在当今抗菌作用强、毒性小的β-内酰胺类抗生素涌现的情况下，其临床地位将有被取代的危险。

（二）常用氨基糖苷类抗生素

链霉素（streptomycin）

考点 链霉素的临床应用

链霉素是链霉菌培养液中获得并第一个用于临床的氨基糖苷类抗生素，也是第一个用于治疗结核病的药物。因其不良反应发生率高、耐药菌株增多，应用范围日渐缩小。目前临床主要用于：①鼠疫和兔热病的首选药；②结核病，是治疗结核病的一线药物，常与利福平、异烟肼等同用，以增强疗效并延缓耐药性的产生。

庆大霉素（gentamicin）

考点 庆大霉素的抗菌作用、临床应用

庆大霉素为目前临床常用的氨基糖苷类抗生素。抗菌谱广，对大肠埃希菌、奇异变形杆菌、肺炎克雷伯杆菌、流感嗜血杆菌、沙雷菌属，尤其是铜绿假单胞菌等多数需氧革兰氏阴性杆菌有杀灭作用，对革兰氏阳性菌如耐青霉素的金黄色葡萄球菌及肺炎支原体也有效。耐药性产生较慢，停药后可恢复敏感性。临床主要用于革兰氏阴性杆菌感染引起的败血症、骨髓炎、肺炎、腹腔感染等；也可与β-内酰胺类抗生素联用治疗心内膜炎及烧伤患者合并铜绿假单胞菌感染；口服用于菌痢、伤寒等肠道感染或结肠手术前准备，与克林霉素、甲硝唑合用，减少结肠手术后的感染率。

阿米卡星（amikacin，丁胺卡那霉素）

考点 阿米卡星的抗菌作用、临床应用

阿米卡星是卡那霉素的半合成衍生物。抗菌谱与庆大霉素相似，突出的优点是对多种氨基糖苷类抗生素钝化酶稳定。主要用于对其他氨基糖苷类抗生素耐药菌株所致泌尿道感染、肺部感染，以及铜绿假单胞菌、变形杆菌所致的菌血症；也可与羧苄西林或头孢噻吩合用，治疗中性粒细胞减少或其他免疫缺陷者感染。

案例 13-4

患者，女，45岁，经诊断为急性肺水肿并发铜绿假单胞菌引起的肺炎。医嘱予以呋塞米和阿米卡星治疗。

问题： 1. 此治疗方案是否合理?为什么?

2. 应如何治疗?

妥布霉素（tobramycin）

妥布霉素抗菌谱与庆大霉素相似，对大多数肠杆菌科细菌及葡萄球菌有良好的抗菌作用，对铜绿假单胞菌的作用比庆大霉素强2～5倍。临床主要用于治疗铜绿假单胞菌引起的心内膜炎、烧伤、败血症、骨髓炎等，对其他敏感革兰氏阴性杆菌所致的感染也可应用。

奈替米星（netilmicin）

奈替米星抗菌谱与庆大霉素相似，能杀灭多种革兰氏阴性杆菌如大肠埃希菌、克雷伯杆菌属、肠杆菌属、流感嗜血杆菌等。对钝化酶的稳定性强，对某些耐其他氨基糖苷类的革兰氏阴性杆菌及耐青霉素的金黄色葡萄球菌也有效，主要用于敏感菌所致的呼吸道、泌尿道、消化道、皮肤、软组织、骨和关节、腹腔及创伤部位的感染。肾、耳毒性在氨基糖苷类抗生素中最小，但仍需注意，孕妇禁用。

依替米星（etimicin）

依替米星为国内首创的半合成氨基糖苷类抗生素。抗菌谱广，抗菌谱与奈替米星相似，能杀灭多种革兰氏阴性杆菌，如大肠埃希菌、克雷伯杆菌属、肠杆菌属、流感嗜血杆菌等。对某些耐庆大霉素的病原菌仍有效。主要用于敏感菌所致的呼吸道、泌尿道、腹腔、皮肤和软组织等部位感染及败血症等。

大观霉素（spectinomycin，淋必治）

大观霉素是链霉菌产生的氨基环醇类抗生素。仅对淋病奈瑟菌有强大的杀灭作用，用于淋病的治疗，肌内注射给药。由于容易产生耐药性，仅限于对青霉素耐药或对青霉素过敏的淋病患者应用。

二、多黏菌素类

多黏菌素类（polymyxins）包括多黏菌素E（polymyxin E，黏菌素，抗敌素）和多黏菌素B（polymyxin B）。本类药物属窄谱抗生素，对部分革兰氏阴性杆菌，如铜绿假单胞菌有强大的杀灭作用。因毒性较大，临床多局部用于敏感菌引起的眼、耳、皮肤、黏膜感染及烧伤后铜绿假单胞菌感染。

附：制剂与用法

药名	剂型	用法
硫酸链霉素	片剂：0.1g、0.5g	口服：0.25～0.5g，一日3～4次；小儿一日60～80mg/kg，分3～4次服
	注射剂：0.5g、0.75g	0.5g，肌内注射，一日2次，或0.75g，肌内注射，一日1次。小儿一日15～25mg/kg，分2次肌内注射
硫酸庆大霉素	片剂：2万U、4万U	口服：8万～16万U，一日3～4次
	注射剂：2万U、4万U、8万U	一日16万～24万U；小儿一日3000～5000U/kg，分2～3次肌内注射或静脉滴注
	滴眼剂：4万U/8ml	滴眼：1～2滴，一日3～4次
硫酸阿米卡星	注射剂：0.1g、0.2g	一日0.2～0.4g；小儿一日4～8mg/kg，分1～2次肌内注射或静脉滴注
硫酸妥布霉素	注射剂：40mg、80mg	1.5mg/kg，肌内注射或静脉滴注，每8小时1次，疗程一般不超过7～10日
硫酸奈替米星	注射剂：150mg	一日3～6.5mg/kg，分2次肌内注射。小儿一日5～8mg/kg，分2～3次肌内注射

续表

药名	剂型	用法
硫酸依替米星	注射剂：50mg、100mg	200mg，一日1次，静脉滴注
大观霉素	注射剂：2g	2g溶于0.9%苯甲醇溶液3.2ml中，深部肌内注射，一日1～2次
硫酸黏菌素	片剂：50万U、100万U、300万U	一日150万～300万U，分3～4次服
多黏菌素B	注射剂：50万U、100万U	一日100万～150万U；小儿一日1.5万～2.5万U/kg，分2～3次肌内注射。或一日50万～100万U；小儿一天1.5万～2.5万U/kg，分1～2次静脉滴注

第5节　四环素类抗生素和氯霉素

一、四环素类

四环素类抗生素属酸、碱两性化合物，包括天然品与半合成品。天然品有四环素（tetracycline）、土霉素（oxytetracycline）等。半合成品有美他环素（methacycline，甲烯土霉素）、多西环素（doxycycline，强力霉素）和米诺环素（minocycline，二甲胺四环素）。半合成四环素较天然品抗菌活性强，不良反应轻，且不易产生耐药性。

四环素（tetracycline）

考点　四环素的抗菌作用、临床应用、不良反应及用药注意

四环素口服易吸收但不完全，酸性药物如维生素C等可促进其吸收，而与Ca^{2+}、Mg^{2+}、Al^{3+}、Fe^{3+}等多价金属离子形成螯合物可妨碍吸收。广泛分布于各组织和体液中，也可沉积于骨及牙组织内，胆汁浓度为血药浓度的10～20倍，但不易透过血脑屏障。主要以原形经肾排泄，故尿中药浓度较高，有利于治疗泌尿系统感染，部分经胆汁排泄，形成肝肠循环，有利于治疗胆道感染。

【抗菌作用】

1. 抗菌谱　属广谱抗菌药，对革兰氏阳性菌、革兰氏阴性菌、立克次体、支原体、衣原体、螺旋体及放线菌均有抗菌作用；对革兰氏阳性菌作用不如青霉素和头孢菌素类，对革兰氏阴性菌则不如氨基糖苷类和氯霉素。此外，还能间接抑制阿米巴原虫。

2. 抗菌机制　与敏感细菌核糖体30S亚基特异性结合，阻碍肽链延长，抑制细菌蛋白质合成，发挥速效抑菌作用。

3. 耐药性　细菌对本类药物的耐药性日渐增多，特别是金黄色葡萄球菌、大肠埃希菌、志贺菌属较为明显且严重。天然品之间为交叉耐药，但对天然品耐药的细菌可能对半合成品仍然敏感。

【临床应用】　四环素曾广泛应用。主要用于立克次体引起的斑疹伤寒和恙虫病，也可用于支原体肺炎、衣原体和螺旋体感染；还可用于布鲁菌病及其他敏感菌所致的呼吸道、胆管与泌尿道感染等。由于耐药性逐渐增多，现已不作为首选药物。

【不良反应及用药注意】

1. 局部刺激症状　可引起上腹不适、恶心、呕吐、腹胀、腹泻等胃肠道刺激症状，饭后服可减轻。不能肌内注射，大剂量静脉滴注可引起血栓性静脉炎。

2. 二重感染 长期应用可破坏体内正常菌群平衡，使敏感菌受到抑制，不敏感菌乘机大量繁殖，造成新的感染，称二重感染或菌群交替症。常见的二重感染为真菌病和假膜性肠炎，可用抗真菌药和万古霉素或甲硝唑治疗。年老、体弱、免疫功能低下及合用糖皮质激素和抗肿瘤药者慎用。

3. 影响骨、牙的生长 四环素类能沉积在骨、牙组织中，与钙离子结合，影响牙齿和骨骼的生长，可使牙釉质变黄和抑制骨骼生长。孕妇、哺乳期妇女及 8 岁以下儿童禁用。

4. 肝、肾损害 长期大量使用可引起严重肝损害，也可加重原有的肾功能损害。

5. 过敏反应 偶见药热、皮疹、荨麻疹等过敏反应，还可致光敏性皮炎。

链 接 立克次体感染

立克次体感染是由立克次体引起的急性传染病，有流行性斑疹伤寒、地方性斑疹伤寒、恙虫病等。立克次体是介于细菌与病毒之间的微生物，具有以下特点：①需在活细胞内生长，在代谢衰退的细胞内生长旺盛；②有典型的细胞壁，有 DNA 和 RNA，呈短小、多形性球杆状，染色后光学显微镜可以查见；③对广谱抗生素，如四环素类、氯霉素等敏感。立克次体感染的共同特点是：①病原体主要在啮齿类动物（鼠类）和家畜（牛、羊、犬）等储存宿主内繁殖，虱、蚤、蜱、螨等吸血节肢动物为主要传播媒介；②病理变化为血管周围炎和血栓性血管炎；③主要临床表现是发热、头痛、皮疹等，呈急性表现；④广谱抗生素有效，病后可获持久免疫力。

多西环素（doxycycline，强力霉素）和米诺环素（minocycline，二甲胺四环素）

多西环素和米诺环素脂溶性高，口服吸收迅速而完全，受食物影响小。多西环素主要由胆汁排泄，可形成肝肠循环，少部分经肾排泄，故肾功能不全时仍可应用。米诺环素可通过血脑屏障在脑脊液达到有效浓度。两药半衰期长，药效持久。对耐天然四环素类和耐青霉素的金黄色葡萄球菌、化脓性链球菌、大肠埃希菌等敏感。主要用于呼吸道感染如老年慢性气管炎、肺炎等；也可用于泌尿生殖道、胆管感染和斑疹伤寒、恙虫病等。

不良反应与四环素相似但较轻。常见胃肠道刺激症状，二重感染少。多西环素静脉注射时，可出现舌麻木及口腔异味感，易致光敏反应。

考点 氯霉素的抗菌作用、临床应用、不良反应及用药注意

二、氯霉素（chloramphenicol）

氯霉素由链丝菌培养液中获取，也可人工合成。口服吸收快而完全，可广泛分布至全身各组织和体液中，脑脊液中分布浓度较其他抗生素高。约 90%的药物在肝内与葡糖醛酸结合生成无活性产物，约 10%原形药物经肾排泄，可用于治疗泌尿道感染。

【抗菌作用】 与敏感菌核糖体 50S 亚基结合，阻止肽链延伸，使蛋白质合成受阻，发挥速效抑菌作用。属广谱抗生素，对革兰氏阳性菌和革兰氏阴性菌均有抑制作用，对后者作用较强，尤其对伤寒沙门菌、流感嗜血杆菌、脑膜炎奈瑟菌作用强，在高浓度时有杀菌作用；对脆弱类杆菌、百日咳鲍特菌、布鲁斯菌作用也较强；对立克次体和沙眼衣原体、肺炎衣原体等有效。各种细菌均可对氯霉素产生耐药性，但无交叉耐药。

【临床应用】 氯霉素曾广泛用于治疗各种敏感菌感染，后因发现严重的骨髓造血抑制，其临床应用现已严格控制。目前主要用于：①细菌性脑膜炎，由于氯霉素可在脑脊液中达到较高浓度而具有杀菌作用，可治疗脑膜炎奈瑟菌、肺炎链球菌及流感嗜血杆菌等引起的细菌性脑膜炎；②伤寒和副伤寒，伤寒沙门菌、副伤寒沙门菌及其他沙门菌属感染曾为首选药，现被第三代喹诺酮类替代；③立克次体感染，疗效与四环素类相当；④细菌性眼部感染，氯霉素易透过血眼屏障，是治疗敏感菌引起的外眼感染、眼内感染、全眼球感染及沙眼的有效药物。

【不良反应及用药注意】

1. 抑制骨髓造血功能 属氯霉素最严重的毒性反应，表现为红细胞、粒细胞及血小板减少。有两种类型：一是可逆性抑制，与剂量和疗程有关，停药后即可逐渐恢复；二是不可逆的再生障碍性贫血，与剂量和疗程无关，发生率虽低，但死亡率高，且一旦发生常难逆转，少数存活者可发展为粒细胞性白血病，妇女、儿童及肝肾功能不全者较易发生。

2. 其他 新生儿、早产儿用药可致灰婴综合征。也可出现胃肠反应、二重感染、中毒性精神病、皮疹、药热等。故精神病史者、新生儿、早产儿、妊娠末期、产后 1 个月的哺乳期妇女及肝功能不全者禁用。

案例 13-5

患者，男，20 岁，因高热、寒战、头痛伴喷射性呕吐入院。查体发现颈项强直，皮肤有大量瘀点，面色苍白，四肢发凉。病原学检查发现脑膜炎奈瑟菌。诊断为流行性脑脊髓膜炎。医嘱予以氯霉素治疗。

问题： 1. 上述给药是否正确?为什么?

2. 应用氯霉素应注意什么?

3. 如有不妥，可调换何药?

附：制剂与用法

药名	剂型	用法
盐酸四环素	片剂、胶囊剂：0.25g	口服：0.5g，一日 3～4 次
	软膏剂：5g	外用
	眼膏剂：2.5g、10g	外用
土霉素	片剂：0.125g、0.25g	口服：0.5g，一日 3～4 次
多西环素	片剂、胶囊剂：0.1g	口服：首次 0.2g，以后一日 0.1～0.2g，分 1～2 次服；8 岁以上小儿首剂 4mg/kg，以后一次 2～4mg/kg，一日 1～2 次
米诺环素	片剂：0.1g	口服：0.1g，一日 2 次，首剂加倍
氯霉素	片剂、胶囊剂：0.25g	口服：0.25～0.5g，一日 3～4 次
	眼膏、滴眼液、滴耳液	局部外用

第6节 合成抗菌药

一、喹诺酮类

喹诺酮类是一类以4-喹诺酮母核为基本结构的人工合成抗菌药，自1962年问世以来，已有四代产品用于临床。第一代药物萘啶酸，因较强的不良反应已被淘汰。第二代药物以吡哌酸（pipemidic acid）为代表，血浆浓度较低，主要用于消化道和泌尿道感染。第三代为一系列含氟药物，又称氟喹诺酮类，其抗菌谱广，抗菌活性强，临床应用广泛，包括诺氟沙星、环丙沙星、氧氟沙星、左氧氟沙星等。第四代药物在第三代药物基础上，进一步扩大抗菌谱，抗菌活性更强，常用的药物有莫西沙星、曲伐沙星。

考点 喹诺酮类的抗菌作用、临床应用、不良反应及用药注意

【抗菌作用】

1. 抗菌谱 氟喹诺酮类抗菌谱广，对革兰氏阴性杆菌（如铜绿假单胞菌、大肠埃希菌、伤寒沙门菌、流感嗜血杆菌、军团菌属）及革兰氏阴性球菌（如淋病奈瑟菌等）均有强大的抗菌作用；对革兰氏阳性球菌（如金黄色葡萄球菌、肺炎链球菌及厌氧菌）也有较强的抗菌作用；某些品种对结核分枝杆菌、支原体、衣原体亦有效。

2. 抗菌机制 抑制细菌DNA回旋酶，影响DNA的合成而呈现杀菌作用。

3. 耐药性 由于本类药物临床应用广泛，耐药菌株呈增长趋势，以金黄色葡萄球菌、肺炎链球菌、大肠埃希菌、铜绿假单胞菌等耐药菌株多见。本类药物之间有交叉耐药性，与其他类抗菌药无交叉耐药。

【临床应用】 氟喹诺酮类可用于各种敏感菌所致的呼吸系统、肠道、泌尿生殖系统感染，代替氯霉素作为伤寒、副伤寒的首选药物，也可用于淋病、骨关节感染与皮肤软组织感染等。

【不良反应及用药注意】

1. 消化道反应 可见恶心、呕吐、腹泻等。溃疡病史者应慎用。

2. 中枢神经系统反应 表现为眩晕、头痛、失眠等，并可致精神症状，多见于用量过大时。有中枢神经系统疾病或癫痫史者慎用。

3. 过敏反应 可出现药疹、皮肤瘙痒和血管神经性水肿，少数患者出现光敏性皮炎。用药期间应避免阳光及紫外线照射。

4. 软骨损害 可引起关节痛、肌肉痛等症状。可影响软骨发育，故孕妇、哺乳期妇女及儿童禁用。

5. 其他 包括肝功能异常、跟腱炎、心脏毒性等，停药后可恢复。

链接 药物的光敏反应

某些药物服用后，在光照刺激下，可致人体过敏反应，出现皮肤瘙痒、发热、红斑、水肿，甚至水疱、皮肤脱落糜烂等，这种现象称为药物的光敏反应，这类药物称为光敏性药物。常见光敏性药物有四环素、多西环素、磺胺类、喹诺酮类、抗真菌药灰黄霉素、口服降血糖药格列美脲、抗组胺药赛庚啶和异丙嗪、利尿药托拉塞米和氢氯噻嗪、抗精神病药氯丙嗪等。患者在使用光敏性药物期间和停药后5日内，应避免暴露在阳光或紫

外线下；若出现光敏反应或皮肤损害，应立即停用药物，并去皮肤科就诊；光敏感患者在使用光敏性药物期间需要外出时，应戴宽檐帽或撑遮阳伞、涂防晒霜等，做好皮肤防护措施；有光敏反应史者慎用或禁用光敏性药物。

诺氟沙星（norfloxacin，氟哌酸）

诺氟沙星是第一个用于临床的氟喹诺酮类药物。口服吸收易受食物影响，空腹比饭后服药的血药浓度高2～3倍。抗菌谱广，抗菌作用强，大部分厌氧菌对其耐药。主要用于敏感菌引起的泌尿道生殖系统、肠道、呼吸道、皮肤、黏膜、耳鼻喉、口腔等感染。

氧氟沙星（ofloxacin，氟嗪酸）

氧氟沙星口服吸收快而完全，生物利用度高达95%，血浆浓度高，维持时间长，尤以痰中浓度较高。对革兰氏阳性菌和革兰氏阴性菌如耐药金黄色葡萄球菌、铜绿假单胞菌，厌氧菌、奈瑟菌属及结核分枝杆菌等均有较强的抗菌作用。主要用于呼吸道、泌尿道、胆管、皮肤软组织和耳鼻咽喉等部位的感染，也可作为二线药物与异烟肼、利福平合用于结核病。

左氧氟沙星（levofloxacin）

左氧氟沙星是消旋氧氟沙星的左旋体，口服生物利用度接近100%，抗菌活性是氧氟沙星的2倍，对耐甲氧西林金黄色葡萄球菌、表皮葡萄球菌、链球菌和肠球菌的抗菌活性强于环丙沙星，对厌氧菌、支原体、衣原体及军团菌也有较强的杀灭作用。用于敏感菌引起的各种急慢性感染、难治性感染等效果良好。在第三代喹诺酮类药物中，其不良反应发生率相对较少且轻微。

环丙沙星（ciprofloxacin）

环丙沙星口服生物利用度约为70%，血药浓度较低，可采用静脉滴注给药。抗菌谱广，对革兰氏阴性菌作用较其他喹诺酮类强，对多数厌氧菌无效。主要用于对其他药物产生耐药性的革兰氏阴性杆菌所致的呼吸道、泌尿道、消化道、皮肤软组织、骨与关节等部位感染。可诱发跟腱炎和跟腱断裂，运动员和老年人慎用。

案例 13-6

患者，女，34岁，近日持续发热，呈稽留热型，体检发现皮肤玫瑰疹、肝脾肿大。血液检查：末梢白细胞和嗜酸性粒细胞减少。病原学检查后诊断为伤寒沙门菌感染，给予环丙沙星治疗。

问题： 1. 该给药方案是否合理?为什么?

2. 应用该药时，应注意哪些问题?

3. 临床常用的治疗药物还有哪些?

洛美沙星（lomefloxacin）

洛美沙星口服生物利用度约98%，主要以原形经肾排泄。抗菌谱广，对革兰氏阴性菌的抗菌活性与诺氟沙星、氧氟沙星相似，对耐甲氧西林金黄色葡萄球菌、表皮葡萄球菌、链球菌和肠球菌的抗菌活性与氧氟沙星相似，对多数厌氧菌的抗菌活性不如氧氟沙星。用于敏感菌引起的泌尿道、呼吸道、胃肠道、骨及皮肤软组织感染。不良反应以光敏反应和跟腱毒性常见。

加替沙星（gatifloxacin）

加替沙星抗菌谱广，对多数革兰氏阳性菌作用强，对多数革兰氏阴性菌作用与环丙沙星和氧氟沙星相当，对厌氧菌、支原体、衣原体的作用强于环丙沙星和氧氟沙星。临床用于呼吸道感染及泌尿生殖系统、皮肤、软组织和耳鼻喉等感染。几乎没有光敏反应。因可致血糖紊乱和心脏毒性，已退出美国市场。

莫西沙星（moxifloxacin）

莫西沙星口服生物利用度约为 85%。抗菌谱广，对多数革兰氏阳性和阴性菌均有抗菌作用，特别对肺炎链球菌、金黄色葡萄球菌、厌氧菌、支原体、衣原体的作用较强，临床可用于上述细菌所致的急慢性支气管炎和上呼吸道感染，也可用于泌尿生殖系统和皮肤软组织感染等。不良反应发生率低，常见一过性轻度呕吐和腹泻等胃肠道反应。

二、磺胺药

链 接　磺胺类药物的发展

1932 年，德国生物化学家 Domagk 在试验偶氮染料过程中，发现百浪多息（prontosil）对感染了溶血性链球菌的小白鼠具有很高的疗效。此后研究人员纷纷对百浪多息进行研究，法国特利弗尔等发现，其抗菌作用的有效基团为对氨苯磺胺，并相继合成了一系列磺胺类药物，用于治疗感染性疾病，为化学治疗开辟了新的领域。但随着耐药菌株的出现，加之青霉素、头孢菌素、喹诺酮类等各种抗生素和合成抗菌药的快速发展，其治疗地位逐渐被取代。之后在研究抗疟药中发现的磺胺增效剂甲氧苄啶及磺胺乙基胞嘧啶等高效、长效、广谱的新型磺胺的合成，使磺胺类药物抗菌谱扩大、抗菌活性增强而重新引起医学界的重视。现用于临床的磺胺类药物主要有 20 多种。

考点　磺胺类及甲氧苄啶的抗菌作用、临床应用、不良反应及用药注意

【抗菌作用】

1. 抗菌谱　磺胺类药物是最早应用的人工合成抗菌药，抗菌谱广，可抑制细菌的生长。对化脓性链球菌、脑膜炎奈瑟菌、肺炎链球菌、痢疾志贺菌等较为敏感，对金黄色葡萄球菌、鼠疫耶尔森菌、大肠埃希菌、流感嗜血杆菌、沙眼衣原体也有效；对立克次体无效，甚至会刺激其生长。此外，磺胺甲噁唑对伤寒沙门菌、磺胺嘧啶银对铜绿假单胞菌也有较强抑制作用。

2. 抗菌机制　主要通过干扰细菌叶酸代谢产生抗菌作用（图 13-3）。敏感细菌在生长繁殖时，必须利用对氨基苯甲酸（PABA）和二氢蝶啶，在二氢叶酸合成酶催化下，生成二氢叶酸，再经二氢叶酸还原酶的作用生成四氢叶酸，进而参加细菌核酸的合成。磺胺类药物由于结构与对氨基苯甲酸相似，通过竞争抑制二氢叶酸合成酶，干扰细菌四氢叶酸的合成，进一步影响细菌核酸的形成，从而产生抗菌作用。人和哺乳动物能直接利用外源性叶酸，故不受磺胺类药物的影响。

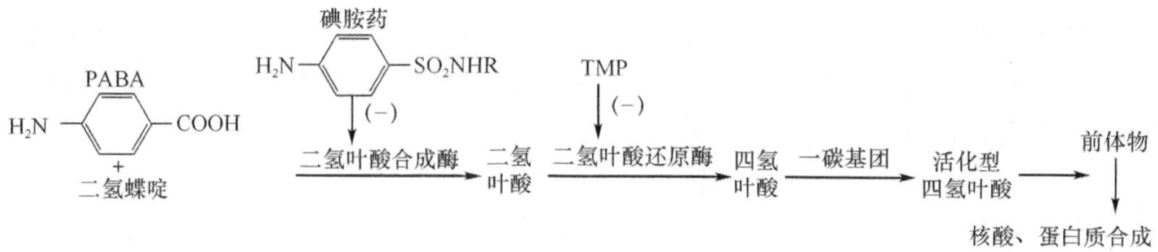

图 13-3 磺胺药和 TMP 抗菌作用机制示意图

3. 耐药性 细菌对磺胺药易产生耐药性，尤其在用量不足时更易发生。磺胺类药物之间存在交叉耐药性。

【临床应用】 磺胺类药物根据应用范围可分为用于全身感染的磺胺药和局部应用的磺胺药。用于全身感染的磺胺药主要有磺胺嘧啶（sulfadiazine，SD）和磺胺甲噁唑（sulfamethox-azole，SMZ），局部应用的主要有柳氮磺吡啶（sulfasalazine，SASP）、磺胺嘧啶银（SD-Ag）、磺胺米隆（mafenide，SML）、磺胺醋酰钠（sulfacetamide sodium，SA-Na）等。

1. 磺胺嘧啶 口服易吸收，$t_{1/2}$ 为 10～13 小时。血浆蛋白结合率为 45%，脂溶性高，易透过血脑屏障，脑脊液浓度可达血浆浓度的 40%～80%，抗菌力强，是治疗流行性脑脊髓膜炎的首选药物之一，也适用于治疗尿路感染。

2. 磺胺甲噁唑 口服易吸收，$t_{1/2}$ 为 10～12 小时。脑脊液浓度不及磺胺嘧啶，尿中浓度较高，常与甲氧苄啶组成复方制剂用于泌尿道感染、中耳炎、呼吸道感染。

3. 柳氮磺吡啶 口服吸收较少，在肠道分解释放出磺胺吡啶和 5-氨基水杨酸。前者有抗菌作用，后者有抗炎和免疫抑制作用。主要用于肠道感染，尤其是治疗溃疡性结肠炎。

4. 磺胺嘧啶银 属于外用磺胺药，抗菌谱广，对铜绿假单胞菌抑制作用强大，银盐尚有收敛作用，能促进创面的愈合。适用于烧伤、烫伤创面感染，深度感染效果不佳。

5. 磺胺米隆 对铜绿假单胞菌、金黄色葡萄球菌及破伤风芽孢梭菌有效。能迅速渗入创面及焦痂中，抗菌作用不受脓液和坏死组织的影响，并能促进创面上皮组织生长。适用于烧伤和大面积创伤后感染。

6. 磺胺醋酰钠 局部应用穿透力强，可透入眼内组织，几乎无刺激性。对眼科细菌感染及沙眼衣原体抗菌作用较强，可用于沙眼、结膜炎和角膜炎等。

【不良反应及用药注意】

1. 肾损害 用于全身感染的磺胺药及其乙酰化代谢产物，在尿中溶解度较低，易析出结晶损伤肾，出现结晶尿、血尿、尿痛、尿路阻塞和尿闭等，尿液呈酸性时尤甚。肾损害可采取以下措施预防：①同服碳酸氢钠碱化尿液，增加磺胺药及乙酰化物在尿中的溶解度；②多饮水促进尿液形成，加强尿液冲洗作用；③用药期间定期检查尿液，避免长期用药；④老年人及肝、肾功能不全者慎用或禁用。

2. 过敏反应 可出现药热、皮疹等，严重者可出现剥脱性皮炎。用药前应询问有无药物过敏史，用药期间若发现超敏反应须立即停药，并给予抗过敏治疗。磺胺类药之间有交叉过敏反应。

3. 抑制造血功能 长期用药可抑制骨髓，引起白细胞减少，偶见粒细胞缺乏、再生障碍性贫血及血小板减少症。长期用药应检查血常规。本类药物对葡萄糖-6-磷酸脱氢酶缺乏的患者可致溶血反应，应禁用。

4. 中枢神经系统反应 可见头晕、头痛、乏力、精神不振等，服药期间不宜从事驾驶及高空作业。

5. 其他 可引起恶心、呕吐等消化系统反应。新生儿可引起胆红素脑病和溶血，故新生儿、临产妇及哺乳期妇女禁用。

三、甲氧苄啶

甲氧苄啶（trimethoprim，TMP）又名磺胺增效剂。抗菌谱与磺胺药相似，抗菌机制是抑制二氢叶酸还原酶，使二氢叶酸不能还原为四氢叶酸，从而阻止细菌核酸的合成（图13-3）。单用抗菌作用弱，与磺胺药同用可使磺胺药的抗菌作用增强数倍至数十倍，甚至呈现杀菌作用。临床用甲氧苄啶和磺胺甲噁唑组成的复方制剂可产生协同效果。主要用于呼吸道、泌尿道、肠道感染及脑膜炎、败血症等，也可用于伤寒、副伤寒。

甲氧苄啶不良反应较小。大剂量长期应用，可影响人体叶酸代谢，出现中性粒细胞减少、巨幼细胞贫血等。应注意查血常规，必要时可用亚叶酸钙治疗。早产儿、新生儿、妊娠期与哺乳期妇女、骨髓造血功能不全及严重肝、肾功能不全者禁用。

四、其他合成抗菌药

甲硝唑（metronidazol，灭滴灵）

甲硝唑口服吸收良好，体内分布广泛，可进入感染病灶和脑脊液。具有抗厌氧菌、抗阴道滴虫、抗阿米巴原虫和抗贾第鞭毛虫作用。临床用于：①厌氧菌引起的口腔、腹腔、女性生殖系统、骨和关节等部位感染的首选药；②阴道滴虫病的首选药，对反复发作者需夫妻双方同时用药以求根治；③肠内、外阿米巴病的首选药；④贾第鞭毛虫感染最有效的药物。

甲硝唑不良反应少，主要有胃肠反应如食欲不振、恶心、呕吐、腹痛、腹泻、舌炎、口腔金属味等，一般不影响治疗。少数患者出现荨麻疹、红斑、瘙痒等过敏症状，停药后即可恢复。若出现头痛、眩晕、共济失调、肢体麻木及惊厥等症状应立即停药。因干扰乙醇代谢，故用药期间及停药1周内禁酒。

替硝唑（tinidazole）

替硝唑较甲硝唑半衰期长，口服一次，有效血药浓度可维持72小时，对阿米巴痢疾和肠外阿米巴病的疗效与甲硝唑相似而毒性较低，也可用于治疗阴道滴虫病。

硝基呋喃类

本类药物主要有呋喃妥因（nitrofurantoin）、呋喃唑酮（furazolidone）等。抗菌谱广，对革兰氏阳性菌和阴性菌均有效。抗菌机制是抑制乙酰辅酶A，干扰菌体代谢而呈现作用。呋喃妥因口服吸收完全，血药浓度低，40%原形由肾排出，尿中浓度高，故仅用于泌尿道感染。呋喃唑酮口服吸收少，肠腔浓度高，适用于肠炎、痢疾、伤寒、副伤寒及胃、十二指肠溃疡，栓剂可用于阴道滴虫病。

硝基呋喃类药物主要不良反应有胃肠道反应，如恶心、呕吐、食欲不振。呋喃妥因剂量过大可引起毒性反应，如周围神经炎，表现为手足麻木、感觉异常等，长期使用可致肺纤维化。

附：制剂与用法

药名	剂型	用法
吡哌酸	片剂、胶囊剂：0.25g、0.5g	口服：0.5g，一日3～4次。小儿一日15mg/kg，分2次服
诺氟沙星	片剂、胶囊剂：0.1g	口服：0.1～0.2g，一日3～4次
	1%软膏剂：10g	外用
	0.3%滴眼剂：8ml	滴眼
氧氟沙星	片剂：0.1g	一日0.2～0.6g，分2次服
	注射剂：0.4g	0.4g，静脉滴注，一日2次
左氧氟沙星	片剂：0.1g	口服：0.1g，一日3次
环丙沙星	片剂：0.25g、0.5g、0.75g	口服：0.25～0.5g，一日2次
	注射剂：0.1g、0.2g	静脉滴注（时间不少于30分钟），一日2次
氟罗沙星	胶囊剂：0.2g、0.4g	口服：0.4g，一日1次
磺胺甲噁唑	片剂：0.5g	口服：0.5～1g，一日2次，首次剂量加倍。大剂量长期应用时，需同服等量的碳酸氢钠。小儿 25mg/kg，一日2次
磺胺嘧啶	片剂：0.5g	口服：1g，一日2次。治疗脑膜炎：1g，一日4次
	注射剂：0.4g、1g	1～1.5g，深部肌内注射，一日3次。小儿一般感染一日50～75mg/kg，分 2次用；流行性脑脊髓膜炎时按一日100～150mg/kg用
柳氮磺吡啶	片剂：0.25g	口服：1～1.5g，一日3～4次，症状好转后改为0.5g，一日3～4次
	栓剂：0.5g	0.5g，直肠给药，一日2～3次
磺胺嘧啶银	软膏（乳膏）、散剂	涂敷创面或用软膏油纱布包扎创面；散剂可直接撒布于创面
磺胺米隆	5%～10%软膏	外用
	5%～10%溶液	湿敷
磺胺醋酰钠	15%滴眼液：5ml、10ml	滴眼：1～2滴，一日3～5次
	6%眼膏：4g	外用
复方磺胺甲噁唑（复方新诺明）	片剂：每片含 SMZ 0.4g，TMP 0.08g	口服：2片，一日2次，首剂2～4片；儿童用片：每片含 SMZ 0.1g，TMP 0.02g。口服：2～6岁1～2片，6～12岁2～4片，一日2次，服药期间多饮水
甲硝唑	片剂：0.2g	阿米巴病：口服：0.4～0.8g，一日3次，5～7日为1个疗程。滴虫病：口服：0.2g，一日3次，7日为1个疗程。厌氧菌感染：口服：0.2～0.4g，一日3次
	注射剂：50mg/10ml、100mg/20ml、500mg/100ml、500mg/250ml、1.25g/250ml	厌氧菌感染：500mg，静脉滴注，于20～30分钟滴完，8小时1次，7天为1个疗程。小儿1次7.5mg/kg
替硝唑	片剂：0.5g	阿米巴病：口服：2g，一日1次，连服2～3日；小儿一日50～60mg/kg，连服5日。滴虫病：口服：0.2g，一日1次，必要时重复1次；或0.15g，一日3次。连用5日，须男女同治以防再次感染；小儿1次50～75mg/kg，必要时重复1次。厌氧菌感染：口服：2g，一日1次。非特异性阴道炎：口服，2g，一日1次，连服2日。梨形鞭毛虫病：口服：2g，一日1次
	注射剂：400mg/200ml、800mg/400ml	重症厌氧菌感染：一日1.6g，分1～2次静脉滴注，于20～30分钟滴完

第7节 抗结核病药

结核病是由结核分枝杆菌感染引起的慢性传染病，可累及全身各个组织和器官，其中最常见的是肺结核。抗结核病药通过抑制或杀灭结核分枝杆菌而产生病原治疗作用，通常将疗效高、不良反应较少、患者较易耐受的称为一线抗结核病药，包括异烟肼、利福平、链霉素、乙胺丁醇和吡嗪酰胺等，其他如对氨基水杨酸、丙硫异烟胺和氧氟沙星等为二线用药，主要用于对一线药物产生耐药者或与其他抗结核病药配伍使用。

一、常用抗结核病药

异烟肼（isoniazid，INH，雷米封）

考点 抗结核病药的分类，一线抗结核药物的作用特点、临床应用、不良反应及用药注意

异烟肼口服吸收快而完全，分布广，穿透力强，易透过血脑屏障和浆膜腔，也可进入巨噬细胞、纤维化或干酪样病灶中，主要在肝内被乙酰化而灭活。受遗传因素影响，乙酰化速度有明显的种族和个体差异，分快、慢两种代谢类型。代谢产物及部分原形药物从尿中排泄。由于代谢快慢的差异，临床应用异烟肼时应注意调整给药方案。

【抗菌作用和临床应用】 异烟肼通过抑制细菌分枝菌酸的合成，影响结核分枝杆菌细胞壁完整性，低浓度抑菌，高浓度杀菌。具有疗效高、毒性小、口服方便、价格低廉等优点。单用易产生耐药性，与其他抗结核病药联用，可延缓耐药性产生。

异烟肼为抗结核病的首选药物，作为联合用药的主药治疗各型结核病，对渗出性病灶疗效尤佳。对急性粟粒性结核和结核性脑膜炎需增大剂量，延长疗程，必要时采用静脉滴注。

【不良反应及用药注意】

1. 神经系统毒性 长期或大剂量应用可引起周围神经炎和中枢神经症状，表现为肌肉痉挛、四肢麻木、烧灼感、刺痛及头痛、兴奋、精神异常、惊厥等，多见于慢乙酰化型患者，发生原因可能与维生素 B_6 缺乏有关，可同服维生素 B_6 防治。癫痫和精神病患者慎用。

2. 肝脏毒性 大剂量可损害肝细胞，引起氨基转移酶升高、黄疸，甚至肝细胞坏死。多见于50岁以上患者、快代谢型和嗜酒者。若与利福平合用可增强肝毒性。故用药期间应定期检查肝功能，肝功能不全者慎用。

3. 其他 偶见皮疹、药热、粒细胞缺乏等。因可抑制乙醇代谢，故用药期间不宜饮酒。孕妇慎用。

链接 异烟肼的发现

异烟肼最初由布拉格查尔斯大学化学系研究生Meyer和Mally于1912年作博士论文时合成，当时他们完全没有意识到异烟肼的巨大药用价值。在被遗忘了约40年后，身为医生的斯坦福大学的Hinshaw和康奈尔医学院的Mcdermott到德国研究了7000份用一种新合成的磺胺类药治疗结核病的病历。之后带了一些氨硫脲（conteben，又名结核安）回到美国进行更深入的研究，发现了吡啶酰胺类的抗结核菌活性，于是导致大规模的测试吡啶酰胺衍生物。在试验了几千个衍生物之后，美国罗氏公司、施贵宝公司和德国拜耳公司的研究人员几乎同时找到了异烟肼。异烟肼的临床试验于1951年在纽约开始，1952年由罗氏公司首先在美国上市，商品名为雷米封。

利福平（rifampicin，RFP，甲哌利福霉素）

利福平为人工半合成的广谱抗生素。口服吸收迅速，但食物易影响其吸收，故应空腹服用。穿透力强，可分布于全身各组织和体液中。主要经肝代谢、胆汁排泄，可形成肝肠循环，代谢产物可使尿、粪、泪液、痰液和汗液等排泄物染成橘红色。

【抗菌作用和临床应用】 通过抑制细菌依赖DNA的RNA多聚酶，阻碍mRNA的合成，从而产生抗菌作用。对结核分枝杆菌作用仅次于异烟肼，对革兰氏阳性菌特别是耐药金黄色葡萄球菌也有很强的抗菌作用，对麻风分枝杆菌、革兰氏阴性菌（如大肠埃希菌、变形杆菌、流感嗜血杆菌）及沙眼衣原体也有效。单用易产生抗药性，与异烟肼、乙胺丁醇合用有协同作用，并能延缓耐药性的产生。

利福平主要与其他抗结核病药合用，治疗各种类型的结核病。亦可用于耐药金黄色葡萄球菌及其他敏感菌引起的感染及麻风病；局部应用于沙眼及敏感菌所致的眼部感染。

【不良反应及用药注意】

1. 胃肠道反应 是常见的不良反应，表现为恶心、呕吐、腹胀等，一般不影响继续用药。

2. 肝损害 为较严重的不良反应，少数患者可出现黄疸、氨基转移酶升高、肝大等，原有肝病患者、嗜酒者或与异烟肼合用时较易发生。故用药期间应定期检查肝功能。

3. 过敏反应 少数患者可出现皮疹、药热，偶见白细胞减少和血小板减少等。

4. 其他 可见头痛、全身酸痛等流感样综合征及类赫氏反应等。

乙胺丁醇（ethambutol）

乙胺丁醇口服易吸收，体内分布广泛。通过干扰细菌RNA合成，对结核分枝杆菌有较强的抗菌作用，对其他细菌无效。单用也可产生耐药性，与其他抗结核病药无交叉耐药性。与异烟肼、利福平联用可增强疗效，延缓耐药性产生，用于治疗各种类型结核病，特别是对异烟肼、链霉素耐药者。

大剂量长期应用时可致球后视神经炎，表现为视力下降、视野缩小、辨色力减弱、红绿色盲等，及时停药可恢复，故用药期间应定期做眼科检查。

吡嗪酰胺（pyrazinamide）

吡嗪酰胺口服吸收迅速，广泛分布于全身各组织与体液中，经肝代谢，经肾排出。在酸性环境中抗菌作用增强，故对细胞内生长缓慢的结核分枝杆菌有作用。作用较异烟肼、利福平、链霉素弱。单用易产生耐药性，与其他抗结核病药之间无交叉耐药性。常与其他抗结核病药联用，以缩短疗程。

长期或大量使用可产生严重肝损害，可见氨基转移酶升高、黄疸等，用药期间应定期检查肝功能。偶见高尿酸血症、关节痛、胃肠道反应等。肝功能不全者慎用，孕妇、痛风患者禁用。

利福定（rifandin）和利福喷汀（rifapentine）

利福定和利福喷汀均为利福霉素的衍生物。作用和临床应用与利福平相似，对结核分枝杆菌的作用比利福平强3倍以上，与利福平之间有交叉耐药性。肝功能不全者及孕妇禁用。

对氨基水杨酸钠（aminosalicylic sodium）

对氨基水杨酸钠为二线抗结核病药，仅对结核分枝杆菌有较弱的抑制作用，对其他细菌无效。与利福平联合应用时应分开服用，两药用药间隔应大于 6 小时。耐药性产生缓慢，可与异烟肼等其他抗结核病药合用，以延缓耐药性产生。不良反应以胃肠道反应多见。

丙硫异烟胺（protionamide）

丙硫异烟胺仅对结核分枝杆菌有抗菌作用，穿透力强，可透入全身各组织和体液中，呈杀菌作用，对其他抗结核病药耐药的菌株仍有效。常与其他抗结核病药合用于复治患者。常见胃肠道反应，偶致周围神经炎及肝损害。

案例 13-7

患者，女，50 岁，患糖尿病合并肺结核，用异烟肼、利福平、吡嗪酰胺三联疗法治疗结核病，同时以格列本脲控制血糖。2 个月后，发现糖尿病加重，而且出现恶心、食欲不佳、乏力、皮肤黄染且肝区隐痛，查肝功能出现氨基转移酶升高。

问题： 1. 糖尿病加重的原因是什么?

2. 该患者在抗结核治疗过程中出现了什么不良反应?应如何防治?

3. 抗结核病药物的应用原则是什么?

考点
抗结核病药的应用原则

二、抗结核病药的应用原则

1. 早期用药 患者一旦确诊为结核病后立即给药治疗。结核病早期多为渗出性反应，病灶区域血液循环良好，药物易渗入，此时机体的抗病能力和修复能力也较强，且细菌正处于繁殖期，对药物敏感，故疗效显著。而晚期由于病灶的纤维化、干酪化或空洞形成，病灶内血液循环不良，药物渗透性差，疗效不佳。

2. 联合用药 为了增强疗效、避免严重的不良反应和延缓耐药性的产生，临床常将两种或两种以上抗结核病药联合应用。一般轻症肺结核选择异烟肼联合利福平使用，重症则采用三联或四联药物。

3. 规律用药 结核病的治疗必须做到有规律长期用药。目前广泛采用的是短程疗法（6～9 个月），为一种强化疗法，主要采用异烟肼和利福平联合，大多用于单纯性结核病的初治。目前常用的方案有：前 2 个月每日给予异烟肼（H）、利福平（R）与吡嗪酰胺（Z），后 4 个月每天给予异烟肼和利福平（即 2HRZ /4HR 方案）。异烟肼耐药地区在以上三联或二联的基础上分别增加链霉素（S）与乙胺丁醇（E）（即 2SHRZ/4HRE 方案）。若病灶广泛、病情严重者，则采用三联或四联。对营养不良、恶性病而免疫功能低下者、复发而有并发症者等情况，可适当延长用药时间。

4. 适量用药 采用适当的剂量，既保证疗效，防止复发，又降低不良反应。

5. 全程督导 即患者的病情、用药、复查等都应在医务人员的监督之下，这是 WHO 提出的当今控制结核病的首要策略，有利于患者的规范治疗，促进患者痊愈。

附：制剂与用法

药名	剂型	用法
异烟肼	片剂：0.05g、0.1g、0.3g	口服：0.1～0.3g，一日2次；小儿一日10～20mg/kg，分3～4次服。急性粟粒性肺结核或结核性脑膜炎：口服：0.2～0.3g，一日3次
	注射剂：0.1g	0.3～0.6g，缓慢静脉注射或静脉滴注，一日1次
利福平	片剂或胶囊剂：0.15g、0.3g、0.45g、0.6g	0.45～0.6g，清晨空腹顿服；小儿一日20mg/kg，分2次服
	滴眼液：10ml	滴眼
利福定	胶囊剂：0.1 g、0.15g	0.15～0.2g，清晨空腹顿服；小儿一日3～4mg/kg，分2次服
利福喷汀	片剂或胶囊剂：0.15g、0.3g	0.6g，清晨空腹服，一周1～2次
乙胺丁醇	片剂：0.25g	口服：0.25g，一日2～3次；小儿一日15～20mg/kg，分2～3次服
吡嗪酰胺	片剂或胶囊剂：0.25g、0.5g	一日35mg/kg，分 3～4次服
对氨基水杨酸钠	片剂：0.5g	口服：2～3g，一日4次；小儿一日0.2～0.3g/kg，分4次服
	注射剂：2g、4g、6g	4～12g加入5%葡萄糖或0.9%氯化钠注射液中，稀释为3%～4%的溶液，2小时内滴完。一日1次
丙硫异烟胺	片剂：0.1g	口服：0.1～0.2g，一日3次；小儿一日10～15mg/kg，分3次服

第8节　抗真菌药和抗病毒药

考点
抗真菌药的药理作用、临床应用

一、抗真菌药

真菌感染一般分为浅表真菌感染和深部真菌感染。浅表真菌感染较多见，常侵犯皮肤、毛发、指（趾）甲，引起各种癣症，治疗药物有特比萘芬、克霉唑等。深部真菌感染常由白色念珠菌和新型隐球菌等引起，主要侵犯内脏器官和深部组织，发病率低，但危害性大，治疗药物常用两性霉素 B及唑类抗真菌药等。

两性霉素 B（amphotercin B，庐山霉素）

两性霉素B口服和肌内注射吸收差，一般采用静脉滴注给药。不易透过血脑屏障，脑膜炎时需鞘内注射。属广谱抗真菌药，对多种深部真菌如新型隐球菌、荚膜组织胞浆菌、粗球孢子菌及白色念珠菌等均有强大抗菌作用，对浅表真菌无效。本药是治疗全身性深部真菌感染的首选药，可用于真菌性肺炎、心包膜炎、脑膜炎、败血症及尿道感染等。

不良反应较多见且严重，滴注时可出现寒战、高热、头痛、恶心、呕吐、眩晕等；有肾毒性，表现为蛋白尿、管型尿、无尿、血尿素氮升高等；也可出现白细胞减少、肝损害、复视、皮疹等。用药期间应定期做血钾、血常规、尿常规、肝功能、肾功能和心电图检查，避免与氨基糖苷类、环孢素类药物合用。

制霉菌素（nystatin，制霉素）

制霉菌素抗菌作用与两性霉素B基本相同，但毒性更大，故不做注射给药；口服难吸收，可用于防治消化道念珠菌病；局部用药可治疗口腔、皮肤、阴道念珠菌感染。局部应用不良反应少见。

案例 13-8

患者，女，40岁，因长期服用糖皮质激素，患念珠菌性外阴阴道炎。医嘱予以制霉菌素局部用药治疗。

问题： 1. 该方案是否合理?为什么?

2. 常用药物还有哪些?

3. 若引起念珠菌反复感染，如何治疗?

克霉唑（clotrimazole，三苯甲咪唑）

克霉唑为广谱抗真菌药，对皮肤真菌作用较强，但对头癣无效；对深部真菌作用不及两性霉素B。因毒性较大，仅局部用药治疗体癣、手足癣和外耳道、阴道真菌感染。

咪康唑（miconazole，双氯苯咪唑）

咪康唑口服难吸收，静脉注射给药不良反应较多，作为局部用药，治疗皮肤、黏膜真菌感染。局部用药不良反应少见。

酮康唑（ketoconazole）

酮康唑为广谱抗真菌药，对多种深部真菌和浅表真菌均有强大抗菌活性，疗效相当或优于两性霉素 B。主要用于白色念珠菌病，也可治疗皮肤癣菌感染。不良反应较多，有胃肠道反应、皮疹、头晕、嗜睡、畏光等，有严重肝毒性。

氟康唑（fluconazole）

氟康唑抗菌谱似酮康唑，抗菌作用比酮康唑强5～20倍，能透过血脑屏障。口服和静脉给药均有效，是治疗艾滋病患者隐球菌性脑膜炎的首选药，还可用于各种皮肤癣及甲癣的治疗，预防器官移植、白血病、白细胞减少等患者发生真菌感染。不良反应在本类药物中最低，可见轻度消化道反应、皮疹及无症状的氨基转移酶升高。可能导致胎儿缺陷，禁用于孕妇。

伊曲康唑（itraconazole）

伊曲康唑为三氮唑类广谱抗真菌药。对多种深部真菌和浅表真菌均有强大抗菌活性，主要用于口、食管、阴道白色念珠菌感染和指（趾）甲癣菌感染，也可用于深部真菌感染，是治疗罕见真菌如组织胞浆菌感染和芽生菌感染的首选药物。不良反应主要为胃肠道反应，偶见肝毒性、皮疹、高血压、水肿和皮肤瘙痒。

二、抗病毒药

病毒结构简单，具有严格的宿主细胞寄生特点，并借助宿主细胞的代谢系统而进行繁殖。抗病毒药可通过干扰病毒吸附、阻止病毒穿入和脱壳、阻碍病毒在细胞内复制、抑制病毒释放或增强宿主抗病毒能力等方式呈现作用。目前使用的抗病毒药选择性低，多数有较大毒性，临床治疗效果不是很理想。

考点 抗病毒药的药理作用、临床应用

抗病毒药物根据病毒种类不同，分为广谱抗病毒药物如利巴韦林、干扰素；抗RNA病毒药如齐多夫定、拉米夫定、金刚烷胺；抗DNA病毒药如阿昔洛韦、阿糖腺苷等。

利巴韦林（ribavirin，病毒唑，三氮唑核苷）

利巴韦林为广谱抗病毒药，口服易吸收。对流感病毒、单纯疱疹病毒、腺病毒、肠病毒、鼻病毒和痘病毒等均有抑制作用。主要用于防治流感、腺病毒肺炎、疱疹病毒引起的角膜炎、结膜炎、疱疹性口腔炎、带状疱疹等，对甲型、乙型肝炎及麻疹也有效。口服可引起食欲不振、呕吐、腹泻等，用量过大可致心脏损害。有较强的致畸作用，孕妇禁用。

干扰素（interferon，IFN）

干扰素是机体细胞受病毒感染或其他诱导剂刺激产生的一类具有生物活性的糖蛋白，具有高度的种属特异性。药用的干扰素是从人的白细胞、成纤维细胞、免疫淋巴细胞中提取或基因工程生产。通过使未受感染的细胞产生抗病毒蛋白而干扰病毒的复制和增殖，对 RNA 和 DNA 病毒均有效，为广谱抗病毒药。此外，还有免疫调节和抗恶性肿瘤作用。临床主要用于防治呼吸道病毒感染、疱疹性角膜炎、带状疱疹、单纯疱疹、乙型肝炎、巨细胞病毒感染、恶性肿瘤等。不良反应少，注射部位可出现硬结，偶见可逆性骨髓抑制。

齐多夫定（zidovudine，AZT）

齐多夫定为第一个抗 HIV 药。进入细胞后经逐步磷酸化，生成单磷酸、二磷酸和三磷酸 AZT，后者竞争性抑制 RNA 反转录酶，并能插入到病毒 DNA 链中而抑制 DNA 链的延长。为治疗艾滋病的首选药，且常与其他 HIV 反转录酶抑制剂合用。不良反应主要为骨髓抑制，表现为贫血、白细胞减少等，发生率与剂量和疗程有关。

拉米夫定（lamivudine，3TC）

拉米夫定抗病毒作用与齐多夫定相似。可与齐多夫定合用治疗 HIV 感染；也可用于乙型肝炎，是目前治疗 HBV 感染最有效的药物之一。不良反应主要有乏力、疲倦、发热、头痛、恶心、腹痛、腹泻、咽部和扁桃体疼痛等。

链 接 艾滋病“鸡尾酒”疗法

1996 年华裔科学家何大一教授提出将治疗艾滋病的反转录酶抑制剂和蛋白酶抑制剂在内的 3～4 种药物联合使用，作用于病毒增殖周期的不同环节，提高治疗效果，因治疗艾滋病药物的配置方法类似鸡尾酒的调配方法，俗称“鸡尾酒”疗法。

金刚烷胺（amantadine）

金刚烷胺口服吸收完全，主要作用于病毒复制早期，用于预防 A 型流感病毒的感染。

阿昔洛韦（aciclovir，无环鸟苷）

阿昔洛韦具有广谱抗病毒作用，是单纯性疱疹病毒最有效的药物之一，对带状疱疹病毒、巨细胞病毒等也有较强的抑制作用。主要用于防治单纯疱疹病毒的皮肤或黏膜感染及带状疱疹病毒感染等。常见不良反应有胃肠道紊乱、头痛和斑疹。

阿糖腺苷（vidarabine，ara-A）

阿糖腺苷对多种病毒均有抑制作用。可用于单纯疱疹病毒引起的感染、免疫缺陷合并带状疱疹病毒感染及慢性乙型病毒性肝炎，但由于疗效不高，毒性大，现已较少应用。

不良反应主要表现为神经毒性，也常见胃肠道反应。

附：制剂与用法

药名	剂型	用法
两性霉素 B	注射剂：5mg、25mg、50mg	从 0.1mg/kg 开始渐增至一日 1mg/kg，静脉滴注，一日 1 次 鞘内注射：首剂 0.05～0.1mg，渐增至 1 次 0.5mg，浓度不超过 0.3mg/ml
制霉菌素	片剂：25 万 U、50 万 U	口服：50 万～100 万 U，一日 3 次，7 日为 1 个疗程；小儿一日 5 万～10 万 U/kg，分 3～4 次服
	软膏剂：10 万 U/g	局部外用
	阴道栓剂：10 万 U	局部外用
	混悬剂：10 万 U/1ml	局部外用
克霉唑	软膏：1%、3%	外用
	口腔药膜：4mg	4mg，贴于口腔，一日 3 次
	栓剂：0.15g	0.15g，阴道给药，一日 1 次
	溶液剂：1.5%	涂患处，一日 2～3 次
咪康唑	注射剂：0.2g	0.2～0.4g，静脉滴注，一日 3 次，一日最大量为 2g
	霜剂：2%	外用
	栓剂：0.1g	阴道用
氟康唑	片剂、胶囊剂：50mg、100mg、150mg、200mg	口服：50～100mg，一日 1～3 次
	注射剂：100mg/50ml，200mg/100ml	静脉滴注：100～200mg，一日 1 次
伊曲康唑	胶囊剂：100mg	口服：100～200mg，一日 1 次
利巴韦林	片剂：0.1g、0.2g	一日 0.8～1g，分 3～4 次服
	注射剂：0.1g	一日 10～15mg/kg，分 2 次肌内注射或静脉注射
干扰素	注射剂：100 万 U、300 万 U	100 万～300 万 U，肌内注射，一日 1 次，5～10 日为 1 个疗程
拉米夫定	片剂：0.1g	慢性肝炎，口服：0.1g，一日 1 次，疗程 52 周
阿昔洛韦	片剂、胶囊剂：0.2g	口服：0.2g，4 小时 1 次；或一日 1g，分 5 次服
	注射剂：0.5g	5mg/kg，静脉滴注，一日 3 次，7 日为 1 个疗程
	滴眼液：0.1%～8ml	局部用
	眼膏剂：3%～3g	局部用
	霜剂和软膏剂：3%～10g	局部用
阿糖腺苷	注射剂：1g	一日 10～15mg/kg，静脉滴注
	眼膏剂：3%	局部用

第 9 节　消毒防腐药

消毒防腐药包括消毒药和防腐药两类。消毒药是指能够杀灭病原微生物的药物，防腐药是指能抑制病原微生物生长繁殖的药物。低浓度的消毒药只有防腐作用，高浓度的防腐药也能产生消毒作用，两药之间无严格界限，故总称为消毒防腐药。本类药物对病原体与人体组织的作用无选择性差异，对微生物和机体组织细胞均有影响，故不能作为全身用药。主要用于皮肤、黏膜、创面、器械、排泄物和周围环境的消毒。常用消毒防腐药可分为醇类、醛类、酚类、酸类、卤素类、氧化剂、表面活性剂、染料类等。

一、醇类

考点 常用消毒防腐药的分类、药理作用、临床应用

醇类能使蛋白质变性、沉淀而产生抗菌作用，但对芽孢、病毒、真菌无效。

乙醇（alcohol，酒精）

乙醇有抑菌或杀菌作用，并能扩张血管。随浓度不同表现出不同的作用，20%～30%溶液皮肤擦浴用于高热患者物理降温；40%～50%溶液用于长期卧床患者预防压疮。75%溶液杀菌效果最强，用于皮肤、器械消毒。乙醇对皮肤、黏膜有刺激性，皮肤破损、糜烂渗出时不能应用，也不能用于黏膜消毒。对芽孢无效。浓度高于75%时可使菌体表层蛋白迅速凝固而妨碍乙醇渗入，影响杀菌效果。

案例 13-9

患者，女，73岁，因患脑卒中长期卧床不起，医嘱用乙醇局部按摩预防压疮。

问题： 1. 应选用何种浓度的乙醇，为什么？

2. 不同浓度的乙醇有何用途？

苯氧乙醇（phenoxyaethanol）

苯氧乙醇为无色较为黏稠的液体，有芳香味。其对铜绿假单胞菌有强大的杀灭作用。常用1%～2%溶液或乳剂治疗烧烫伤创面铜绿假单胞菌感染。

二、醛类

醛类能与蛋白质的氨基酸结合而使蛋白质变性、沉淀，从而杀灭细菌、真菌、芽孢及病毒。其杀菌作用强大，但对皮肤、黏膜刺激性强，对人体毒性也大，主要用于房屋、器械消毒。

甲醛（formaldehyde）

40%甲醛溶液称为福尔马林（formalin），用于房屋消毒时，每立方米取甲醛1～2ml加等量水，加热蒸发。10%福尔马林溶液（即4%甲醛溶液）可用来固定标本及保存疫苗等。2%福尔马林溶液用于器械消毒，需浸泡1～2小时。牙科用甲醛配成干髓剂，充填髓洞，使牙髓失活。挥发性强，其气体对黏膜和呼吸道有强烈刺激性，可引起流泪、咳嗽、气管炎，液体可使皮肤角质化。

戊二醛（glutaral）

戊二醛作用较甲醛强。1%溶液用于体癣；2%溶液用于内镜等器械消毒；10%～20%溶液用于甲癣。

三、酚类

酚类能使菌体蛋白质变性、凝固而呈抗菌作用，对细菌和真菌有效，对芽孢、病毒无效，有的药物能扩张血管改善局部血液循环。

苯酚（phenol，石炭酸）

1%苯酚水溶液用于皮肤止痒；1%～2%甘油溶液滴耳治疗中耳炎；3%～5%溶液用于手术器械及房屋消毒。局部应用浓度过高可导致组织损伤甚至坏死，使用时应注意掌握浓度。

甲酚（cresol，煤酚）

甲酚毒性和腐蚀性较小，但抗菌作用较苯酚强3倍。甲酚皂溶液（来苏儿，Lysol）是由甲酚500ml、植物油300g和氢氧化铝43g配成的皂液，是常用的消毒剂。2%来苏儿水溶液用于皮肤、橡胶手套消毒；3%～5%水溶液用于器械消毒（浸泡30分钟）；消毒金属、木制家具、地面、门窗、墙壁、空气等，可用5%～15%来苏儿水溶液喷雾、喷洒、擦拭，每平方米面积可用药液200～300ml，经0.5～1小时，就能达到消毒目的；另外，5%～15%溶液还可用作排泄物、厕所的消毒。结核分枝杆菌和炭疽芽孢梭菌有很强的抵抗力，被这两种细菌污染后，用来苏儿消毒无效；因来苏儿有甲酚臭味，不能用于食具和厨房的消毒。

鱼石脂（ichthammol）

鱼石脂有温和刺激作用和防腐作用，能改善局部血液循环，产生抗炎消肿功效。10%～20%软膏外用于疖、丹毒等。

四、酸类

酸类可解离出氢离子与菌体蛋白中的氨基结合，形成蛋白质盐类化合物，使蛋白质变性或沉淀而发挥抗菌作用。

过氧乙酸（peracetic acid，过醋酸）

过氧乙酸为强氧化剂，遇有机物释放出新生态氧而起氧化作用。它对细菌、芽孢、真菌、病毒均有较强杀灭作用。0.1%～0.2%溶液用于洗手消毒，浸泡1分钟即可；0.3%～0.5%溶液用于器械消毒，浸泡15分钟；0.04%溶液喷雾或熏蒸用于食具、空气、地面、墙壁、家具及垃圾物消毒；1%溶液用于衣服、被单消毒，浸泡2小时。性质不稳定，易挥发，需新鲜配制。

苯甲酸（benzoic acid，安息香酸）

苯甲酸毒性小，为食品和药品的防腐剂。在酸性环境下抗真菌作用强，常与水杨酸制成复方溶液，用于体癣、手足癣；每100g食物加本品0.1g，用于食物防腐。

硼酸（boric acid）

硼酸对细菌及真菌有较弱的抗菌作用，刺激性小。2%～5%溶液用于伤口、角膜、皮肤和黏膜冲洗；4%溶液用于外耳道真菌感染；5%～10%软膏用于皮肤及黏膜患处。其钠盐称硼砂，作用与硼酸相似，制成复方硼砂含漱剂可用于咽炎、扁桃体炎、口腔感染等。婴儿应用含硼酸的痱子粉等，可吸收导致中毒。

乙酸（acetic acid）

乙酸刺激性小，其0.1%～0.5%溶液用于冲洗阴道，配合其他药物治疗滴虫病；1%～3%用于洗涤铜绿假单胞菌感染伤口；5%溶液熏蒸用于房屋消毒，可预防流感和普通感冒。

五、卤素类

本类药物可使菌体原浆蛋白活化基团卤化或氧化而发挥杀菌作用。

碘仿（iodofor，碘伏）

碘仿为碘与表面活性剂的不定型螯合物，由于表面活性剂起到碘的载体和助溶作用，使碘仿溶液逐渐释放碘，延长了碘的杀菌作用时间。碘仿属强效消毒剂，在酸性环境中碘仿更稳定，作用更强。碘仿对真菌、原虫、细菌、病毒均有杀灭作用。常用于：①手术部位的皮肤消毒；②皮肤烫伤；③化脓性皮肤炎症及皮肤真菌感染；④滴虫性阴道炎。

碘酊（iodine tincture，碘酒）

碘酊为含 2%碘及 1.5%碘化钾的乙醇溶液，对黏膜及皮肤有刺激性，破损处不宜应用。2%碘酊用于一般皮肤消毒；3%～5%碘酊用于手术野皮肤消毒，稍后再用 75%（按容积计）乙醇擦去（脱碘）；2%碘甘油用于牙龈感染和咽炎时涂擦咽部；500ml 水中加入 2%碘酊 2～3 滴，可作饮用水消毒。对碘过敏者禁用。

含氯石灰（chlorinated lime，漂白粉）

含氯石灰为含有效氯 25%～35%的灰白色粉末，受潮易分解失效，应密闭、干燥保存，临用时配制。本药在水中易溶解生成次氯酸，具有快而强的杀菌作用，抗菌谱广，对细菌、病毒、真菌孢子及细菌芽孢都有杀灭作用。0.5%溶液用于非金属用具和无色衣物的消毒；1∶5 的干粉用于粪便消毒（放置 2h）；每 1000ml 水中加入含氯石灰 5g，用于饮用水消毒；25%～50%溶液可用于餐具、水果和蔬菜的消毒。有漂白作用，对金属有腐蚀作用。

氯胺（chloramine，氯亚明）

氯胺含有效氯 12%，具有直接杀菌作用，同时在水中缓慢放出次氯酸产生活性氯而直接杀菌，故作用缓和、持久。1%～2%用于创面消毒及黏膜消毒；0.5%～1%用于食具、器皿消毒；口腔科用 2%～5%溶液冲洗牙根管和拔髓前滴入，防止腐败、坏疽的牙髓感染根尖外孔外部。

六、氧化剂

本类药物遇有机物释放新生态氧，使菌体内活性基团氧化而杀菌。

高锰酸钾（potassium permanganate，P. P. ，灰锰氧）

高锰酸钾为强氧化剂，有较强的杀菌作用。还原后形成氧化锰与蛋白质结合成复合物，故低浓度有收敛作用，高浓度有腐蚀作用。0.1%～0.5%溶液用于膀胱及创面洗涤；0.01%～0.02%溶液用于某些药物、毒物中毒时洗胃；0.0125%用于阴道冲洗或坐浴；0.01%用于足癣浸泡；0.02%溶液用于口腔科冲洗感染的拔牙窝、脓腔等，0.1%用于蔬菜、水果消毒（浸泡 5 分钟）。配制时应用凉开水，因热开水能使高锰酸钾失效；应现配现用，久放变色失效。

过氧化氢（hydrogen peroxide，双氧水）

过氧化氢分解后形成氧化能力很强的羟自由基，从而具有抑菌和杀菌作用。3%的水溶液可用于冲洗创面、溃疡等；1%溶液用于口腔炎、扁桃体炎等，也可用于不耐热的塑料制品、餐具、饮水、食品等的消毒与灭菌。

七、表面活性剂

本类药物常用者为阳离子表面活性剂，可降低表面张力，使油脂乳化和油污清除，所以又称清洁剂；而且能改变细菌胞质膜通透性，使菌体成分外渗而杀菌。其特点为抗菌谱广、显效快、刺激性小、性质稳定。其效力可被血浆、有机物、阴离子表面活性剂（如肥皂、合成洗涤剂）所降低。

苯扎溴铵（benzalkonium bromide，新洁尔灭）

苯扎溴铵杀菌和去污作用快而强，毒性低，渗透力强，无刺激性，应用方便，是目前常用的消毒防腐药。0.05%～0.1%溶液用于外科手术前洗手（浸泡5分钟）；0.1%溶液用于食具及器械消毒（浸泡30分钟，金属器械需加0.5%亚硝酸钠以防锈），不宜用于膀胱镜、眼科器械和合成胶皮革的消毒及痰、粪便、呕吐物、污水等的消毒。

氯己定（chlorhexidine，洗必泰）

氯己定属表面活性剂，抗菌谱广（包括铜绿假单胞菌和真菌），作用快而强，毒性小，无刺激性。0.02%溶液用于术前洗手消毒（浸泡3分钟）；0.05%溶液冲洗伤口及牙根炎、牙周炎；0.1%溶液用于器械消毒；0.5%醇溶液用于手术野消毒；1%软膏用于烧伤、创伤表面消毒。

八、染料类

本类药物有酸、碱两性染料，分子中阳离子或阴离子分别与细菌蛋白质羧基或氨基结合，从而抑制细菌的生长繁殖。

甲紫（methylrosanilinium chloride，龙胆紫）

甲紫为碱性阳离子染料。对革兰氏阳性菌、念珠菌、皮肤真菌有杀灭作用，对铜绿假单胞菌有效。脓血、坏死组织等可降低其效力。有收敛作用，无刺激性及毒性，1%～2%溶液用于皮肤、黏膜创伤感染、溃疡及真菌感染，也可用于小面积烧伤、烫伤。

依沙吖啶（ethacridine，利凡诺，雷佛奴尔）

依沙吖啶对革兰氏阳性菌和某些阴性菌有较强的抗菌作用，无刺激性，0.1%～0.3%溶液用于创伤、皮肤黏膜化脓感染的冲洗和湿敷，也常用于引产。水溶性不稳定，遇光变色，应避光保持。禁止与含氯溶液、苯酚、碘制剂及碱性药物配伍使用。

自测题

一、名词解释

1. 化学治疗药物　2. 抗菌药　3. 抗生素
4. 抗菌谱　5. 抑菌药　6. 杀菌药　7. 抗菌活性
8. 化疗指数　9. 抗菌后效应　10. 耐药性

二、选择题

A_1/A_2型题

1. 药物抑制或杀灭病原菌的能力称
   A. 抗菌药物　B. 抗菌谱
   C. 抗菌活性　D. 耐受性
   E. 抗菌后效应
2. 不仅有抑制细菌生长，且有杀灭细菌作用的药物称为
   A. 消毒防腐药　B. 杀菌药
   C. 抑菌药　D. 抗菌谱
   E. 抗生素
3. 关于抗生素的叙述，错误的是
   A. 属于抗菌药

B. 包括天然品和人工半合成品
C. 是微生物代谢过程中产生的
D. 可抑制或杀灭其他病原微生物
E. 是人工合成抗菌药

4. 反复或长期应用抗菌药后，细菌对抗菌药的敏感性降低的现象称
A. 耐受性 B. 耐药性 C. 依赖性
D. 成瘾性 E. 特异性

5. 关于药物、机体、病原体三者之间关系的叙述，错误的是
A. 药物对机体有防治作用和不良反应
B. 机体对病原体有抵抗能力
C. 机体对药物有体内过程
D. 药物对病原体有抑制或杀灭作用
E. 病原体对药物产生耐受性

6. 通过抑制细菌细胞壁合成而产生抗菌作用的药物是
A. 青霉素类 B. 氨基糖苷类
C. 四环素类 D. 磺胺类
E. 氯霉素

7. 化学治疗药不包括
A. 抗生素 B. 人工合成抗菌药
C. 抗寄生虫药 D. 抗恶性肿瘤药
E. 消毒防腐药

8. 药物的抗菌范围称
A. 抗菌药物 B. 抗菌谱
C. 抗菌活性 D. 耐受性
E. 抗菌后效应

9. 通过抑制细菌蛋白质合成而产生抗菌作用的药物是
A. 青霉素类 B. 氨基糖苷类
C. 头孢菌素类 D. 磺胺类
E. 喹诺酮类

10. 通过影响细菌叶酸代谢而产生抗菌作用的药物是
A. 青霉素类 B. 氨基糖苷类
C. 磺胺类 D. 多黏菌素类
E. 喹诺酮类

11. 青霉素 G 水溶液不稳定，久置可引起
A. 毒性反应 B. 中枢反应
C. 过敏反应 D. 赫氏反应
E. 局部疼痛

12. 下列有关青霉素 G 的错误叙述是
A. 毒性低 B. 价格低廉
C. 钠盐易溶于水 D. 水溶液性质稳定
E. 可引起过敏性休克

13. 抢救青霉素过敏性休克应首选
A. 去甲肾上腺素 B. 肾上腺素
C. 异丙肾上腺素 D. 抗组胺药
E. 多巴胺

14. 下列关于头孢菌素的叙述，错误的是
A. 抗菌机制与青霉素相似
B. 与青霉素有部分交叉超敏反应
C. 第一代头孢菌素对铜绿假单胞菌无效
D. 第三代头孢菌素对 β-内酰胺酶有较高稳定性
E. 第三代头孢菌素对肾脏有一定毒性

15. 青霉素的抗菌谱不包括
A. 脑膜炎奈瑟菌 B. 螺旋体
C. 支原体 D. 放线菌
E. 破伤风杆菌

16. 不属于第三代头孢菌素特点的是
A. 广谱，对铜绿假单胞菌、厌氧菌有效
B. 对肾脏基本无毒性
C. 不易产生耐药性
D. 对革兰氏阳性菌抗菌作用比第一代强
E. 对革兰氏阴性菌抗菌作用比第一代强

17. 患儿，男，3 岁。患猩红热，按医嘱应用抗生素，首选的药物是
A. 青霉素 B. 阿司匹林
C. 维生素 C D. 庆大霉素
E. 糖皮质激素

18. 对铜绿假单胞菌有效的药物是
A. 青霉素 B. 头孢曲松
C. 氨苄西林 D. 苯唑西林
E. 头孢氨苄

19. 属于抗铜绿假单胞菌广谱青霉素类药物的是
A. 青霉素 V B. 氯唑西林
C. 氨苄西林 D. 苯唑西林
E. 磺苄西林

20. 对革兰氏阳性菌抗菌作用最强的是
A. 头孢克洛 B. 头孢拉定
C. 头孢曲松 D. 头孢孟多
E. 头孢哌酮

21. 治疗军团病的首选药物是
A. 红霉素 B. 青霉素 C. 土霉素

D. 多西环素 E. 四环素

22. 患者，男，18 岁，确诊为金黄色葡萄球菌引起的急性骨髓炎，首选药是

A. 红霉素 B. 乙酰螺旋霉素

C. 四环素 D. 林可霉素

E. 土霉素

23. 治疗克林霉素引起的假膜性肠炎应选用

A. 头孢菌素 B. 氯霉素

C. 万古霉素 D. 氨苄西林

E. 羧苄西林

24. 下列哪项不是红霉素的不良反应

A. 胃肠反应 B. 肝毒性

C. 大剂量有耳毒性 D. 恶心、呕吐

E. 过敏性休克发生率高

25. 对肝功能不全患者慎用下列何种抗生素

A. 青霉素 B. 头孢曲松

C. 红霉素 D. 氨苄西林

E. 林可霉素

26. 下列有关大环内酯类抗生素的叙述，错误的是

A. 作用机制为抑制菌体蛋白质合成

B. 属杀菌剂

C. 抗菌谱较青霉素广

D. 乙酰螺旋霉素抗菌谱似红霉素而作用较弱

E. 本类抗生素之间有交叉耐药性

27. 下列药物中可用于抗幽门螺杆菌的是

A. 林可霉素 B. 氯霉素

C. 克拉霉素 D. 羧苄西林

E. 头孢唑林

28. 大环内酯类抗生素的抗菌作用机制是

A. 与核糖体 30S 亚基结合，抑制细菌蛋白质合成

B. 抑制细菌细胞壁合成

C. 与核糖体 50S 亚基结合，抑制细菌蛋白质合成

D. 抑制细菌叶酸代谢

E. 抑制细菌 DNA 合成

29. 万古霉素的作用机制是

A. 抑制细菌蛋白质合成

B. 抑制细菌细胞壁合成

C. 影响细菌胞质膜的通透性

D. 影响细菌叶酸代谢

E. 影响细菌 DNA 合成

30. 万古霉素与呋塞米合用可导致

A. 抗菌作用增强 B. 抗菌谱扩大

C. 利尿作用增强 D. 耳毒性加重

E. 超敏反应加重

31. 患者，男，60 岁，确诊为耐药金黄色葡萄球菌心内膜炎，查肾功能不良，青霉素皮试阴性，可选用的药物是

A. 庆大霉素 B. 青霉素

C. 头孢唑林 D. 苯唑西林

E. 阿米卡星

32. 有关氨基糖苷类抗生素的错误叙述是

A. 水溶液性质较稳定

B. 易透过胎盘，孕妇禁用

C. 对革兰氏阴性菌作用强

D. 呈弱酸性

E. 口服不易吸收

33. 对铜绿假单胞菌感染有效的一组药物是

A. 羧苄西林、多黏菌素、庆大霉素、妥布霉素

B. 羧苄西林、氨苄西林、头孢氨苄、多黏菌素

C. 卡那霉素、妥布霉素、多黏菌素、红霉素

D. 阿米卡星、庆大霉素、氯霉素、苯唑西林

E. 阿米卡星、庆大霉素、氯霉素、林可霉素

34. 关于阿米卡星的错误叙述是

A. 是卡那霉素的半合成衍生物

B. 有肾毒性和耳毒性

C. 对肠道革兰氏阴性菌产生的钝化酶稳定

D. 可口服治疗全身感染

E. 可用于对其他氨基糖苷类耐药菌株的感染

35. 对铜绿假单胞菌及耐药金黄色葡萄球菌均有效的抗生素是

A. 庆大霉素 B. 青霉素

C. 红霉素 D. 苯唑西林

E. 氨苄西林

36. 某患者上臂严重烫伤，住院 5 日后出现铜绿假单胞菌感染，此时宜选用的治疗方案是

A. 青霉素+庆大霉素

B. 苯唑西林+庆大霉素

C. 羧苄西林+庆大霉素

D. 氨苄西林+庆大霉素

E. 链霉素+庆大霉素

37. 氨基糖苷类抗生素无效的细菌是

A. 结核分枝杆菌

B. 革兰氏阴性菌

C. 耐药金黄色葡萄球菌

D. 铜绿假单胞菌
E. 厌氧菌

38. 患者，男，25 岁，大面积烧伤后铜绿假单胞菌感染，同时伴肾功能严重损害，应选用药物是
A. 庆大霉素　B. 羧苄西林
C. 氯霉素　D. 卡那霉素
E. 链霉素

39. 患者，女，23 岁，急性泌尿系统感染，用庆大霉素治疗，同时还可加用下列哪个药，以增加疗效
A. 维生素 B_6　B. 碳酸氢钠
C. 碳酸钙　D. 维生素 C
E. 氯化铵

40. 具有耳毒性的抗生素是
A. 奈替米星　B. 青霉素
C. 头孢菌素　D. 克林霉素
E. 多黏菌素

41. 患者，男，30 岁，患斑疹伤寒应选用的药物是
A. 四环素　B. 克林霉素
C. 链霉素　D. 青霉素
E. 红霉素

42. 四环素类的不良反应中错误的是
A. 空腹口服易引起胃肠道反应
B. 可导致幼儿乳牙釉质发育不全、牙齿发黄
C. 可引起二重感染
D. 不引起过敏反应
E. 长期大量静脉滴注，可引起严重肝损害

43. 氯霉素临床应用受限的主要原因是
A. 超敏反应
B. 二重感染
C. 有严重造血系统毒性
D. 细菌耐药性多见
E. 脑脊液浓度高，血液浓度低

44. 用药期间不宜从事高空作业、驾驶和机械操作的四环素类是
A. 四环素　B. 多西环素
C. 米诺环素　D. 土霉素
E. 金霉素

45. 四环素类药物抗菌谱不包括
A. 立克次体　B. 衣原体
C. 革兰氏阳性菌　D. 真菌
E. 支原体

46. 不宜用于铜绿假单胞菌感染的药物是
A. 多黏菌素　B. 四环素
C. 羧苄西林　D. 阿米卡星
E. 头孢他啶

47. 某患者，因患严重菌痢用何种药物治疗后可引起白细胞明显减少
A. 阿米卡星　B. 青霉素
C. 氯霉素　D. 磺胺嘧啶
E. 四环素

48. 某患者，7 岁，因反复患上呼吸道感染，长期服用以下何种药物可导致牙齿黄染
A. 链霉素　B. 青霉素
C. 庆大霉素　D. 红霉素
E. 四环素

49. 可促进四环素吸收的是
A. 与氢氧化铝同服　B. 与铁剂同服
C. 与氢氧化钙同服　D. 与维生素 C 同服
E. 与三硅酸镁同服

50. 患者，男，30 岁，因患伤寒选用氯霉素治疗，应注意定期检查
A. 肝功能　B. 肾功能　C. 尿常规
D. 血常规　E. 肝脾肿大

51. 患者，女，30 岁，用庆大霉素治疗泌尿系统感染 3 日，疗效不好，可改用的药物是
A. 新霉素　B. 氧氟沙星
C. 红霉素　D. 氯霉素
E. 林可霉素

52. 喹诺酮类药物抗菌作用机制是
A. 抑制敏感菌二氢叶酸合成酶
B. 抑制敏感菌二氢叶酸还原酶
C. 抑制敏感细菌 DNA 回旋酶
D. 破坏细菌细胞壁
E. 影响细菌细胞膜通透性

53. 应用喹诺酮类药物应注意的事项除外
A. 不宜用于儿童及孕妇
B. 不宜与含镁、钙、铝等金属离子的抗酸药合用
C. 用药期间应避免阳光直射
D. 有精神病史患者慎用
E. 不宜用于泌尿生殖系统感染

54. 环丙沙星的特点不包括
A. 抗菌谱广
B. 主要经肾排出，尿中游离浓度高
C. 不良反应有软骨损伤等

D. 口服生物利用度高
E. 对多数厌氧菌无效

55. 磺胺类药物的抗菌作用机制是
A. 破坏细菌细胞壁
B. 改变细菌胞质膜通透性
C. 抑制敏感细菌二氢叶酸合成酶
D. 抑制敏感细菌二氢叶酸还原酶
E. 抑制细菌 DNA 回旋酶

56. 治疗流行性脑脊髓膜炎可选用
A. 磺胺甲噁唑 B. 磺胺嘧啶
C. 磺胺异噁唑 D. 甲氧苄啶
E. 磺胺米隆

57. 磺胺嘧啶用于治疗下列哪种疾病无效
A. 溶血性链球菌引起的丹毒
B. 肺炎球菌引起的大叶性肺炎
C. 脑膜炎奈瑟菌引起的流行性脑脊髓膜炎
D. 立克次体引起的斑疹伤寒
E. 大肠埃希菌引起的泌尿道感染

58. 患者，女，40 岁，上呼吸道感染服用磺胺嘧啶时加服碳酸氢钠的目的是
A. 防止超敏反应
B. 碱化尿液，增加磺胺嘧啶及乙酰化物的溶解度
C. 增强抗菌作用
D. 加快药物吸收速度
E. 延缓药物排泄

59. 关于呋喃妥因的叙述，不正确的是
A. 口服易吸收 B. 多以原形经肾排泄
C. 血中浓度高 D. 仅用于泌尿道感染
E. 有胃肠道反应

60. 能抑制乙醇代谢的药是
A. 甲硝唑 B. 呋喃唑酮
C. 呋喃妥因 D. 甲氧苄啶
E. 诺氟沙星

61. 不属于一线抗结核病药的是
A. 对氨基水杨酸 B. 异烟肼
C. 利福平 D. 乙胺丁醇
E. 吡嗪酰胺

62. 下列关于异烟肼的叙述，错误的是
A. 不易过血脑屏障
B. 对结核杆菌有高度的选择性
C. 穿透力强
D. 单用时结核杆菌易产生耐药性
E. 口服易吸收

63. 利福平的抗结核作用特点错误的是
A. 食物影响其吸收，应空腹服用
B. 穿透力强
C. 单用易产生耐药性
D. 胃肠道反应常见
E. 对麻风杆菌无效

64. 用药期间可使泪、尿等呈橘红色的药物是
A. 异烟肼 B. 利福平
C. 乙胺丁醇 D. 对氨基水杨酸
E. 吡嗪酰胺

65. 可引起球后视神经炎的药物是
A. 异烟肼 B. 利福平
C. 乙胺丁醇 D. 对氨基水杨酸
E. 氨苯砜

66. 无肝损害的抗结核病药是
A. 异烟肼 B. 利福平 C. 链霉素
D. 利福定 E. 吡嗪酰胺

67. 患者，男，30 岁，有癫痫病史，现确诊肺结核，选用抗结核病药时应慎用的药物是
A. 乙胺丁醇 B. 利福平 C. 链霉素
D. 异烟肼 E. 吡嗪酰胺

68. 下列不是抗结核治疗原则的是
A. 早期用药 B. 大剂量用药
C. 规律用药 D. 全程督导用药
E. 联合用药

69. 患者，女，20 岁，患结核性脑膜炎，首选药物是
A. 利福平 B. 对氨基水杨酸钠
C. 乙胺丁醇 D. 吡嗪酰胺
E. 异烟肼

70. 下列抗结核药中耐药性产生较缓慢的是
A. 异烟肼 B. 利福平
C. 乙胺丁醇 D. 对氨基水杨酸钠
E. 链霉素

71. 治疗白色念珠菌引起的真菌性肺炎应选
A. 多黏菌素 B. 两性霉素 B
C. 灰黄霉素 D. 制霉菌素
E. 克霉唑

72. 易透过血脑屏障进入脑脊液的抗真菌药是
A. 克霉唑 B. 制霉菌素
C. 酮康唑 D. 咪康唑
E. 氟康唑

73. 治疗真菌性脑膜炎，可加用小剂量鞘内注射的药物是
A. 氟康唑　B. 制霉菌素
C. 两性霉素 B　D. 氟胞嘧啶
E. 酮康唑
74. 关于两性霉素 B 的叙述，错误的是
A. 口服和肌内注射吸收差，多静脉滴注给药
B. 无肾毒性
C. 首选治疗深部真菌感染
D. 对浅表真菌无效
E. 有肝损害
75. 毒性反应最小的唑类抗真菌药是
A. 克霉唑　B. 益康唑　C. 氟康唑
D. 咪康唑　E. 酮康唑
76. 既能抗病毒，又有抗帕金森病作用的是
A. 利巴韦林　B. 金刚烷胺
C. 阿昔洛韦　D. 齐多夫定
E. 氟康唑
77. 关于抗真菌药的叙述，错误的是
A. 氟康唑可治疗真菌性脑膜炎
B. 克霉唑多局部用药
C. 咪康唑对浅表真菌和深部真菌均有效
D. 两性霉素 B 的不良反应较轻
E. 酮康唑为广谱抗真菌药
78. 有关利巴韦林的说法，错误的是
A. 口服有胃肠道反应　B. 为广谱抗病毒药
C. 对流感病毒有效　D. 对病毒性肝炎无效
E. 有致畸作用
79. 主要用于治疗 HIV 的药是
A. 阿昔洛韦　B. 利巴韦林
C. 金刚烷胺　D. 齐多夫定
E. 阿糖腺苷
80. 治疗体癣、手足癣常选用
A. 制霉菌素　B. 阿苯达唑
C. 两性霉素 B　D. 阿糖腺苷
E. 克霉唑
81. 可用来固定标本的是
A. 2%～3%硼酸溶液
B. 1%～3%过氧化氢溶液
C. 1%～4%碳酸氢钠溶液
D. 0.1%乙酸溶液
E. 4%甲醛溶液
82. 用来消毒皮肤的乙醇浓度是
A. 20%～30%　B. 40%～50%
C. 75%　D. 95%
E. 10%
83. 下列哪种消毒剂可用来空气消毒
A. 高锰酸钾　B. 戊二醛　C. 甲醛
D. 氯己定　E. 甲紫
84. 下列不属于消毒防腐药的特点是
A. 低浓度消毒药只有防腐作用
B. 对各种生活机体的组织、细胞有明显选择性
C. 高浓度防腐药有消毒作用
D. 不能做全身用药
E. 主要用于皮肤、黏膜、器械、排泄物和环境的消毒
85. 关于乙醇的说法，错误的是
A. 可做皮肤消毒　B. 可预防压疮
C. 可用于皮肤擦浴　D. 对芽孢有效
E. 对真菌无效
86. 常用的食品防腐剂是
A. 水杨酸　B. 苯甲酸　C. 硼酸
D. 乙酸　E. 硼砂
87. 常用于冲洗创面、溃疡的消毒药是
A. 过氧乙酸　B. 苯甲酸　C. 碘酊
D. 过氧化氢　E. 乙醇
88. 依沙吖啶常用于
A. 皮肤消毒　B. 黏膜消毒
C. 创面湿敷　D. 器械消毒
E. 环境消毒
89. 常用于皮肤病止痒的药是
A. 1%苯酚　B. 2%甲醛　C. 75%乙醇
D. 2%碘酊　E. 0.5%氯己定
90. 用鱼石脂软膏敷疖肿产生抗炎消肿功效是因其有
A. 收敛作用　B. 温和刺激作用
C. 止痛作用　D. 止痒作用
E. 氧化作用

三、简答题

1. 简述抗菌药物的作用机制。
2. 简述细菌的耐药机制。
3. 简述机体、病原体和药物三者之间关系。
4. 简述青霉素的不良反应及防治措施。
5. 简述半合成青霉素的分类及代表药物。

6. 比较五代头孢菌素的抗菌作用特点、临床应用及不良反应。
7. 简述红霉素的抗菌作用、临床应用和不良反应。
8. 简述林可霉素类的抗菌作用、临床应用。
9. 简述氨基糖苷类抗生素的不良反应及用药注意。
10. 简述氨基糖苷类抗生素的常用药及其临床应用。
11. 简述四环素的临床应用、不良反应及用药注意。
12. 简述氯霉素的临床应用、不良反应及用药注意。
13. 简述喹诺酮类抗菌药的共性。
14. 简述磺胺类药物的不良反应及用药注意。
15. 简述磺胺类药物的分类及代表药的临床应用。
16. 一线抗结核病药有哪些?简述其不良反应及用药注意。
17. 简述抗结核病药的用药原则。
18. 简述抗真菌药的分类、代表药及其作用特点。
19. 简述两性霉素 B 的临床应用和不良反应。
20. 简述抗病毒药的分类及代表药。

（邱模昌）

第 14 章

抗寄生虫药

第 1 节　抗　疟　药

疟疾是由疟原虫引起的一种寄生虫性传染病，主要通过雌性按蚊叮咬传播。临床以间歇性寒战、高热，继之大汗后缓解为特点。寄生于人体的疟原虫有四种：间日疟原虫、三日疟原虫、恶性疟原虫和卵形疟原虫。恶性疟发病急，症状严重，可短期内引起贫血和多器官损害。抗疟药（antimalarial drugs）是防治疟疾的重要手段。

链 接　疟疾全世界流行状况

疟疾流行于 102 个国家和地区，特别在非洲、东南亚和中南美洲的一些国家，又以非洲的疫情最重，其中恶性疟死亡率极高。就我国而言，疟疾主要的流行地带为华中、华南的丛林多山地区，但疫情远较非洲轻。世界范围内，呈现临床症状的病例每年为 3 亿～5 亿，每年因疟疾死亡的人数为 100 万～300 万，其中大部分为儿童、孕妇、旅游者和各地的新移民，对本地流行的疟原虫免疫力较差，是易患疟疾的高危人群。

一、疟原虫的生活史及抗疟药的作用环节

原虫的生活史可分为人体内的发育阶段和雌性按蚊体内的发育阶段（图 14-1）。抗疟药可作用于疟原虫生活史的不同环节以达到预防和治疗疟疾的目的。

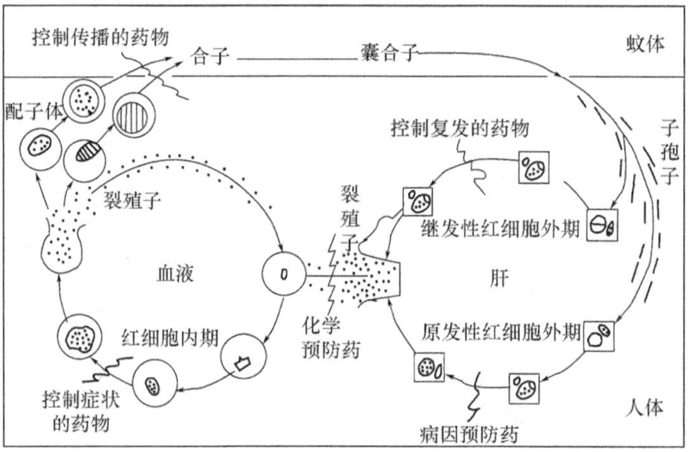

图 14-1　疟原虫生活史和各类抗疟药的作用部位

1. 人体内的发育阶段

（1）原发性红细胞外期：受感染的雌性按蚊叮咬人吸血时，子孢子随唾液进入人体，随血流侵入肝细胞发育、裂体增殖，形成大量裂殖体。此期无临床症状，为疟疾的潜伏

期，一般为10～14日。乙胺嘧啶对此期疟原虫有杀灭作用，可发挥病因性预防作用。

（2）继发性红细胞外期：间日疟原虫和卵形疟原虫有一部分子孢子侵入肝脏后，可进入数月或年余的休眠期成为休眠子，可再被激活，是疟疾复发的根源。恶性疟原虫和三日疟原虫无休眠子，不复发。伯氨喹能杀灭休眠子，控制疟疾的远期复发。

（3）红细胞内期：红细胞外期的裂殖子胀破肝细胞释出，随血液侵入红细胞，相继发育成滋养体、裂殖体，破坏红细胞释放出大量裂殖子、疟色素及其他代谢产物，刺激机体引起寒战、高热等疟疾发作症状。释出的裂殖子再侵入正常的红细胞进行新一轮的裂体增殖，如此反复循环，引起临床症状反复发作。氯喹、奎宁、青蒿素对此期疟原虫有杀灭作用，发挥控制症状发作和症状抑制性预防作用。

2. 按蚊体内的发育阶段　按蚊在刺吸疟原虫感染者血液时，红细胞内发育的各期疟原虫随血液入蚊胃，仅雌、雄配子体继续发育，两者结合成合子，进一步发育产生子孢子，移行至涎腺内，成为感染人的直接感染源。伯氨喹能杀灭配子体，控制疟疾传播；乙胺嘧啶随血液进入蚊体内抑制子孢子的发育，防止疟疾的传播。

二、抗疟药的分类

考点
抗疟药的分类及代表药物

1. 主要用于控制症状的药物　氯喹、奎宁、青蒿素、甲氟喹等，能杀灭红细胞内期裂殖体，控制症状发作和预防性抑制疟疾症状发作。

2. 主要用于控制远期复发和传播的药物　伯氨喹，能杀灭肝脏中休眠子，控制疟疾的复发；并能杀灭各种疟原虫的配子体，控制疟疾传播。

3. 主要用于病因性预防的药物　乙胺嘧啶，能杀灭红细胞外期的子孢子，发挥病因性预防作用。

三、常用的抗疟药

（一）主要用于控制症状的药物

氯喹（chloroquine）

考点
氯喹的药理作用、临床应用、不良反应及用药注意

氯喹是人工合成的4-氨基喹啉类衍生物。

【药理作用和临床应用】

1. 抗疟作用　能杀灭各种疟原虫的红细胞内期裂殖体，迅速有效地控制疟疾的临床发作，具有起效快、疗效高的特点。一般用药24～48小时内临床症状消退，48～72小时血中疟原虫消失，是临床用于控制各型疟疾症状的首选药物。氯喹对子孢子、休眠子和配子体均无效，故不能用于病因性预防及控制远期复发和传播。目前临床发现有部分恶性疟原虫对本药产生耐药性，使本药疗效降低，因此在很多情况下需联合用药或改用其他抗疟药。

2. 抗肠外阿米巴病作用　氯喹对阿米巴滋养体有强大的杀灭作用，口服后在肝脏内药物浓度高，可用于治疗阿米巴肝脓肿。对肠内阿米巴无效，故需加用抗肠内阿米巴病药，才能彻底清除阿米巴原虫。

3. 免疫抑制作用　大剂量有免疫抑制作用，可用于治疗类风湿关节炎、系统性红斑狼疮等免疫功能紊乱性疾病。

【不良反应及用药注意】　用于治疗疟疾急性发作时可引起恶心、呕吐、头痛、头晕、

目眩及荨麻疹等，停药后可自行消退。大剂量应用时可导致视网膜病，应定期进行眼科检查。大剂量或快速静脉给药时，可导致低血压；给药剂量过大可发生致死性心律失常。氯喹用于预防时，不良反应罕见。

案例 14-1

患者，男，38 岁，出差尼日利亚 10 日，回国后因发热、身体不适到医院就诊。患者发病以来骤感畏寒，持续约 10 分钟，乃至 1 小时，寒战自然停止，体温达 40℃，持续 2～6 小时，一觉醒来，精神轻快，食欲恢复，又可照常工作。经过一段间歇期后，又开始重复上述发作。

问题： 1. 该患者诊断何病？

2. 应用什么药进行治疗？

奎宁（quinine）

奎宁为奎尼丁的左旋体，是从金鸡纳树皮中提取的一种生物碱。

【药理作用和临床应用】 奎宁对各种疟原虫的红细胞内期裂殖体均有杀灭作用，能有效控制临床症状，疗效不及氯喹。不容易产生耐药性，且与氯喹之间无交叉耐药性。由于氯喹耐药性的增多，本药已成为治疗恶性疟的主要药物。此外，具有减弱心肌收缩力、兴奋子宫平滑肌、轻度的阻断神经肌肉接头和微弱的解热镇痛作用。

【不良反应及用药注意】 血药浓度超过 30～60μmol/L 时，表现为恶心、头痛、耳鸣和视力下降等金鸡纳反应，停药后一般能恢复。用药过量或静脉滴注速度过快，可致低血压、心律失常及严重的中枢神经系统紊乱，故静脉滴注时应缓慢，并密切观察患者心脏和血压变化。很少发生急性溶血性贫血伴肾衰竭（黑尿热）。孕妇禁用，月经期慎用。

青蒿素（artemisinin）

青蒿素是我国科技工作者根据“青蒿截疟”的记载而发掘出的新型抗疟药。对各种疟原虫红细胞内期裂殖体均有快速的杀灭作用，对红细胞外期疟原虫无效。临床主要用于治疗对耐氯喹或多药耐药的恶性疟，特别是抢救脑型疟。青蒿素治疗疟疾有一定的复发率，与伯氨喹合用可降低复发率。青蒿素与奎宁合用抗疟作用相加，与甲氟喹合用为协同作用，与氯喹或乙胺嘧啶则表现为拮抗。青蒿素应用广泛，因疟原虫对仅含青蒿素的单一制剂易产生耐药性，因而推荐使用含青蒿素的复方制剂来增强抗疟作用，同时避免耐药性的产生。

青蒿素不良反应少，偶见一过性心脏传导阻滞、白细胞减少和短暂的发热等。注射部位较浅时易引起局部疼痛和硬结，宜深部肌内注射。

蒿甲醚（artemether）和青蒿琥酯（artesunate）

蒿甲醚是青蒿素的脂溶性衍生物，青蒿琥酯是青蒿素的水溶性衍生物。两药抗疟作用强于青蒿素，且复发率低。

双氢青蒿素（dihydroartemisinin）

双氢青蒿素为以上三种青蒿素及其衍生物的代谢产物，近年已作为有效的抗疟药。

治疗有效率为 100%，复发率约为 2%。不良反应少而轻。

（二）主要用于控制复发和传播的药物

伯氨喹（primaquine）

伯氨喹是人工合成的 8-氨基喹啉类衍生物。

【药理作用和临床应用】 伯氨喹对间日疟和卵形疟肝脏中的休眠子及各种疟原虫的配子体有较强的杀灭作用。主要用于防治疟疾远期复发、根治良性疟和控制传播。

考点
伯氨喹的药理作用、临床应用、不良反应

【不良反应及用药注意】 治疗量不良反应较少，可引起胃肠道反应，停药后可恢复。大剂量时，可致高铁血红蛋白血症伴发绀。禁用于葡萄糖-6-磷酸脱氢酶（G-6-PD）缺乏的患者，因可发生急性溶血。

（三）主要用于病因性预防的药物

乙胺嘧啶（pyrimethamine）

乙胺嘧啶口服吸收慢而完全，$t_{1/2}$ 为 80～95 小时，作用持久，一周服药一次。

考点
乙胺嘧啶的药理作用、临床应用、不良反应

【药理作用和临床应用】 乙胺嘧啶为二氢叶酸还原酶抑制药，通过阻止二氢叶酸转变为四氢叶酸，阻碍核酸的合成，抑制了疟原虫的增殖，对已发育成熟的裂殖体无效。乙胺嘧啶一般不单独使用，常与磺胺药或砜类合用，对叶酸代谢起到双重阻断作用，疗效明显增强。不能控制本次疟疾发作，对下一个周期有效，故不能用于疟疾发作期的治疗，常用于病因性预防。还能起阻断传播的作用。

【不良反应及用药注意】 治疗剂量毒性小。长期大剂量应用时，干扰人体叶酸代谢，可引起巨幼细胞贫血、粒细胞减少，应及时停药或用亚叶酸钙治疗。过量可中毒，表现为恶心、呕吐、发热、发绀、惊厥甚至死亡。严重肝肾功能不全的患者应慎用，孕妇禁用。

磺胺类和砜类

磺胺类和砜类与 PABA 竞争二氢叶酸合成酶，抑制疟原虫二氢叶酸的合成。主要用于耐氯喹的恶性疟，仅抑制红细胞内期疟原虫，与乙胺嘧啶或 TMP 等二氢叶酸还原酶抑制剂合用，可增强疗效。常用药为磺胺多辛和氨苯砜。

第 2 节　抗阿米巴病药与抗滴虫药

一、抗阿米巴病药

链　接　阿米巴病

阿米巴病是由阿米巴的包囊感染人体所致的疾病，包括肠内阿米巴病和肠外阿米巴病。溶组织内阿米巴原虫的发育过程包括小滋养体、包囊和大滋养体三种类型。阿米巴包囊在消化道发育成滋养体，滋养体可溶解宿主细胞，侵袭黏膜下层组织，引起肠阿米巴病；也可随血流侵入肝脏或其他部位，引起肠外阿米巴病，表现为各脏器的脓肿。

甲硝唑（metronidazole，灭滴灵）

甲硝唑为人工合成的 5-硝基咪唑类化合物。

考点
甲硝唑的药理作用、临床应用、主要不良反应及用药注意

【药理作用和临床应用】

1. **抗阿米巴作用** 甲硝唑对肠内、肠外阿米巴滋养体均有强大的杀灭作用，具有高效、低毒的特点，是治疗急性阿米巴痢疾和肠外阿米巴病的首选药。但对肠腔内阿米巴原虫和包囊无明显作用。

2. **抗滴虫作用** 甲硝唑口服后可分布于阴道分泌物、精液和尿液中，对阴道毛滴虫有强大的杀灭作用，是治疗阴道毛滴虫感染的首选药。

3. **抗厌氧菌作用** 甲硝唑对革兰氏阳性或革兰氏阴性厌氧杆菌和球菌都有较强的抗菌作用，常用于治疗厌氧菌感染引起的产后盆腔炎、败血症和骨髓炎。

4. **抗贾第鞭毛虫作用** 甲硝唑是治疗贾第鞭毛虫的常用药物，治愈率达 90%。

【不良反应及用药注意】 治疗量时不良反应少，有轻微的胃肠道反应和头晕、肢体感觉异常等神经系统症状。甲硝唑干扰乙醛代谢，导致急性乙醛中毒，服药期间和停药后不久，应严格禁止饮酒。孕妇禁用。

依米丁（emetine，吐根碱）

依米丁作用机制为抑制肽酰基 tRNA 的移位，抑制肽链的延伸，阻碍蛋白质合成，干扰滋养体的分裂与繁殖。对溶组织内阿米巴滋养体有直接杀灭作用，可治疗阿米巴痢疾和阿米巴肝脓肿。毒性大，不良反应有心脏毒性、神经肌肉阻滞、局部刺激和胃肠道反应。

二氯尼特（diloxanide）

二氯尼特是二氯乙酰胺类衍生物，为目前最有效的杀包囊药。用甲硝唑控制症状后，再用本品可肃清肠内包囊，有效防止复发。对肠外阿米巴病无效。不良反应轻，大剂量可致流产。

巴龙霉素（paromomycin）

巴龙霉素属氨基糖苷类抗生素。口服难吸收，通过抑制蛋白质合成，发挥杀灭阿米巴滋养体作用，也可通过一种共生菌群的代谢，间接抑制肠道阿米巴原虫的生存与繁殖。主要用于急性阿米巴痢疾的治疗。

二、抗滴虫药

抗滴虫药主要用于治疗阴道毛滴虫引起的阴道炎、尿道炎和前列腺炎。主要治疗药物为甲硝唑，但抗药虫株逐渐增多，替硝唑是甲硝唑的衍生物，和甲硝唑一样也是低毒高效的抗滴虫药。如甲硝唑耐药的滴虫感染时，可考虑改用乙酰胂胺局部给药。

乙酰胂胺（acetarsol）

乙酰胂胺为五价胂剂，与硼酸复方制剂称滴维净。以其片剂置于阴道穹隆部有直接杀滴虫作用。有轻度局部刺激作用，使阴道分泌物增多。

第3节 抗肠蠕虫药

肠道蠕虫包括线虫、绦虫、吸虫，我国肠蠕虫病以线虫感染最多，包括蛔虫、钩虫、蛲虫、鞭虫等。抗肠蠕虫药是驱除或杀灭肠蠕虫的药物，目前常用的有阿苯达唑、甲苯

达唑、左旋咪唑等（表14-1）。

表14-1 抗肠蠕虫药的适应证和合理选用*表示首选

适应证	可选用药物
蛔虫感染	甲苯达唑*、阿苯达唑*、噻嘧啶、哌嗪
蛲虫感染	甲苯达唑*、阿苯达唑*、噻嘧啶、哌嗪、恩波吡维铵
钩虫感染	甲苯达唑*、阿苯达唑*、噻嘧啶
鞭虫感染	甲苯达唑
绦虫感染	吡喹酮*、氯硝柳胺
囊虫感染	吡喹酮*、阿苯达唑*
包虫感染	阿苯达唑*、吡喹酮、甲苯达唑

阿苯达唑（albendazole，丙硫咪唑）

阿苯达唑是苯并咪唑类衍生物。为高效、低毒的广谱驱肠虫药，通过抑制虫体对葡萄糖的摄取，导致虫体糖原耗竭，杀灭蛔虫、钩虫、蛲虫、鞭虫、绦虫和吸虫的成虫和虫卵。用于多种肠蠕虫单独感染或混合感染。还对包虫病、囊虫病有效。不良反应少，偶有腹痛、恶心、头痛、头晕等。

考点 阿苯达唑的药理作用、临床应用

甲苯达唑（mebendazole）

甲苯达唑是阿苯达唑的同类物，是广谱驱肠虫药，主要用于蛔虫、钩虫、蛲虫、鞭虫、绦虫和粪类圆线虫的单独感染或混合感染。因在肠道内吸收甚少，因此在治疗剂量内不良反应较少。有时可有恶心、腹部不适、腹痛、腹泻及头痛，偶有乏力、皮疹。

哌嗪（piperazine）

哌嗪为常用驱蛔虫药。对蛔虫、蛲虫具有较强的驱虫作用，对其他寄生虫无效。主要是通过改变虫体肌细胞膜对离子的通透性，阻断神经肌肉接头处传递，导致虫体弛缓性麻痹而不能附着于宿主肠壁，随粪便排出体外。用于驱除肠道蛔虫，治疗蛔虫所致的不完全性肠梗阻和早期胆管蛔虫症。不良反应轻，大剂量可出现胃肠道反应、神经系统反应。孕妇、肝肾功能不全和神经系统疾病患者禁用。

左旋咪唑（levamizole）

左旋咪唑是四咪唑的左旋体。为广谱驱肠虫药，其中对蛔虫的作用最强。用于治疗蛔虫、钩虫、蛲虫感染，对丝虫病和囊虫症也有一定疗效。不良反应较少，大剂量出现肝功能异常、白细胞减少。

考点 左旋咪唑的药理作用、临床应用

噻嘧啶（pyrantel）

噻嘧啶是人工合成的四氢嘧啶衍生物。为广谱驱肠虫药，通过抑制虫体胆碱酯酶，使乙酰胆碱堆积，神经肌肉兴奋性增强，随后虫体痉挛性麻痹而丧失附着力排出体外，可用于蛔虫、钩虫、蛲虫单独或混合感染。与哌嗪有拮抗作用。由于口服后很少吸收，故全身毒性很低。

氯硝柳胺（niclosamide，灭绦灵）

氯硝柳胺为水杨酸胺类衍生物。对多种绦虫成虫有杀灭作用，主要用于牛肉绦虫、猪肉绦虫、鱼绦虫等感染。对钉螺和日本血吸虫尾蚴也有杀灭作用。

吡喹酮（praziquantel）

吡喹酮为广谱抗血吸虫药和驱绦虫药，是治疗各种绦虫病的首选药。治疗脑型囊虫症时，易引起脑水肿、颅内压升高，应合用脱水药防止发生意外。

自测题

一、选择题

A_1型题

1. 主要用于控制疟疾症状的首选药是
   A. 氯喹　B. 奎宁　C. 青蒿素　D. 伯氨喹　E. 乙胺嘧啶
2. 主要用于病因性预防的抗疟首选药是
   A. 氯喹　B. 奎宁　C. 蒿甲醚　D. 伯氨喹　E. 乙胺嘧啶
3. 可用于控制复发和传播的抗疟首选药是
   A. 奎宁　B. 氯喹　C. 青蒿素　D. 乙胺嘧啶　E. 伯氨喹
4. 治疗急性阿米巴痢疾的首选药是
   A. 氯喹　B. 甲硝唑　C. 青蒿素　D. 巴龙霉素　E. 二氯尼特
5. 治疗滴虫性阴道炎的首选药是
   A. 氯喹　B. 甲硝唑　C. 青蒿素　D. 二氯尼特　E. 巴龙霉素
6. 可用于治疗肠内外阿米巴病的药物是
   A. 甲硝唑　B. 氯喹　C. 土霉素　D. 卤化喹啉类　E. 吡喹酮
7. 兼有抗血吸虫和绦虫的药物是
   A. 吡喹酮　B. 哌嗪　C. 甲苯达唑　D. 左旋咪唑　E. 乙胺嗪

二、简答题

1. 简述抗疟药的分类及其代表药物。
2. 简述甲硝唑的药理作用、临床应用、主要不良反应及用药注意。

附：制剂与用法

药名	剂型	用法
磷酸氯喹	片剂：0.25g、0.75 g	治疗疟疾：口服，首剂 1.0g，6h 后 0.5g，第 2、3 日各 0.5g。预防疟疾：每次 0.5g，一周 1 次。肠外阿米巴病：口服，一日 1g，2 日后改为一日 0.5g，连服 2～3 周
硫酸奎宁	片剂：0.3g	口服：每次 0.3～0.6g，一日 3 次，连服 5～7 日
青蒿素	片剂：0.1g；胶囊剂：0.25g	口服：首剂 1g，6 小时后再服 0.5g，第 2、3 日各服 0.5g
磷酸伯氨喹	片剂：13.2mg	口服：①间日疟：每次 13.2mg，一日 3 次，连服 7 日；②杀灭恶性疟原虫配子体：一日 26.4mg，连服 3 日
乙胺嘧啶	片剂：6.25mg、25mg	口服：每次 25mg，一周 1 次
甲硝唑	片剂：0.2g	口服：①阿米巴病：每次 0.5g，一日 2 次，疗程 5～7 日；②滴虫病：0.2g，一日 3 次，共 7 日
	注射剂：50mg、100mg、500mg、1.25g	静脉注射：厌氧菌感染，7.5mg/kg，每隔 6 小时 1 次，首剂加倍，共 7～10 日
去氢依米丁	注射剂：30mg、60mg	成人：一日 1～1.5mg/kg，极量 90mg，深部肌内注射，连用 5 日；儿童：按上述方法计算剂量，每 12 小时各给半量。重复疗程应间隔 30 天
阿苯达唑	片剂：0.1g、0.2g	口服：①蛔虫、蛲虫感染：0.4g，顿服；②钩虫、鞭虫感染：0.4g，一日 2 次，连服 3 日；③绦虫感染：0.3g，一日 3 次，连服 3 日；④囊虫感染：0.2～0.3g，一日 3 次，10 日为 1 个疗程，共 2～3 个疗程，疗程间隔 15～21 日。4 岁以下儿童减半

续表

药名	剂型	用法
甲苯达唑	片剂：0.1g	口服：①蛔虫、蛲虫感染：0.2g，顿服；②钩虫、鞭虫感染：0.2g，一日2次，连服3日；③绦虫感染：0.3g，一日3次，连服3日
左旋达唑	片剂：25mg、50mg	口服：①蛔虫感染：0.1～0.2g，顿服；②钩虫感染：一日0.2g，连服3日；③丝虫感染：一日0.2～0.3g，分3次服，连服3日
噻嘧啶	片剂：0.3g	口服：蛔虫、钩虫、蛲虫感染，1.2～1.5g，一日1次，睡前顿服。儿童一日30mg/kg，睡前顿服
枸橼酸哌嗪	片剂：0.25g、0.5g	口服：①驱蛔虫：成人，一日3.5～5g；儿童，0.15g/kg，睡前顿服，连服2日；②驱蛲虫：成人，1.0～1.2g，一日2次；儿童，一日60mg/kg，分2次服，连服7日
氯硝柳胺	片剂：0.5g	口服：猪肉绦虫、牛肉绦虫感染，1g，清晨空腹顿服，1小时后再服1g，2h后服硫酸镁导泻

（邱模昌）

第 15 章

抗恶性肿瘤药

恶性肿瘤是严重威胁人类健康的常见病和多发病，已经成为人类仅次于心血管疾病的第二大死因，其病因、发病机制尚未完全明确。目前肿瘤治疗多采用手术切除、放射治疗、化学药物治疗和免疫治疗等综合治疗方法，其疗效及患者生活质量均得到了提高。其中化学药物治疗（简称化疗）在肿瘤治疗中占重要地位，但存在着不良反应多而严重，易产生耐药性等缺点。近年来，随着分子生物学、细胞增殖动力学、免疫学和基因组学等学科的不断发展，抗恶性肿瘤药正从传统细胞毒类药物向针对机制的多环节作用的新型抗恶性肿瘤药发展，包括肿瘤细胞凋亡诱导剂（如亚砷酸）、生物反应调节剂（如干扰素）、肿瘤耐药性逆转剂及肿瘤基因治疗药物等，疗效显著提高，不良反应及耐药性发生率也明显降低。

第 1 节　概　　述

一、肿瘤细胞增殖周期

根据肿瘤细胞生长繁殖特点，将肿瘤细胞群分为增殖细胞群和非增殖细胞群（图 15-1）。

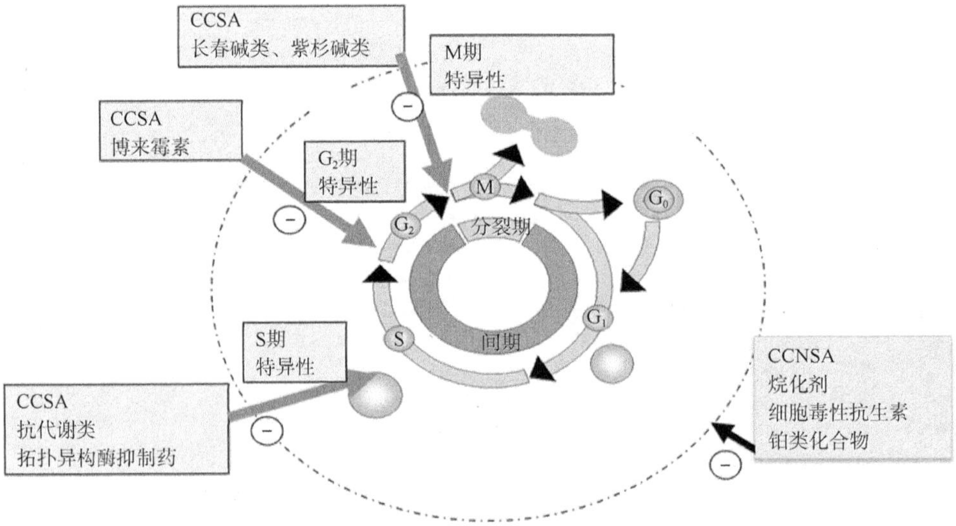

图 15-1　细胞增殖周期与抗恶性肿瘤药物作用机制示意图

CCSA：周期特异性药物；CCNSA：周期非特异性药物

1. 增殖细胞群　是指不断按指数分裂增殖的细胞，生长代谢活跃。肿瘤增殖细胞群与全部肿瘤细胞群之间的比率称生长比率（growth fraction，GF）。GF 值越大（接近 1），对药物越敏感，如急性白血病、霍奇金病；GF 值越小（0.5～0.01），对药物越不敏感，如慢性白血病和多数实体瘤。按细胞内 DNA 含量变化，增殖细胞群中细胞生长繁殖周期分为 4 个时期，即有丝分裂期（M 期）、DNA 合成前期（G_1 期）、DNA 合成期（S 期）及 DNA 合成后期（G_2 期）。

2. 非增殖细胞群　主要指 G_0 期（静止期）细胞，对药物不敏感。此期细胞有增殖能力，但暂不分裂。当增殖细胞群被大量杀灭后，处于 G_0 期的非增殖细胞可进入增殖期，是肿瘤复发的根源。

此外，尚有一部分无增殖能力的细胞群，通过老化而死亡，无治疗学上的意义。

二、抗恶性肿瘤药的分类

（一）根据药物作用的细胞增殖周期分类

考点
抗恶性肿瘤药的分类及代表药物

1. 细胞周期非特异性药（CCNSA）　对增殖周期各期细胞均有杀伤作用，对非增殖周期细胞群的作用较弱或几无作用，如抗肿瘤抗生素、烷化剂等。

2. 细胞周期特异性药物（CCSA）　仅杀灭某一期增殖细胞，如甲氨蝶呤、氟尿嘧啶、巯嘌呤等主要作用于 S 期，长春碱、长春新碱主要作用于 M 期。

（二）根据药物作用机制分类

1. 影响核酸（DNA、RNA）生物合成的药物　如氟尿嘧啶、巯嘌呤、甲氨蝶呤、阿糖胞苷等。

2. 直接影响 DNA 结构与功能的药物　如烷化剂、丝裂霉素 C 等。

3. 干扰转录过程和阻止 RNA 合成的药物　如放线菌素 D、柔红霉素等。

4. 影响蛋白质合成的药物　如鬼臼毒素类、长春碱类、高三尖杉酯碱、肾上腺皮质激素等。

5. 影响体内激素平衡的药物　如肾上腺皮质激素、雄激素、雌激素、他莫昔芬等。

（三）根据药物化学结构和来源分类

1. 烷化剂　如氮芥、环磷酰胺、噻替派等。

2. 抗代谢药　如甲氨蝶呤、氟尿嘧啶、巯嘌呤等。

3、抗生素类　如多柔比星、柔红霉素、放线菌素 D 等。

4. 抗肿瘤植物药　如长春新碱、高三尖杉酯碱、紫杉醇等。

5. 抗肿瘤激素类药　如肾上腺皮质激素、雄激素、雌激素、他莫昔芬等。

6. 其他类　如顺铂、卡铂、门冬酰胺酶等。

三、抗恶性肿瘤药常见不良反应及用药注意

抗恶性肿瘤药在杀灭或抑制肿瘤细胞时，对正常组织细胞特别是增殖旺盛的组织细胞，如骨髓、淋巴组织、消化道黏膜、毛囊等易产生不同程度的损害，选择性较差，毒性大，容易产生耐药性。常见的不良反应如下：

考点
抗恶性肿瘤药的不良反应及用药注意

1. 抑制骨髓　主要表现为白细胞、红细胞、血小板减少及全血细胞下降，甚至发生再生障碍性贫血。可见于大多数抗恶性肿瘤药，但长春新碱、博来霉素此毒性较小，激素类、门冬酰胺酶无骨髓抑制作用。用药期间应定期检查血常规，注意观察出血和继发感染情况，必要时停药。

2. 抑制免疫 大剂量应用时，可抑制机体免疫功能，诱发感染。用药期间应预防感染，注意观察患者有无发热、咽痛等免疫功能低下的表现，如发现应及时处理。

3. 肝、肾损害 表现为肝大、黄疸、肝功能减退、蛋白尿、管型尿、血尿甚至肾功能不全等，如环磷酰胺可引起急性出血性膀胱炎，尤其在大剂量静脉注射时易出现。应定期检查肝、肾功能，肝、肾功能不全者应避免使用有肝、肾损害的药物，如环磷酰胺、顺铂等。

4. 神经毒性 长春新碱、顺铂对周围神经有毒性，引起手足麻木、腱反射消失和末梢神经感觉障碍；长春新碱对自主神经有毒性，可引起便秘、直立性低血压或肠梗阻等；甲氨蝶呤鞘内注射可引起头痛及延迟性脑膜脑炎，用药时注意观察患者的表现。

5. 消化道反应 可出现恶心、呕吐、腹痛、腹泻等反应，严重者可引起胃肠出血。必要时应用止吐药，同时注意加强护理，如发生严重溃疡、口腔炎应立即停药。同时给予高蛋白、高热能的饮食，避免进食过硬、过热及刺激性食物。

6. 其他 还可引起脱发、闭经、精子减少、致畸、致癌等；博来霉素、甲氨蝶呤等可引起肺纤维化，表现为干咳、呼吸困难，严重者可致死；多柔比星、丝裂霉素、环磷酰胺、顺铂等可引起心肌损伤、心肌炎、心肌缺血和心功能不全等。

第 2 节 常用的抗恶性肿瘤药

一、影响核酸生物合成的药物（抗代谢药）

考点
常用抗恶性肿瘤药的临床应用、不良反应

本类药物的化学结构和核酸代谢的必需物质如嘧啶、叶酸、嘌呤等相似，可通过特异性对抗而干扰核酸，特别是 DNA 的合成，阻止肿瘤细胞的分裂繁殖，主要作用于 S 期。

（一）叶酸拮抗药

甲氨蝶呤（methotrexate，MTX）

甲氨蝶呤对二氢叶酸还原酶具有强大而持久的抑制作用，主要作用于 S 期细胞，用于急性白血病，也可用于绒毛膜上皮癌、头颈部肿瘤、消化道癌、卵巢癌、恶性葡萄胎等。此外，本药是较强的细胞免疫抑制剂，可用于骨髓移植、器官移植、类风湿关节炎等。

常见的不良反应是骨髓抑制和对口腔及肠道黏膜的损害，表现为白细胞减少、口腔溃疡、胃炎、腹泻，甚至死亡。为减轻甲氨蝶呤对骨髓的毒性，使用大剂量甲氨蝶呤之后，可用亚叶酸钙作为救援剂，以减少毒性，保护正常细胞，用药时监测肝、肾功能及血常规。

案例 15-1

患者，女，14 岁，患急性白血病，用甲氨蝶呤化疗后，出现口腔溃疡、腹泻、便血等症状，检查发现肝功受损并伴有骨髓抑制现象。

问题： 1. 患者为什么会出现以上症状？

2. 应如何减轻药物对骨髓的损害？

（二）嘧啶拮抗药

氟尿嘧啶（fluorouracil，5-FU）

氟尿嘧啶为胸腺嘧啶核苷酸合成酶抑制剂。口服吸收差，一般静脉给药。对食管癌、胃癌、结肠癌、肝癌等消化道肿瘤和乳腺癌疗效较好，对宫颈癌、卵巢癌、膀胱癌、绒毛膜上皮癌等也有效。对骨髓和消化道毒性大，可引起脱发、皮肤色素沉着，偶见肝、肾功能损害等。应避光保存，同时为减轻消化道的刺激症状，避免出现局部出血，用药期间不宜饮酒或使用阿司匹林类药物。

（三）嘌呤拮抗药

巯嘌呤（mercaptopurine，6-MP）

巯嘌呤为嘌呤核苷酸合成抑制剂，主要作用于 S 期细胞。对儿童急性淋巴细胞白血病疗效好，但起效慢，多用于维持治疗。大剂量对绒毛膜上皮癌、恶性葡萄胎亦有效。不良反应主要为骨髓抑制和胃肠道反应。

（四）核苷二磷酸还原酶抑制药

羟基脲（hydroxycarbamide，HU）

羟基脲为治疗慢性粒细胞白血病的首选药，也可用于黑色素瘤。不良反应主要为骨髓抑制，大剂量可引起肝损害、恶心、呕吐、腹泻等。

（五）DNA 多聚酶抑制药

阿糖胞苷（cytarabine，Ara-C）

阿糖胞苷是治疗急性非淋巴细胞白血病的首选药。对单核细胞白血病疗效较好，对其他白血病也有效。静脉注射可致静脉炎。有严重的骨髓抑制和胃肠道反应。

二、影响 DNA 结构与功能的药物

（一）烷化剂

环磷酰胺（cyclophosphamide，CTX，癌得星）

环磷酰胺为常用的烷化剂，属周期非特异性药物。对恶性淋巴瘤、急性淋巴细胞白血病、多发性骨髓瘤疗效好，对其他多种肿瘤如乳腺癌、卵巢癌、肺癌等有一定疗效，也可用于某些自身免疫性疾病和器官移植排斥反应等。

环磷酰胺主要不良反应有骨髓抑制，如白细胞、血小板减少；消化道反应，如恶心呕吐、消化道出血；脱发；特有的出血性膀胱炎，表现为尿频、尿急、蛋白尿等，用药期间应多饮水或同时给美司钠（巯乙磺酸钠），同时应定期查血常规和肝、肾功能。

噻替派（thiotepa，thiophosphoramide，TSPA）

噻替派能抑制瘤细胞分裂，选择性高，抗瘤谱广，可用于卵巢癌、乳腺癌、膀胱癌、肝癌等。主要不良反应为骨髓抑制如白细胞和血小板减少，胃肠道反应较小。

白消安（busulfan，马利兰）

白消安为治疗慢性粒细胞白血病的首选药。对急性白血病无效。主要不良反应为骨髓抑制，偶见肺纤维化，长期使用可致无月经、睾丸萎缩等。

亚硝脲类（nitrosoureas）

亚硝脲类有卡莫司汀、司莫司汀和洛莫司汀。本类药主要用于治疗脑瘤、胃肠道瘤

和黑色素瘤等。不良反应主要为骨髓抑制及消化道反应，偶见肝、肾毒性。

（二）铂类配合物

顺铂（cisplatin，顺氯氨铂）

顺铂属周期非特异性药，抗瘤谱较广，对卵巢癌、乳腺癌、睾丸肿瘤、膀胱癌、肺癌有效，为联合化疗常用的药物。可与长春碱、博来霉素等合用。主要不良反应有骨髓抑制、肾脏毒性、听力减退及消化道反应等。

卡铂（carboplatin，碳铂）

卡铂抗癌作用与顺铂相似，但肾、耳毒性及消化道反应比顺铂低，与顺铂有交叉耐药性。

三、影响蛋白质合成的药物

本类药物是从天然植物中提取的，可干扰蛋白质的合成，具有一定的抗肿瘤作用。

长 春 碱 类

本类药物包括长春碱（vinblastine，VLB）、长春新碱（vincristine，VCR）等，是作用于M期的周期特异性药物。长春碱主要用于急性白血病、绒毛膜上皮癌和恶性淋巴瘤。长春新碱对儿童急性淋巴细胞白血病疗效较好，起效快，常与泼尼松合用。对骨髓有抑制作用，偶有脱发、恶心、外周神经炎等反应。

紫杉醇（paclitaxel）

紫杉醇适用于转移性卵巢癌和乳腺癌，对顺铂耐药或未控制的卵巢癌亦有效，对肺癌和食管癌也有一定疗效。主要不良反应为骨髓抑制、白细胞和血小板减少、周围神经性病变、肌肉痛等。国外有报道可出现肠穿孔。

高三尖杉酯碱（homoharringtonine）

高三尖杉酯碱属周期非特异性药。对急性粒细胞白血病疗效显著，对急性单核细胞白血病也有效。不良反应为骨髓抑制、胃肠道反应和心脏毒性，少数有心肌损害、心率加快等。

四、干扰转录过程和阻止RNA合成的药物

博来霉素（bleomycin，BLM，争光霉素）

博来霉素作用于G_2和M期，为周期非特异性药物。主要用于鳞状上皮癌（口腔、食管、头颈、阴茎），也可用于淋巴瘤和睾丸癌。主要不良反应为过敏性休克样反应，如恶心、呕吐、发热、手足肿胀等，严重者肺间质纤维化，肺功能不全、老年患者慎用。

放线菌素D（actinomycin D，更生霉素）

放线菌素D属周期非特异性药物。抗瘤谱窄，主要用于绒毛上皮癌、神经母细胞瘤、肾母细胞瘤、横纹肌肉瘤等。常见的不良反应为恶心、呕吐、口腔炎，骨髓抑制较明显，还可致脱发、畸胎、皮炎等。

柔红霉素（daunorubicin，DNR，红比霉素）

柔红霉素主要用于急性淋巴细胞白血病和急性粒细胞白血病，对骨髓抑制和心脏毒性较大。

多柔比星（doxorubicin，阿霉素）

多柔比星可用于急性白血病、恶性淋巴瘤和实体瘤，如肺癌、肝癌、乳腺癌、骨肉

瘤等。主要不良反应与柔红霉素相似，对心脏毒性较轻。

五、激素类药

乳腺癌、卵巢癌、宫颈癌、前列腺癌、睾丸肿瘤和甲状腺癌等均与相应的激素失调有关，可用某些激素或对抗药改变激素失调状态，抑制肿瘤细胞生长，且无骨髓抑制等不良反应，但由于激素作用广泛，使用不当也会产生许多不良反应。

肾上腺皮质激素

肾上腺皮质激素能抑制淋巴组织，对急性淋巴细胞白血病和恶性淋巴瘤有较好疗效，但易产生耐药性。可用于改善癌症引起的发热不退、毒血症等，也可与有效抗癌药、抗生素合用。常用药物有泼尼松、泼尼松龙等。

雌激素类

雌激素类常用于恶性肿瘤治疗的是己烯雌酚，为人工合成的非甾体雌激素，不仅直接对抗雄激素，尚可反馈性抑制下丘脑、垂体释放促间质细胞激素，从而减少雄激素的分泌。临床可用于前列腺癌的治疗，也可用于绝经5年以上的晚期乳腺癌广泛转移者。绝经前的乳腺癌患者禁用雌激素类药。

雄激素类

雄激素类药物睾酮可抑制垂体分泌促卵泡激素，减少雌激素的分泌，并可对抗雌激素的作用。临床用于女性晚期乳腺癌或乳腺癌有骨转移者，还能促进蛋白质合成，改善晚期患者一般症状。

他莫昔芬（tamoxifen，TAM，三苯氧胺）

他莫昔芬为人工合成的雌激素竞争性拮抗剂，能阻断雌激素对乳腺癌的促进作用，抑制雌激素依赖性肿瘤细胞生长。临床用于晚期、复发、不能手术的乳腺癌，是绝经后晚期乳腺癌的首选药，也可用于宫体癌、乳腺小叶增生等。一般无男性化不良反应。

链 接　如何防止化疗药漏出血管外

1. 用药前建立可靠的静脉通道，确保针头在血管内，针头固定妥善，方可注入药物。

2. 为防止化疗药局部浓度过高、血管内滞留时间过长、拔针时药液漏到皮下，使用化疗药前可先输入少量的5%葡萄糖注射液或生理盐水，应用化疗药后再输入少量的5%葡萄糖注射液或生理盐水冲刷血管，从而减轻对血管的刺激。

第3节　抗恶性肿瘤药的应用原则

目前用于抗恶性肿瘤的药物，一般选择性差，毒性大，因此，在用抗恶性肿瘤药化疗时，应设计出联合用药方案，以提高疗效、降低毒性和延缓耐药性。根据细胞增殖动力学和药物的作用特点，恶性肿瘤的化疗原则如下：

1. 根据细胞增殖动力学规律　增长缓慢的实体瘤，其G_0期细胞较多，可先用周期非特异性药物，再用周期特异性药物。而对生长比率高的肿瘤如急性白血病，则先用周期特异性药物，再用周期非特异性药物。

2. 根据抗肿瘤药物的作用机制 不同作用机制的抗肿瘤药物合用可增强疗效，如联合应用巯嘌呤和甲氨蝶呤。

3. 根据药物的毒性 多数抗肿瘤药对骨髓有抑制作用，而泼尼松、长春新碱、博来霉素的骨髓抑制作用较小，可合用以降低毒性并提高疗效。

4. 根据抗瘤谱 如胃肠道腺癌可用氟尿嘧啶、噻替派、环磷酰胺、丝裂霉素等，肉瘤可用环磷酰胺、多柔比星、顺铂等。

5. 根据给药方法 一般采用机体的最大耐受量，特别是对病期较早、健康状况较好的肿瘤患者，如应用环磷酰胺、多柔比星、卡莫司汀时，大剂量间歇给药法往往比小剂量连续给药法效果好。

自测题

一、名词解释

1. 周期非特异性药 2. 周期特异性药

二、选择题

A_1/A_2 型题

1. 常用于防治急性白血病的药物是
   A. 环磷酰胺 B. 甲氨蝶呤
   C. 柔红霉素 D. 巯嘌呤
   E. 长春新碱
2. 不是周期特异性药的是
   A. 甲氨蝶呤 B. 羟基脲
   C. 环磷酰胺 D. 巯嘌呤
   E. 肾上腺皮质激素
3. 用甲氨蝶呤和放线菌素 D 治疗绒毛膜癌，为减少此药对肾功能的损害，应选用的解救药是
   A. 乳酸 B. 稀盐酸
   C. 碳酸氢钠 D. 硫代硫酸钠
   E. 硫酸钠
4. 主要作用于 S 期的药物是
   A. 环磷酰胺 B. 长春新碱 C. 顺铂
   D. 甲氨蝶呤 E. 卡铂
5. 服药期间引起出血性膀胱炎的烷化剂是
   A. 甲氨蝶呤 B. 环磷酰胺 C. 顺铂
   D. 长春新碱 E. 卡铂
6. 患者，女，58 岁。术后病理诊断为卵巢低分化腺癌，可用以下哪种药物进行化疗
   A. 门冬酰胺酶 B. 他莫昔芬
   C. 紫杉醇 D. 白消安
   E. 利妥昔单抗
7. 患者，女，59 岁。术后病理诊断为右乳腺恶性肿瘤，已绝经，雌激素受体阳性。该患者可口服下列哪种药物进行治疗
   A. 紫杉醇 B. 他莫昔芬
   C. 比卡鲁胺 D. 甲地孕酮
   E. 氟他胺

三、简答题

1. 根据细胞增殖周期抗恶性肿瘤药可分哪几类？各类的代表药物有哪些？
2. 抗恶性肿瘤药的主要不良反应有哪些？

附：制剂与用法

药名	剂型	用法
氟尿嘧啶	注射剂：0.25g/10ml	一次 0.25～0.5g，一日或隔一日 1 次，静脉注射，1 个疗程总量 5～10g。一次 0.25～0.75g，一日或隔一日 1 次，静脉滴注，1 个疗程总量 8～10g
巯嘌呤	片剂：25mg、50mg、100mg	白血病：一日 1.5～2.5mg/kg，分 2～3 次服，病情缓解后用原量 1/3～1/2 维持。绒毛膜癌：一日 6.0～6.5mg/kg，分 2 次口服，10 日为 1 个疗程
甲氨蝶呤	片剂：2.5mg	白血病：一次 5～10mg，一周 1～2 次口服，总量为 50～150mg。急性淋巴细胞白血病维持治疗，一次 15～20mg/m^2，每周 1 次

续表

药名	剂型	用法
甲氨蝶呤	注射剂：5mg	绒毛膜上皮癌：一日 10～20mg，静脉滴注，5～10 次为 1 个疗程
盐酸阿糖胞苷	注射剂：50mg/1ml、100mg/1ml	一次 1～2mg/kg，一日 1 次，静脉注射或静脉滴注，10～14 日为 1 个疗程；或 4～6mg/kg，一周 2～3 次，鞘内注射，连用 3 次，6 周后重复
羟基脲	片剂：500mg 胶囊剂：400mg	口服：一次 0.5g，每日 2～3 次，4～6 周为 1 个疗程
环磷酰胺	片剂：50mg	口服：一日 2～4mg/kg，连用 10～14 日，停药 1～2 周后重复使用
	粉针剂：100mg、200mg、500mg	临用前加 0.9%氯化钠注射液溶解后，立即静脉注射，一次 0.2g，一日或隔日 1 次，1 个疗程 8～10g。大剂量冲击疗法为一次 0.6～0.8g，一周 1 次，8g 为 1 个疗程
丝裂霉素	粉针剂：2mg、4mg	静脉注射，一次 2mg，一日 1 次；或一次 10mg，一周 1 次，总量为 60mg
顺铂	粉针剂：10mg、20mg、30mg	静脉注射，一次 20mg/m^2，一日 1 次，连用 5 天
放线菌素 D	注射剂：0.2mg	一次 0.2～0.4mg，一日 1 次或隔天 1 次，静脉注射或静脉滴注，1 个疗程 4～6mg
柔红霉素	粉针剂：20mg	单一剂量，0.5～3mg/kg，静脉注射或静脉滴注，须间隔一日或以上，最大总量 600mg/m^2
多柔比星	粉针剂：10mg、50mg	一次 30mg/m^2，静脉注射，连用 2 日，间隔 3 周后可重复使用。或 60～75mg/m^2，每 3 周使用 1 次。或 30mg/m^2，连用 3 日，间隔 4 周可再用。积累总量不得超过 550mg/m^2
长春碱	粉针剂：10mg	一次 10mg，一周 1 次，静脉注射，1 个疗程总量 60～80mg
长春新碱	粉针剂：1mg	一次 1～2mg，一周 1 次，静脉注射，联合化疗连用 2 周为 1 个周期，1 个疗程总量为 6～10mg
高三尖杉酯碱	注射剂：1mg/1ml、2mg/2ml	静脉滴注，一次 1～4mg，一日 1 次，4～6 天为 1 个疗程，隔 1～2 周重复用药
他莫昔芬	片剂：10mg	口服：一次 10～20mg，一日 2 次
紫杉醇	注射剂：30mg/5ml	一次 150～175mg/m^2，静脉滴注时间为 3 小时，3～4 周 1 次

（刘松鑫）

第 16 章

免疫功能调节药

免疫系统是由参与免疫反应的各种细胞、组织和器官，如胸腺、骨髓、淋巴结、脾、扁桃体及分布在全身组织中的淋巴细胞和浆细胞等构成。正常的免疫系统具有免疫防护、免疫稳定和免疫监视三大功能，主要功能是识别、破坏和清除异物，以维持机体内环境的稳定。若此功能异常，可导致自身免疫病、免疫缺陷病、变态反应、肿瘤等发生，严重的导致死亡。调节免疫功能的药物，可以通过影响免疫应答反应和免疫病理反应而调节机体免疫功能来治疗免疫性疾病，主要包括免疫抑制药（immunosuppressants）和免疫增强药（immunostimulants）。

第 1 节　免疫抑制药

考点
免疫抑制药的分类和代表药物的药理作用、临床应用、不良反应及用药注意

免疫抑制药是一类非特异性地抑制机体免疫功能的药物，主要用于抑制器官移植排斥反应和治疗自身免疫性疾病等。但由于对正常和异常的免疫反应均呈抑制作用，故长期应用后，除了各药的特有毒性外，尚易出现降低机体抵抗力而导致感染、肿瘤发生率增加及影响生殖系统功能等不良反应。临床常用的免疫抑制药可分为六大类：

1. **糖皮质激素类**　如泼尼松、甲泼尼龙等。
2. **神经钙蛋白抑制剂**（钙调磷酸酶抑制剂）　如环孢素、他克莫司等。
3. **抗增殖与抗代谢药**　如环磷酰胺、来氟米特、硫唑嘌呤、甲氨蝶呤等。
4. **增殖信号抑制剂**　如西罗莫司。
5. **抗体类**　如抗淋巴细胞球蛋白、莫罗单抗。
6. **其他类**　如雷公藤多苷。

一、糖皮质激素类

糖皮质激素对免疫反应的许多环节均有影响。主要是抑制巨噬细胞对抗原的吞噬和处理；也阻碍淋巴细胞 DNA 合成和有丝分裂，诱导淋巴细胞死亡，使外周淋巴细胞数明显减少，并损伤浆细胞，从而抑制细胞免疫和体液免疫反应。临床上主要用于自身免疫性疾病和器官移植的排异反应。常用泼尼松、泼尼松龙、地塞米松等。

二、神经钙蛋白抑制剂（钙调磷酸酶抑制剂）

环孢素（ciclosporin，环孢菌素 A）

环孢素是真菌产生的一种脂溶性环状十一肽化合物。口服吸收不完全，生物利用度仅 20%～50%，2～4 小时血药浓度达高峰，也可静脉给药。大部分经肝代谢、胆汁排泄，0.1%以原形经肾排泄。$t_{1/2}$ 为 14～17 小时。

【药理作用】　可选择性抑制细胞免疫，可抑制抗原刺激所引起的 T 细胞信号转导

过程，减弱白细胞介素-1（IL-1）和抗凋亡蛋白的表达；增加转化生长因子-β（TGF-β）的表达，TGF-β对白细胞介素-2（IL-2）诱导T细胞增殖有很强的抑制作用。环孢素仅抑制T细胞介导的细胞免疫而不显著影响机体的非特异性免疫。

【临床应用】

1. **器官移植** 环孢素是多种器官移植后抗排斥反应的首选药，可降低器官移植后急性排斥反应及感染发生率。主要用于防止肾、肝、心、肺、角膜和骨髓等组织器官移植手术的排斥反应，可单独应用，也可与小剂量糖皮质激素合用。

2. **自身免疫性疾病** 用于治疗类风湿关节炎、系统性红斑狼疮、肾病综合征等，也是再生障碍性贫血的一线治疗药物。

【不良反应及用药注意】

1. 主要不良反应有肝、肾、神经系统毒性，还可增加感染性疾病、肿瘤发生的可能性。

2. 注意监测血药浓度和肝、肾功能，及时调整药物剂量，必要时用利尿药或脱水药预防。

3. 避免与有肝、肾毒性的药物合用。注意定期进行体格检查。

链 接 排斥反应及分类

排斥反应是宿主对外来“非己”组织的特异性移植免疫反应的总称。同种或异种器官移植术后必然会发生排斥反应，导致移植物功能的丧失、毁损和脱落。临床上，一般将排斥反应分为三类。

1. 超急性排斥反应 可以在移植术24小时以内，甚至在手术中吻合血管完毕、血流恢复后的几分钟、几小时内发生。

2. 急性排斥反应 发生在移植器官功能恢复后，往往在移植术后几日或1～2周后首次发作，然后在术后半年以内至一年内多次重复间隔出现。

3. 慢性排斥反应 发生在移植术后几个月以后，但也有早在几周内发生者。

他克莫司（tacrolimus，FK-506）

他克莫司是一种强效免疫抑制剂，作用机制与环孢素相似，但抑制细胞活性的能力比环孢素强10～100倍。主要用于抑制器官移植排斥反应。用于肝、肾及骨髓移植比环孢素有优越性。口服吸收迅速，但生物利用度仅在25%左右。需空腹服用或至少在餐前1小时或餐后2～3小时服用。不良反应主要有神经毒性、肾毒性、生殖毒性和升高血糖等；还可导致血钾升高，应避免摄入大量钾或服用保钾利尿剂如螺内酯等。

三、抗增殖与抗代谢药

吗替麦考酚酯（mycophenolate mofetil，MMF，霉酚酸酯）

吗替麦考酚酯是一种具免疫抑制作用的抗生素。口服吸收良好，生物利用度高，安全性好。通过抑制T细胞和B细胞的增殖及抗体形成，抑制单核细胞的增殖而发挥较强的免疫抑制作用。主要用于抑制器官移植后排斥反应，也用于自身免疫性疾病的治疗。不良反应为胃肠道症状、贫血和白细胞减少，减量或停药后可恢复。动物实验有致畸作用。

来氟米特（leflunomide）

来氟米特是一种新型的抗炎及免疫调节药。主要通过影响 DNA 和 RNA 的合成，抑制 T 细胞和 B 细胞的增殖，减少抗体产生而发挥免疫抑制作用。用于抑制器官移植排斥反应和类风湿关节炎等自身免疫性疾病的治疗。不良反应主要有腹泻、可逆性肝脏损害等。

烷 化 剂

烷化剂能选择性抑制 B 淋巴细胞，大剂量也能抑制 T 淋巴细胞，还可抑制免疫母细胞，从而阻断体液免疫和细胞免疫反应。主要用于防止器官移植的排斥反应及糖皮质激素缓解症状不满意的自身免疫性疾病。主要有环磷酰胺、白消安、噻替派等，其中环磷酰胺作用明显，副作用较小，且可口服，故较常用。

抗代谢药类

抗代谢药类主要通过干扰嘌呤代谢进而抑制 DNA、RNA 和蛋白质合成，从而发挥对 T、B 细胞的抑制作用，故能抑制细胞免疫和体液免疫反应，但不抑制巨噬细胞的吞噬功能。用于抑制肾移植的排斥反应和自身免疫性疾病（如类风湿关节炎、系统性红斑狼疮等）的治疗。常用硫唑嘌呤、巯嘌呤，其中硫唑嘌呤的毒性较小，较常用。

四、增殖信号抑制剂

西罗莫司（sirolimus，雷帕霉素，rapamycin）

西罗莫司与循环血中的亲免蛋白 FK-结合蛋白 12 结合，形成复合物，阻止哺乳动物 mTOR 的作用。mTOR 是细胞生长、增殖、血管生成、代谢过程中复杂的胞内信号通路的关键成分，受到阻断后可抑制 T 细胞和 B 细胞的活化。临床上用于抑制器官移植（尤其是肾脏移植）的排斥反应。西罗莫司肾毒性低，且无神经毒性，主要不良反应有骨髓抑制、肝毒性、腹泻（严重者可出现溃疡）、肺炎等。

五、抗体类

抗淋巴细胞球蛋白（antilymphocyte globulin，ALG）

抗淋巴细胞球蛋白又称为抗人 T 细胞免疫球蛋白，是直接抗淋巴细胞的抗体，现已能用单克隆抗体技术生产，特异性高，安全性好。可选择性地与淋巴细胞结合，在补体的共同作用下，使淋巴细胞裂解，对 T、B 细胞均有破坏作用，但对 T 细胞作用较强，对细胞免疫有较强的抑制作用。主要用于抑制器官移植的排斥反应，也用于白血病、多发性硬化症、重症肌无力及溃疡性结肠炎、类风湿关节炎等疾病的治疗。常见不良反应有过敏反应，还可引起寒战、发热、血小板减少、关节疼痛和血栓性静脉炎等。

六、其他类

雷公藤多苷（tripterygium glycosides）

雷公藤多苷是传统中药雷公藤的提取物，有较强的免疫抑制和抗炎作用。其免疫抑制作用多样且独特，能够诱导活化的淋巴细胞凋亡，抑制淋巴细胞的增殖，抑制 IL-2 和 NF-κB 等的生成。可单独或与其他免疫抑制剂联合应用于肾小球肾炎、紫癜性及狼疮性肾炎、类风湿关节炎、红斑狼疮、亚急性及慢性重症肝炎、慢性活动性肝炎；亦可用于过敏性皮肤脉管炎、皮炎和湿疹，以及银屑病性关节炎、麻风反应、复发性口疮、强直性脊柱炎等。不良反应较多，停药后多可恢复，20%出现胃肠道反应，6%出现白细胞减少，偶可见血小板减少，也可致月经紊乱及精子活力降低等。

案例 16-1

患者，女，52岁，几个月来感觉疲倦乏力、低热、全身不适，体重下降。最近2周出现典型关节症状，表现为关节晨僵、疼痛、压痛和肿胀，劳动能力下降。经相关检查提示为类风湿关节炎。

问题： 1. 该患者可采用哪些药物进行治疗？为什么？

2. 在应用上述药物时，有哪些注意事项？

第2节 免疫增强药

免疫增强药是能激活一种或多种免疫活性细胞，增强机体免疫功能的药物。本类药物选择性不高，多数免疫增强药具有双向作用，故又称为生物反应调节剂（BRM）。临床主要用于治疗免疫缺陷疾病、慢性感染性疾病，也常作为肿瘤的辅助治疗药物。常用的药物依其来源分为四类。

考点 免疫增强药的分类和代表药物的药理作用、临床应用、不良反应及用药注意

1. **微生物来源药物** 如卡介苗。

2. **人或动物免疫系统产物** 如胸腺素、转移因子、干扰素、白细胞介素等。

3. **化学合成药物** 如左旋咪唑、聚肌胞苷酸等。

4. **中药及其他** 如香菇多糖、灵芝多糖，人参、黄芪等中药有效成分。

卡介苗（bacillus calmette-guerin vaccine，BCG）

卡介苗又称结核菌苗，是牛结核分枝杆菌的减毒活菌苗。

【药理作用和临床应用】 本药为非特异性免疫增强剂，一方面提高T细胞依赖的体液免疫功能及T细胞介导的细胞免疫应答，从而加强细胞免疫和体液免疫功能；另一方面能提高巨噬细胞的吞噬功能，增强溶菌酶活力，增强非特异性免疫功能。常用于治疗恶性黑色素瘤、白血病及肺癌，也用于治疗乳腺癌、消化道肿瘤，可延长患者生存期。

【不良反应及用药注意】

1. 注射局部可见红斑、硬结和溃疡，也可出现寒战、高热等。严重免疫功能低下者可出现播散性BCG感染；剂量过大，可降低免疫功能甚至促进肿瘤生长。

2. 皮内注射时避免注射到皮下，否则会引起严重深部脓肿，皮上划痕菌苗严禁作注射用。

3. 活菌苗用时禁日光暴晒，注射器要专用，制剂应在2～10℃暗处保存。活动性结核病禁用，结核菌素反应强阳性的患者慎用。

白细胞介素-2（interleukin-2，IL-2，T细胞生长因子）

白细胞介素-2是由活化T细胞产生。其主要功能是促进T细胞增殖，活化自然杀伤（NK）细胞，诱导产生细胞毒性淋巴细胞，诱导淋巴因子活化杀伤（LAK）细胞，对B淋巴细胞也有促增殖、分化作用。主要用于恶性肿瘤的辅助治疗，如恶性黑色素瘤、肾

细胞癌、结肠癌、霍奇金淋巴瘤等，也用于先天或后天免疫缺陷病，如艾滋病等的治疗。不良反应有发热、寒战、厌食及神经、血液系统症状。

干扰素（interferon，IFN）

干扰素具有抗病毒、抑制细胞增殖、调节免疫及抗肿瘤作用。可调节抗体的生成，能增强或激活单核-巨噬细胞的功能，增强特异性细胞毒作用和 NK 细胞的杀伤作用。小剂量对细胞免疫和体液免疫都有增强作用，大剂量则产生抑制作用。干扰素还可直接抑制肿瘤细胞增殖或通过机体的免疫防御机制影响肿瘤细胞的增长。临床主要用于多种病毒感染性疾病、血源性恶性肿瘤及免疫缺陷病等的治疗。常见的不良反应有发热和白细胞减少等，偶见过敏反应。

胸腺素（thymosin，胸腺多肽）

胸腺素是从胸腺提得的小分子多肽，可促进 T 细胞分化成熟，即诱导前 T 细胞（淋巴干细胞）转变为 T 细胞，并进一步分化成熟为具有特殊功能的各亚型群 T 细胞。能增强细胞免疫功能和调节机体免疫功能。临床用于胸腺依赖性免疫缺陷疾病、某些自身免疫性疾病、晚期肿瘤和病毒感染。不良反应较轻，少数出现过敏反应。

左旋咪唑（levamisole，LMS）

左旋咪唑可使受抑制的巨噬细胞和 T 细胞的功能恢复正常，不影响正常人抗体的产生，但能促进免疫功能低下者的抗体生成。临床主要用于免疫功能低下者恢复功能或免疫功能低下伴发的慢性感染性疾病，也用于自身免疫性疾病，如类风湿关节炎、系统性红斑狼疮等，与抗肿瘤药合用，用作肿瘤的辅助治疗。不良反应较少，主要有胃肠道反应、神经系统反应，少数患者有白细胞及血小板减少，停药后可恢复。

转移因子（transfer factor，TF）

转移因子是从正常人的淋巴细胞或淋巴组织、脾、扁桃体等提取的一种多核苷酸和小分子肽类物质。它可将供体细胞免疫信息转移给受体的淋巴细胞，使之转化、增殖、分化为致敏淋巴细胞，从而获得供体样的免疫力。由此获得的免疫力较持久，可持续 6 个月。临床用于先天性和获得性细胞免疫缺陷病如胸腺发育不全、免疫性血小板减少性紫癜的治疗，难以控制的病毒、真菌感染及恶性肿瘤的辅助治疗。

自测题

一、选择题

A_1/A_2 型题

1. 主要用于抑制异体器官移植排斥反应的药物是
   A. 地塞米松　B. 噻替派
   C. 环孢素　D. 干扰素
   E. 左旋咪唑
2. 环孢素的主要不良反应是
   A. 恶心、呕吐　B. 肌无力
   C. 肝、肾损害　D. 心律失常
   E. 过敏反应
3. 有抗病毒作用的免疫增强药是
   A. 干扰素　B. 卡介苗
   C. 左旋咪唑　D. 转移因子
   E. 环磷酰胺
4. 既能使免疫功能低下者恢复免疫功能，又能使自身免疫性疾病症状得到改善的药物是
   A. 卡介苗　B. 左旋咪唑
   C. 糖皮质激素　D. 甲氨蝶呤

E. 他克莫司

5. 某急性淋巴细胞白血病患者进行骨髓移植，术后15日出现皮疹、腹泻、胆红素升高等排斥反应。为减轻此反应，应用下列哪种药物

A. 胸腺素　　B. 左旋咪唑

C. 卡介苗　　D. 转移因子

E. 环孢素

二、简答题

1. 试比较环磷酰胺和环孢素的作用特点。
2. 试述免疫增强药的作用和应用。

附：制剂与用法

药名	剂型	用法
环孢素	口服液：5g/50ml	器官移植前12小时起一日8～10mg/kg，维持至术后1～2周，根据血药浓度减至一日2～6mg/kg的维持量
	注射剂：50mg/1ml、250mg/ml	可用0.9%氯化钠或5%葡萄糖注射液1∶20～1∶100稀释，一日2～5ml/kg，稀释后于2～6小时缓慢静脉滴注或持续24小时连续静脉滴注，病情稳定后改口服
他克莫司	注射剂：5mg/1ml 胶囊剂：0.5mg、1mg	开始一0.05～0.1mg/kg（肾移植）或0.01～0.05mg/kg（肝移植）持续静脉滴注。能进行口服时，改为口服胶囊，开始剂量为每日0.15～0.3mg/kg，分2次服；再逐渐减至维持量，一日0.1mg/kg，分2次服
吗替麦考酚酯	胶囊剂：250mg 片剂：500mg 注射剂：500mg	器官移植：空腹口服，成人每日1.5～2.0g，小儿30mg/kg，分两次，首剂应在器官移植之前72小时内服用；静脉注射，每次注射时间多于2小时 自身免疫性疾病：成人每日1.5～2.0g，维持量0.25～0.5g，一日2次，空腹服用
来氟米特	片剂：10mg、20mg、100mg	自身免疫性疾病：口服，一次20mg，每日1次，病情控制后，一日10～20mg维持。器官移植：负荷剂量一日200mg，维持量一日40～60mg
西罗莫司	片剂：1mg 口服液：60mg/60ml	口服，成人一次负荷剂量6mg，随后的维持量为每日2mg。肝功能不全者维持量应减少1/3。服用口服液时需稀释
雷公藤多苷	片剂：30mg、50mg、100mg	口服，一日0.3～0.5mg/kg，分3～4次服。病情控制后可减量或间歇疗法。1个月为1个疗程
卡介苗	注射剂：75mg/1ml	皮内注射或皮肤划痕
左旋咪唑	片剂：25mg、50mg	抗肿瘤辅助用药：一次150mg，一周1次，连用3～6个月。自身免疫性疾病：一日150mg，一周2～3次
白介素-2	注射剂：10万U、20万U、40万U、100万U	一次50万～200万U，一日1次，静脉注射，一周5次，连续用药2～4周。体腔给药，一周2次，一次50万～200万U
干扰素	注射剂：100万U、300万U	一次100万～300万U，一日1次，肌内注射，5～10日为1个疗程，疗程间隔2～3日或每周肌内注射1～2次
胸腺素	注射剂：2mg、5mg、10mg	乙型肝炎：一次5～10mg，一日1次，肌内注射。急性重型肝炎：一次20～30mg，一日1次，静脉滴注，2～3个月为1个疗程。各种重型感染：一次5～10mg，一日1次，肌内注射。病毒感染：一次5～10mg，一日1次，肌内注射，2～3个月为1个疗程。辅助放疗、化疗：一次20～40mg，一日1次，肌内注射，3～6个月为1个疗程

（赵丽霞）

实 践 部 分

第一部分　药 物 知 识

一、药品标准与药品标识

1. 药典　药典（pharmacopeia）是国家记载药品标准、规格的法典，一般由国家药品监督管理部门组织编纂，并由政府颁布施行，具有法律约束力，是药品生产、供应、使用、检验和管理的依据。药典收载疗效确切、不良反应少、质量稳定、临床常用的药物及制剂，并规定其质量标准。药典是一个国家药品标准体系的核心，对保证药品质量、保障用药安全有效、维护健康具有重要意义。

《中华人民共和国药典》（ChP，简称《中国药典》）由国家药典委员会组织编写，现行《中国药典》（2020 年版）是新中国第 11 版药典，由一部、二部、三部、四部组成，共收载品种 5911 种。《中华人民共和国药品管理法》规定，药品必须符合国家药品标准。我国的国家药品标准是指国务院药品监督管理部门颁布的《中华人民共和国药典》、药品注册标准和其他药品标准。除《中国药典》外，国家药品监督管理局核准的药品质量标准为药品注册标准。

2. 药物名称　药物名称包括通用名、商品名（专利名）、化学名。

通用名是新药开发者在新药申请时向政府主管部门提出的正式名称，具有强制性和约束性，不受专利和行政的保护。列入国家标准的药品名称为通用名，通用名是药品法定名称，《中国药典》收载的中文药品名称均为法定名称。若该药物在世界范围内应用，则采用世界卫生组织推荐使用的国际非专利药名（INN）。通用名也是文献、资料、教材、药品说明书中标明有效成分的名称。不同品种的药品拥有不同的通用名，同一品种的药品只能使用同一个通用名。

商品名是药品生产企业提出并在药品监督管理部门注册的药品名称，具有专有性，受到保护，故又称专利名，常在右上角有®符号。商品名因厂而异，同一品种的药品只能有一个通用名，却可有多个商品名。

《中华人民共和国药品管理法》和《药品说明书和标签管理规定》规定，在药品包装上或药品说明书上应标有药品通用名。药品通用名称应当显著、突出，对于横版标签，必须在上 1/3 范围内显著位置标出；对于竖版标签，必须在右 1/3 范围内显著位置标出。字体颜色应当使用黑色或者白色，与相应的浅色或者深色背景形成强烈反差。药品商品名称不得与通用名称同行书写，其字体和颜色不得比通用名称更突出和显著，其字体以单字面积计不得大于通用名称所用字体的 1/2。

化学名是根据药物的化学结构进行命名，反映药物的本质，具有规律性、系统性和准确性。因过于烦琐，临床很少采用。

3. 药品批准文号 药品批准文号是国家食品药品监督管理部门批准药品生产企业生产药品的文号，是药品生产合法性的重要标志。未取得药品批准文号的生产企业不得生产药品。每一个生产企业的每一个品种都有一个特定的批准文号。现行的药品批准文号和试生产药品批准文号格式为“国药准（试）字+1 位字母+8 位阿拉伯数字”，其含义为：①“准”字代表国家批准正式生产的药品，“试”字代表国家批准试生产的药品；②“1 位字母”代表药品类别，用汉语拼音第一个字母表示，即 H、Z、B、S、T、F、J，其代表的意义依次为化学药品、中药、保健药品、生物制品、体外化学诊断试剂、药用辅料、进口分包装药品；③“8 位数字”中第 1、2 位为批准文号的来源代码，第 3、4 位为批准文号年份（公元年）的后两位数字，第 5～8 位为顺序号。例如，“国药准字 H11200001”中“H”表示化学药品，“11”为北京市行政区划代码前两位，“20”为颁发批准文号之年 2020 年的后两位，“0001”为该年审批的新顺序号。

4. 药品批号 药品批号（Bat.No.）是指用来表示以同一原料、同一辅料、同一生产工艺、同一日期或同一周期生产所得药品的编号。“批”是指在规定限度内具有同一性质和质量，并在同一生产周期中生产出来的一定数量的药品，所要反映的最根本问题是在允许限度内的质量均匀性。批号是用于识别一个特定批次的具有唯一性的一组数字或字母加数字，以保证药品的可追溯性，通常按药品生产的年、月、日和批次编号。药品批号在药品包装上一般标示为产品批号，通常用 6～8 位数字表示。例如，某药品的批号为 200519 表示该药品的生产日期是 2020 年 5 月 19 日；若批号为 20200904-2，表示该药品是 2020 年 9 月 4 日的第二批产品。

5. 药品有效期 药品有效期（validity）是指药品在规定的贮存条件下保持质量的期限。其表示方法有三种：①直接标明有效期：如某药品的有效期为 2023 年 10 月 15 日，表明本品可用至 2023 年 10 月 15 日，2023 年 10 月 16 日起便不得使用。国内多数药厂都用这种方法。②直接标明失效期：如某药品的失效期为 2023 年 10 月 15 日，表明本品可用至 2012 年 10 月 14 日，2012 年 10 月 15 日起便不得使用。一些进口药品可见这种表示方法。③标明有效期年限：可由药品批号推算。例如，某药品批号为 20200201，有效期为 3 年，表明本品可用至 2023 年 1 月 31 日。

进口药品失效期表示为：Exp.Date（Exp.DATE）、Expiration date、Expiring、Use before。有效期表示为：Storagelife（贮存期限）、Stability（稳定期）、Validity 或 Duration 或 Use by（有效期限）。不同国家标示有效期时年、月、日的排列顺序不同：①欧洲国家大多是按日、月、年排列，如 Exp.Date：10thOct.2022，表示失效期是 2022 年 10 月 10 日，药品可用至 2022 年 10 月 9 日。②美国大多按月、日、年排列，如 Validity：Feb.14 2022，表示有效期是 2022 年 2 月 14 日，药品可用至 2022 年 2 月 14 日。③日本大多按年、月、日排列，如 Stability：2022-10-15，表示有效期是 2022 年 10 月 15 日，药品可用至 2022 年 10 月 15 日。

6. 药品说明书 药品说明书应当包含药品安全性、有效性的重要科学数据、结论和信息，用以指导安全、合理使用药品。主要内容包括药品名称、成分、性状、药理毒理、药代动力学、适应证、用法用量、不良反应、禁忌、注意事项、孕妇及哺乳期妇女用药、儿童用药、老年用药、药物相互作用、药物过量、规格、贮藏、包装、有效期、批准文号、生产企业、核准日期、修改日期等。

二、药品的管理

1. 药品管理法 《中华人民共和国药品管理法》自 1985 年 7 月 1 日起实施，第二次修订后自 2019 年 12 月 1 日起施行。为了加强药品管理，保证药品质量，保障公众用药安全和合法权益，保护和促进公众健康，制定本法。在中华人民共和国境内从事药品研制、生产、经营、使用和监督管理活动，适用本法。

2. 国家基本药物 国家基本药物是适应我国基本医疗卫生需求，剂型适宜，价格合理，能够保障供应，公众可公平获得的药品。遴选原则是：防治必需、安全有效、价格合理、使用方便、中西药并重。国家基本药物是医疗机构配备使用药品的依据，包括两部分，即基层医疗卫生机构配备使用部分和其他医疗机构配备使用部分。国家自 2009 年 9 月 21 日起施行国家基本药物目录，国家对基本药物实行动态管理，《国家基本药物目录（2018 年版）》自 2018 年 11 月 1 日起施行。调整后的 2018 年版国家基本药物目录总品种由原来的 520 种增至 685 种，包括西药 417 种、中成药 268 种，在覆盖主要临床主要病种的基础上，重点聚焦癌症、儿童疾病、慢性病等病种，新增品种包括了抗肿瘤用药 12 种、临床急需儿童用药 22 种及世界卫生组织推荐的全球首个也是国内唯一全口服、泛基因型、单一片剂的丙型肝炎治疗新药。

3. 处方药与非处方药分类管理 为保障人民用药安全有效、使用方便，根据药品品种、规格、适应证、剂量及给药途径不同，《中华人民共和国药品管理法》规定：国家对药品实行处方药与非处方药的分类管理制度，自 2000 年 1 月 1 日起施行。

（1）处方药（prescription drug，Rx）：必须凭执业医师或执业助理医师的处方才可调配、购买和使用。

（2）非处方药（nonprescription drug，over the counter，OTC）：不需要执业医师或执业助理医师的处方即可自行判断、购买和使用。根据药品的安全性，非处方药分为甲、乙两类。在非处方药的包装上，必须印有国家指定的非处方药专有标识，非处方药专有标识图案为椭圆形背景下的“OTC”三个英文字母组合，甲类非处方药以红色椭圆形为背景，乙类非处方药以绿色椭圆形为背景。目前，OTC 已成为全球通用的非处方药的简称。

4. 特殊药品管理 《中华人民共和国药品管理法》规定：国家对疫苗、血液制品、麻醉药品、精神药品、医疗用毒性药品、放射性药品、药品类易制毒化学品等实行特殊管理。

（1）麻醉药品：是指连续使用后易产生身体依赖性，能成瘾癖的药品，包括阿片类、可卡因类、大麻类、合成麻醉药品类及国家卫生健康委员会指定的其他易成瘾癖的药品、药用原植物及其制剂。

（2）精神药品：是指直接作用于中枢神经系统，使之兴奋或抑制，连续使用能产生依赖性的药品。依据其对人体产生依赖性和对身体的危害程度，分为第一类精神药品和第二类精神药品。第一类如氯胺酮、哌甲酯、司可巴比妥、三唑仑、γ-羟丁酸等，第二类如苯二氮䓬类（除三唑仑）、巴比妥类（除司可巴比妥、硫喷妥钠）、咖啡因、安钠咖、匹莫林、喷他佐辛、曲马多、麦角胺咖啡因片、唑吡坦、扎来普隆、氨酚氢可酮片等。

按照《医疗机构麻醉药品、第一类精神药品管理规定》，医疗机构对麻醉药品、第一类精神药品的管理实行专人负责、专库（柜）加锁、专用账册、专用处方、专册登记，医疗机构内各病区、手术室等调配使用麻醉药品、第一类精神药品注射剂时，应收回空安瓿，核对批号和数量，并作记录。

（3）医疗用毒性药品：是指毒性剧烈、治疗剂量与中毒剂量相近、使用不当会致人中毒或死亡的药品，如去乙酰毛花苷、洋地黄毒苷、毛果芸香碱、阿托品、氢溴酸后马托品、氢溴酸东莨菪碱、水杨酸毒扁豆碱等。毒性药品的管理要做到专人负责、专柜加锁、专用账册。

（4）放射性药品：是指用于临床诊断或者治疗的放射性核素制剂或者其标记药物，如碘［^{131}I］。

《中华人民共和国药品管理法》规定：麻醉药品、精神药品、医疗用毒性药品、放射性药品、外用药品和非处方药的标签、说明书，应当印有规定的标志（见下图）。

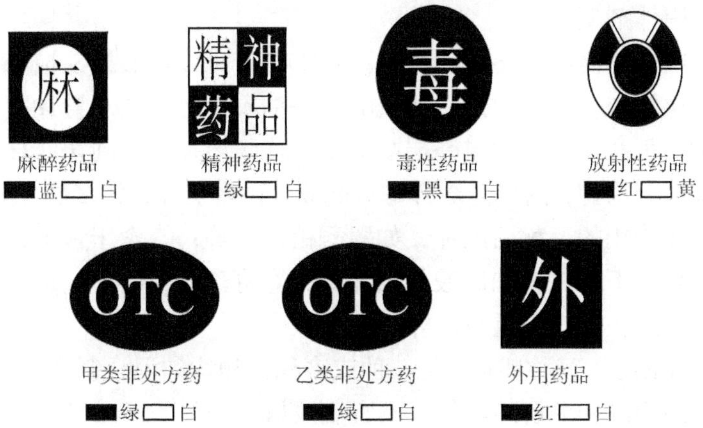

药品的特殊标识

三、药物剂型与制剂

为了便于使用、保存和携带，将药物经过适当加工制成具有一定形态和规格的制品，称为制剂。制剂的形态类型称为剂型。药物常见的剂型如下：

（一）液体剂型

液体剂型为最常用的一类剂型。液体药物因分散度较大，吸收快而起效迅速；其浓度可随所需剂量的大小而改变，分取剂量准确，使用方便；能减低某些药物的局部刺激或矫正其不良味、臭。但某些水性制剂较易发霉或变质，且包装要求高，贮运不便。

1. 溶液剂（solution） 系非挥发性药物的澄明水溶液，可供内服或外用。内服溶液剂多置于带刻度的瓶中，瓶签上说明服药的格数和次数等；外用溶液剂应在瓶签上注明“不能内服”或标明“外”用标志。

2. 合剂（mixture） 系两种或两种以上药物配制的澄明或混悬的内服水制剂。含不溶性药物的混悬合剂应在瓶签上注明“服时摇匀”。由于合剂多易发霉变质，故不宜制备过多。

3. 注射剂（injection） 又称针剂，是专供注射用药物的灭菌制剂。包括灭菌溶液、乳状液、混悬液和干燥粉末。熔封于特制的玻璃安瓿中的，称安瓿剂（ampule）；供临时配制液体的注射用无菌粉末，称粉针，如注射用青霉素钠；大容量（100ml 以上）的注射剂，多密封于玻璃瓶或特制的塑料袋内，称输液剂，如生理盐水注射液、葡萄糖氯化钠注射液等。

4. 洗剂（lotion） 是专供外用的含多种成分（多含有不溶性粉末状药物）的水制剂。一般具有消炎、止痒、收敛、保护等作用，适用于皮肤的急性和亚急性炎症等，如炉甘石洗剂等。

5. 酊剂（tincture） 为动、植物药用规定浓度的乙醇浸出液或化学药物的乙醇溶液，供内服或外用，如复方樟脑酊、碘酊等。

6. 糖浆剂（syrup） 系含有或不含药物的蔗糖近饱和的内服水溶液，如小儿止咳糖浆、可待因糖浆等。不含药物的称单糖浆，作调味用。

（二）固体剂型

1. 片剂（tablet） 为药物与适当辅料经压制而成的片状制剂。片剂以口服为主，也可供外用或植入。由于片剂制备方便，含量准确，在贮存、运输、服用等方面都很方便，故为应用最多的固体剂型。

片剂可根据应用的需要制备成各种类型：①味苦难以口服或易被氧化的药物，常在片剂外面包裹一层糖衣，称糖衣片，如硫酸亚铁糖衣片等；②对胃黏膜有刺激性或易被胃液破坏的药物，可在片剂外面包一层肠溶衣，称肠溶片，如阿司匹林肠溶片等；③片剂的外层为速释部分药物，内层为缓释部分药物，称多层片，如多酶片等；④经过灭菌，埋藏于皮下呈长效作用的，称植入片，如睾酮植入片等；⑤含于舌下，经舌下黏膜吸收后发挥作用的，称舌下含片，如硝酸甘油片等；⑥将药物吸附于一定大小的可溶性纸片上制成的，称纸型片，如口服避孕片等。

2. 散剂（powder） 又称粉剂，是一种或多种药物均匀混合制成的干燥粉末状制剂，供内服或外用。易引湿和潮解的药物，不宜制成散剂。

散剂粉末细而疏松，内服易被吸收，作用较快而强，适于儿童和不习惯吞服片剂者使用。内服散剂应按每次用量分成小包，如阿司匹林散等；外用散剂要求粉末极细，对皮肤黏膜或创伤面有覆盖、收敛和保护作用，并能吸收分泌物或渗出物，以保持局部干燥，如痱子粉、冰硼散等。

3. 胶囊剂（capsule） 为避免药物的不良味、臭及刺激性，将药物装于胶囊中的内服制剂。其粉末疏松，具有较片剂易吸收、作用快且强的优点，同时又有含量准确、便于服用的特点。硬质胶囊内装固体药物；软质胶囊中为液体药物，呈球形或卵形，又称胶丸，如鱼肝油胶丸等。

4. 丸剂（pill） 系药物加入适当黏合剂制成的圆球形制剂。作用缓和而持久，可降低药物刺激性。在中成药中有较多应用，如牛黄解毒丸、藿香正气丸、六神丸等。

5. 冲剂 又称颗粒剂（granule），系将药物或生药的提取物与蔗糖粉调和制成的干燥颗粒状内服制剂。服用时用开水冲化即成汤剂，不必煎熬，具有味佳、易保存、携带和服用方便等优点。但冲剂易吸湿结块并软化（多不影响疗效，仍可服用），要注意包装和保存，如板蓝根冲剂等。

（三）软性剂型

1. 软膏剂（ointment） 是药物与适宜的基质（如凡士林、羊毛脂等）均匀混合后，制成的易于在皮肤黏膜上涂布的外用半固体制剂。对皮肤或黏膜局部有保护、防止干燥和皲裂的作用；对创伤或感染的皮肤黏膜具有防腐、杀菌、消炎、收敛及促进肉芽生成等作用。是常用的一类外用剂型。

另有药物粉末极细腻的灭菌眼用软膏，称眼膏剂，如红霉素眼膏、阿托品眼膏等；含粉末状药物在25%以上的软膏，称糊剂，其硬度较大，具有较强的吸湿能力，并有收敛、保护、消毒等作用，常用于各期皮炎和湿疹等的治疗，如氧化锌糊等。

2. 硬膏剂（plaster） 系药物与基质混匀后，涂布于纸、布或其他薄片上的硬质膏药，遇体温则软化而具有黏性，专供敷贴于皮肤上的外用制剂。多具有局部刺激、止痛、消肿、拔毒、生肌等作用，主要用于跌打损伤、风湿痹痛等。如伤湿止痛膏、麝香虎骨膏、黑膏药等。

3. 栓剂（suppository） 为专供塞入人体腔道的外用制剂。其形状因用途而各异。在常温下为固体，塞入人体腔道后，可溶化或软化释放出药物而显效，如硝酸咪康唑栓、甘油明胶栓、制霉菌素栓等。

（四）其他剂型

1. 气雾剂（aerosol） 是指将药物和抛射剂一起封装于带有阀门的耐压容器内的液体或粉状制剂。主要供呼吸道吸入，也有外用喷于皮肤黏膜表面的，如特布他林气雾剂、色甘酸钠气雾剂等。

2. 缓释制剂（sustained-release preparations）**与控释制剂**（controlled-release preparations）缓释制剂是指用药后能在较长时间内持续释放药物，以达到长效目的的制剂，如布洛芬缓释胶囊。控释制剂是指药物能在预定的时间内，自动地以所需要的预定速度释放，使血药浓度长时间恒定维持在有效浓度范围内的制剂，如硝苯地平控释片。这两种制剂均属于持续释放型剂型，前者是单位时间内按一定比例释放药物，后者是单位时间内按一定数量释出药物。这些剂型由于应用次数减少，适用于一些需长期用药的心脑血管疾病、哮喘等慢性病患者，既可提高患者用药的依从性，又保证用药的安全有效。

3. 靶向制剂（targeting preparation） 又称靶向给药系统（targeting drug system，TDS），是指借助载体将药物通过局部给药或全身血液循环，选择性地浓集定位于靶点发挥作用的给药系统。靶点可以是某组织、器官、细胞或细胞内结构，起到定向作用，提高疗效、降低毒副作用，如两性霉素B脂质体、多柔比星脂质体等。

四、制剂质量的外观检查

护理人员领取药物时和使用药物前，需要用肉眼进行外观质量的一般检查，对变质、包装破损、标签不清或超过有效期等不符合质量要求的药物，应拒绝领取和使用。

1. 液体制剂 不得有霉变、变色、絮状物及异味等。其中溶液剂和注射剂必须澄明、无沉淀、无异物。粉针剂必须加入适当溶媒后溶解至澄明，如有不溶物切勿使用。安瓿与输液包装必须无破损、瓶口无松动。

2. 固体制剂 制剂的形态须完好无损，无潮解、松软、结块、变硬、变色等。包衣片的片面不得有色斑或粘连。

3. 软性制剂 外观质地须均匀，无变色、霉变、酸败及异味等。对栓剂要求质地较硬，便于使用。

五、病区药品贮存的一般原则

病区内常备有一定数量的常用药品和急救药品，但数量不宜过多，并按以下原则进行贮存管理。

1. 新领药品入柜贮存 对于新领药品必须认真核对药品规格、数量，并认真检查药品质量，无误后应入柜贮存。药柜应放在光线充足、不被日光直射的干燥处，但柜内不宜透光，并保持整洁，由专人加锁保管，保管人对药品应定期进行检查。

2. 一般药品妥善贮存 对于一般药品应按法定药品标准贮存项下规定的条件妥善贮存。按药品性质、剂型，结合病区实际情况分门别类存放。注射药、内服药、外用药与消毒药品、化学试剂分柜存放；注射药、内服药与外用药分柜存放；药名近似、容易混淆的药品及同名、不同规格的药品分开存放。药品原则上应贮存在原包装内。

3. 专用药品单独贮存 对个别患者的专用药品应单独存放，并注明床号、姓名，不得擅自挪用。

4. 医疗用毒性药品、麻醉药品、精神药品依法贮存 对于医疗用毒性药品、麻醉药品和精神药品应按照《麻醉药品和精神药品管理条例》、《医疗用毒性药品管理办法》依法实行严格管理。

5. 近效期药品警示贮存 对于有效期在1年之内的近效期药品应单独存放，并设立近效期药品警示表，标明效期，防止过期失效。

6. 所有药品建账贮存 所有药品都应严格统计、建账，严格交接班制度，定期检查存量，要求账物相符。

7. 不稳定药品特殊贮存 对于一些理化性质不稳定的药品一般出厂时在包装和说明书上都注明了特殊贮存方法。

（1）遮光贮存：适用于遇光易变质的药品。应置于遮光容器内密闭贮存，遮光容器指棕色玻璃容器、黑纸包裹的玻璃容器或其他不透光的容器。注射剂应放在遮光纸盒内。这类药物包括：肾上腺素、去甲肾上腺素、硝普钠、洛美沙星、奎尼丁、毒扁豆碱、氨茶碱、普萘洛尔、哌替啶、利多卡因、毛花苷丙、氢化可的松、碘解磷定、维生素A、维生素B_1、维生素B_2、维生素C、维生素E、维生素D_2等。

（2）冷处贮存：放置在2～10℃贮存。适用于：①受热易变质的药品：包括人血白蛋白、人免疫球蛋白、三磷酸腺苷、辅酶A、维生素D_2、胰岛素、缩宫素、麦角新碱、垂体后叶素、各种生物制品（如精制破伤风抗毒素、乙肝疫苗、干扰素）等。②易燃、易爆、易挥发的药品：包括乙醚、乙醇、挥发油、氯仿、氨水、碘、樟脑、薄荷、亚硝酸异戊酯等。③受热易变形的药品：如甘油栓、氯己定栓等。

（3）密封贮存：适用于因吸潮而发生潮解、结块、稀释等的药品。要用玻璃瓶密封贮存，瓶口要用磨口瓶瓶塞塞紧或在软木塞上加石蜡熔封，开启后应立即封固。包括：氨茶碱片、酵母片、复方甘草片、苯妥英钠片、维生素B_1片、硫酸亚铁片、淀粉酶、胰酶、多酶片、丙戊酸钠片、各种胶丸、胶囊剂、糖衣片、甘油、无水乙醇等。

（曹 红）

第二部分　处方知识

一、处方的概念和意义

处方（prescription）是指由注册的执业医师和执业助理医师在诊疗活动中为患者开具的、由取得药学专业技术职务任职资格的药学专业技术人员审核、调配、核对，并作为发药和患者用药凭证的医疗文书。处方包括医疗机构病区用药医嘱单。医师具有开具处方权，药师具有审核、调配处方权，护士具有执行处方权，执行处方要严格实行“三查七对”制度。处方具有法律、技术和经济上的意义。

二、处方结构

处方由前记、正文、后记三部分组成（见处方结构示例）。

1. 处方前记　包括医疗机构名称、门诊或住院病历号、处方编号、科别或病室和床位号、费别、患者姓名、性别、年龄、临床诊断、开具日期等，并可添列专科要求的项目。麻醉药品和第一类精神药品处方还应当包括患者身份证明编号、代办人姓名及身份证明编号。

2. 处方正文　以处方头 Rp 或 R 标示，分列药物名称、剂型、规格、数量、用法用量。

3. 处方后记　医生签名和（或）加盖专用签章、药品金额及审核、调配、核对、发药的药学专业技术人员签名和（或）加盖专用签章。

处方结构示例

1. 处方前记

××××× 医院

门诊处方（现金）

年　　月　　日　　　　No.

科　自费　公费　其他　门诊病历号：

姓名　　男　　女　　年龄　　诊断：

2. 处方正文

Rp.

硝酸甘油片　0.5mg × 30

S.　0.5 mg　舌下含化　p.r.n.

普萘洛尔片　10mg × 30

S.　10 mg　t.i.d.　p.o.

3. 处方后记

医生

审批　　　　调配

核对　　　　发药　　　　收讫章

金额

注：1. 本处方有效期：当日　2 日　3 日

2. 延长处方用量时间原因：慢性病　老年病　外地　其他

三、处方规则

1. 处方必须在专用处方笺上书写。普通处方、急诊处方、儿科处方的印刷用纸颜色分别为白色、淡黄色、淡绿色，麻醉药品和第一类精神药品处方的印刷用纸颜色为淡红色，第二类精神药品处方的印刷用纸颜色为白色，并在右上角以文字注明。

处方种类	处方印刷用纸颜色	处方右上角标注
普通处方	白色	
急诊处方	淡黄色	急诊
儿科处方	淡绿色	儿科
麻醉药品和第一类精神药品处方	淡红色	麻、精一
第二类精神药品处方	白色	精二

2. 处方内容必须填写完整，字迹清晰，不得涂改；如需修改，须在修改处签名并注明修改日期。

3. 一般项目填写清晰完整，除特殊情况外，应注明临床诊断，并与病历记录一致。患者年龄应当填写实足年龄，新生儿、婴幼儿应填写日龄、月龄，必要时要注明体重。

4. 每个药物占一行，在药名后写明剂型，规格和数量写在药名右面，用药方法写在下一行。所开药物为 2 种或 2 种以上时，按主次顺序写。每张处方不得超过 5 种药物。

5. 药品名称、剂型、规格、数量、用法、用量必须准确规范。药品名称应使用药品通用名称、新活性化合物的专利药品名称或复方制剂药品名称，不得自行编制药品缩写名称或使用代号；药品剂量、数量用阿拉伯数字书写；药品用量单位采用药典规定的法定计量单位，重量以克（g）、毫克（mg）、微克（μg）、纳克（ng）为单位，容量以升（L）、毫升（ml）为单位，国际单位（I.U.）、单位（U），其中 g 和 ml 可省略，其他单位不能省略；片剂、丸剂、胶囊剂、颗粒剂分别以片、丸、粒、袋为单位，溶液剂以支、瓶为单位，软膏及乳膏剂以支、盒为单位，注射剂以支、瓶为单位，应注明含量。药物浓度一般采用百分比浓度；药物用法应写明每次剂量、每日给药次数、给药途径如口服、皮下注射、肌内注射、静脉注射、静脉滴注或外用等及给药时间等，不得使用“遵医嘱”“自用”等含糊不清字句；药物剂量应按药典规定的常规剂量使用，一般不得超过药典规定的极量，如因病情特殊需要超过极量时，应注明原因并在剂量旁边签名。

6. 药物总量应根据病情和药物的性质决定。

（1）普通处方一般不得超过 7 日用量；急诊处方一般不得超过 3 日用量；对于某些慢性病、老年病或特殊情况，处方用量可适当延长，但医师应当注明理由。

（2）为门（急）诊患者开具的麻醉药品、第一类精神药品注射剂，每张处方为一次常用量；控缓释制剂，每张处方不得超过 7 日常用量；其他剂型，每张处方不得超过 3 日常用量。哌甲酯用于治疗注意缺陷障碍时，每张处方不得超过 15 日常用量。第二类精神药品一般每张处方不得超过 7 日常用量；对于慢性病或某些特殊情况的患者，处方用量可以适当延长，医师应当注明理由。

（3）为门（急）诊癌症疼痛患者和中、重度慢性疼痛患者开具的麻醉药品、第一类精神药品注射剂，每张处方不得超过 3 日常用量；控缓释制剂，每张处方不得超过 15 日常用量；其他剂型，每张处方不得超过 7 日常用量。

（4）为住院患者开具的麻醉药品和第一类精神药品处方应当逐日开具，每张处方为 1 日常用量。

（5）对于需要特别加强管制的麻醉药品，盐酸二氢埃托啡处方为一次常用量，仅限于二级以上医院内使用；盐酸哌替啶处方为一次常用量，仅限于医疗机构内使用。

（6）医疗用毒性药品每次处方剂量不得超过 2 日极量。

除治疗需要外，医师不得开具麻醉药品、精神药品、医疗用毒性药品和放射性药品处方。医师不得为自己开具麻醉药品和第一类精神药品处方。

7. 处方开具当日有效；特殊情况下需延长有效期的，需由开具处方的医师注明有效期限，但最长不得超过 3 天。麻醉药品、精神药品、医疗用毒性药品等特殊管理药品的处方及急诊处方当日有效。

8. 利用计算机开具、传递普通处方时，应当同时打印出纸质处方，其格式与手写处方一致；打印的纸质处方经签名或者加盖签章后有效。

9. 处方医师的签名式样和专用签章应当与院内药学部门留样备查的式样相一致，不得任意改动，否则应当重新登记留样备案。

10. 开具处方后的空白处画一斜线以示处方完毕。

四、处方常用拉丁文缩写

缩写	中文含义	缩写	中文含义
q.d.	每日一次	t.c.s.	敏感性皮肤试验
b.i.d.	每日二次	A.S.T.；p.t.c.	皮试后
t.i.d.	每日三次	Rp.	取
q.i.d.	每日四次	Sig.；S.	标记（用法）
q.2d.	每 2 日一次	$\overline{aa}$	各
q.o.d.	隔日一次	Co.	复方的
q.h.	每小时一次	ad.	加至
q.6h.	每 6 小时一次	q.s.	适量
q.w.	每周一次	U	单位
q.2w.	每 2 周一次	I.U.	国际单位
q.m.	每晨	Tab.	片剂
q.n.	每晚	Inj.	注射剂
h.s.	睡时	Amp.	安瓿剂
a.c.	饭前	Caps.	胶囊剂
p.c.	饭后	Pil.	丸剂
a.m.	上午	Sol.	溶液剂
p.m.	下午	Syr.	糖浆剂
p.r.n.	必要时（可重复数次；长期医嘱）	Mist.	合剂
s.o.s.	需要时（限用一次；短期医嘱）	Tinct.	酊剂

续表

缩写	中文含义	缩写	中文含义
cito!	急！急速地！	Inhal.	吸入剂
stat!；st!	立即	Ung.	软膏剂
lent!	慢慢地！	Ocul.	眼膏剂
p.o.	口服	Gtt.	滴眼剂
i.d.	皮内注射	Aur.	滴耳剂
i.h.	皮下注射	Nar.	滴鼻剂
i.m.	肌内注射	Supp.	栓剂
i.v.	静脉注射	us int	内服
i.v.drip；i.v.gtt.	静脉滴注	us ext	外用

（曹　红）

第三部分　药理学实验

实验 1　常用实验动物的捉拿和给药方法

【实验目的】　掌握常用实验动物的捉拿和给药方法。

【实验材料】　小白鼠、家兔、生理盐水、1ml 和 5ml 注射器、灌胃器。

【实验方法】

一、小白鼠的编号、捉拿和给药方法

（一）编号法

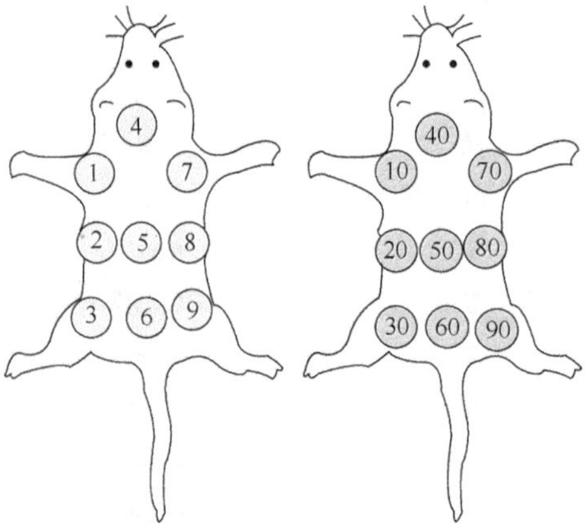

实验图 1　小白鼠的背部编号

药理学实验中常用多只动物同时进行实验，必须在实验前进行随机分组和编号标记。标记常用的方法有染色法、耳缘剪孔法、烙印法和号牌法等，小白鼠常采用染色法。具体方法是用苦味酸（黄色）和品红（红色）涂于小白鼠背部的不同部位进行染色标记，黄色代表个位 0～9 号，红色代表十位 10～90 号（实验图 1）。涂染时注意面积要小、颜色要深。

（二）捉拿法

可采用双手法和单手法两种形式。

1. 双手法　右手提起鼠尾，放在粗糙面（如鼠笼）上，向后方轻拉鼠尾，用左手拇指和示指捏住两耳及头部皮肤，旋转小白鼠使其腹部朝上，同时屈曲左手中指使鼠背靠在掌心中，然后用环指和小指压住鼠尾，便可将小鼠完全固定（实验图 2）。

2. 单手法　将小白鼠置于粗糙面上，用左手拇指与示指抓住鼠尾，手掌尺侧及小指

夹住尾根部，然后用左手拇指与示指捏住颈部皮肤（实验图 3）。

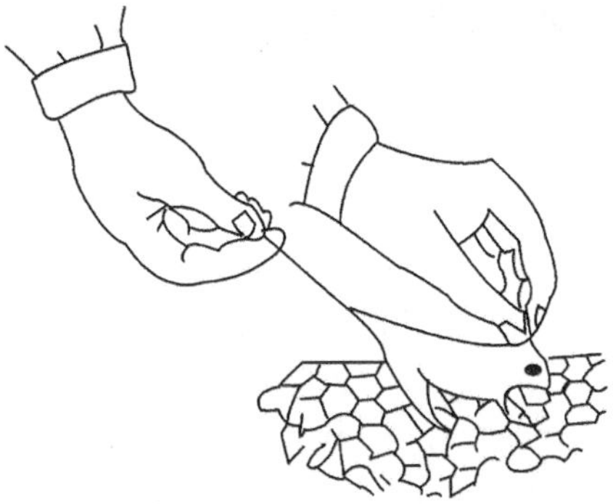

实验图 2　小白鼠的双手捉拿法

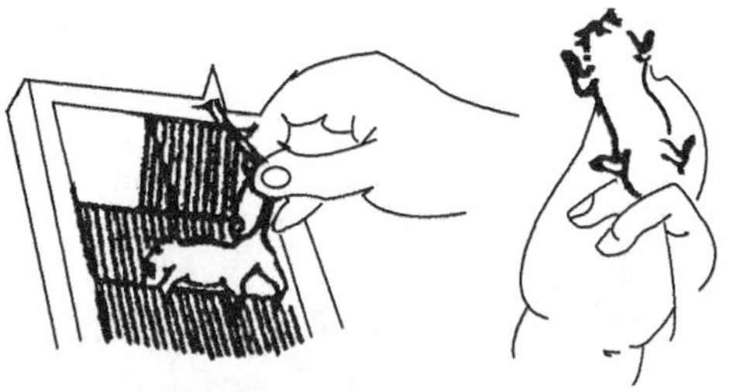

实验图 3　小白鼠的单手捉拿法

（三）给药方法

1. **灌胃**　将固定在左手中的小白鼠头部向上，颈部拉直，右手持带有灌胃针头的注射器，自小鼠口角插入口腔并沿上颚轻轻插入食管 2～3cm，如插入无阻力、小鼠无挣扎、呼吸无异常、口唇无发绀等现象，即可缓慢注入药液（实验图 4）。反之则退回重插。注意切不可用力过猛，防止损伤食管或误入气管导致动物死亡。灌药量一般为 0.1～0.25ml/10g。

2. **腹腔注射**　左手捉持小白鼠，右手持注射器，自一侧下腹部向头端方向以 45° 角刺入腹腔（有落空感），注入药液（实验图 5）。注意进针部位不宜太高，刺入不宜太深，以免损伤内脏。注射药量一般为 0.1～0.2ml/10g。

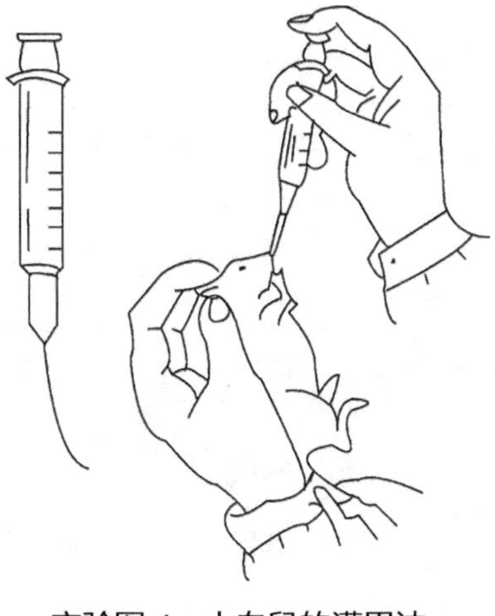

实验图 4　小白鼠的灌胃法

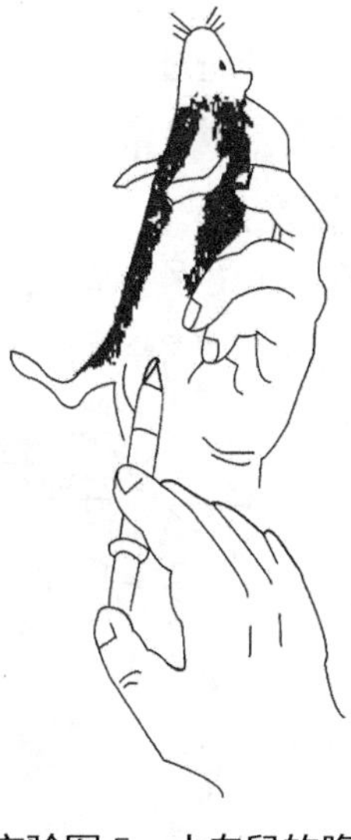

实验图 5　小白鼠的腹腔注射法

3. **皮下注射**　一般由两人合作完成。一人用左手捏住小白鼠的头部皮肤，右手拉住尾巴，将其固定在实验台上；另一人左手提起鼠背皮肤，右手持注射器，将针头刺入提起的背部皮下，注入药液（实验图 6）。若一人操作，左手小指和手掌夹住鼠尾，拇指和示指提起背部皮肤，右手持注射器给药。注射药量一般为 0.05～0.2ml/10g。

4. **肌内注射**　一般由两人合作完成。一人固定小白鼠，另一人左手抓起鼠后肢，右手持注射器，刺入后肢上部外侧肌内，注入药液（实验图 7）。如一人操作，捉持小鼠方法类似腹腔注射，只是药液注射于肌内。注射药量每腿不超过 0.1ml。

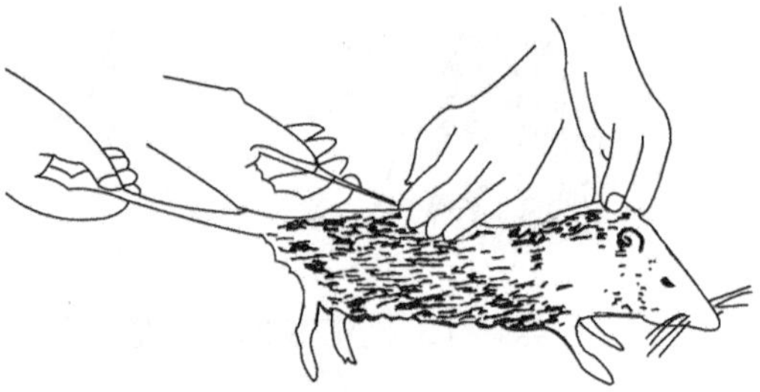
实验图 6　小白鼠的皮下注射法

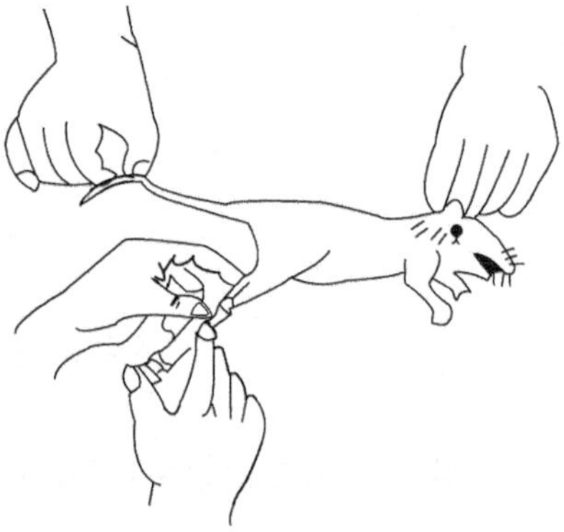
实验图 7　小白鼠的肌内注射法

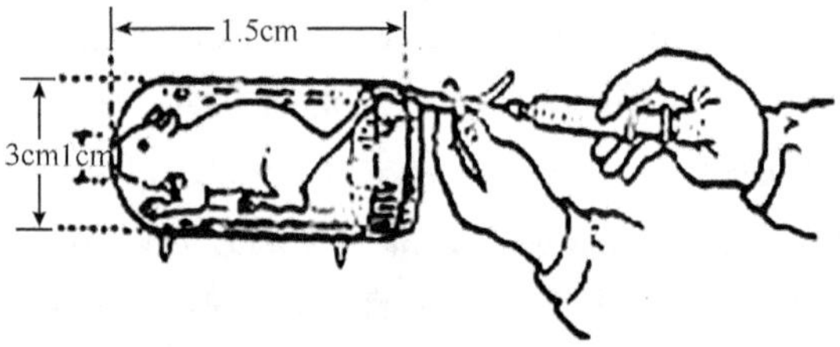

实验图 8　小白鼠的肌内注射法

5. 静脉注射　将小鼠置于固定筒内，使鼠尾外露，并用酒精棉球涂擦，使尾部血管扩张。左手拉鼠尾，右手持注射器进针，缓慢给药（实验图 8）。如推注有阻力且局部变白，说明针头不在血管内，应退回重注。穿刺时宜从近尾尖部 1/3 处静脉开始，以便重复向上移位注射。注射药量一般为 0.1～0.2ml/10g，不宜超过 0.5ml/10g。

二、家兔的捉拿和给药方法

（一）捉拿法

用一手抓住家兔颈背部皮肤，将兔轻轻提起，另一手托住其臀部，使呈坐位姿势（实验图 9）。注意不可用手握持双耳提起家兔。

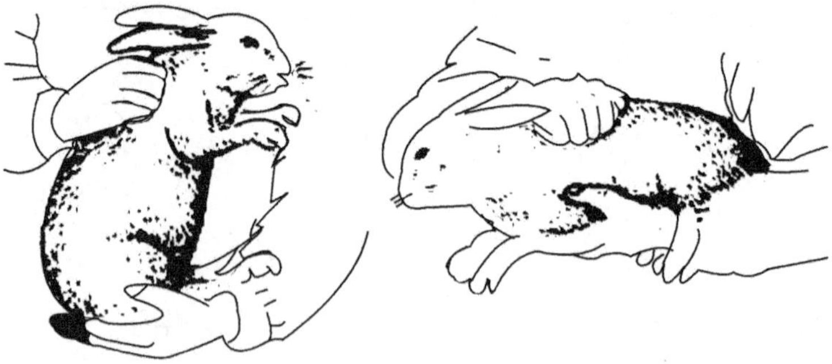
实验图 9　家兔的捉拿方法

（二）给药方法

1. 灌胃　由两人合作完成。一人坐下，两腿夹住兔身，左手固定兔两耳，右手抓住两前肢；另一人将开口器从兔嘴角横插入口腔，并将兔舌压住。取胃管（可用导尿管）涂液状石蜡，从开口器的中央孔插入，沿上腭后壁缓缓送入食管中，一般约 15cm 即可进入胃内。如插入气管，兔则剧烈挣扎、呼吸困难。为确保胃管已插入胃内，可将胃管注药端浸入水中，若水中不见气泡，兔也无呼吸困难或挣扎，则表示插入胃内，否则需拔出重插。插好后，从胃管注药端用注射器将药液推入，再注入少量空气，使胃管中药液全部进入胃内（实验图 10）。灌完药液后，先慢慢抽出导尿管，再取出开口器。一般灌药量为 5～20ml/kg。

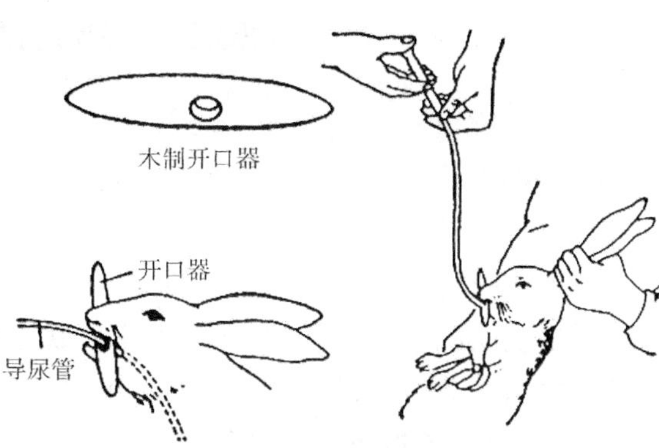

实验图 10 家兔的灌胃法

2. 腹腔、皮下、肌内注射 基本同小鼠的相应注射法，注射药量一般腹腔为 1.0～5.0ml/kg，肌内、皮下为 0.5～1.0ml/kg。

3. 静脉注射 一人操作时，将家兔置于固定箱内，头露在外，将耳背部外侧缘用 75% 乙醇棉球涂擦，使耳缘静脉扩张。用左手示指和中指夹住兔耳缘静脉近心端，拇指、环指和小指夹住耳尖部外侧缘，将注射部位的兔耳拉直，前后两组手指指尖相距 2～3cm。右手持注射器，针尖斜面向上，在近耳尖部静脉上选好注射点，以 15° 左右角度刺入静脉，刺入 1 mm 左右即可放平针头，针尖在血管内推进。当针尖进入血管 0.5～1cm 时，即以拇指和环指将针头与兔耳一起固定，放松示指和中指。此时，一般可见回血。右手拇指推动针栓开始注药，如无阻力，并见静脉立即变白，表明针头在血管内，此时即可将药液完全推入；若有阻力或见针尖处血管周围局部组织变白，表明针头不在血管内，应将针头拔出，前移 0.5～1cm 重新进针（实验图 11）。注药完毕后用干棉球压住进针点，拔出针头，并继续按压至不出血为止。注射药量一般为 0.2～2ml/kg。如两人操作，一人固定兔，另一人给药。

4. 眼结合膜内给药 将家兔固定，左手拇指和示指拉开兔下眼睑呈杯状，中指压住眼内眦，以防药液由鼻泪管流入鼻腔内而被吸收。滴入药液 1～2 滴，将下眼睑向上合拢，使眼球充分接触药液，约 1 分钟后将手放开，让药液自然流出（实验图 12）。

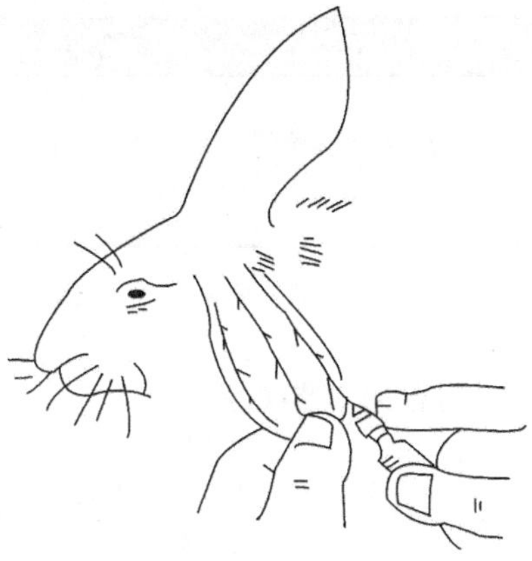
实验图 11 家兔的静脉注射法

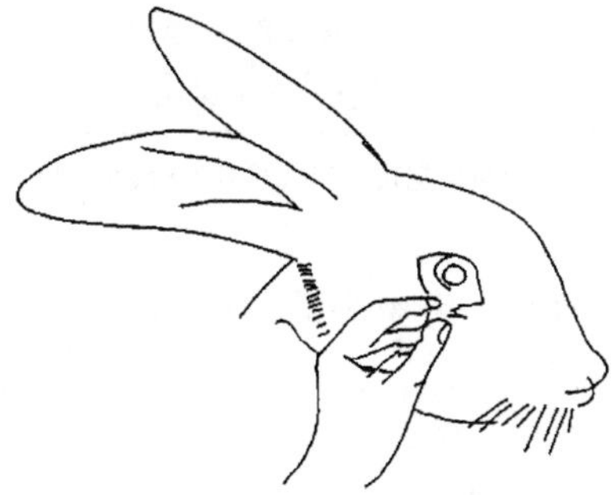
实验图 12 家兔的滴眼法

（曹 红）

实验 2　75%乙醇溶液的配制

【实验目的】

1. 掌握浓溶液稀释的计算方法和配制方法，并联系临床应用。

2. 学会量器的正确使用。

【实验材料】 95%乙醇、蒸馏水、100ml 量杯、500ml 量杯、玻璃棒。

【实验方法】 现有 95%乙醇溶液，欲配制 75%乙醇溶液 100ml，如何配制？

1. **计算** 根据公式 $C_1V_1=C_2V_2$，可得 $95\%V_1=75\%\times100\text{ml}$，求得配制 75%乙醇溶液 100ml 所需 95%乙醇的毫升数 V_1。

2. **配制** 取 100ml 量杯量取 V_1 体积的 95%乙醇，加蒸馏水至 100ml，搅拌均匀即可得 75%乙醇溶液。

【思考】 不同浓度乙醇的作用和应用有何不同？

（曹　红）

实验 3　剂量对药物作用的影响

【实验目的】 观察不同给药剂量对药物作用的影响，并联系其临床意义。

【实验材料】 小白鼠 3 只，0.2%、2%和 5%苯甲酸钠咖啡因注射液，1ml 注射器，电子天平。

【实验方法】

1. 取小白鼠 3 只，称重并标记编号，观察其正常的活动。

2. 给 1、2、3 号小鼠分别腹腔注射 0.2%、2%和 5%苯甲酸钠咖啡因注射液，注射剂量为 0.2ml/10g。

3. 观察各鼠反应及出现时间，并进行比较。

【实验结果】

鼠号	体重（g）	药物	剂量	用药后反应	出现时间
1		0.2%苯甲酸钠咖啡因			
2		2%苯甲酸钠咖啡因			
3		5%苯甲酸钠咖啡因			

注：本实验也可用尼可刹米代替苯甲酸钠咖啡因

【思考】 药物剂量和作用的关系对临床安全用药有何重要意义？

（邱模昌）

实验 4　给药途径对药物作用的影响

【实验目的】 观察不同给药途径对药物作用的影响，并联系其临床意义。

【实验材料】 小白鼠3只、10%硫酸镁溶液、鼠灌胃器、1ml注射器、电子天平。

【实验方法】

1. 取小白鼠3只，称重并标记编号，观察其正常的活动。

2. 给将1、2、3号小白鼠分别灌胃、皮下注射、腹腔注射10%硫酸镁溶液0.2ml/10g。

3. 观察用药后小白鼠活动情况（有无兴奋、惊厥、腹泻等症状）。

【实验结果】

鼠号	体重（g）	给药途径	药物	剂量	用药后反应
1		灌胃	10%硫酸镁		
2		皮下注射	10%硫酸镁		
3		腹腔注射	10%硫酸镁		

【思考】 给药途径不同对药物的作用可能产生哪些影响？

（邱模昌）

实验5 药物的协同作用和拮抗作用

【实验目的】 观察药物的协同作用和拮抗作用，并联系其临床意义。

一、药物的协同作用

【实验材料】 小白鼠2只、0.03%氯丙嗪溶液、麻醉乙醚、0.9%氯化钠注射液、大烧杯、电子天平、1ml注射器。

【实验方法】

1. 取小白鼠2只，称重并标记编号，观察其正常活动情况。

2. 1号鼠腹腔注射0.03%氯丙嗪溶液0.1ml/10g，2号鼠腹腔注射0.9%氯化钠注射液作对照，放入倒置的大烧杯中。

3. 30分钟后，将浸有麻醉乙醚的棉球放入倒置的烧杯中，观察两只小白鼠被麻醉的情况，待完全麻醉后分别将小鼠取出，并记录麻醉时间。继续观察两鼠的恢复情况，记录恢复时间。

【实验结果】

鼠号	体重（g）	药物	剂量	加入乙醚后的反应及时间
1		0.03%氯丙嗪溶液		
2		0.9%氯化钠注射液		

二、药物的拮抗作用

【实验材料】 小白鼠1只、2%苯甲酸钠咖啡因溶液、麻醉乙醚、2.5%异戊巴比妥钠溶液、大烧杯、电子天平、1ml注射器。

【实验任务】

1. 取小白鼠 1 只，称重，观察其正常活动情况。

2. 腹腔注射 2%苯甲酸钠咖啡因溶液 0.2ml/10g，放入倒置的大烧杯中观察。出现惊厥时立即放入浸有麻醉乙醚的棉球，使吸入乙醚，待惊厥停止后，再腹腔注射 2.5%异戊巴比妥钠溶液 0.1ml/20g，以防小白鼠因乙醚作用消失而再次惊厥。

3. 记录给药后的反应及时间。

【实验结果】

鼠号	体重（g）	药物	剂量	给药后反应及时间
1		2%苯甲酸钠咖啡因		
		麻醉乙醚		

【思考】 药物的协同作用和拮抗作用临床用药有何重要意义？

（常维纬）

实验 6 药物配伍禁忌

【实验目的】 观察溶媒对红霉素溶解度的影响，并联系其临床应用。

【实验材料】 乳糖酸红霉素粉针剂、0.9%氯化钠注射液、5%葡萄糖注射液、注射用水、5ml 注射器。

【实验方法】 取乳糖酸红霉素粉针剂 3 瓶并编号为 1 号、2 号、3 号，然后分别加入 0.9%氯化钠注射液、5%葡萄糖注射液、注射用水各 5ml，充分摇动后，观察 3 瓶有何区别，并记录结果。

【实验结果】

编号	溶媒	溶解情况	配伍禁忌（有无）
1	0.9%氯化钠注射液		
2	5%葡萄糖注射液		
3	注射用水		

【思考】 药物的配伍禁忌有何临床意义？

（常维纬）

实验 7 传出神经系统药物对瞳孔的影响

【实验目的】 观察拟胆碱药、抗胆碱药及拟肾上腺素药对瞳孔的作用，分析其作用机制。

【实验材料】 家兔 2 只、1%硫酸阿托品滴眼液、1%硝酸毛果芸香碱滴眼液、0.5%水杨酸毒扁豆碱滴眼液、1%盐酸去氧肾上腺素滴眼液、兔固定箱、剪刀、手电筒、量瞳尺。

【实验方法】

1. 取健康家兔2只，标记后放入兔固定箱内，剪去眼睫毛，在自然光下用量瞳尺测量并记录两眼正常瞳孔的直径。另用手电筒光试验对光反射，即突然从侧面照射兔眼，如瞳孔随光照而缩小，即为对光反射阳性，否则为阴性。

2. 按下列顺序家兔每只眼滴入2滴药物。甲兔：左眼1%硫酸阿托品；右眼1%硝酸毛果芸香碱，15分钟后再给1%硫酸阿托品。乙兔：左眼1%盐酸去氧肾上腺素，右眼0.5%水杨酸毒扁豆碱，15分钟后再给1%盐酸去氧肾上腺素。

3. 滴眼15分钟后，分别测量每个瞳孔大小和对光反射变化，记录结果。

【实验结果】

兔号	眼	药物	瞳孔大小（mm）		对光反射	
			用药前	用药后	用药前	用药后
1	左	1%硫酸阿托品				
	右	1%硝酸毛果芸香碱				
	右	15min后再滴1%硫酸阿托品				
2	左	1%盐酸去氧肾上腺素				
	右	0.5%水杨酸毒扁豆碱				
	右	15min后再滴1%盐酸去氧肾上腺素				

【注意事项】

1. 测量瞳孔时勿刺激角膜，否则将影响测量结果。

2. 观察对光反射只能用闪射灯光。

3. 滴药时应按压眼内眦部的鼻泪管，以防药液流入鼻腔，经鼻黏膜吸收。

4. 滴药量要准确，且使药液在眼睑内保留1分钟，然后将手轻轻放开，任其自然溢出，以确保药液充分作用。

5. 测量瞳孔条件给药前后须一致，如光照强度及光源的角度等。

【思考】 毛果芸香碱和毒扁豆碱缩瞳及治疗青光眼的作用机制有何不同？

（马建慧）

实验8 有机磷酸酯类中毒与解救

【实验目的】

1. 观察有机磷酸酯类中毒症状，分析中毒机制。

2. 观察阿托品、碘解磷定对有机磷酸酯类中毒的解救作用，分析解毒机制。

【实验材料】 家兔2只，5%敌百虫乳剂，0.2%硫酸阿托品注射液，2.5%碘解磷定注射液，1ml、5ml、10ml注射器，量瞳尺，滤纸，婴儿称。

【实验方法】

1. 取家兔2只，称重标记编号，分别观察并记录呼吸频率与幅度、瞳孔大小、唾液分泌、大小便、肌张力及肌震颤等。

2. 2 只家兔均背部皮下注射敌百虫 8mg/kg（0.16ml/kg），严密观察上述指标的变化情况。

3. 待中毒症状明显后，甲兔耳缘静脉注射硫酸阿托品 2～3mg/kg（1～1.5ml/kg）；乙兔先耳缘静脉注射阿托品 2～3mg/kg（1～1.5ml/kg），继而注射碘解磷定 45mg/kg（1.8ml/kg），观察并比较甲、乙兔各项指标变化情况。

【实验项目】

兔号	药物	呼吸	瞳孔大小	唾液分泌	大小便	肌张力及肌震颤
1	用敌百虫前					
	用敌百虫后					
	单用硫酸阿托品后					
2	用敌百虫前					
	用敌百虫后					
	硫酸阿托品+碘解磷定					

【注意事项】

1. 注射敌百虫时，应将硫酸阿托品注射液预先抽好，并备好耳缘静脉。

2. 硫酸阿托品要快速注入，以缓解危急的中毒症状；但解磷定注射要慢。

3. 一般出现中度中毒时开始解救。

4. 用敌百虫制作中毒模型时，切勿污染皮肤，如不慎接触，应即刻用自来水冲洗但切记不能用碱性物（如肥皂），因敌百虫在碱性条件下可转化为毒性更强的敌敌畏。

【思考】

1. 实验中家兔出现哪些中毒症状？产生此类症状的原因是什么？

2. 有机磷酸酯类中毒时，阿托品能缓解哪些症状？碘解磷定能缓解哪些症状？为什么？

3. 为什么解救时先注入阿托品？阿托品和碘解磷定为何要联用？

（马建慧）

实验 9　传出神经系统药物对血压的影响

【实验目的】　观察传出神经系统药物对家兔血压的影响，并联系其临床应用。

【实验材料】　家兔 1 只、0.01%盐酸肾上腺素溶液、0.01%重酒石酸去甲肾上腺素溶液、0.01%盐酸异丙肾上腺素溶液、1%甲磺酸酚妥拉明溶液、0.1%盐酸普萘洛尔溶液、3%戊巴比妥钠溶液、肝素、兔手术台、压力换能器、手术剪、手术刀、眼科小剪刀、眼科小镊子、止血钳、铁支架、弹簧夹、双凹夹、动脉夹、三通管、动脉套管、纱布、1ml 注射器、10ml 注射器、手术线。

【实验方法】

1. **实验装置的准备**　将压力换能器插头连接到相应通道的插孔，压力腔内充满肝素 0.9%氯化钠注射液，排出气泡，经三通与动脉插管相连。

2. 麻醉与手术

（1）取家兔1只，称重，以3%戊巴比妥钠溶液1ml/kg耳缘静脉注射使其麻醉，固定于手术台上。

（2）剪去家兔颈部毛，于颈部正中央切开皮肤，分离气管，向心方向剪一“T”形口，向肺端插入气管套管，结扎固定，以保持兔呼吸正常。于气管一侧分离出颈总动脉，结扎其远心端，距结扎处3cm用动脉夹夹紧，同时在动脉下穿两丝线（双线）备用。

（3）在靠近结扎处剪一“V”形切口，向近心端插入充满肝素0.9%氯化钠注射液的动脉插管，并结扎固定。插管的另一端与压力换能器相连。

3. 给药与动脉血压的观察 以上步骤完成后，放开动脉夹，记录一段正常血压，待其稳定后开始依次给予下列药物，每次给完药后注入0.9%氯化钠注射液1～3ml，观察每次给药后的血压变化。给药顺序如下：

A组：拟肾上腺素药对血压的影响

① 0.01%盐酸肾上腺素溶液	0.1ml/kg
② 0.01%重酒石酸去甲肾上腺素溶液	0.1ml/kg
③ 0.01%盐酸异丙肾上腺素溶液	0.1ml/kg

B组：α受体阻断药对拟肾上腺素药作用的影响

① 1%甲磺酸酚妥拉明溶液	0.1ml/kg
② 0.01%盐酸肾上腺素溶液	0.1ml/kg
③ 0.01%重酒石酸去甲肾上腺素溶液	0.1ml/kg
④ 0.01%盐酸异丙肾上腺素溶液	0.1ml/kg

C组：β受体阻断药对拟肾上腺素药作用的影响

① 0.1%盐酸普萘洛尔溶液	0.5ml/kg
② 0.01%盐酸肾上腺素溶液	0.1ml/kg
③ 0.01%重酒石酸去甲肾上腺素溶液	0.1ml/kg
④ 0.01%盐酸异丙肾上腺素溶液	0.1ml/kg

【实验结果】 将计算机描记血压变化的曲线保存并编辑，注明实验题目、实验药物、实验地点等主要条件，分析图形变化，完成后打印实验报告。

【注意事项】 给药时机恰当，药量准确，观察认真。

【思考】

1. 肾上腺素受体激动药和肾上腺素受体阻断药对血压有何影响？

2. α受体阻断药和β受体阻断药对拟肾上腺素药的作用有何影响？

3. 结合肾上腺素升压作用的翻转，分析临床α受体阻断药（如氯丙嗪）引起的血压下降，用肾上腺素还是去甲肾上腺素解救？

（王 蕊）

实验10 地西泮的抗惊厥作用

【实验目的】 观察地西泮的抗惊厥作用，并联系其临床应用。

【实验材料】 家兔2只、25%尼可刹米注射液、0.5%地西泮注射液、0.9%氯化钠注射液、婴儿秤、注射器。

【实验方法】

1. 取家兔2只，称重并标记编号，观察其正常的活动。

2. 两兔分别耳缘静脉注射25%尼可刹米注射液0.5ml/kg，待家兔出现惊厥后（躁动、角弓反张等），甲兔立即耳缘静脉注射0.5%地西泮注射液5ml/kg，乙兔耳缘静脉注射等量0.9%氯化钠注射液，观察两兔惊厥有何不同。

【实验结果】

兔号	体重（kg）	药物	症状
1		25%尼可刹米+ 0.5%地西泮	
2		25%尼可刹米+ 0.9%氯化钠	

【注意事项】

1. 注射尼可刹米的速度宜稍快，惊厥效果明显。

2. 地西泮应事先准备好，解救要及时，以免动物死亡。

【思考】 除地西泮外，还有哪些药物可用于抗惊厥？

（王 蕊）

实验11 镇痛药的镇痛作用

【实验目的】 观察镇痛药的镇痛作用，并联系其临床应用。

【实验材料】 小鼠4只、0.2%盐酸哌替啶溶液、0.8%乙酸溶液、生理盐水、1ml注射器、天平。

【实验方法】

1. 取小鼠4只，称重并标记编号，随机分为2组。

2. 实验组的小鼠腹腔注射0.2%盐酸哌替啶溶液0.1ml/10g，对照组的小鼠腹腔注射生理盐水0.1ml/10g，记录给药时间。

3. 注射20分钟后，实验组和对照组均腹腔注射0.8%乙酸溶液0.2ml/10g，随即观察并记录10min内两组小鼠发生扭体反应的动物数和次数（扭体反应的表现是小鼠的腹部收缩一侧内凹，后腿伸展，躯体扭曲，臀部抬高），最后统计全班总的反应动物数和次数。

【实验结果】

鼠号	体重（g）	0.2%盐酸哌替啶溶液（ml）	0.8%乙酸溶液（ml）	是否扭体	扭体次数
1					
2					
3					
4					

【注意事项】

1. 乙酸溶液现配现用。

2. 小鼠的体重控制在20～30g为宜，便于观察现象。

3. 由于动物的疼痛反应个体差异大，因此实验动物数越多，结果越准确。

4. 药物镇痛百分率=（实验组无扭体反应鼠数－对照组无扭体反应鼠数）/对照组扭体反应鼠数×100%。

【思考】 哌替啶的镇痛作用特点是什么？可用于哪些疼痛？

（陈　诚）

实验12　呋塞米的利尿作用

【实验目的】 观察呋塞米的利尿作用，并联系其临床应用。

【实验材料】 雄性家兔2只、1%呋塞米注射液、1%盐酸丁卡因溶液、0.9%氯化钠注射液、液状石蜡、兔台、兔开口器、8号和12号导尿管、100ml量筒、10ml注射器、婴儿秤。

【实验方法】

1. 取雄性家兔2只，称重并标记编号，将12号导尿管插入家兔胃内，按照30ml/kg给2只家兔灌水，然后将家兔固定在兔台上。

2. 在尿道口滴2滴1%盐酸丁卡因溶液，用液状石蜡浸润8号导尿管后，将导尿管自尿道口缓缓插入膀胱（8～12cm），用胶布将导尿管和兔体固定。

3. 压迫家兔的下腹部，排空膀胱，随后在家兔导尿管下端放置一个量筒。

4. 实验组的家兔耳缘静脉注射1%呋塞米注射液0.5ml/kg，对照组的家兔耳缘静脉注射0.9%氯化钠注射液0.5ml/kg。每隔10min记录一次尿量的变化，共记录5次。

【实验结果】

兔号	体重（kg）	药物	尿量（ml）					总尿量
			10min	20min	30min	40min	50min	
1		1%呋塞米注射液						
2		0.9%氯化钠注射液						

【注意事项】

1. 插胃管时，避免将胃管误插入气管。

2. 插导尿管时，动作应轻缓，插入深度应适当，顺着尿道缓慢插入。

【思考】 呋塞米利尿作用的机制和特点是什么？

（陈　诚）

实验 13 普萘洛尔的抗缺氧作用

【实验目的】

1. 观察普萘洛尔提高动物对缺氧的耐受力，分析其抗缺氧的作用机制并联系临床应用。

2. 学会用小鼠进行耐缺氧的实验方法。

【实验材料】 小鼠 2 只、生理盐水、0.1%盐酸普萘洛尔溶液、氢氧化物、凡士林、1ml 注射器、电子天平、250ml 广口瓶、秒表。

【实验方法】

1. 取 250ml 广口瓶一个，放入 15～20g 氢氧化钠吸收瓶内二氧化碳和水分。

2. 取大小、活动情况几乎相当的小鼠 2 只，称重并标记编号，观察给药前的情况并记录。

3. 1 号鼠腹腔注射 0.1%盐酸普萘洛尔溶液 0.2ml/10g，2 号鼠腹腔注射生理盐水 0.2ml/10g 作对照。

4. 给药 15min 后，将两鼠同时置于上述广口瓶中，盖严瓶口（瓶盖上涂少许凡士林）立即记录时间。

5. 观察两鼠直至死亡，记录两鼠的死亡时间。

【实验结果】 综合全班各组实验结果，分别计算出给药鼠和对照鼠的平均存活时间，再用下式求得存活延长百分率。

$$存活延长百分率=\frac{给药鼠平均存活时间-对照鼠平均存活时间}{对照鼠平均存活时间}\times 100\%$$

【注意事项】

1. 广口瓶一定要盖严，否则影响实验结果。

2. 两鼠放入广口瓶后，不要逗玩或以其他方式刺激，以免影响记录结果。

【思考】

1. 普萘洛尔的抗缺氧作用有何临床意义？

2. 普萘洛尔在临床上有哪些用途？

（赵丽霞）

实验 14 硫酸镁急性中毒及解救

【实验目的】 观察硫酸镁急性中毒时的症状及钙盐的解救效应，并理解其临床意义。

【实验材料】 家兔 1 只、10%硫酸镁溶液、10%葡萄糖酸钙溶液、5ml 和 10ml 注射器、婴儿秤。

【实验方法】

1. 取家兔 1 只，称重，观察正常活动及肌张力。

2. 由兔耳缘静脉缓慢注射 10%硫酸镁溶液 2ml/kg。

3. 观察出现的症状，当家兔行动困难、低头卧倒时，立即由耳缘静脉缓慢注射 10%葡萄糖酸钙溶液 4～8ml，直至四肢立起为止。抢救后可能再次出现麻痹，应再次注射葡萄糖酸钙。

【实验结果】

动物	体重（kg）	正常活动情况及肌张力	用硫酸镁后症状及肌张力	用葡萄糖酸钙后活动情况及肌张力
兔				

注：此实验也可用 25%硫酸镁溶液 2ml/kg 腿部肌注

【思考】 结合临床实际情况，分析在什么情况下易发生镁中毒？如何解救？

（赵丽霞）

实验 15　胰岛素过量的反应及其解救

【实验目的】 观察胰岛素过量引起的低血糖反应及葡萄糖的抢救效果，并理解其临床意义。

【实验材料】 小白鼠 2 只、胰岛素注射液、25%葡萄糖溶液、0.9%氯化钠注射液、1ml 注射器、恒温器、玻璃器皿。

【实验方法】

1. 将恒温器调节于 37～38℃，取预先停食 12 小时的小白鼠 2 只，称重。

2. 2 只小白鼠均腹腔注射胰岛素 0.2ml/10g（8～16U），然后将其放置于恒温器内，上盖以玻璃器皿（勿完全密闭），观察小白鼠的行为变化。

3. 当其出现惊厥时，迅速取出一鼠，腹腔注射预先准备好的 25%葡萄糖溶液 0.5ml。另一鼠不做处理，作为对照。观察两鼠的情况变化。

【实验结果】

鼠号	体重（g）	胰岛素用量（ml）	25%葡萄糖溶液（ml）	症状
1			0.5	
2			0	

【思考】 临床如何处理糖尿病患者应用胰岛素过量所致的低血糖反应？

（刘松鑫）

实验 16　链霉素毒性反应及钙剂的对抗作用

【实验目的】 观察链霉素对神经肌肉接头的阻断作用及钙剂的对抗作用，并理解其临床意义。

一、小白鼠实验法

【实验材料】 小白鼠2只、7.5%硫酸链霉素溶液、5%氯化钙溶液、0.9%氯化钠溶液、电子天平、大烧杯、1ml注射器。

【实验方法】

1. 取小白鼠2只，称重并标记编号，记录正常呼吸、肌张力和翻正反射等情况。

2. 两鼠分别腹腔注射7.5%硫酸链霉素溶液0.1ml/10g，观察症状，出现肌张力下降、呼吸困难、发绀等症状即为中毒。

3. 1号鼠腹腔注射5%氯化钙溶液0.1ml/10g，2号鼠腹腔注射0.9%氯化钠溶液0.1ml/10g作为对照。观察两鼠有何变化，并记录结果。

【实验结果】

鼠号	体重（g）	用链霉素后症状	再用下列药物	最后症状
1			5%氯化钙溶液	
2			0.9%氯化钠溶液	

二、家兔实验法

【实验材料】 家兔2只、25%硫酸链霉素溶液、5%氯化钙溶液、0.9%氯化钠溶液、婴儿秤、手术剪、10ml注射器。

【实验方法】

1. 取家兔2只，称重并标记编号，观察并记录两兔正常呼吸、翻正反射和四肢肌张力等情况。

2. 两兔均由后肢肌内注射25%硫酸链霉素溶液2.4ml/kg，观察两兔的反应，出现肌无力、呼吸困难等症状即为中毒。

3. 1号兔耳缘静脉注射5%氯化钙溶液1.5～2ml/kg，2号兔耳缘静脉注射0.9%氯化钠溶液作为对照。观察两兔有何变化，并记录结果。

【实验结果】

兔号	体重（kg）	用链霉素后症状	再用下列药物	最后症状
1			5%氯化钙溶液	
2			0.9%氯化钠溶液	

【注意事项】

1. 链霉素肌内注射后，一般在30～60分钟出现反应，并逐渐加重。

2. 氯化钙应缓慢静注，避免发生高钙惊厥。

【思考】 链霉素的急性中毒表现有哪些方面？急救时应注意哪些问题？

（刘松鑫）

参考文献

陈孝平，汪建平，赵继宗，2018. 外科学. 9 版. 北京：人民卫生出版社.

陈新谦，金有豫，汤光，2019. 新编药物学. 18 版. 北京：人民卫生出版社.

葛均波，徐永健，王辰，2018. 内科学. 9 版. 北京：人民卫生出版社.

郝伟，陆林，2018. 精神病学. 8 版. 北京：人民卫生出版社.

刘斌，姜晨辉，叶宝华，2015. 药理学. 2 版. 北京：科学出版社.

杨宝峰，陈建国，2018. 药理学. 9 版. 北京：人民卫生出版社.

自测题（单选题）参考答案

第1章

1. B 2. C 3. D 4. C 5. E 6. B 7. B
8. E 9. D 10. E 11. E 12. C 13. C
14. D 15. C 16. C 17. C 18. B 19. E
20. B 21. A 22. B 23. E 24. A 25. E
26. B 27. A 28. C 29. E 30. D 31. D
32. D 33. A 34. D 35. D 36. C 37. D
38. D 39. A 40. D 41. D 42. D 43. E
44. A 45. E 46. C 47. D 48. A 49. D
50. B 51. E 52. D 53. B 54. E

第2章

1. D 2. B 3. A 4. C 5. B 6. B 7. B
8. C 9. D 10. A 11. B 12. E 13. C
14. D 15. C 16. A 17. B 18. A 19. B
20. C 21. D 22. D 23. C 24. E 25. A
26. B 27. A 28. C 29. D 30. C 31. D
32. C 33. E 34. D 35. A 36. A 37. E
38. B 39. B 40. D 41. A 42. E 43. B
44. C 45. A

第3章

1. A 2. D 3. C 4. E 5. A 6. E 7. A
8. B 9. B 10. E 11. C 12. C 13. D

第4章

1. C 2. D 3. C 4. E 5. E 6. C 7. D
8. B 9. B 10. E 11. C 12. D 13. C
14. A 15. B 16. C 17. B 18. C 19. E
20. C 21. D 22. E 23. C 24. C 25. E
26. A 27. A 28. E 29. C 30. C 31. D
32. A 33. C 34. B 35. D 36. D 37. C
38. C 39. E 40. B 41. E 42. D 43. C
44. A 45. E 46. E 47. E 48. E 49. A
50. E 51. C 52. E 53. B 54. C 55. A
56. D 57. D 58. B 59. D 60. A 61. D
62. D 63. B 64. A 65. B 66. A 67. A
68. C 69. A 70. D 71. B

第5章

1. C 2. C 3. D 4. D 5. B 6. D

第6章

1. B 2. C 3. D 4. E 5. C 6. D 7. D
8. D 9. C 10. B 11. C 12. C 13. B
14. D 15. E 16. C 17. E 18. A 19. C
20. C 21. C 22. E 23. E 24. A 25. E
26. A 27. B 28. D 29. E 30. A 31. E
32. D 33. A 34. E 35. D 36. C 37. E
38. B 39. C 40. E

第7章

1. A 2. C 3. C 4. D 5. A 6. E

第8章

1. D 2. D 3. A 4. B 5. E 6. A 7. E
8. B 9. C 10. D 11. B 12. A

第9章

1. C 2. A 3. B 4. D 5. B 6. E 7. B
8. E 9. B 10. B

第10章

1. D 2. D 3. C 4. C 5. A 6. D 7. C
8. E 9. E 10. D

第11章

1. B　2. C　3. D　4. C　5. A　6. D　7. A

第12章

1. A　2. E　3. D　4. A　5. C　6. C　7. D
8. C　9. E　10. D　11. B　12. C　13. C
14. C　15. C　16. C　17. B　18. B　19. A
20. D　21. D　22. B　23. C　24. C　25. B
26. A　27. B　28. B　29. D　30. B　31. B
32. B　33. C　34. A　35. D　36. A　37. E
38. B　39. D　40. D　41. E　42. C　43. C
44. D　45. D　46. A　47. D　48. C　49. D
50. C　51. A　52. B　53. D　54. B

第13章

1. C　2. B　3. E　4. B　5. E　6. A　7. E
8. B　9. B　10. C　11. C　12. D　13. B
14. E　15. C　16. D　17. A　18. B　19. E
20. B　21. A　22. D　23. C　24. E　25. C
26. B　27. C　28. C　29. B　30. D　31. D
32. D　33. A　34. D　35. A　36. C　37. E
38. B　39. B　40. A　41. A　42. D　43. C
44. C　45. D　46. B　47. C　48. E　49. D
50. D　51. B　52. C　53. E　54. D　55. C
56. B　57. D　58. B　59. C　60. A　61. A
62. A　63. E　64. B　65. C　66. C　67. D
68. B　69. E　70. D　71. B　72. E　73. C
74. B　75. C　76. B　77. D　78. D　79. D
80. E　81. E　82. C　83. C　84. B　85. D
86. B　87. D　88. C　89. A　90. B

第14章

1. A　2. E　3. E　4. B　5. B　6. A　7. A

第15章

1. B　2. E　3. C　4. D　5. B　6. C　7. B

第16章

1. C　2. C　3. A　4. B　5. E